U0308059

国家出版基金项目
NATIONAL PUBLICATION FOUNDATION

平乐正骨系列丛书

总主编 郭艳幸 杜天信

平乐正骨外固定法

杨生民 冯坤 主编

7

PINGLE GUO'S
ORTHOPAEDIC

中国中医药出版社
· 北京 ·

图书在版编目（CIP）数据

平乐正骨外固定法 / 杨生民，冯坤主编 . —北京：中国中医药出版社，2018.12
（平乐正骨系列丛书）
ISBN 978-7-5132-5181-5

Ⅰ.①平…　Ⅱ.①杨…　②冯…　Ⅲ.①正骨手法　Ⅳ.① R274.2

中国版本图书馆 CIP 数据核字（2018）第 202429 号

中国中医药出版社出版

北京市朝阳区北三环东路 28 号易亨大厦 16 层
邮政编码　100013
传真　010-64405750
保定市中画美凯印刷有限公司印刷
各地新华书店经销

开本 787×1092　1/16　印张 30.75　字数 616 千字
2018 年 12 月第 1 版　2018 年 12 月第 1 次印刷
书号　ISBN 978－7－5132－5181－5

定价　189.00 元
网址　www.cptcm.com

社 长 热 线　010-64405720
购 书 热 线　010-89535836
维 权 打 假　010-64405753

微信服务号　zgzyycbs
微商城网址　https://kdt.im/LIdUGr
官方微博　http://e.weibo.com/cptcm
天猫旗舰店网址　https://zgzyycbs.tmall.com

如有印装质量问题请与本社出版部联系（010-64405510）
版权专有　侵权必究

《平乐正骨系列丛书》编委会

总 主 编 郭艳幸　杜天信

副总主编 郭智萍　高书图　李无阴　白　颖　郭珈宜

总 策 划 杜天信　郭艳幸

策　　划 白　颖　牛伟刚　郭珈宜　秦克枫　王志勇　张进川

总 顾 问 陈可冀　张重刚　韦贵康　孙树椿　施　杞　何清湖

顾　　问（按姓氏笔画排序）

丁　锷　马玉良　王克祥　王宏坤　王爱国　王继先　毛天东　刘太书　刘克忠
江正玉　许鸿照　李仁刚　吴乃风　沈冯君　宋贵杰　张　茂　张天健　张传礼
张建福　范金山　周福贻　孟宪杰　段庚辰　闻善乐　娄多峰　祝　波　高礼作
郭玉凤　郭秋芬　郭宪章　郭艳锦　郭焕章　智江水　翟明玉　黎君若

总 编 委（按姓氏笔画排序）

丁　冬　丁幸坡　丁荣洛　于子晓　万　胜　万明才　万富安　王　丹　王　宁　王　俊
王　倾　王　博　王　锐　王丹丹　王凤英　王玉楠　王军辉　王红丽　王运龙　王武超
王若旭　王国杰　王春秋　王战朝　王桂芝　王振亚　王健智　王爱国　王烨芳　王敬威
王新卫　王静敏　韦小玲　水根会　牛玉贤　牛亚勇　牛伟刚　牛素玲　毛　欣　毛天东
毛书歌　介玉娇　文永兵　孔凡国　孔西建　左二燕　厉佳俊　叶　晔　叶培汉　田江波
田金玲　白　玉　白　颖　白淑红　仝允辉　冯　芳　冯　坤　冯　峰　司马海娟　邢　江
邢林波　吕秉乐　吕振超　朱　伟　朱小磊　朱明海　朱炎军　朱晶晶　任素婷　任乘辰
刘　伟　刘　琦　刘　斌　刘　强　刘　源　刘又文　刘文英　刘玉珂　刘旭东　刘青阁
刘尚才　刘振敏　刘桂凌　刘晓红　刘培建　刘朝圣　闫　慧　江建锋　许　文　许京华
许建波　许益娜　阮成群　孙永强　孙相如　孙贵香　孙乾坤　孙豪娴　苏　攀　苏春霞
苏晓川　杜天信　杜旭召　杜志谦　李　沛　李　洋　李　真　李　峰　李　想　李小玲
李千里　李无阴　李文霞　李玉新　李东升　李东生　李兴华　李红玲　李麦朵　李志红
李志强　李妙芳　李金菊　李春游　李秋玲　李洛宜　李晓峰　李海洋　李海婷　李培岭
李焕有　李辉辉　李道通　李翠翠　杨　云　杨　阳　杨　静　杨　磊　杨　洸　杨玉芳
杨生民　杨林平　杨金初　杨金莲　杨晓凯　杨浩博　杨新成　肖　丹　肖　鹏　肖碧跃
吴　涛　吴玉冰　吴松梅　吴官保　吴春丽　吴晓龙　何　权　何广宏　何丕龙　邹吉锋
辛　玉　沈素红　宋永伟　宋晓征　宋鹏程　张　宏　张　茂　张　杰　张　虹　张　耘
张　敏　张　智　张　婷　张　锟　张卫红　张云飞　张云芳　张玉可　张永红　张红庆
张红星　张作君　张宏军　张国庆　张晓丽　张康乐　张淑卿　张斌青　张冀东　陆成龙
陈　刚　陈　伟　陈　丽　陈　柯　陈　哲　陈子纲　陈亚玲　陈红岩　陈利国　陈昌华
陈晓红　陈海龙　陈晚英　陈献韬　范仪铭　范克杰　林新印　尚延春　尚鸿生　昌中孝
易亚乔　周　天　周　兴　周英杰　周晓峰　郑少勇　郑世军　郑晓静　郑福增　孟　璐
赵　颖　赵东亮　赵庆安　赵建业　赵建梅　赵俊峰　赵祚塨　赵爱琴　赵继红　赵晨宇
赵朝峰　郝　军　郝　明　胡　沛　胡　梅　胡方林　胡相华　南　恒　侯洪理　俞长纯
饶超群　饶耀建　闻亚非　姚太顺　秦　娜　栗二毛　贾春霞　贾维丽　夏帅帅　夏厚纲
晁晓宝　倪　佳　徐巧妮　徐弘州　徐派的　徐艳华　凌春莹　高　山　高书图　高泉阳
高晓光　郭　冰　郭马珑　郭会利　郭会卿　郭珈宜　郭树农　郭艳丝　郭艳幸　郭艳锦
郭维淮　郭智萍　席　林　唐军平　姬永琴　黄满玉　黄霄汉　曹亚飞　曹向阳　龚兆红
崔宏勋　章　奕　梁国辉　葛　军　韩军涛　韩松辉　韩鲁丽　程　栋　程月起　程春生
程真真　程森永　程富礼　焦金源　焦瑞娜　曾序求　谢剑侠　谢雅静　雷　哲　雷超阳
鲍铁周　蔡小丽　廖峻海　翟明玉　黎鹏程　魏　岚　魏润玲

《平乐正骨外固定法》编委会

主　编　杨生民　冯　坤

副主编　高泉阳　王健智　李晓峰　丁幸坡

　　　　杨　磊

编　委　(按姓氏笔画排序)

　　　　冯　平　孙永强　陈　刚　陈宝龙

　　　　陈登山　赵东亮　赵俊峰　赵朝峰

　　　　凌春莹　黄满玉　韩卢丽　谢　文

主　审　郭艳幸

正骨医学瑰宝　造福社会民生（陈序）

　　平乐郭氏正骨，享誉海内外，是我国中医正骨学科的光辉榜样，救治了大量骨伤患者，功德无量，是我国中医药界的骄傲。追溯平乐正骨脉络，实源于清代嘉庆年间，世代相传，医术精湛，医德高尚，励学育人，服务社会，迄今已有220余年历史。中华人民共和国成立以后，平乐正骨第五代传人高云峰先生将其家传秘方及医理技术传于天下，著书立说，服务民众。在先生的引领下，1958年创建河南省平乐正骨学院，打破以往中医骨伤靠门内传授之模式，中医骨伤医疗技术首次作为一门学科进入大学及科学研究部门之殿堂，学子遍布祖国各地，形成平乐正骨系统科学理论与实践体系，在推动中医骨伤学科的传承与发展方面做出了重大的贡献。以平乐正骨第六代传人、著名骨伤科专家郭维淮教授为代表的平乐正骨人，更是不断创新、发展和完善，使"平乐正骨"进一步成为以理论架构完整、学术内涵丰富、诊疗经验独特、治疗效果显著等为优势的中医骨伤科重要的学术流派，确立其在中医骨伤科界的重要学术地位。由于平乐郭氏正骨的历史性贡献与影响，"平乐郭氏正骨法"于2008年6月被国务院列入国家第一批非物质文化遗产保护名录；2012年，"平乐郭氏正骨流派"被国家中医药管理局批准为国家第一批中医学术流派传承工作室建设单位。

　　《平乐正骨系列丛书》从介绍平乐正骨的历史渊源、流派传承等发展经历入手，分别论述了平乐正骨理论体系、学术思想、学术特色及诊疗特色，包括伤科"七原则""六方法"，平乐正骨固定法、药物疗法、功能锻炼法等。此外，还生动论述了平乐正骨防治结合的养骨法、药膳法，以及平衡思想等新理念、新思路和新方法，囊括了平乐正骨骨伤科疾病护理法及诊疗规范，自成一体，独具特色。从传统的平乐正骨治伤经典入手，由点及面，把平乐正骨的预防规范、诊疗规范、护理规范、康复规范等立体而全面地呈献给社会，极具实用性及科学性。该书集我国著名的骨伤科学术流派——平乐正骨之大成，临床资料翔实、丰富、可靠，汇聚了几代平乐正骨人的心血，弥足珍贵。

该书系从预防入手，防治结合，宗气血之总纲，守平衡之大法，一些可贵的理论或理念第一次呈献给大家，进一步丰富、发展了平乐正骨理论体系，集理、法、方、药于一体，具有较强的系统性、创新性、实用性和科学性，丰富和完善了中医骨伤疾病诊疗体系，体现了平乐正骨中西并重、兼收并蓄、与时俱进的时代性和先进性。该书既可供同行参考学习，寓教于学，也可作为本学科的优秀教材。

随着世界医学的发展、人类疾病谱的变化，以及医学科学技术的进步，人们更加关注心理因素和社会因素对于疾病的影响，更加关注单纯医疗模式向"医疗、保健、预防"综合服务模式的转变。在为人民健康服务的过程中，平乐正骨始终坚持以患者需求为本，疗效为先，紧紧围绕健康需求，不断探索、创新与发展。今天，以杜天信院长及平乐正骨第七代传人郭艳幸教授为代表的平乐正骨人，秉承慎、廉、诚之医道医德，弘扬严谨勤勉之学风，继承发扬，严谨求实，博采众长，大胆创新，在总结、继承、更新以往学术理论和临床经验的基础上，对平乐正骨进行了更深层次的挖掘、创新，使得平乐正骨从理论到实践都进一步取得了重大突破。

纵观此系列丛书，内涵丰富，结构严谨，重点突出，实用性强，体现了"古为今用，西为中用"和中医药学辨证论治的特点，可以为中医骨伤科学提供重要文献，为临床医师提供骨伤科临床诊疗技术操作指南，为管理部门提供医疗质量管理的范例与方法，为从业者提供理论参考标准和规范，为人民大众提供防治疾病与养生的重要指导。

我深信此套丛书的出版，必将对中医骨伤科学乃至中医药学整体学术的继承与发展，做出新的贡献，是以为序。

陈可冀

中国科学院资深院士

中国中医科学院首席研究员

2018 年元月于北京西苑

继往开来绽新花（韦序）

受平乐郭氏正骨第 7 代传人、国家级非物质文化遗产项目中医正骨疗法（平乐郭氏正骨法）代表性传承人郭艳幸主任医师之邀，为其及杜天信教授为总主编的《平乐正骨系列丛书》做序，不由得使我想到了我的母校——河南平乐正骨学院，如果不是受三年自然灾害影响，今年就是她的"花甲之年"。

1955 年冬天，平乐郭氏正骨第 5 代传人高云峰先生到北京参加全国政协会议，当毛泽东主席见到高云峰时，指着自己的胳膊向她说："就是这里折了，你能接起来吗？现在公开了，要好好培养徒弟，好好为人民服务！"毛主席的教导，给予高云峰先生多么大的鼓舞啊。她回到洛阳孟津平乐家中，不久就参加了工作，立下了要带好徒弟，使祖传平乐郭氏正骨技术惠及更多患者的决心。

在党和政府的关怀、支持下，于 1956 年 9 月成立了河南省平乐正骨医院（河南省洛阳正骨医院的前身），这是我国最早的一家中医骨伤专科医院，高云峰先生为首任院长。平乐郭氏正骨也因其技术优势与特色在全国产生了巨大影响，《河南日报》《健康报》《人民日报》为此做了相继报道，平乐郭氏正骨医术被誉为祖国医学宝库中的珍珠（见 1959 年 10 月 17 日《健康报》）。

1958 年，为进一步满足广大人民群众对医疗保健事业日益增长的需求，把中医正骨医术提高到新的水平，经国家教育部和河南省政府有关部门批准，在平乐正骨医院的基础上，由高云峰先生主持成立了我的母校河南平乐正骨学院——全国第一所中医骨科大学，高云峰先生任院长。平乐正骨学院的成立，开辟了中医骨伤现代教育的先河，为中医骨伤科掀开了光辉灿烂的历史篇章，使中医骨伤由专有技术步入了科学的殿堂。高云峰先生是我国中医骨伤高等教育当之无愧的开拓者和奠基人。新中国成立后，中医骨伤的骨干力量由此源源不断地输送到祖国各地，成为各省公立医院骨伤科或学院骨伤系的创始人及学术带头人。因此，河南平乐正骨学院被学术界誉为中医骨伤的"黄埔军校"。同时，在学术界还有"平乐正骨半天下"的美誉。

　　1960年9月上旬，我第一次乘火车，在经过两天两夜的旅程后，来到了位于洛阳市白马寺附近的河南平乐正骨学院，被分在本科甲二班，这个班虽然仅有19名学生，却是来自国内14个省、市、自治区的考生或保送生。日月如梭，50多年前的那段珍贵的经历令我终生难忘，我带着中医骨伤事业的梦想从平乐正骨学院启航，直到如今荣获"国医大师"殊荣。

　　经过几代平乐正骨人的不懈努力，平乐正骨弟子遍及海内外，在世界各地生根、发芽、开花、结果，为无数患者带来福祉。如今的平乐正骨流派已成为枝繁叶茂的全国最大最具影响力的学术流派之一，河南省洛阳正骨医院也已成为一所集医疗、教学、科研、产业、康复、文化于一体的具有3000多张床位的三级甲等省级中医骨伤专科医院。站在新时代的起点，发展和创新平乐正骨、恢复高等教育是新一代平乐正骨人的肩负使命，也是我和其他获得平乐郭氏正骨"阳光雨露"者的梦想和愿望。

　　《平乐正骨系列丛书》共约700余万字，含18个分册，包含《平乐正骨发展简史》《平乐正骨史话》《平乐正骨基础理论》《平乐正骨平衡学》《平乐正骨常见病诊疗规范》《平乐正骨诊断学》《平乐正骨影像学》《平乐正骨骨伤学》《平乐正骨筋伤学》《平乐正骨骨病学》《平乐正骨手法学》《平乐正骨外固定法》《平乐正骨药物治疗学》《平乐正骨养骨学》《平乐正骨康复药膳》《平乐正骨康复法》《平乐正骨护理法》《平乐正骨骨伤常见疾病健康教育》等，是对220余年平乐正骨发展成果与临床经验的客观总结，具有鲜明的科学性、时代性和实用性。此套丛书图文并茂，特色突出，从平乐正骨学术思想到临床应用等，具体翔实地介绍了平乐正骨的诊疗方法和诊疗特色。平乐正骨有高等院校教育的过去和今天的辉煌，将来也必然能使这段光荣的历史发扬光大，结出累累硕果。《平乐正骨系列丛书》是中医骨伤从业者难得的一套好书，也是中医骨伤教学的好书，特别适用于高等医药院校各层次的本科生、研究生阅读。

　　特为此序！

韦贵康

国医大师

世界手法医学联合会主席

广西中医药大学终身教授

2018年6月

百年正骨　承古拓新（孙序）

在河洛文化的发祥地、十三朝古都洛阳，这块有着厚重历史文化底蕴的沃土上，孕育成长着一株杏林奇葩，这就是有着 220 余年历史、享誉中外的平乐郭氏正骨。自郭祥泰于清嘉庆元年（1796）在平乐村创立平乐正骨以来，其后人秉承祖训，致力于家学的发展与创新，医术名闻一方。1956 年，平乐正骨第五代传人高云峰女士，在毛泽东主席的亲切勉励下，带领众弟子创办了洛阳专区正骨医院，1958 年创建平乐正骨学院，1959 年创建平乐正骨研究所，并自制药物为广大患者服务，使平乐正骨于 20 世纪 50 年代末即实现了医、教、研、产一体化，学子遍及华夏及亚、欧、美洲等地区和国家，成为当地学科的带头人和骨干力量，平乐正骨医术随之载誉国内外，实现了由医家向中医著名学术流派的完美转型。平乐郭氏正骨第六代传人郭维淮，作为首届国家级非物质文化遗产传承人，带领平乐正骨人，将平乐郭氏正骨传统医术与现代科学技术结合，走创新发展之路，使平乐郭氏正骨以特色鲜明、内涵丰富、理论系统、疗效独特等为优势，为"平乐正骨"理论体系的形成奠定了坚实的基础，为中医骨伤科学的发展做出了重要贡献。

《平乐正骨系列丛书》全面介绍了国家非物质文化遗产——平乐郭氏正骨的内容，全方位展现了平乐正骨的学术思想和特色。丛书包含 18 个分册，从介绍平乐正骨的历史渊源、流派传承等情况入手，分别论述了平乐正骨学术思想、学术特色、理论体系及诊疗特色，尤其是近年理论与方法的创新，如"平衡思想""七原则""六方法"等。丛书集 220 余年平乐正骨学术之精华，除骨伤、骨病、筋伤等诊疗系列外，还涵盖了平乐正骨发展史、基础理论、平衡学、正骨手法、固定法、康复法、护理法等，尤其是体现平乐郭氏正骨防治结合思想的养骨法、药膳法和健康教育等，具有鲜明的时代特点，符合现代医学的预防－医学－社会－心理之新医学模式，为广大患者带来了福音。

统观此丛书，博涉知病、多诊识脉、屡用达药，继承我国传统中医骨伤科学之精华，结合现代医学之先进理念，承古拓新，内容丰富，实用性强，对骨伤医生及研究者有很好的指导作用。全书自成一体，独具特色，是一套难能可贵的好书。

《平乐正骨系列丛书》由洛阳正骨医院、郑州骨科医院、深圳平乐骨伤科医院等平乐正骨主要基地的百余名专家共同撰著，参编专家均为长期工作在医、教、研一线，临床经验丰富的平乐正骨人；临床资料翔实、丰富、可靠，汇聚了几代平乐正骨人的心血，弥足珍贵。

叹正骨医术之精妙，殊未逊于西人，虽器械之用未备，而手法四诊之法既精，则亦足以赅括之矣。愿此书泽被百姓，惠及后世。

中华中医药学会副会长
中华中医药学会骨伤专业委员会主任委员
中国中医科学院首席专家
2018 年 3 月

施 序

　　"平乐正骨"是我国中医骨伤学科著名流派之一，被列为国家级非物质文化遗产，发祥于我国河南省洛阳市孟津县平乐村，先祖郭祥泰自清代创始迄今已历七代，相传220余年，被民众誉为"大国医""神医"，翘楚中华，饮誉海内外。中医药学是一个伟大宝库，积聚了历代医家深邃的创新智慧、理论发明和丰富的临证经验。在如此灿若星河的中医药发展历史画卷中，"平乐正骨"俨然是一颗熠熠生辉的明珠。"洛阳春色擅中州，檀晕鞓红总胜流。"近220余年来，西学东进，加之列强欺凌，包括中医药在内的我国优秀民族传统文化屡遭打压。然而，"平乐正骨"面对腥风血雨依然挺立，诚为奇葩。我国中医骨伤同道在引以为傲的同时每每发之深省，激励今日之前行。

　　"平乐正骨"自先祖郭祥泰始，后经郭树楷、郭树信相传不辍，代有建树，遂形成"人和堂""益元堂"两大支系。郭氏家族素以"大医精诚"自励，崇尚"医乃仁术"之宗旨，坚持德高济世、术优惠民为己任之价值取向和行为规范，弘扬"咬定青山不放松，立根原在破岩中。千磨万击还坚劲，任尔东西南北风"的创业精神，起废除伤、病愈膏肓、妙手回春等众多轶事传闻誉溢乡里域外，不绝于耳。"平乐正骨"植根民众，形成"南星""北斗"之盛况经久不衰。中华人民共和国成立后的60多年来，在中国共产党的中医政策指引下，更是蓬勃发展。在第五代传人高云峰女士和第六代传人郭维淮教授的推进下日臻完善，先后建立了公立洛阳正骨医院、平乐正骨学院、河南省平乐正骨研究所。河南省洛阳正骨医院以三级甲等医院的规模和医疗品质，每年吸引省内外乃至海外数以百万计的骨伤患者，为提升医院综合服务能力，他们积极开展中西医结合诊疗建设，不断扩大中医骨伤治疗范围和疗效水平。平乐正骨学院及以后的培训班为国家培育了数千名优秀骨伤高级人才，时至今日，他们中的大多数已成为我国中医骨伤科事业的学科带头人、领军人才或著名学者。改革开放以来，在总结临床经验的同时，引入现代科技和研究方法，河南省洛阳正骨研究所获得多项省和国家重大项目资助，也获得多项省和国家科技奖项，在诸多方面为我国当代中医骨伤事业发展做出了重大贡献，河南省洛阳正骨医院也被国家列为部级重点专科和全国四大基地之一。"天行健，君子以自强不息"，郭氏门人始终在逆境中搏击，在成功中开拓。以"平乐正骨"为品牌的洛阳正骨医院，在高云峰等历届院长的带领下，成功地将"平乐正骨"由民间医术转向中医现代化的诊疗体系，由传统医技转向科技创新的高端平台，由单纯口授身传的师承育人模式转向现代学校教育制度的我国高等中医骨伤人才培养的摇篮，从而实现了难能可贵的历史跨越。中医药事业的发展应以"机构建设为基础，人才培养为关键，学术发展为根本，科学管理为保障"，这是20世纪80年代国家中医药管理局向全国提出的指导方针，河南省洛阳正骨医院的实践和成功无疑证实了其正确性，而且是一个先进的范例。

牡丹为我国特产名贵花卉，唐盛于长安，至宋已有"洛阳牡丹甲天下"之说，世颂为"花王"。刘禹锡《赏牡丹》诗曰："庭前芍药妖无格，池上芙蕖净少情。唯有牡丹真国色，花开时节动京城。""平乐正骨"正是我国中医药百花园中一株盛开不衰的灿烂花朵，谨借此诗为之欢呼！

继承创新是中医药事业振兴的永恒主题。在流派的整理与传承中，继承是前提、是基础。"平乐正骨"以光辉灿烂的传统文化为底蕴，有着丰富的学术内涵和独具特色的临证经验。其崇尚"平衡为纲，整体辨证，筋骨并重，内外兼治，动静互补"的学术思想，不仅是数代郭氏传人的经验总结，而且也充分反映了其哲学智慧，从整体上阐明了中医药特色优势在"平乐正骨"防治疾病中的运用。整体辨证是中医学的基本观点，强调人与自然的统一，人自身也是一个统一的整体。中医学理论体系的形成渊薮于中国古典哲学，现代意义上的"自然"来自拉丁语Nature（被生育、被创造者），最初含义是指独立存在，是一种本能地在事物中起作用的力量。中国文人的自然观远在春秋时期即已形成，闪烁着哲学睿智。《道德经》曰："人法地，地法天，天法道，道法自然。"后人阮籍曰："道即自然。"《老子》还强调"柔弱胜刚强""天下莫柔弱于水，而攻坚强者莫之能胜，以其无以易之。弱之胜强，柔之胜刚，天下莫不知，莫能行"。相传出于孔子之手的《周易大传》提出刚柔的全面观点，认为"刚柔者，昼夜之象也""君子知微知彰，知柔知刚，万夫之望""刚柔相推而生变化""一阴一阳之谓道"。《素问·阴阳应象大论》进一步明确提出："阴阳者，天地之道也；万物之纲纪，变化之父母，生杀之本始，神明之府也。"天人相应的理念，加之四诊八纲观察分析疾病的中医学独有方法，不仅使整体辨证有可能实施，而且彰显了其优势。"平乐正骨"将这些深厚的哲理与骨伤临床结合，充分显示其文化底蕴和中医学的理论造诣。"骨为干，肉为墙"，无论从生理或病理角度，中医学总是将筋骨密切联系，宗筋束骨，在运动中筋骨是一个统一的整体，只有在动静力平衡的状态下才能达到最佳功能。"肝主筋""肾主骨""脾主肌肉"，"平乐正骨"提出的"筋骨并重，内外兼治"正是其学术思想的灵活应用。在我看来，"动静互补"比"动静结合"有着更显明的理论特征和实用价值。在骨伤疾病的防治中，动和静各有其正面和负面的作用，因而要发挥各自的正能量以避免消极影响，这样便需要以互补为目的形成两相结合的科学方法，如果违背了这一目的，动和静失去量的限制，结合仅是一种形式，甚至不利于损伤的修复。科学的思维，其延续往往不受光阴的限制，甚至有异曲同工之妙。现代研究证实，骨膜中的骨祖细胞对骨折愈合起着重要作用，肌肉是仅次于骨膜最接近骨表面的软组织，适当的肌肉收缩应力可以促进骨的发育和损伤愈合，肌肉中的丰富血管为骨提供了营养供应，肌肉的异常（包括功能异常）也会影响骨量和骨质。临床研究表明，即使不剥离骨膜，肌肉横断损伤也会延迟骨折愈合。因此，除骨膜和骨髓间充质的干细胞外，肌肉成为影响骨折愈合的又一重要组织，其中肌肉微环境的改变则是研究的重要方面。220多年前的"平乐正骨"已在实践中体现了这种思维，并探索其规律。

基于上述的理论和实践，"平乐正骨"形成了一整套独具特色的诊疗方法，包括手法、内外药物治疗、练功导引等，将骨伤疾病的防治、康复、养生一体化。早在20世纪50年代，高云峰、郭维淮等前辈已将众多家传秘方和技术公诸于世。"平乐正骨"手到病除的技艺来自于郭氏历代传人的精心研究和积累，也与其注重学术交流、博采众长密切相关。"平乐正骨"的发源地也是少林寺伤科的发祥地。相传北魏孝文帝（495）时，少林寺始建于河南登封市北少室山五乳峰下。印度佛教徒菩提达摩曾在该寺面壁9年，传有"达摩十八手""心意拳"等。隋末少林寺僧助秦王李世民有功受封，寺院得到发展，逐渐形成与武术相结合的伤科技法，称为"少林寺武术伤科"，在唐代军营中推广应用，少林寺秘传内外损伤方亦得以流传。作为文化渊源，对"平乐正骨"不无影响。

洛阳之称首见于《战国策·苏秦以连横说秦》。早在距今六七千年前，该地区已发展到母系氏族繁荣阶段，著名的仰韶文化即发现于此。自周以来相继千年，成为中原地区历史上重要的政治、文化、经济、商贸、科技中心。在我国历史上有着重要地位的大批经典名著、科技发明多发迹于此。如《说文解字》《汉书》《白虎通义》《三国志》《博物志》《水经注》《新唐书》《资治通鉴》，以及"蔡侯纸""龙门石窟""唐三彩"等均为光灿千古之遗存。此外，如"建安七子"、三曹父子、"竹林七贤"、"金谷二十四友"、李白杜甫相会、程氏兄弟理学宣讲，以及白居易以香山居士自号，晚年居洛城18年等群贤毕至、人才荟萃。唐·卢照邻曾曰："洛阳富才雄。"北宋·司马光有诗曰："若问古今兴废事，请君只看洛阳城。"在如此人文资源丰富的地域诞生"德才兼高、方技超群"的"平乐正骨"应是历史的必然。以"平乐正骨"第七代传人杜天信教授、郭艳幸教授为首的团队肩负历史责任和时代使命，率领河南省洛阳正骨医院和河南省正骨研究院，在继承、创新、现代化、国际化的大道上快速发展，为我国中医骨伤学科建设和全面拓展提供了宝贵经验，做出了重大贡献，他们不负众望，成为"平乐正骨"的后继者、兴旺的新一代。汇积多年经验，经过认真谋划，杜天信教授、郭艳幸教授主编的《平乐正骨系列丛书》共18册即将出版，该套书图文并茂，洋洋大观，可敬可贺。当年西晋大文豪左思移居洛阳，筹构10年，遂著《三都赋》而轰动京城，转相录抄以致难觅一纸，遂有"洛阳纸贵"之典故脍炙人口，千年相传。本书问世，亦当赞誉有加，再现"洛阳纸贵"，为世人目睹"平乐正骨"百年光彩而呈献宝鉴。

不揣才疏，斯为序。

施杞

中医药高校教学名师

上海中医药大学脊柱病研究所名誉所长、终身教授

中华中医药学会骨伤分会名誉主任委员

乙未夏月

总前言

发源于河洛大地的平乐郭氏正骨医术是中医药学伟大宝库中的一颗明珠，起源于1796年，经过220余年的发展，平乐正骨以其特色鲜明、内涵丰富、理论系统、疗效独特、技术领先的优势及其所秉承的"医者父母心"的医德、医风，受到海内外学术界的广泛关注，并成为国内业界所公认的骨伤科重要学术流派。2008年6月，平乐郭氏正骨法被载入国务院公布的第二批国家级非物质文化遗产名录和第一批国家级非物质文化遗产扩展项目名录。平乐正骨理论体系完整，并随着时代进步和科学发展而不断丰富，其整体性体现在理、法、方、药各具特色，诊、疗、养、护自成体系等方面。但从时代发展和科学进步的角度看，平乐正骨理论一方面需要系统总结与提炼，进一步规范化、系统化，删繁就简；另一方面需要创新与发展，突出其实用性及科学性。在国家大力倡导发展中医药事业的背景下，总结和全面展示平乐正骨这一宝贵的非物质文化遗产，使其造福更多患者，《平乐正骨系列丛书》应运而生。

发掘与继承、发展与创新是平乐正骨理论的显著特征。平乐正骨在中医及中西医结合治疗骨伤科疑难疾患方面，形成了自己的学术特色。其学术特征主要表现为"平衡为纲、整体辨证、筋骨并重、内外兼治、动静互补、防治结合、医患合作"七原则和"诊断方法、治伤手法、固定方法、药物疗法、功能疗法、养骨方法"六方法及"破瘀、活血、补气"等用药原则。这些原则和方法是平乐正骨的"法"和"纲"，指导着平乐正骨的临床研究与实践，为众多患者解除了痛苦。在不断传承发展过程中，平乐正骨理论体系更加系统、完善。

在新的医学模式背景下，平乐正骨的传承者重视生物、心理、社会因素对人体健康和疾病的综合作用和影响，从生物学和社会学多方面来理解人的生命，认识人的健康和疾病，探寻健康与疾病及其相互转化的机制，以及预防、诊断、治疗、康复的方法。作者结合中医养生理论及祖国传统文化，审视现代人生活、疾病变化特点，根据人类生、长、壮、老、已的规律，探索人类健康与疾病的本质，不断提高平乐正骨对筋骨系统的健康与疾病及其预防和治疗的理性认识水平，提出了平乐正骨的平衡思想，并将平乐正骨原"三原则""四方法"承扬和发展为"七原则""六方法"，形成了平乐正骨理论体系的基本构架。

作为平乐正骨医术的传承主体，河南省洛阳正骨医院（河南省骨科医院）及平乐正骨的传承者在挖掘、继承、创新平乐郭氏正骨医术的基础上，采取临床研究与基础研究相结合的方法，通过挖掘、创新平乐正骨医术及理论，并对现有临床实践及科学技术进行提炼总结、研究汇总，整理成《平乐正骨系列丛书》，包含18个分册，全面介绍国家级非物质文化遗产——平乐郭氏正骨法的内容，全方位展现平乐正骨的学术思想、学术特色，集中体现平乐正骨的学术价值及其研究进展，集220余年尤其是近70年的理论与实践研究之精粹，以期更好地造福众患，提携后学，为骨伤学科的发展及现代化尽绵薄之力。

最后，感谢为平乐正骨医术做出巨大贡献的老一辈平乐正骨专家！感谢为平乐正骨医术的创新和发展努力工作的传承者！感谢一直以来关注和支持平乐正骨事业发展的各级领导和学术界朋友！感谢丛书撰稿者多年来的辛勤耕耘！同时也恳请各界同仁对本丛书中的不足给予批评指正。再次感谢！

《平乐正骨系列丛书》编委会

2017 年 12 月 18 日

主编简介

杨生民　男，1954年12月出生。主任中医师，全国第五批老中医药专家学术经验继承工作指导老师。安徽中医药大学、湖南中医药大学兼职教授，曾任河南省洛阳正骨医院（河南省骨科医院）小儿骨科、综合骨科、特色手法科主任。毕业于河南中医药大学，主要从事中医骨伤科的临床工作及教学科研工作40余年，能够熟练运用平乐郭氏正骨手法和国内各流派正骨手法治疗四肢创伤骨折、脱位。擅长采用外展高举皮肤牵引治疗肱骨外科颈不稳定型骨折、手法整复闭合穿针治疗孟氏骨折、尺桡骨多段骨折、桡骨小头骨折；手法复位双针夹板或钳夹外固定治疗胫腓骨骨折、肱骨骨折等；中西医结合辨证治疗陈旧性骨折、骨折迟延愈合及不愈合等骨伤疑难病证。参编论著3部，参加完成科研课题2项，发表学术论文20余篇。

冯坤　男，1963年8月出生。研究员，硕士研究生导师。现任河南省正骨研究院、河南省洛阳正骨医院（河南省骨科医院）医学实验研究中心主任。主要从事骨骼系统的生理生化学与生物力学研究，研究方向是骨质疏松症、骨性关节炎的生理生化学及骨科医疗器械研究。主编出版专著《骨生理学》《骨科实验学》2部，参与出版《骨质疏松学》1部，公开发表研究论文20余篇，获河南省科技进步奖、河南省中医药科技进步奖共8项，获国家发明专利3项。

前　言

平乐正骨是我国传统医学中重要的骨伤科流派之一，至今已有220余年的历史。在骨伤科疾病治疗中，平乐正骨手法复位、骨伤三期用药、特色外固定等方面具有鲜明的技术特色、独特的方法，以及良好的治疗效果。

平乐正骨外固定法是平乐正骨技术中重要的组成部分之一，其以治疗有效性、操作方便性以及使用简短性的特色在临床实践中得到广泛的应用并取得了很好的疗效，尤其在骨伤科治疗早期科学技术尚不发达的阶段，应用平乐正骨外固定疗法为骨伤患者解除了很多疾苦。

随着社会经济以及科学技术的进步，骨科外固定技术也得到了飞速的发展，新型外固定器具如雨后春笋般涌现出来。平乐正骨外固定法也有所创新，在保持平乐正骨特色的前提下，根据临床的需要进行了外固定器械的设计和改良，临床上取得了良好的效果。

本书在整理传统的临床资料和技术文献的基础上，对平乐正骨外固定技术和方法进行了系统的归纳和总结，对平乐正骨外固定法的理论基础进行了阐述和深化，对平乐正骨外固定法在骨伤科的临床应用进行了详细的讲解和论述。

本书分为上下两篇。

上篇为总论，介绍平乐正骨外固定法的发展历史、外固定法的理论基础、外固定法的特色和优势、外固定法的治疗方法和原则、常用的外固定器械以及使用方法和步骤；下篇为各论，主要介绍平乐正骨外固定技术和方法在临床实践中的具体应用，分别介绍了上肢骨折、下肢骨折、躯干骨折、关节脱位等疾病在使用平乐正骨外固定技术时的临床适应证、外固定器具的应用、具体的外固定操作方法及治疗中的注意事项等。

中医骨伤科以非手术疗法治疗骨科病患，有创伤小、医疗费用低、患者痛苦小等优势，尤其在目前骨伤科以切开复位内固定作为主要治疗手段的情况下，非手术疗法具有独特的优势，得到了骨伤科患者的肯定和同行的认可，尤其在一些特定骨伤科病种上，传统中医骨伤科的非手术疗法有其明确的治疗效果和综合优势。本书在整理和总结平乐正骨外固定法时，认真查阅了大量档案资料和文献资料，聆听了老正骨专家的经验和意见，以求用真实的资料记录平乐正骨外固定法的技术和方法，以弥补平乐正骨技术中没有外固定技术资料的缺憾。鉴于本书主要是对传统平乐正骨外固定技术进行文献整理和总结，读者在临床实践中应根据实际工作条件和病患情况进行治疗方法的选择和应用。

感谢郭艳幸主任医师及毛天东主任医师、闻善乐主任医师等平乐正骨专家提供了宝贵治疗经验、技术资料和重要文献。

感谢肖鹏同志、罗亚鸽同志、孙瑞同志在资料整理和写作中提供的帮助。

感谢张随山同志对本书临床外形图片的拍摄，感谢戴维同志对本书的图片资料所做的大量绘制及创作工作。

杨生民、冯坤

2018 年 8 月

目录

平乐正骨外固定法

上篇 总论

第一章 平乐正骨外固定发展简史

第一节 平乐正骨外固定法的形成

人类最早的医疗活动，是从治疗创伤开始的。人们在狩猎和生活中免不了撞碰跌损，出于自我防护，自然会用手掩或物（树叶等）遮盖，这就是最原始的医疗雏形。中华民族自有文字记载开始，即甲骨文时代（约公元前21世纪），就记有对骨伤病的简朴知识；西周时期（公元前11世纪至公元前8世纪），随着文化和医学的进步，骨伤病的病名概念和治疗方法也逐步形成。《周礼·天官》上记载有"疡医"，专治"肿疡""溃疡""金疡""折疡"。所谓"金疡"，即为金刃、箭所伤；所谓"折疡"，即为跌打、坠堕所伤。战国至秦汉时期（公元前5世纪至公元前3世纪），中医学的基本理论已形成，在这个时期成书的有《五十二病方》《黄帝内经》《治百病方》《难经》和《伤寒杂病论》等，所论及骨伤科的内容，既有治疗经验，也有理论，成为后世骨伤科赖以发展的基础。三国、两晋、南北朝时期（220—981），华佗发明了全身麻醉术，在骨伤病治疗上除手法正复方法外，也用切开手术治疗，并以"五禽戏"锻炼和恢复功能；葛洪（281—341）所著的《肘后备急方》，首次介绍了骨折固定的方法和开放创口的处理方法。隋唐年间（6世纪至10世纪），除《诸病源候论》（巢元方，610）、《备急千金要方》（孙思邈，640）和《外台秘要》（王焘，752）等著作对骨伤病的病因病机以及诊断、治疗进行阐述外，还出现了骨伤科专著《仙授理伤续断秘方》（蔺道人，841—846），至此骨伤科疾病诊断及治疗学基本形成。到了宋、辽金、元时期（10世纪至14世纪），医事制度上有了正骨科，并列为13个科之一。这时期的医学著作有《太平圣惠方》《圣济总录》等书，其中都有折伤的专卷。特别是在元代的《永类钤方》（李仲南，1331）、《世医得效方》（危亦林，1337）和《回回药方》的骨科专篇论述中，多有发明创新，如危氏的过伸复位治疗脊柱骨折法，是世界上记载最早的，而这一疗法至今仍为临床所用。明代至前清时期（1368~1851），正骨科是太医院九门方科之一，解剖学上的进步促进了骨伤科的发展。这个时期名医辈出，著作纷呈，著名的有异元真人所著《跌损妙方》（1523）、薛己著《正体类要》（1529）、吴谦著《医宗金鉴·正骨心法要旨》（1742）、胡延光著《伤科汇纂》（1815）、钱秀昌著《伤科补要》

（1818）等。

明代时期，骨伤科逐步发展并形成以薛己为代表的主张八纲辨证治疗的药物派和以异元真人为代表的主张经络穴位辨证施治的少林派。两大学派的发展，奠定了后世骨伤科的整体观、筋骨并重观，提出了内外兼治、手法药物并重、动静结合的治疗原则。

平乐正骨术是伴随着中医骨伤科的发展逐渐发展起来的。河南省洛阳市平乐村原是洛阳东郊的一个镇，郭氏世居此地，祖传正骨至今。其渊源有文字记载者，可追溯到清嘉庆年间。口头传说不一，有云一和尚相传，有云一道士相授。洛阳明末清初有正骨名医祝尧民氏，自称薛衣道人。据《虞初新志》载，祝少年时，已以文字才华而名。后于崇祯甲申年放弃仕途而学医专攻外科，如果是手臂、小腿骨折，请他治疗，没有不治愈的。后来他到终南山修为，久而久之，积累了丰富的治疗骨伤的经验。这里是主张经络穴位辨证施治的少林治伤派的发源地，异元真人的跌损妙方中就记载了少林寺派治伤的"秘宝"。

平乐正骨早期的外固定治疗法基本是依据传统中医骨伤科学的技术方法而开展的。早期，受当时社会科学技术发展的限制，中医骨伤科外固定的使用器具较为原始，土坯法是使用较多的外固定方法之一。早期的土坯是用黏土压实制成不同的形状，放置于通风干燥处阴干，然后用粗布进行包裹，外用布条捆扎成不同的形状。临床治疗时，按照要求把捆扎好的土坯摆放在土炕上为患者进行固定治疗。随着制砖工艺的出现，土坯就逐渐被砖结构材料所取代。后期，柳木夹板成为中医骨伤科的重要治疗器材，由于柳木特殊的力学特性（适宜的硬度与弹性）以及良好的加工（易塑）性能，在骨伤治疗应用上已有两千多年的历史，即使在科技飞速发展的今天仍在使用。平乐正骨在其基础上，根据不同部位的解剖形态加以塑形，使其固定效果更好，且兼顾了患者的舒适性需求，形成了独具特色的平乐正骨柳木塑形夹板，在临床上应用极为普遍，从前臂骨折到大腿骨折，从关节脱位到软组织损伤等，都可以使用柳木塑形夹板进行治疗，且固定效果良好。牵引与悬吊固定也是平乐正骨外固定法常使用的技术，主要是对骨伤治疗后的体位进行牵引固定，具有复位与固定的双重效应。悬吊牵引固定主要用于幼儿股骨骨折，悬吊牵引固定架采用硬木制成，通常以三角架形式建立稳定的力学架构，在硬板床上方形成悬吊力学支撑，根据临床需要在不同的位置进行钻孔，以保证悬吊固定时捆扎的不同位置。粘贴固定是平乐正骨外固定法中一种较简单而有效的固定方法，起源于平乐正骨特制外用接骨膏的应用，由此逐步发展成熟，起到了其他固定方法所不能达到的治疗作用。此种方法是利用胶布和平乐正骨传统接骨中药制成药膏，通过粘合作用和药物作用来达到固定和药物治疗的双重目的，临床已使用200余年，效果非常明显，目前仍然是平乐正骨使用最广泛和疗效最稳定的临床治疗方法之一。如此种种，逐步构成了平乐正骨外固定技术系统与方法。

随着科学技术的飞速发展，平乐正骨外固定技术也插上了腾飞的翅膀。1978 以来，平乐正骨人利用现代科技，在传统的外固定技术基础上，研制出以经皮外固定系列为代表的一系列新型外固定器具，在临床上取得了良好效果，赢得了患者和学术界的一致赞誉。为此，以河南省洛阳正骨医院、河南省洛阳正骨研究所为依托建立了河南省洛正器械厂，生产并向全国推广使用平乐正骨外固定器具。1997 年经省科技厅考察论证批准，以洛正器械厂与洛正制药厂（生产平乐正骨特色药物）为中试基地建立了河南省中医骨伤工程技术研究中心。至此，平乐正骨外固定技术上升了一个新台阶。

第二节　平乐正骨外固定法的发展与壮大

中华人民共和国成立后，平乐正骨第五代传人高云峰先生在党和政府的支持下成立了平乐正骨医院，1956 年改名为洛阳专区平乐正骨医院，设立了病床，配备了专门人员，增加了科学仪器和 X 线机等作为诊断辅助手段，充分发挥了平乐正骨的技术特长。

1956 年建院时，开设病床 70 张，1958 年发展至 170 张，1983 年为 300 余张，1988 年病床发展到 400 余张，2014 年郑州院区开诊，新增病床 600 余张，2016 年康复院区开诊，新增病床 200 余张，目前全院已有开放病床 2400 余张。

党和政府为了能够更好地继承发展平乐正骨，1958 年成立了迄今世界上第一所专门培养骨伤科医师的大学——河南省洛阳平乐正骨学院。学制有 4 年的正骨本科班，也有 3 年的正骨专科班，还有 1 年的调干正骨学习班，均由国家统一招生，统一分配。学院根据中医骨伤科的特点，参考医科大学的建制，制订了各种管理制度，编写了各类学制的教学大纲、教学计划，以及课间实习、毕业实习计划，先后共招收 8 个班。1962 年自然灾害严重，为了贯彻国民经济调整"八字"方针，学校暂停招生。1964 年开始招收学徒班，从统考学生中录取，每年 1 个班，学制 4 年，执行 4 年本科教学大纲，毕业后省内统一分配。1966 年"文化大革命"开始，又停止了招生，在校学生到1970 年毕业。1994 年至 2003 年与河南中医学院（现更名为河南中医药大学）联合招收洛阳骨伤大专班，共培养学生 300 余人。正骨学院历届毕业生，被分配到全国各地，遍及除台湾地区外的 30 个省、市、自治区，后来大多成为当地骨伤科及学院骨伤系的创始人或学术带头人，他们不仅把平乐正骨带到了全国各地，并且在当地发展了正骨医术。平乐正骨医院现承担湖南中医药大学中医专业七年制本硕连读班、中医骨伤专业五年制本科班的后期临床教学工作，承担河南中医药大学平乐郭氏正骨传承实验班后期临床教学及河南职工医学院护理专业的后期临床教学工作。目前平乐正骨医院与上海中医药大学、福建中医药大学、安徽中医药大学、湖南中医药大学、浙江中医药大学、河南中医药大学等联合培养博士、硕士研究生百余名。

为了更好地继承发扬平乐正骨，1959 年又建立了专门研究平乐正骨的河南洛阳平乐正骨研究所，编制 70 人，设立了解剖、生化、病理、力学等研究室，以传统方法结合现代方法研究平乐正骨技术，研究所现更名为河南省正骨研究院。改革开放以来，研究院共取得省厅级以上科研成果 70 余项，其中涉及外固定技术 20 余项，为平乐正骨外固定技术的发展做出了突出贡献。

"中西医结合手法复位治疗外伤性陈旧性关节脱位"项目应用平乐正骨手法复位结合大腿夹板固定治疗外伤性陈旧性关节脱位，取得了较好的临床治疗效果，获第一届全国科技大会重大科学技术成果奖；"中西医结合板式架治疗下肢骨折（弹簧牵引）"项目改良传统土坯与棉垫挤压固定的方法，设计加工了板式固定架，通过弹簧进行弹性牵引治疗股骨上段骨折，获河南省重大科学技术成果奖；"中西医结合手法正复肱骨外髁翻转骨折""中西医结合手法治疗肱骨内上髁 3~4 度骨折"等项目应用平乐正骨手法及传统夹板治疗肱骨髁间骨折获河南省省重大科学技术成果奖；"钳夹加压固定治疗小腿不稳定型骨折"项目设计了新型钳夹式外固定器，通过弧型半环钳对骨折片进行固定，尤其对斜形骨折及螺旋形骨折等不稳定性骨折有非常好的固定稳定性，临床效果明显。考虑到钳尖端对组织的应力集中效应，对钳夹做进一步的改良，目前新设计了球嘴型和鱼嘴型外固定骨科钳夹固定器，临床已有广泛的推广和应用，此项目获河南省科技成果奖；"钳夹加压固定治疗尺骨鹰嘴骨折"项目应用平乐正骨钳夹固定器与夹板结合治疗尺骨鹰嘴骨折取得理想疗效，获河南省科技进步奖；"手法复位夹板固定治疗不稳定型踝部骨折"项目获卫生部乙级科技成果奖；"骨科起重机固定架治疗股骨骨折的临床研究"项目利用生物力学原理设计了起重机式外固定架治疗股骨转子间骨折，获河南省中医药科技进步奖；"跟骨反弹固定器的研究与应用"项目设计应用四柱的框型结构，通过固定骨圆针的方向和角度的力学效应使跟骨骨折复位和固定，获国家中医药科技进步奖，钩拉复位固定器治疗胫骨平台骨折、手法联合颈腰椎牵引带治疗脊柱关节病等研究也获得良好的临床疗效，获河南省科技进步奖。洛阳夹板、骨科钳夹固定器、骨科起重机架、跟骨反弹固定器、骨科颈（腰）椎牵引系统等固定设备与器械也已通过国家医疗器械产品的审批，进行产业化生产，得到了广泛的推广和临床应用。至此，平乐正骨外固定技术又上升了一个新台阶。

忆往昔峥嵘岁月稠。中华人民共和国成立后，在党的中医政策指引下，平乐正骨才得以飞速发展，平乐正骨由几个继承人发展到数以万计的平乐正骨人；由坐堂郎中发展到国家三级甲等卫生机构，成立了专科医院；由祖传口授，发展到成立高等学府、科研机构，并与多所中医药大学联合培养硕士、博士研究生并成立博士后流动站，成为全国重点学科、全国骨伤诊疗中心、全国重点研究室、卫生部药品器械临床研究基地、博士后流动站；平乐郭氏正骨法被列为国家第一批非物质文化遗产。在平乐正骨外固定技术上形成了明显的流派特色，拓宽了技术应用范围，治疗效果达到国内领先水平。河南洛阳也被大家誉为"正骨之乡"，平乐正骨已成为全国最大的、最有影响的骨伤科学术流派之一。医院同时注重国际合作与交流，制定了国际化发展战略，先后与美国、德国、白俄罗斯、法国等国家的国际知名科研机构、医院签订合作协议。2010 年和 2014 年，医院两次通过国际医疗卫生机构认证联合委员会（JCI）认证和国际实验室标准（ISO15189）认可，为郭氏平乐正骨的现代化发展和国际交流打下基础。

第二章　平乐正骨外固定的理论基础与应用价值

第一节　平乐正骨外固定法的理论基础

筋骨互用平衡论和动静互补平衡论是平乐正骨外固定法的主要理论基础。

平乐正骨在骨伤的治疗过程中注重筋与骨的协调调理，认为筋与骨是相互依存、互用的共生体，只有筋骨并重协调平衡，才能有效地治疗骨伤疾病。平乐正骨理论认为，"动"与"静"的互补平衡是实现筋骨互用平衡的重要途径，是治疗伤科疾病及其康复的关键所在，动静互补平衡论的核心是重视"动"与"静"两者之间的关系，强调两者相互为用、互补平衡才能达到良好的治疗效果，从而促进伤科疾病的康复。

一、筋骨互用平衡

（一）筋与骨的内涵

"筋"的内涵相当宽泛，它概括了除骨以外的皮肉、筋、脉等组织，包含西医学中的肌肉、肌腱、筋膜、韧带、周围神经、血管、软骨等，故"筋"实质上是人体筋系统之总称。"筋系统"的概念不仅反映了筋是不同部位筋组织的总和，更反映了筋在结构和功能上的统一。筋遍布人体，通行气血，沟通上下内外，护脏腑，联属关节，主司运动，是机体的重要组成部分。中医学认为筋的生理功能主要包括以下几个方面：①连接和约束关节。《灵枢·经脉》曰："筋为刚，肉为墙。"筋连接骨而成节，是保持关节静力与动力平衡的基础，是骨之气血运行的辅助通道。②利机关而主持运动。《素问·痿论》曰："宗筋主束骨而利机关也。"筋能联属关节，主司运动，为机体活动之动力、联络之纽带。《杂病源流犀烛》云："……所以屈伸行动，皆筋为之。"说明筋对于人体之协调运动至关重要。③通行气血，沟通内外，保护脏腑。筋为五体之一，为肝之外合。肝藏血，血养筋。筋是构成人身形体的重要组成部分，具有保护人体内脏的功能。

"骨"为全身之支架，既可以支持形体，又能保护内脏。《灵枢·经脉》曰："骨为干，脉为营，筋为刚，肉为墙。"筋束骨，骨张筋，骨为筋起止之所，气血之通道，筋作用于骨而产生关节运动，并保护脏腑。肾主骨，骨为肾之外合。肾藏精，精生髓，髓养骨，骨的生长、发育、修复均有赖于肾之精气的濡养。六淫羁留、房室不节、久病失养等因素皆可导致肾精亏虚，骨骼因不荣而疼痛，因失养而脆弱，因失衡易骨折，甚至肢体瘫痪，痿痹不用。故肾精足则骨坚强有力，肾精衰则骨骼痿软。

（二）筋与骨相互依存的动态平衡关系

平乐正骨理论认为，筋联络四肢百骸，通行血脉；骨正筋柔，气血以流，腠理以密，如是则骨气以精，谨道如法，长有天命。筋与骨是相互依存、相互为用的。骨是人体的支架，靠筋的连接才能成为一体，发挥其支撑形体、保护内脏的作用。骨为筋提供了附着点和着力点，筋则为骨提供了连接与动力。筋有了骨的支撑才能固定与收缩，而骨正是有了筋的附着才能气血充盈，并显示其作用。《素问·五脏生成》云："诸筋者皆属于节。"说明人体之筋都附着于骨上，大筋联络关节，小筋附于骨外，筋骨互相协作，共同维持机体的动态平衡。筋骨相互依存而保持有机平衡，筋失衡可引起骨结构的失衡；反之亦然。筋络骨，骨连筋，筋弛、筋萎、筋挛均可影响骨的功能，骨伤、骨萎也必导致筋无所依而造成筋弛、筋萎甚至筋废。筋病可影响至骨，骨病必伴有不同程度的筋病。

筋骨之相互依存根源于肝肾之间的密切关系。中医学认为，肝肾同源，肝藏血，肾藏精，精血同源，互生互化。肝藏血，血化精，充养筋骨、脏腑、四肢百骸；肝血充盈，则精得以充，筋骨得以养而强健有力。肾藏精，精生髓，髓化血，充养筋骨、脏腑、四肢百骸；肾精足，则肝血旺，筋骨得以养。肝主筋，肝血充盈，则筋力强健而能束骨；肾主骨，肾精之盛衰直接影响骨的生长、发育及损伤后的再生修复，肾精足则能壮骨，骨强方能连筋、张筋。从这个角度来讲，精血同源表现为精充骨壮则筋强，精亏骨弱则致筋弛、筋萎、筋挛、筋伤。筋骨相互依存，共同组成一套处于动态平衡之中的支架结构和杠杆系统，实现人体负重和运动两大力学功能。肝肾强则精血充，精血充则筋柔骨正，气血自流，人体乃健。年老体衰、房室不节、久病失养等因素可致肝肾渐亏、精血不足、筋骨失养而出现慢性劳损及各种退行性骨病；跌打闪挫导致骨损筋伤，内动于肝肾，精血亏虚，筋骨不荣，则筋伤不复、断骨不续、新骨不生。故肢体的运动有赖于肝肾所藏之精血，精血充足则筋骨得养，方能维持协调平衡，从而共同完成肢体活动。

（三）筋骨失衡是伤科疾病之重要病机

平乐正骨理论认为，筋与骨在生理上相互依存，在病理上互相影响。骨病必及筋，筋损则束骨无力，亦影响骨之功能。筋与骨的动态平衡关系犹如桅杆和缆绳之间的关系，其中任何一方遭到破坏，均可引起筋骨平衡状态的丧失，从而导致伤科疾病的发生。

当暴力损伤机体，轻则伤筋，为肿、为痛；重则过筋中骨，致骨折、脱位发生；甚则连及脏腑，危及生命。同时，筋伤往往伴随骨伤的全过程，伤筋必然影响筋骨的平衡。筋为机体活动的动力、联络之纽带；骨为全身之支架，为筋起止之所。外感六淫、七情内伤、饮食失宜、久病失养、劳逸失度、年老体衰以及跌仆闪挫等因素导致筋伤或骨损，均可使筋骨平衡关系遭到破坏。筋伤导致关节失稳、无力、失养、活动异常，进而出现创伤性、劳损性、退变性、失用性骨关节病；骨伤则导致筋无所张、失依、失用，进而出现筋弛、筋萎、筋挛、筋伤。

肝肾失调会导致筋骨失衡，反之，筋骨失衡又会内动肝肾。首先，肝肾同源，母子相生；精血同源，肝血与肾精互相资生，相互转化。肾精充足，则肝有所养，血有所充；肝血充盛，则肾有所藏，精有所资。反之，肾精不足，则肝血生化无源；肝之阴血不足，无以滋养肾精，则肾精亏虚。故肝与肾任何一方受损，皆可致肝肾不足，造成肝所主之筋和肾所主之骨皆失养，出现筋骨同病。可见，肾精肝血一荣俱荣，一损俱损，休戚与共。同时，肝主筋，肝血不足，筋则失养，导致手足拘挛、肢体麻木、屈伸不利、筋肉萎缩，而筋病必致无力束骨，筋骨失衡，骨病遂生；肾主骨，肾精不足骨骼失养，可致小儿骨软无力、囟门迟闭、骨骼发育不良、肢体畸形，成人出现足痿无力、骨质疏松、骨折。肝主筋，肾主腰脚、主骨，肝肾虚则易出现腰椎、膝关节、跟骨等部位的退行性病变，还易患腰部扭伤、闪挫伤，出现腰背酸痛、腰脊活动受限等症状。

（四）筋骨并重、协调平衡是伤科疾病的重要治则

平乐正骨筋骨互用平衡论要求运用筋骨整体观，对各部位筋骨的平衡关系予以充分重视。任何过分强调骨的作用，忽视筋的客观存在，或过分强调筋伤，而忽视骨的作用，均是片面的。筋骨互用平衡论在伤科辨证论治中具有重要的指导意义，平乐正骨理论主张应将筋骨互用平衡论贯彻于伤科疾病诊治的每一个阶段。

平乐正骨理论十分重视筋骨并重，认为骨强则筋健，筋健则骨强。筋骨并重是治疗伤科疾病的重要原则，也是科学处理人体骨与软组织这一动态平衡关系的原则性要求。其本质是提示医者要全面理解筋骨平衡的内涵，在伤科诸疾的诊治中要重视筋与骨的相互依存、动态平衡关系。尤其是骨折外固定时，一定要注意"定骨不伤筋，护筋不移骨"，筋为骨之用，有效利用筋之张力及其动态平衡力，达到维护骨折稳定的作用，做到筋骨兼顾，互用并重，避免顾此失彼，从而达到优化治疗、减轻损伤、促进康复之目的。对于慢性劳损、退行性病变，平乐正骨理论主张平时应多做有利于恢复筋骨平衡的功能锻炼，同时在用药上强调筋骨并重、肝肾同治，通过益肝填肾并举，达到养筋壮骨、恢复筋骨平衡之目的。对于急性损伤，平乐正骨理论强调，一定要把筋伤和骨伤放在同等重要的位置，充分保护软组织；即使是单纯的筋伤或骨折，在开始治疗时也要遵守筋骨并重、平衡的原则，全面兼顾到骨的支撑和筋的约束作用，才能收到事半功倍之效，加速伤科疾病的痊愈。

（五）恢复筋骨协调平衡是伤科治疗的宗旨

1. 治骨须护筋

（1）正骨复位重视理筋：平乐正骨理论认为，在治疗损伤诸症时，应强调功能活动，重视筋骨并重，正骨必须顾及理筋，筋柔才能骨正，骨正才能筋柔，筋骨协调平衡，功能自然恢复。筋骨并重对促进骨折早期愈合及恢复患肢功能具有十分重要的意义。《正骨心法要旨》云："夫手法者，谓以两手安置所伤之筋骨，使仍复于旧也。"这说明用手法治疗骨折，不仅要使断骨复位，而且骨折后所伤之筋也要复旧。正骨复位要做到筋骨并重，平乐正骨理论认为必须注意以下三个环节：第一，手法整复前，医者应根据患者病史、受伤机制、出血多少、肿胀程度、疼痛特点、X 线检查等情况判断筋骨失衡的程度，特别强调医者在阅读 X 线片时，不能只局限于 X 线片所显示的骨折图像，还要充分考虑到伤筋在 X 线片上无法显示这个因素，尽量做到对骨折移位可能造成的筋肉损伤状况、筋肉的生理走向、附着点、着力点与方向、伤后筋肉的走向与用力方向的病理变化等了然于心，从而选择正确的拔伸部位、用力方向与力量和有效的整复手法。第二，手法整复时，着力部位要准确。医者须分工明确，精力要高度集中，注意手下感觉及患者反应，拔伸牵引须恰到好处，手法操作要巧借筋力，干脆利落，做到"快"和"准"，力争一次复位成功，以避免骨折周围软组织发生二次损伤。第三，手法整复后，重视经筋的自我调节指导和适时的按摩理筋，以舒筋活络、消肿止痛、理筋健骨。平乐正骨理论强调，在使用理筋手法时，动作要轻柔，以不增加患者痛苦为原则，反对采用粗暴手法进行被动活动，认为粗暴的被动牵引及手法按揉将加重筋肉损伤，影响患者康复。平乐正骨擅长使用点、按、推、揉、旋等松筋、活筋、理筋手法促使跌仆闪挫所致的"筋出槽、骨错缝"得到整复、归位。同时，对于慢性劳损性疾病，平乐正骨理论认为理筋手法能解除筋肉痉挛，疏通经络，促进气血运行；强调灵活运用揉药法、理筋法、活筋法、通经活络法等理筋手法疏通气血，通经活络，气血通则筋骨得养，伤损自复。

（2）固定骨折注意护筋、用筋与调筋

①护筋：在骨折固定时要注意筋骨并重，既要固定好骨折，又要注意对筋的保护，避免再次损伤筋肉，以保持骨的营血供给，维护血液循环，保证筋骨的连接与康复。在骨折固定过程中，需从以下几个方面注意护筋：首先，松紧适当，动静适度。固定不宜过紧或过松，过松不利于骨折稳定，易导致骨折移位，造成对筋肉组织的二次伤害；过紧则易导致筋肉组织血液循环不畅，甚至造成挤压性损伤，对筋的修复、骨的愈合均不利。其次，开放性骨折复位固定时，应选择生物相容性好的内固定器材，尽量保护筋骨的互联关系，顾护筋肉的完整性及血液循环，减少创面暴露时间，将医源性损伤降至最低程度，从而利于患者早期康复。最后，在矫正骨折对位、对线时要注意护筋，避免伤筋，最大限度地保证筋对骨的顾护作用。

②用筋：在固定骨折时，还需从以下几个方面注意用筋。首先，要巧借筋力，达到固定力的平衡，维持骨折对位与稳定；其次，巧用筋力和筋肉适时慢速等长生理舒缩所产生的"肉夹板"效应，维持骨折对位与稳定；再者，巧用筋肉的舒缩活动所产生的自体按摩活筋效应，活血通络，去瘀生新，促进骨折愈合；最后，巧用筋肉的舒缩活动，促进关节功能的康复。

③调筋：在骨折固定期间，要适时运用"远取点穴法"以疏通经络，调理经筋，或手法活筋、理筋，调整筋肉张力，充分发挥"筋束骨"的作用，维持筋骨平衡与骨折部的动静力平衡，以利于骨折固定与康复。

2. 治筋须治骨，筋病重视护骨、补肾

（1）手法理筋注意护骨：《难经》云："四伤于筋，五伤于骨。"说明筋骨相近，伤筋必及骨，伤骨必损筋。《素问·痿论》谓："宗筋主束骨而利机关也。"筋附着、连属于骨骼，结聚于关节，对骨骼进行约束和联缀，使躯体得以保持相对平衡。筋附着于骨，伴脉而行，生理情况下筋骨互用、动态平衡，一旦外伤暴力、劳损退变、邪气浸淫，使气血运行不畅、筋骨失养，筋之运行位置、解剖结构就会发生变化，致筋弛、筋纵、筋卷、筋挛、筋翻、筋转、筋离、筋合、筋歪、筋走甚至筋脱，从而造成筋骨失衡，筋之约束骨骼和稳定关节的功能减弱甚至丧失，产生骨错缝、骨折、脱位、骨萎等病变。平乐正骨理论强调，运用理筋手法治疗筋病时，医者要运用中医"手摸心会"的要领，静心凝神体会手下的感觉，对骨关节组织所发生的微细位置变化及时察觉和整复。尤其是对青少年、老年患者，前者骨长而未充，充而未强；后者肝肾气血渐亏，骨萎不坚，治筋时若不注意护骨，易造成骨伤，骨失张筋之职，致使筋失所依，影响筋患恢复，甚至加重筋伤。平乐正骨理论强调，治筋的技巧和功力，要求一准、二巧、三果断，治筋必须护骨。

（2）药物治筋注意补肾壮骨：平乐正骨理论认为，治疗筋病须内调外治结合、标本兼治，一方面手法理筋能修复受损筋膜、化瘀通络、解除筋肉痉挛；另一方面，筋病的产生，外与风寒湿邪、外伤暴力相关，内源于肝肾亏损、筋骨失养。肝主筋，治疗筋病固然要补肝养筋，但同时要注意筋骨相关、肝肾同源之依存关系，在补肝同时注意填肾壮骨，肾精足则肝血充，筋肉得养；肾精足则骨骼健，骨方能张筋。治筋注意补肾壮骨，方能筋骨同治，恢复筋骨之平衡。

3. 气血为纲，肝肾同治

平乐正骨理论重视筋骨互用的整体观，还体现在以气血为纲、肝肾同治的辨证施治思想上。《素问·刺要论》云："筋伤则内动肝。""骨伤则内动肾。"肝肾同源，肝与肾任何一方受损，皆可致肝肾不足，造成筋骨同病。肝主筋，肾主骨。一身之筋有赖于肝血的滋养，筋之用系于肝血的盛衰，只有肝血充盈，才能"淫气于筋"，使筋有所养，筋壮方能束骨，肝血旺可以充肾精，生髓壮骨以张筋；反之，肾精足可充骨、养骨，同时，可以化肝血以养筋护骨。精血互生，筋骨并健，肢体关节才能正常活动。平乐正骨理论认为，治筋在调肝、养肝的同时应补肾壮骨；治骨在补肾的同时亦需调肝舒筋，如此则筋骨并重，肝肾同治，使筋得肝血所养而修复，骨得肾精所助而生长。平乐正骨理论认为，骨伤病早期以治肝调肝为主，兼顾调肾，用药首当调肝活血，使肝得条达，气行血畅，筋骨得养，瘀去骨接筋续；后期则以补肾壮骨为先，调肝舒筋壮筋并重。筋骨相关、肝肾同治是平乐正骨辨证施治遵循的重要原则。平乐正骨理论认为，创伤后瘀阻经脉，血瘀气滞为标；损伤日久气亏血虚，或禀赋不足，或年老体衰，致肝肾不足、筋骨失濡为本。故伤科辨证施治必以气血为纲、筋骨并重、肝肾同治、协调平衡。平乐正骨主张在三期辨证中应灵活运用筋骨并重、肝肾同治原则，强调根据损伤不同时期的病理特点调养筋骨与肝肾。损伤初期为祛瘀生新期，治宜调肝活血，意在以"通"为补，使肝得条达，筋骨疏通，方用活血疏肝汤、加味柴胡疏肝散、加味活血疏肝汤、加味复元活血汤等；损伤中期为活血接骨期，治宜调和气血，濡养筋骨，方用调中活血汤、活血灵汤、接骨丹、土元接骨丸等；损伤后期为补肾壮骨期，治宜滋补肝肾，坚骨壮筋，方用加味益气汤、补肾益气壮骨丸、养血止痛丸等。

4. 动静结合，促进功能恢复

功能疗法是平乐正骨理论的精髓之一，是筋骨互用平衡论的重要组成部分。功能疗法能活血化瘀、祛瘀生新，加速骨折愈合，并防止筋骨萎缩失用。因而，筋骨并重、科学的功能疗法是促进肢体功能恢复的关键。平乐正骨理论认为，功能疗法应从整复固定后开始，并贯穿于骨伤治疗与康复的全过程。在制定功能疗法计划时，应注意筋骨并重、动静结合。骨位于内，张筋附肉为干，治宜静；筋肉附于外，束骨运关节为形，治宜动，骨静肉动才有利于骨折愈合。治骨宜静，治筋宜动。动是绝对的，静是相对的，动静结合，维持筋骨动静平衡，方能真正实现筋骨互用、同步恢复。一方面，医生要注意调动患者的主观能动性，指导患者及早进行关节邻近部位"筋"的自主活动，活动量和范围由小到大，循序渐进。另一方面，医者运用揉药法、理筋法、活筋法、通经活络法、远取点穴法等按摩理筋法加强患者肢体的被动功能锻炼，促进气血循行。运用上述理筋手法时应以不影响骨折处的稳定为前提，有计划、有节奏地对患者实施相应的手法，促进肢体功能的恢复，以最大限度地恢复肢体功能。实施功能疗法是以恢复筋骨平衡、实现肢体功能的康复为目标，功能疗法与手法整复、固定、药物治疗等疗法并驾齐驱，相辅相成，共同构成伤科疾病诊治的全过程。在整个过程中，筋骨并重与平衡应贯穿于每一个环节，如此方能事半功倍。

二、动静互补平衡

（一）动与静的内涵

《吕氏春秋》曰："流水不腐，户枢不蠹，动也；形不动则精不流，精不流则气郁……"主张采用运动锻炼的方法治疗肢体筋脉弛缓、痿软无力的疾病。唐代蔺道人所著《仙授理伤续断秘方》指出："凡曲转（关节），如手腕脚凹手指之类，要转动，用药贴，将绢片包之，后时时运动，盖屈则得伸，得伸则不得屈，或屈或伸，时时为之方可。"强调患肢固定后要进行功能锻炼。这些论述，为平乐正骨动静互补平衡论奠定了理论基础。

（二）动静互补的动态平衡关系

平乐正骨理论认为，在伤科疾病的防治中，"静"与"动"是对立统一、互用互补、动态平衡的。没有相对的静止状态，筋骨组织就无以修复；没有主动和被动的功能锻炼，损伤肢体就无法恢复原有的功能。只有"动"与"静"有机结合，才能促进伤科诸疾的早日康复。

从生物力学角度来看，人体力的平衡形式有三种：①形态平衡。从整体或局部看，保持正常外观形态。②结构平衡。其基础是关节和跨关节的肌肉、肌腱、韧带等组织结构完整。③功能平衡。前两种平衡形式是静态平衡，也是生命活动与功能调节的一种状态，故为静中有动。后一种平衡形式是动态平衡，须以静态平衡为基础，故为动中有静。从生物力学角度理解动静互补的动态平衡关系，其内涵主要体现在以下两个方面：

首先，"静"是"动"的前提和基础。"静"指骨折断端的固定，使复位后的骨折断端保持几何位置的相对不变。在新骨形成的早、中期，新骨稚而不坚，或坚而不实，只有加以适当的固定与保护，才能使筋骨顺利康复，否则易造成新骨再次损伤，导致骨折延迟愈合或不愈合，进而影响"动"的生理效应，最终影响患肢的功能恢复。随着生物力学的发展，骨折的固定已经从传统的硬性固定发展到弹性固定及有限固定，这样既可以有效地控制骨折，不再移位，又可以保证骨折处的肌群在一定范围内舒缩，有利于发挥"动"的生理效应。

其次，"动"有利于骨折断端获得生理应力，是骨折修复的必要手段。在骨折愈合过程中，肌肉的等长舒缩可以加强骨折断端的接触与嵌插，故肌肉的"动"可以达到骨折断端的"静"，并使骨折断端保持正向应力刺激，以加速骨折的愈合。在骨折愈合过程中，存在着骨折端局部应力和抵御应力的动态平衡。骨折局部最佳应力状态能促使成骨细胞活跃，破骨细胞作用减弱，促使骨形成增加，骨吸收减少，从而使骨痂形成，骨的重建修复过程得以迅速完成。骨折局部应力过高，可能造成新生骨小梁的崩解坏死，过低则可能发生废用性萎缩。因此，创造条件使骨折局部达到最佳应力状态对其愈合过程至关重要。早期主动的"动"（功能锻炼）与相对的"静"（适度的固定）互补应用，可以为骨折端提供一个正向的有利的力学刺激，使其获得最佳的应力，从而促进骨折愈合。绝对的固定制动，必然造成应力遮挡，导致骨折局部骨质疏松、骨不连、延迟愈合，或导致新生骨的抗剪切能力低下，遇轻微外力时易发生再骨折。故应在相对固定"静"的基础上配合合理微"动"，动静互补互用，通过合理微动给予骨折端最佳应力刺激，才利于骨折的愈合。

肌肉与骨折周围的软组织是整复和维持骨折对位的内在动力；同时，肌肉的收缩和舒张运动可以促进骨折端的血液循环，促进骨折端的"静"养修复。因此，平乐正骨理论强调，骨折整复固定后，在保持断端稳定的前提下，医生要发挥患者的主观能动性，指导患者及早进行骨折周围筋肉的自主活动，活动量和范围应由小到大，循序渐进，从而促使骨折修复及新生骨痂的塑形改造，提高骨愈合的质量。

动静互补平衡应遵循整体观念，"动"与"静"并不是在一个点上的平衡，而是在"域"内变化着的动态平衡，"域"的最大值应以保证安全性为前提，同时又要达到恢复肢体功能的目的。平乐正骨理论认为，确定"动"与"静"比例的总原则是：①动静不可偏废，静中有动，动中有静；②动静比例的确定应遵循三因制宜、辨证施治的原则。"动"与"静"的量度要根据具体情况，如患者的体质，致病的原因，筋挛、筋萎、筋伤的部位及症状，骨折的类型和固定形式以及康复情况等进行调整，而非是绝对的对等关系。

（三）动静失衡是影响伤科疾病康复的重要因素

平乐正骨理论认为，动静平衡是筋强骨健的前提条件，动静失衡是影响伤科疾病康复的重要因素。固定时间不当、固定物选择不当、功能锻炼不及时等原因造成动静失衡，血液循环缓慢，从而导致筋肉萎缩甚至筋废、骨不连。例如，创伤后关节僵硬是伤科疾病常见的并发症，其主要病机为伤后长期制动（"静"盛），而不进行有效的功能锻炼（"动"不足），动静失衡，使气机不利，气滞血瘀，经脉闭阻，气血津液运行不畅，筋骨关节失去濡养，导致筋腱挛缩，瘀血不散，聚结成块，筋肉粘连变硬，最终导致关节僵硬、活动障碍。可见，创伤后关节僵硬是肢体长期固定，过静少动、动静失衡的结果。又如，骨折早中期若固定不当，动有余，静不足，可致新骨再次损伤，甚至发生骨不连。再如，骨折患者术后需卧床，过静少动，使气血循行无力、缓慢，常并发深静脉血栓，影响疾病康复，重则危及生命。总之，动静失衡是影响伤科疾病康复的重要因素。

（四）动静互补平衡论对骨伤疾病治法的指导作用

在治疗骨折、脱位等骨伤疾病的过程中，"动"与"静"相互依赖、相互促进、缺一不可。"静"能使患处合理制动固定、得到休息，"动"能促进气血流通、筋骨得养而修复。平乐正骨理论强调气血为纲、三期辨证。主张在骨折三期辨证论治过程中，"动"与"静"二者不可偏废，互补互用，协调平衡。以骨折为例，应根据患者的骨折类型、固定形式、患肢愈合情况等，在骨折初、中、后期，适时调整"动"与"静"的比例，以达到恢复肢体功能的目的。

骨折初期以"静"为主，以"动"为辅。骨折初期即伤后1～2周内，骨断筋伤，血脉受损，血瘀气滞，不通则痛，筋骨失用。平乐正骨理论认为，此时应先使筋骨复位，并确保骨折断端有效的固定，以"静"（固定与休养）为主，辅以"动"（肌肉舒缩及健肢活动）。此期"静"的目的：①保证骨折复位良好，并防止再移位；②使骨折处得到充分的静息，以利于损伤修复；③静卧休息，以调养气血，促进骨折愈合。而"动"的目的：①行气活血，消瘀退肿，促进新骨生成；②预防肌肉粘连、萎缩及关节拘挛，保证关节功能恢复。功能锻炼的次数应由少到多，时间由短到长，幅度由小到大，循序渐进，以不影响患处筋骨稳定为原则，切忌任何粗暴的被动活动。如此，局部的"静"（固定）与全身的"动"互补互助，有效的"静"（固定与休养）与适当的"动"互补互助，达到动态平衡，共同促进骨折愈合。

骨折中期宜动静并重。骨折中期即伤后 2～6 周，此时瘀肿疼痛逐渐消退，但瘀血未尽，新骨始生，骨折处日趋稳定。此期"静"（固定）的目的：①帮助新骨按正常解剖形态生长；②防止新骨断裂，甚至造成错位。此期"动"（练功）的目的是：行气活血，去瘀生新，和营续骨，防止局部筋肉萎缩、关节僵硬、深静脉血栓等并发症发生。除骨折处肌肉的舒缩活动外，还可逐渐进行骨折上下关节的活动，但动作应轻缓，活动范围应由小到大。如前臂骨折，此期可以做腕、肘关节屈伸活动，还可做握拳运动。

骨折后期以"动"为主，以"静"为辅。伤后 6～8 周，骨折多已临床愈合，但肌肉有不同程度的萎缩、粘连，关节功能尚未完全恢复，此时需加强患肢功能锻炼及全身的活动，以促康复；而且筋骨虽长而未坚，如果用力过度，则易引起新骨断裂。故此期应以"动"为主，以"静"为辅，动静互补互用，维持动态平衡，共同促进疾病康复。此期"动"的目的：①尽快恢复患肢的肌力和关节功能，使未坚之筋骨劲强，逐渐恢复筋骨的力学结构；②加强全身气血循行，促进机体全面康复。此期"静"的目的是防止肢体负荷过度，预防再骨折。在此期，上肢骨折患者应以关节的灵活度锻炼为主；下肢骨折患者则应以负重行走锻炼为主。但均须遵循循序渐进的原则，即活动范围由小到大、速度由慢到快、力度由轻到重、时间由短到长等，不能急于求成。总之，在动静互补平衡理论的指导下，固定为骨折愈合创造了条件，而功能锻炼又促进了骨折的愈合，保证了肢体功能的恢复。

应用平乐正骨平衡理论的动静互补平衡论，指导外固定技术的临床应用，对不同骨折愈合阶段外固定强度的把握、外固定的范围、外固定的时间控制等有更深的理解，而平乐正骨外固定器械也是基于动静互补平衡论的思想基础进行创新设计和临床使用。

第二节　外固定法的应用价值

在平乐正骨平衡理论的指导下，平乐正骨外固定法在临床实践中得到不断改良和发展，目前已形成比较完善的临床治疗方法和具有特色的骨外固定器具，在临床实践中取得了良好的治疗效果，具有较大的临床应用价值。

一、提供多种方式的力学作用

平乐正骨外固定法遵循平衡理论的理念和思想，在外固定的使用和外固定器的设计上，考虑肢体多种力学因素的影响，在固定治疗上使用多种固定方式以保证骨折修复区的力学平衡，这种平衡一方面能为骨折复位提供稳定的力学结构，另一方面又能为功能恢复提供合理的动态力学刺激以促进骨折修复。因此，单一的力学作用很难起到这种平衡作用，必须以多种力学作用的方式作用在肢体治疗区才能实现。平乐正骨外固定法的穿针夹板固定法、钳夹夹板固定法等都是采用多力学固定方式应用于临床治疗的。

二、最大限度保护血运

平乐正骨外固定法可以最大限度地保护肢体的血运，有力地保证了骨折修复所需的细胞代谢环境。平乐正骨外固定法对血运的保护主要体现在两个方面，一是平乐正骨外固定法通常是在应用平乐正骨手法复位后进行外固定治疗，二者联合使用避免了手术导致的进一步血运破坏，避免了后期的血运不利因素导致的骨折修复能力减低，骨折愈合延迟或不愈合；二是在固定过程中，平乐正骨外固定法通常会避开伤区的血管和采用适当的固定压力，注重点、线、面立体结合固定，既保证骨折区的力学稳定，又不会因加压固定对组织的不当压力引起组织缺血导致继发性缺血损伤和影响创伤修复。具体表现在对固定松紧度的控制和固定后的观察与调整上，以及固定器设计与使用上避免引起血管损伤。

三、对全身生理干扰小

一是平乐正骨外固定法普遍操作方法简单，通常在无麻醉的条件下即可操作，施术时间短，对身体的影响较小。二是平乐正骨外固定器具较为轻便，大多数为经皮穿针固定，与切开复位固定相比，对肌肉、韧带、小血管等组织损伤较少，有利于保护机体的正常机能和损伤组织的功能恢复。

四、固定的范围灵活

平乐正骨外固定法使用的主要器械是塑形夹板和特色外固定器，通过不同规格、不同器械的相互组合，如塑形夹板－钳夹组合、塑形夹板－牵引带组合等，可以满足不同外固定范围、不同力学环境的需要，使平乐正骨外固定法在临床实践中具有更广泛的应用范围和可选择的更多个性化临床外固定治疗方案。

五、有利于关节活动

平乐正骨外固定法采用的主要器械是塑形夹板和特色外固定器。塑形夹板的使用具有较高的灵活性，通常不主张超关节固定，对必须超关节固定的也要有明确的适应证。特色外固定器基本都在保证力学稳定的前提下为有利于进行功能锻炼而设计，使患者在使用平乐正骨外固定治疗时可以在早期进行功能锻炼以促进康复。

六、利于降低医疗成本

平乐正骨外固定法一般是指在用平乐正骨手法对骨折进行复位后所采用的外固定治疗法，与手术切开复位固定相比，医疗成本要低得多。一般病例可在门诊治疗后进行家庭康复，少数病例需在麻醉下进行复位和固定观察，在院治疗时间较短，患者支出也很小。平乐正骨外固定用器械设计相对简单实用，价格远低于其他固定器，因此耗材成本也较低。

由于平乐正骨外固定技术操作方法简单、明了、实用，可以应用于各级医疗机构，在有效的前提下，治疗成本较低，有利于降低当前的高医疗费用支出，临床疗效明确可靠，在我国人口众多而医疗资源较少的客观形势下就更有其广泛的推广应用价值。

第三章　平乐正骨外固定法的原则与特点

第一节　平乐正骨外固定法的原则

平乐正骨外固定法是在长期临床医疗实践中逐步发展起来的，经过系统的研究及不断的充实完善，总结出平乐正骨固定法的基本原则是筋骨并重、互用与动静结合、互补平衡。

一、筋骨并重、互用

筋骨并重、互用是平乐正骨外固定法的重要原则，也是科学处理人体骨与软组织这一动态平衡关系的原则性要求。要全面理解筋骨平衡的内涵，在骨伤诊治过程中重视筋与骨的相互依存、动态平衡关系，尤其是骨折外固定时，一定要注意"定骨不伤筋，护筋不移骨"，筋骨互用，有效利用筋之张力及其动态平衡力，达到维护骨折稳定的作用；同时，维护骨折的稳定性也是恢复其对筋的支撑与保护作用的前提，进而有利于骨折局部的气血循行，起到接骨续筋的作用。所以，做到筋骨兼顾，互用并重，避免顾此失彼，从而达到优化治疗、减轻损伤、促进康复之目的。

二、动静结合、互补

平乐正骨平衡理论认为，骨折固定治疗过程是动态和静态互补的动态平衡关系，其内涵主要体现在以下两个方面：首先，"静"是"动"的前提和基础。"静"指骨折断端的固定，使复位后的骨折断端保持几何位置的相对不变。在新骨形成的早、中期，新骨稚而不坚，或坚而不实，只有加以适当的固定与保护，才能保持骨折端的力学平衡，使筋骨顺利康复，否则易造成新骨再次损伤，导致骨折延迟愈合或不愈合，最终影响患肢的功能恢复。其次，"动"有利于骨折断端获得生理应力，有利于骨折局部气血循行、生新消肿，是骨折修复的必要手段。在骨折愈合过程中，肌肉的等舒缩可以加强骨折断端的接触与嵌插，故肌肉的"动"可以达到骨折断端的"静"，并使骨折断端保持正向应力刺激，以加速骨折的愈合。在骨折愈合过程中，存在着骨折端局部应力和抵御应力的动态平衡。骨折局部最佳应力状态能促使成骨细胞活跃，破骨细胞作用减弱，促使骨形成增加，骨吸收减少，从而使骨痂形成，骨的重建修复过程得以迅速完成。骨折局部应力过高，可能造成新生骨小梁的崩解坏死，过低则可能发生废用性萎缩。因此，创造条件使骨折局部达到最佳应力状态对其愈合过程至关重要。早期主动的"动"（功能锻炼）与相对的"静"（适度的固定）互补应用，可以为骨折端提供一个正向的、有利的力学刺激，使其获得最佳的应力，并使血液循环保持相对充沛状态，从而促进骨折愈合。绝对的固定制动，必然造成应力遮挡，导致骨折局部骨质疏松、骨不连、延迟愈合；或导致新生骨的抗剪切能力低下，遇轻微外力时易发生再骨折。故应在相对固定"静"的基础上配合合理微"动"，动静互补互用，通过合理微动给予骨折端最佳应力刺激，才利于骨折的愈合。

骨折复位后会发生再移位，因骨骼在折断并移位时，移位侧骨膜撕裂及软组织遭受损伤，就形成了一系列不稳定的因素。通过平乐正骨固定技术，能控制骨折端成角、旋转、分离等再移位的活动，又保留了径向挤压利于骨折愈合的活动，既增加了骨折端"静"的稳定性，又保证了骨折愈合需要的"动"的力学生理刺激，从而加速骨折修复。

动静互补平衡论是平乐正骨理论体系的特色之一。应用平乐正骨动静互补平衡理论我们已研制和生产了系列骨科外固定器械，包括骨科起重机架、经皮钳、颈椎牵引器（医用外固定器）、跟骨反弹器等，经临床应用获得了较好的效果。

第二节 平乐正骨外固定法的特点

平乐正骨外固定法在传统简易固定方法的基础上，根据解剖特点和生物力学原理，以平乐正骨动静互补平衡理论为原则，对临床治疗用外固定技术不断改进和创新，逐步形成了系统的特色技术、器械和方法，如夹板固定法、粘贴固定法、绑扎固定法、牵引固定法及器具固定法等。这些固定技术具有以下几个特点：

一、牢稳固定

平乐正骨外固定法能够使骨外固定器械与骨折远、近端构成稳定的几何体系，即静定结构和超静定结构，从而减少了骨折的位移、成角和扭转畸形的发生，在功能活动时对骨断端的正常愈合应力分布干扰也较小。

二、弹性固定

平乐正骨外固定技术在维持骨折牢稳固定的同时，允许折端通过骨外固定器的持续弹性加载和间断性的功能锻炼，在轴向拉伸和加压载荷下有微小活动，这种骨间隙小的轴向微动产生的应力刺激促进骨再生。根据不同的骨外固定方法的力学作用方式，这种弹性固定分为加压弹性固定、张力弹性固定和平衡弹性固定。

1. 加压弹性固定

维持骨折线位稳定的同时，器械再给予折端一定的持续性压应力。当骨折端受到新的载荷时压应力亦随之增加。受到张应力时，骨折端仍能保持紧密的接触，张应力消除后骨断端又恢复到原有的力学状态。加压弹性固定主要适用于稳定骨折、骨不连和关节切除融合术的固定。

2. 张力弹性固定

骨外固定器有足够的支撑力，对骨折端实施一定的张应力，以防止短缩趋势的发生。在稳定骨折的同时，又能维持骨缺损的肢体长度和关节端粉碎性骨折的固定。适用于有骨缺损的骨折及关节端粉碎性骨折的早期固定。

3. 平衡弹性固定

骨外固定器以维持骨的长度和骨折的对线、对位为目的，对骨折端不施加压力或张应力。当受到载荷时骨外固定器发生弹性变形，骨折端产生压应力，载荷消除后骨断端又恢复到原来的力学状态。适用于骨干粉碎性骨折和截骨延长的中后期的固定。

三、平衡固定

平乐正骨外固定器有较强的抗剪切能力以维持骨折的对线、对位。适用于结合螺钉内固定的斜形、螺旋骨折的固定。

四、动态固定

根据临床的治疗要求设计的平乐正骨外固定器，通过骨外固定器长度与角度锁定装置，调整骨折端的间隙和角度，以满足骨折愈合的不同阶段对外固定状态的不同要求，减少骨折修复后期外固定引起的应力遮挡效应，使外固定的力学环境与骨折修复进程相适应。

第三节　平乐正骨外固定法的优势

平乐正骨外固定法是在传统固定方法的基础上，根据临床治疗的需要不断改进和发展逐步形成的，经过长期的临床实践应用总结发现，平乐正骨外固定法具有独特的治疗有效性、操作方便性以及使用简短性，即"效""便""短"的优势。

一、有效性

在骨折固定治疗中，根据临床患者不同的骨伤部位、不同的骨折类型、不同的年龄等临床病例，采用适当的平乐正骨外固定法，以充分发挥有利于骨折愈合的生理因素，控制不利骨折愈合的因素，确保了骨折端（和脱位）复位后的对位和稳定，使骨折能在正常的情况下愈合或加速愈合。临床实践表明平乐正骨外固定法具有良好的治疗效果。

二、方便性

在临床有效固定的原则基础上，平乐正骨外固定法使用的固定器械设计简洁并且操作方法较为简便易学。平乐正骨外固定器材一般轻便而灵巧，避免了沉重而复杂的固定器材对患者带来的后期功能锻炼及生活行动不便。同时平乐正骨外固定器的使用方法简单明了，非常容易操作和掌握，较少出现因操作失误而产生的治疗失败病例。

三、简短性

平乐正骨外固定法临床应用时间通常较短、固定使用的器材相对简短。平乐正骨气血平衡理论认为，再轻便的固定都限制了机体一部分的活动，可造成气血停滞，使机体某些机能废用。为此，在保证达到目的的前提下固定时间能短则尽量短，在骨折达到临床愈合后尽早解除固定，通过正确的功能锻炼方法加快肢体功能恢复。不能为了规避风险而延长固定时间，以致影响功能的恢复。当然也不能为了早期解除固定而忽略了临床愈合标准的要求，过早地解除固定而进行功能锻炼，这样可致骨痂断裂，发生骨折端的再移位。另一方面，平乐正骨外固定器的设计相对短简，在不影响固定效果的原则下，固定器材能短勿长，能简单不复杂，能通过固定一个关节解决问题的，就不要固定两个关节。

平乐正骨外固定法"效""便""短"的优势在临床治疗实践中得到了广泛的应用和发挥。

第四章 平乐正骨外固定法

平乐正骨外固定法是在传统简易固定方法的基础上，根据解剖特点和生物力学原理，以平乐正骨动静互补平衡理论为原则，对临床治疗用外固定技术不断改进和创新，逐步形成的包括特色技术、器械的方法。如夹板固定法、粘贴固定法、绑扎固定法、牵引固定法及器具固定法等，并对各牵引固定方法进行组合应用于临床。平乐正骨外固定法中石膏固定也是临床上应用较多的外固定法技术之一，由于石膏固定技术方法在其他文献与书籍中已有详尽的论述，本书仅做简单介绍。

第一节 夹板固定法

夹板固定法开创于公元 4 世纪，《葛氏方》已载有竹简固定法，隋代巢元方《诸病源候论》强调治疗骨折要"善系缚"。唐代蔺道人治骨折，骨干骨折用杉树皮固定；关节处骨折用绢帛麻绳包扎固定，固定后要时时做关节屈伸运动。这种固定骨折局部而不固定上下临近关节，并时时做关节活动锻炼的原则与方法，就成为夹板固定法的独特技术。宋代《永类钤方》治疗前臂骨折用 4 块长短不一的夹板固定，与现代的固定方法相同，提出了扎带松紧应根据骨折类型而定，有紧有松。横断骨折宜两头紧中间松；斜形骨折宜中间紧两头松。髌骨骨折采用竹箍固定，为后世抱膝器的前身。明代王肯堂《证治准绳》论述束缚敷贴用药甚详，载有杉树皮、竹皮双重固定法。清代吴谦的《医宗金鉴》中记载了用牛皮制披肩固定肩部骨折，用杉木板制的通木固定脊柱损伤，用小竹片、小杉条制的竹帘杉篱固定四肢骨折，用抱膝治疗髌骨骨折等。1949 年以来，夹板固定法经过整理提高，应用于长骨干骨折，平均治愈日数缩短约 1/3。当前的研究侧重在固定理论、应用范围、固定材料、固定方法的改进。

夹板固定法多用于四肢骨折，是临床上最常用、最主要的固定方法。该法符合效、便、短的固定原则，取材容易，成本低，使用方便，操作简单，质轻、形巧，固定后患者感觉舒适，且不妨碍 X 线的通过，便于复查和矫正，并且不影响邻近关节的活动。

夹板主要由夹板、压垫和扎带组成。夹板用弹性材料制造，内放压垫，外部用棉布包裹。压垫安放在夹板内是为了增加局部的固定力量，或补充夹板塑形上的不足，使固定力更好地作用到固定的部位，常选用质地柔软、能吸潮、透气、维持一定形态、对皮肤无刺激性的材料制作，如毛头纸、棉花、毡垫等，按需要折叠或剪裁成不同形状和大小备用。常用压垫的种类有平垫、梯形垫、塔形垫、空心垫、合骨垫、分骨垫等。压垫的面积要足够大，过小易在局部形成压迫性溃疡。扎带常用 1cm 左右宽的纱带，其长度以能在夹板外环绕两周并打结为度，也可用绷带。

夹板在形态、作用和长度上有三种分类方法。

1. 从夹板的形态上分

（1）塑形夹板：用可塑性强的木料制成，多用柳木。因柳木具有一定的弹性和韧性，不易折断和劈裂，质轻，并可吸收压力，在形变后，有弹性回位作用。可根据治疗需要和肢体形态塑成相应的弧度，然后于贴皮肤面侧加海绵或毡垫，外加针织套缝制而成。

（2）不塑形夹板：用量轻质好的松木或桐木制成，根据治疗所需要的长短和宽窄，选用相适宜的板材，贴皮肤面加海绵或毡垫，或垫以棉花，外以绷带包绕备用，外套针织套。

2. 按其不同作用分

（1）夹板：用以夹缚固定患肢，保持和稳定折端对位，控制不利于骨折愈合的活动和保护患肢不致再损伤。

（2）托板：起托扶和支撑，保持患肢体位和稳定折端的作用。

3. 按夹板长度与关节位置分

夹板的规格、长度视骨折的部位不同，分不超关节和超关节夹板两种。

（1）不超关节夹板：其长度以不超过骨折处上、下关节为准。

（2）超关节夹板：用于关节附近或关节内骨折，固定物超过受伤关节。

一、单纯夹板固定法

（一）直夹板固定法

1. 超肩小夹板固定法

【适应证】

肱骨颈骨折、肱骨颈骨折合并肩关节脱位、肱骨中段以上骨折。

【固定用具】

肱骨超肩夹板 1 套，宽肩带 1 根，小带子 3 根（图 4-1）。

根据不同年龄，制成不同大小的各种型号备用。

【使用方法】

骨折整复后，保持对位，依次放置前、后、内、外侧夹板，使前后外 3 块夹板上端超出肩上3cm。先用3根带子将腋下部分依次绕两周结扎。助手用宽肩带经健侧腋下，将宽肩带的两端分别绑缚于前后夹板的上端，再将前后外3块夹板绑扎在一起，腕颈带将患肢悬吊于胸前，肘屈90°（图4-2）。

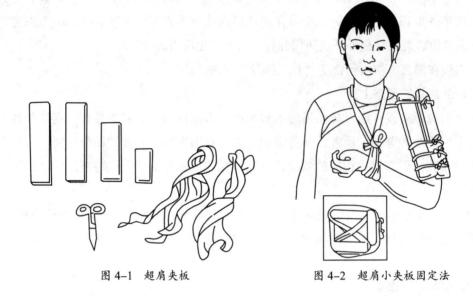

图4-1 超肩夹板   图4-2 超肩小夹板固定法

【注意事项】

①带子绑扎要松紧适宜，绑扎后以带子能上、下推移活动1cm为度。新伤肿胀严重时要相对绑松些，待肿消时再加以调整；旧伤要相对扎紧些，近肘部的带子要相对扎松些。②对肩带的结扎，如为肱骨颈内收型骨折，对肩带应拉紧结扎，使上臂稍呈外展状；如为肱骨颈外展型骨折，对肩带应相对放松些，避免上臂外展，肘关节屈曲应大于90°；如为肱骨颈背伸型骨折，对肩带应松紧适度，但肘屈应在130°以上，以便使上臂前屈，超过腋中线，并于前侧板上端骨折远折端相应部位，加一方形棉垫，以防止向前再成角移位。③如为肱骨上段胸大肌止点以上骨折，可将内侧板上端包以棉花或海绵，制成蘑菇头状。④在固定期间，肩关节禁止做背伸活动，只允许做前屈活动。因肱骨颈骨折不管属于哪种类型，多向前突起成角，故不能背伸肩关节，避免引起向前再突起成角变位。⑤向患者做好解释和指导，取得患者配合。固定一开始，即可做不定时的腕、手部关节的伸屈活动练习。

2. 上臂超肘小夹板固定法

【适应证】

肱骨中段以下骨折、肱骨髁上骨折、肱骨外髁骨折、肱骨髁间骨折。

【固定用具】

肱骨超肘小夹板1套，小带子3～4根（图4-3）。

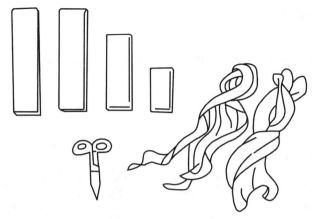

图4-3　超肘小夹板

【使用方法】

保持对位，依次放置外、内、前、后侧夹板，使外、内、后侧板超出肘下3cm。先用1根带子将肘关节以上夹板中部绕两周结扎，以做临时固定，再用一根较长带子，在肘上方由前侧板前方将带子两端分别经内侧、外侧夹板的内侧向后，至两侧板的后方反折，经外侧向前在前侧板的前方交叉，再向后绕四块板两周结扎（名反折带）。此反折带的目的是避免内、外侧板向后滑脱。然后再用带子将其上方绕两周结扎，最后将内、外、后3板于肘下方以带子做交叉结扎，腕颈带悬吊前臂于胸前即可（图4-4、图4-5）。

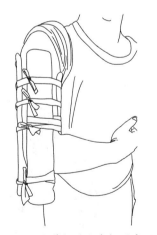

图4-4　上臂超肘小夹板固定正位

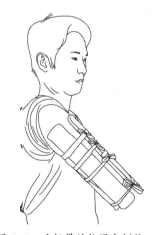

图4-5　反折带结扎固定侧位

【注意事项】

①反折带最好结扎于近肘部的上方，这样所起作用较大；②肘关节的屈曲度根据骨折复位情况所需而定；③必要时外加三角巾悬吊肘部。

3. 上臂双超夹板固定法

【适应证】

上臂各段骨折，特别是肱骨干不稳定型骨折和肱骨中段骨折。

【固定用具】

上臂双超夹板 1 套，对肩带 1 根，小带子 3 ～ 4 根（图 4-6）。

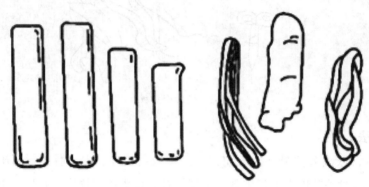

图 4-6　双超夹板

根据不同年龄，制成不同大小的各种型号备用。

【使用方法】

保持对位，依次放置外、内、前、后侧夹板，中段以带子绕两周结扎，其他对肩带的结扎方法同超肩夹板固定法，肘上方反折带和肘下方带子的结扎方法同超肘夹板固定法。实际上双超夹板为超肩夹板及超肘夹板的合用。最后以腕颈带悬吊前臂于胸前，肘关节屈曲度的大小根据需要而定（图 4-7）。

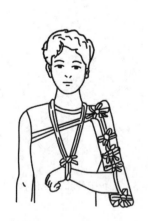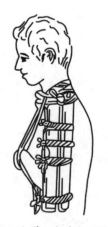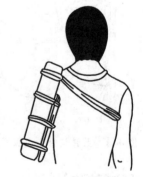

图 4-7　上臂双超夹板固定法

（二）塑形夹板固定法

1. 肘部塑形夹板固定法

【适应证】

肱骨髁上屈内型骨折，肱骨外髁骨折，肱骨外髁翻转骨折，桡骨颈骨折，尺骨鹰嘴骨折，尺骨上段骨折合并桡骨头向后脱位（屈曲型）。

【固定用具】

肘部塑形夹板 1 套，小带子 4 根（图 4-8）。

根据不同年龄，制成不同大小的各种型号备用。

【使用方法】

保持对位，依次放置前、后、内、外侧夹板，先用带子于肘部绕两周结扎，然后再结扎肘部上下的带子，前臂以腕颈带悬吊（图 4-9）。

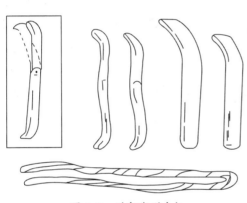 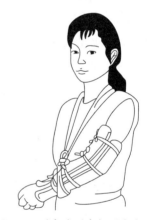

图 4-8　肘部塑型夹板　　　　　　　图 4-9　肘部塑型夹板固定法

2. 前臂塑形夹板固定法

【适应证】

前臂中上段或中下段或中段的单一骨折或双骨骨折。

【固定用具】

前壁塑形夹板 1 套，小带子 4 根（图 4-10）。

4 块板皆上宽下窄，制成不同大小的各种型号备用。

【使用方法】

保持对位，依次放置前、后、内、外侧夹板，4 根带子依次绕夹板两周结扎（图 4-11）。

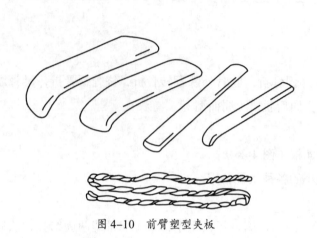

图 4-10　前臂塑型夹板　　　　　图 4-11　前臂塑形夹板固定法

【注意事项】

①若为前臂尺、桡骨双折，4 块板依次放置即可；②若为单一桡骨骨折，将外侧板放于内侧，以便于手向尺侧下垂，对桡骨起撑拉作用，避免向尺侧成角，以保持对位对线，外侧可不用板；③若为单一尺骨骨折，除将 4 块板常规依次放置外，必要时在手掌尺侧（即内侧直板下端）加长方形棉垫，使手向桡侧偏，以便于对尺骨起到撑拉作用；④固定期间，前臂应保持中立位，绝对避免做旋臂活动，特别是尺桡骨的中段和上段骨折；⑤固定期间，应保持肘关节的屈曲位，特别是中段以上骨折，肘关节越屈曲对位越好，骨折端亦越稳定，骨间隙越正常。

3. 前臂超肘塑形夹板固定法

【适应证】

尺骨上段骨折合并桡肱关节脱位，尺骨或桡骨中上段单一骨折，尺、桡骨中上段或中段以上双折。

【固定用具】

前臂超肘塑形板 1 套，小带子 4～5 根（图 4-12）。

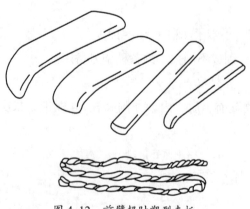

图 4-12　前臂超肘塑型夹板

【使用方法】

保持对位、屈肘、前臂中立位，依次放置前、后、内、外侧夹板，使内、外、后3块夹板超出肘后3cm。先用带子将中部结扎，在近肘部用带子做反折结扎，再结扎最下端的一根带子，最后于肘后将内、外、后3块夹板做交叉结扎。腕颈带悬吊前臂，或将前臂固定于旋后位（图4-13）。

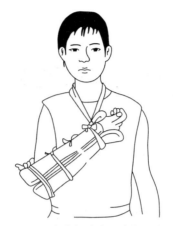

图4-13　前臂超肘塑形夹板固定法

【注意事项】

①固定前后切忌伸肘和旋臂活动；②必要时，肘下的两根带子均做反折结扎，以免内外侧板向后滑脱。

4. 腕部塑形夹板固定法

【适应证】

尺、桡骨下段双折，桡骨下端各种类型骨折（伸展型，骨折合并脱位，尺、桡骨茎突骨折，骨骺骨折或滑脱），腕骨脱位，腕骨骨折脱位，桡腕关节脱位。

【固定用具】

腕部塑形夹板1套，小带子3～4根（图4-14）。

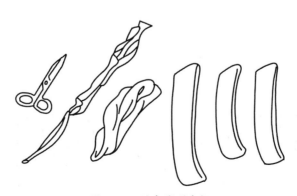

图4-14　腕部塑型夹板

【使用方法】

保持对位，依次放置前、后、内侧夹板，用3根带子于上、中、下部位分别各绕两周结扎。腕颈带悬吊前臂（图4-15）。

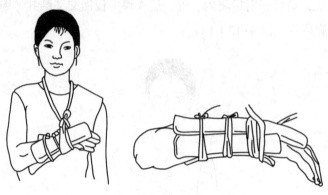

图4-15 腕部塑形夹板固定法

【注意事项】

①若为桡骨远端伸展型损伤（骨折、脱位或骨折合并脱位），将腕固定于掌屈位，即依次放置前、后、内侧夹板，将夹板的弓形弯曲中点放置于骨折端。②若为桡骨远端屈曲型损伤（骨折、脱位或骨折合并脱位），将腕固定于背伸位，将后侧板置于前侧，前侧板置于后侧，弯曲中点放于骨折端。③若为尺桡骨下段双折，前后侧板应略向下移，弯曲中点放于腕部，切忌置于折端，将腕关节固定于掌屈位，以免形成骨折端向背侧突起成角畸形。④不管是屈曲型或伸展型骨折，腕部都应保持于尺偏位，并切忌做桡偏活动。⑤固定一开始，即应鼓励患者做经常的手指伸屈活动。⑥桡骨下端骨折，固定3周后，伸展型者，将后侧板翻转；屈曲型者，将前侧板翻转，使腕关节改变为中立位固定，有利于功能的早日恢复。但一定要注意将下端的带子扎于腕部，以控制折端，避免腕关节在活动时，由于用力不当，致骨折端再变位。

5. 大腿塑形夹板固定法

【适应证】

成人股骨无移位骨折和稳定型骨折、小儿股骨骨折。

【固定用具】

大腿塑形夹板1套，小带子4根（图4-16）。

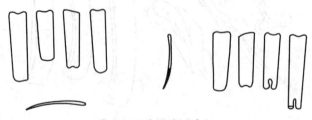

图4-16 大腿塑型夹板

【使用方法】

保持对位，依次放置前、后、内、外侧夹板，以3～4根小带子依次绕夹板两周结扎（图4-17）。

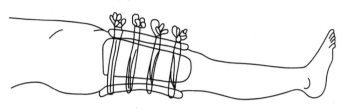

图4-17　大腿塑型夹板固定法

【注意事项】

①成人者，将患肢放置于板式牵引架上；②5～10岁儿童，将患肢放置于桥式架上；③5岁以下小儿，令患儿患侧卧位，屈髋、屈膝，或仰卧，患肢外展屈髋屈膝，或患侧卧位屈髋屈膝，外挤砖或挤沙袋固定；④近膝上方的带子，结扎应相对松些，避免屈膝引起固定太紧。

6. 小腿塑形夹板固定法

【适应证】

胫腓骨单一骨折、胫腓骨稳定性双折。

【固定用具】

小腿塑形夹板1套，带子4根（图4-18）。

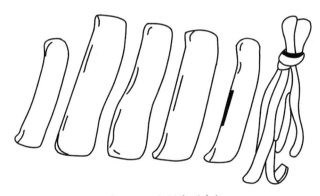

图4-18　小腿塑型夹板

【使用方法】

保持对位，依次放置后、后外、后内、前外、前内侧夹板，并以4根带子绕夹板两周结扎。小腿中立位，膝关节微屈，下垫枕或沙袋，腿两侧挤砖或沙袋固定，或放置于板式架上（图4-19）。

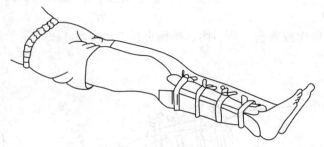

图 4-19　小腿塑形夹板固定法

【注意事项】

①夹板制作时，夹板的弯曲度应略小于肢体的生理弧度，切忌大于生理弧度。因夹板本身有弹性，弧度略小，经带子结扎后固定牢靠，否则固定不牢，折端不稳定，易再变位。②特别应注意内侧板的塑形，除板的两端外，中段应近于直形为好。

7. 小腿超踝关节塑形夹板固定法

【适应证】

小腿中段以下稳定型骨折，踝关节无移位骨折，稳定型单踝、双踝或三踝骨折。

【固定用具】

小腿超踝关节塑形夹板 1 套，小带子 4 根（图 4-20）。

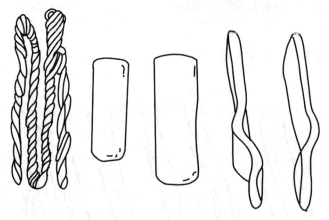

图 4-20　小腿超踝关节塑型夹板

【使用方法】

保持对位，依次放置前、后、内、外侧夹板，并依次结扎踝关节以上小腿部的 3 根带子，最后结扎足下方的带子，将内、外侧板的下端结扎在一起。小腿中立位放置，两侧挤砖或沙袋固定（图 4-21）。

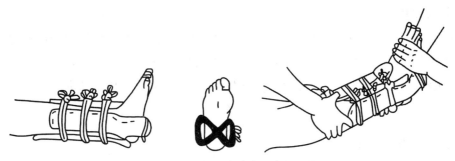

图 4-21　小腿超踝关节塑形夹板固定法

8. 踝部塑形夹板固定法

【适应证】

内踝骨折、外踝骨折、双踝骨折、三踝骨折或骨折合并脱位、不稳定型踝关节骨折需内翻或外翻固定者。

【固定用具】

踝部塑形夹板 1 套，小带子 4～5 根（图 4-22）。

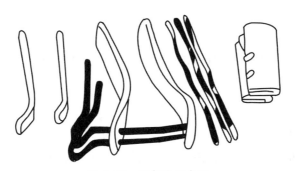

图 4-22　踝部塑型夹板

【使用方法】

保持对位，依次放置内、外、前、后侧夹板，并依次结扎踝关节以上的 3 根带子，然后用两根带子穿过板孔，将 4 根带头在足下方结扎，或先将带子穿好备用。小腿放置于中立位（图 4-23）。

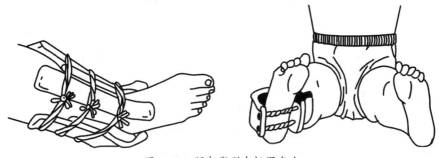

图 4-23　踝部塑型夹板固定法

【注意事项】

①内、外侧板下端的带子，可分别穿两根带子，亦可以一根带子贯穿两块板，将两块板连结在一起。②根据骨折的不同类型和治疗需要，可将踝关节固定在内翻或外翻位，灵活运用，一般内翻型骨折，外翻固定；外翻型骨折，内翻固定。

第二节　粘贴固定法

粘贴固定法是一种较简单而有效的固定方法，补充了其他固定方法所不能达到的治疗作用。此种方法，是利用胶布或膏药的粘合作用加上药物疗效，以达固定和治疗的目的，多用于无移位骨折和特殊部位的骨折或脱位。

一、胶布粘贴固定法

（一）肩肘粘贴固定法

【适应证】

肩锁关节脱位。

【固定用具】

胶布 2 条（各长 1.5m，宽 10cm），衬垫 2 个（各 10cm×10cm×4cm），3 寸绷带 1 卷。

【使用方法】

保持对位，使患肢肘关节屈曲 90°，将两个垫子分别置于患侧肩锁关节的上方和肘下，用 1.5 米的胶布条，由同侧胸锁关节处贴起，斜向患侧肩锁关节上方，拉紧胶布向后沿上臂后侧向下经肘衬垫下方绕至上臂前侧，向上至肩锁关节上斜向背后至对侧肩胛部。再用另一条胶布按照上法和方向，重复粘贴一次，以加强固定。上臂部用绷带缠绕固定，腕颈带悬吊（图 4-24）。

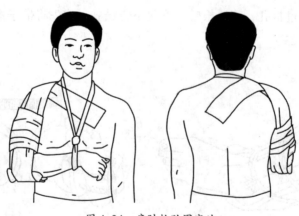

图 4-24　肩肘粘贴固定法

【注意事项】

①定时检查是否存在对胶布过敏或压伤；②固定如有松弛现象，可用同样胶布条在其外加固。

（二）屈指粘贴固定法

【适应证】

掌骨颈骨折，掌指关节脱位。

【固定用具】

胶布数条，宽 1.5cm，长 30cm，数量根据需要而定。

【使用方法】

保持对位，掌指关节屈曲 90°，呈握拳状，以 30cm 长的胶布条，由腕背侧上方 3cm 处开始，向下经患指背侧绕至掌侧，拉紧向上至腕前侧粘贴固定，然后再以另一条胶布绕腕一周，接头重叠粘贴。再以一条胶布在掌部横绕一周，接头重叠粘贴固定即可（图 4-25）。

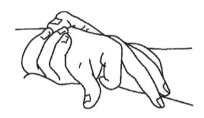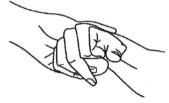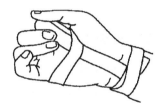

图 4-25　屈指粘贴固定法

【注意事项】

①注意是否过敏、松脱，及时加以处理；②如为第 1 掌骨骨折，除按以上固定外，还需把拇指以胶布条绕贴固定于对掌位。

（三）肋骨粘贴固定法

【适应证】

闭合性单根肋骨骨折。

【固定用具】

宽胶布条数块，条宽 7cm，长以两端能超出患者胸部前后中线各 5cm 为宜。

【使用方法】

患者坐位，两臂外展，患者呼气之末，将准备好的第一条胶布贴在骨折中心部位保持对位，接着以叠瓦状在第一条胶布上下各增贴数条，直到跨越上下各两条健康肋骨为止（图 4-26）。

【注意事项】

①需在患者呼气之末贴第一块胶布，目的是不影响患者呼吸；②由于胶布弹性较

小，患者出现呼吸不适时应进行重新粘贴调整；③注意患者对胶布的过敏反应，发现后及时去除胶布，改用其他固定方法。

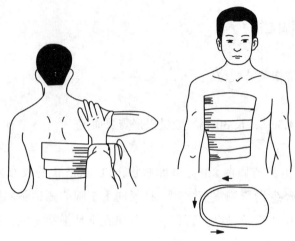

图 4-26　肋骨粘贴固定法

二、膏贴固定法

【适应证】

无移位骨折、脱位复位后软组织损伤、闭合性单根肋骨骨折。

【固定用具】

接骨止疼膏。

【使用方法】

根据病情需要，选择适当大小型号的接骨止疼膏药，熨温变软后揭开，贴敷或裹贴于患部。根据需要，亦可再加外固定，或悬吊肢体或挤垫固定。

【注意事项】

①局部要清洗干净；②如发现过敏性红疹、脓疱等现象时，及时将膏药除掉，必要时撒以二妙散；③皮肤有破损、水泡，或开放性伤口者忌用；④应用时，其外加覆盖物保护，避免污染衣服、被褥；⑤药膏只要仍能粘贴，即不需更换，待脱落不粘时再重新更换；⑥除去药污时，应用汽油或松节油擦洗。

第三节　绑扎固定法

绑扎固定法，是用绷带、布带或金属丝对骨折进行固定的一种方法，适用于特殊部位的骨折或脱位的固定，以达治疗的目的。

一、四头带绑扎固定法

【适应证】

下颌脱位，下颌骨折。

【固定用具】

四头带 1 根（长 90cm，宽 10cm）。

【使用方法】

复位后，患者正位坐姿，保持对位，用四头带中段宽处，托紧下颌，将带了的四个头分别在头顶结扎（图 4-27）。

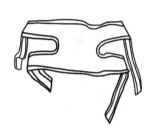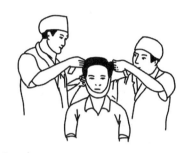

图 4-27 四头带绑扎固定法

【注意事项】

①观察患者，及时检查固定松紧度，必要时予以调整；②进流质饮食，进食时不能解下固定。

二、齿间绑扎固定法

【适应证】

下颌不稳定型骨折。

【固定用具】

细不锈钢丝或铝丝若干，持针器 1 把，弯血管钳 1 把。

【使用方法】

将骨折相邻两侧的 4 个牙齿，用金属丝由齿缝中穿过，并环绕绑扎固定，旋钮打结，必要时将上、下齿交叉环绕绑扎固定，外加四头带固定。

【注意事项】

①固定前以淡盐水漱口或清洗口腔；②应尽量将齿列排齐；③固定期间，注意口腔卫生。

三、腋卷绑扎固定法

【适应证】

锁骨各段骨折，肩胛颈骨折。

【固定用具】

准备腋卷 1 个，4 寸绷带 1 卷。

【使用方法】

用软纸或毛巾，根据需要制成适当粗、细、长短、大小的腋卷。中间通以绷带，露出的两端一短一长。长端对颈部相应处，裹以棉花，避免对颈部压力过大，造成局部或神经压伤、不适或疼痛（图 4-28）。

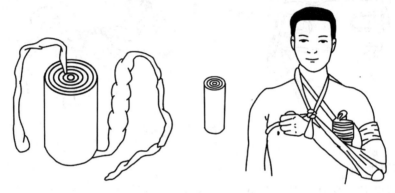

图 4-28 腋卷绑扎固定法

【注意事项】

患者坐位、屈肘，保持对位，将腋卷置于患者腋下，长短绷带绕过健侧颈部（从后侧向前绕）至前侧与短端相结扎与腋前，然后用 4 寸绷带，先做腕颈带悬吊后，再做 8 字绷带固定绑扎。

四、肩人字布带（绷带）绑扎固定法

【适应证】

锁骨骨折，胸锁关节脱位。

【固定用具】

布带 1 卷，长 10m，宽 12cm。大棉垫 2 个，15cm×10cm，厚适度。小棉垫 1 个，6cm×6cm×2cm。

【使用方法】

一助手使患者扩胸，保持对位。先将两棉垫分别置于两侧腋下，小垫用胶布固定在骨折端或脱位处，以布带由健侧胸锁关节处起始，经患肩向后，由腋下绕到前方，

再至患肩，如此反复缠绕数层固定（图 4-29）。

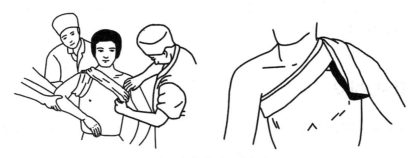

图 4-29　肩人字布带（绷带）绑扎固定法

【注意事项】

嘱患者保持扩胸姿势，睡时仰卧位，不用枕，双肩胛间竖垫一小枕，使呈扩胸位。如有神经压迫现象，可进行扩胸，即可缓解。定时检查对位情况，调整固定的松紧度。

五、肩肱胸布带绑扎固定法

【适应证】

肩锁关节脱位、锁骨外端骨折。

【固定用具】

布带 1 卷，长 15m，宽 10cm。棉垫 3 个，10cm×10cm，厚适度。4 寸绷带 1 卷。

【使用方法】

治疗者与患者保持对位。将 3 个棉垫分别置于患侧肩上、肘下，及健侧腋下，以布带由健侧腋下开始，经胸前斜向患侧肩锁关节或锁骨外端的棉垫上方，拉向后经上臂后侧至肘下，绕向前经上臂前侧向上，至肩上斜向背部，至健侧腋下，绕向前，再斜向患肩如此反复缠绕数层至带完为止，绑扎固定，腕颈带悬吊（图 4-30）。

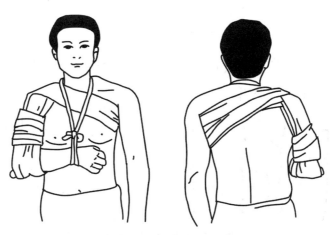

图 4-30　肩肱胸布带绑扎固定法

【注意事项】

检查棉垫位置是否滑移；操作时将布边缘拉展，避免压伤；定时检查及调整固定的松紧度，必要时进行加固。

第四节 挤垫固定法

挤和垫是两种固定方法，可单独应用，也可同时应用，并可配合其他固定方法应用。

挤：有对挤之意。一般用沙袋、砖块等物，对挤于患肢两侧，加以固定。

垫：有衬垫之意。一般用纱布垫、棉垫、海绵垫或沙袋，垫于骨折处的适当部位，或肢体下方，帮助复位和固定，也可配合夹板应用，以加强固定作用。

一、沙袋挤垫固定法

【适应证】

颈椎骨折、脱位，骨盆骨折（耻骨上、下肢骨折，耻骨联合分离，髂骨翼骨折）。

【固定用具】

不同大小、宽窄、长短、厚薄的沙袋。

【使用方法】

复位后，颈椎骨折脱位者，以沙袋置于头部的两侧或下方，进行对挤固定；骨盆骨折脱位者，以沙袋置于骨盆的两侧，进行对挤固定（图4-31）。

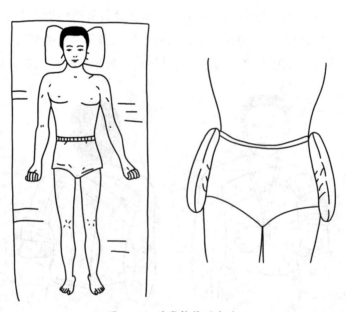

图4-31 沙袋挤垫固定法

【注意事项】

经常检查固定是否松动或移位，固定部位是否准确、有效；沙袋是否破漏；局部是否压伤。

二、沙袋配合牵引固定法

【适应证】

骨盆两处以上骨折，骨盆骨折合并骶髂关节脱位。

【固定用具】

沙袋 2 个（3cm×10cm×20cm）

【使用方法】

先做常规股骨髁上牵引，或行皮肤牵引并以手法复位后，于骨盆两侧对挤垫以沙袋固定（图 4-32）。

【注意事项】

经常检查固定是否松动或移位，固定部位是否准确、有效；沙袋是否破漏；局部是否压伤。

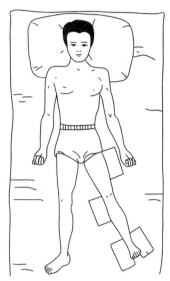

图 4-32 沙袋配合牵引固定法

三、沙袋垫腰法

【适应证】

胸腰椎屈曲型、压缩型骨折。

【固定用具】

沙袋 3 个，第 1 个 30cm×10cm×5cm，第 2 个 30cm×15cm×5cm，第 3 个 30cm×20cm×5cm。

【使用方法】

伤后如全身症状不严重，可垫在脊柱后突畸形部位（即骨折椎体的相应部位），横行垫入第 3 垫。2～3 日待患者稍适应后，再横形加入第 2 垫。2～3 日内加垫第 1 垫。共高 15cm（图 4-33）。

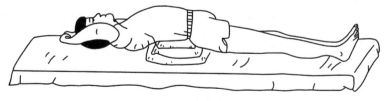

图 4-33 沙袋垫腰法

【注意事项】

经常检查沙袋是否移位，固定部位是否准确、有效；沙袋是否破漏；局部是否压伤。

四、挤砖固定法

【适应证】

髋关节脱位，无明显移位的下肢骨折，多配合牵引固定使用。现仅适用于条件简陋的基层。

【固定用具】

准备建筑用砖 6 ～ 8 块，用棉布包裹。

【使用方法】

复位后，根据需要，肢体放于适当位置，可于髋关节外侧、膝关节内侧、踝关节外侧，或踝关节双侧各放置 2 块砖相叠对挤，固定患肢于中立位。小儿股骨骨折，患肢需固定于屈髋、屈膝患侧卧位时，可于大腿前方、后方各放置 1 块砖对挤固定（图 4-34）。

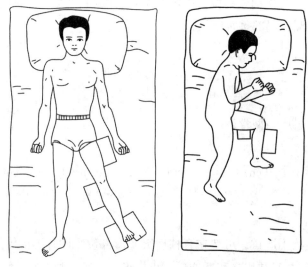

图 4-34　挤砖固定法

【注意事项】

经常检查，并加以对挤，勿使松动；用于下肢伸直位固定时，踝关节外侧及足下方，可放置 3 块砖相叠，以免被子压迫足部，致足下垂。

五、加垫固定法

【适应证】

骨折成角变位，或骨折不稳定者。多用于肱骨外科颈骨折，前臂骨折，股骨、胫骨骨折，掌、跖骨骨折。

【固定用具】

方形或长方形垫，大小、厚薄根据需要而定。

【使用方法】

加垫于骨折端的适当部位，配合夹板加压固定（图 4-35）。

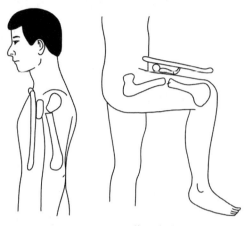

图 4-35 加垫固定法

【注意事项】

加垫部位一定要正确，否则起反作用；尽量避开血管和神经；固定带不宜结扎过紧；主要用于复位后，以维持骨折端的稳定，不能单独依赖加垫复位；及时检查患肢血循情况，如知觉、温度情况，避免压伤。

第五节 撬拨穿针固定法

【适应证】

跟骨骨折、胫骨平台骨折、孟氏骨折、桡骨颈骨折。

【固定用具】

克氏针、斯氏针。

【使用方法】

（1）跟骨关节内骨折：股神经加坐骨神经阻滞麻醉，电视X光机引导下，经皮沿跟骨纵轴同跟骨结节后上缘插入直径4mm的骨圆针1～2根。将移位或塌陷之骨折块撬起，恢复关节面的平整，使贝雷角达正常角度。撬拨复位后再次手法挤压跟骨内外侧，恢复跟骨的正常横径。X线透视复位满意后，经跟骨内外侧交叉穿入克氏针固定。6周后去除内外固定，小负重功能锻炼，10周后负重行走锻炼。

（2）胫骨平台骨折：硬膜外麻醉下，常规消毒铺巾，于踝上胫骨下1/3处垂直股骨穿入一根直径3mm斯氏针。抽出关节内积血，牵引小腿纠正内外翻畸形。在X线监视下根据骨折移位情况，选择离骨折块最近可以避开血管神经的进针点，用一根 3.5mm 斯氏针斜行插入骨折端，抵住骨块，另一根斯氏针钻入骨折近端控制旋转。选择合适着力点进行撬拨复位，必要时配合手法挤压。复位满意后用 3 ～ 3.5mm 钢针于关节面下 0.5 ～ 1mm 处横形穿针，根据骨折稳定情况确定穿针数目，至少 2 根，以交叉针为宜，折弯钢针埋于皮下。术后患者回病房至牵引床，行踝上骨牵引防止断端移位，牵引重量 4kg，利用附架练习膝关节伸屈活动。4 ～ 6 周去除牵引不负重锻炼，8 ～ 10 周扶拐逐步下床活动。

（3）孟氏骨折：行患侧臂丛阻滞麻醉，平卧，患肢外展置手术桌上。对抗牵引患肢，先将桡骨小头脱位复位。在 C 臂 X 线机下观察骨折对位、对线情况以达到理想的复位效果。使患侧肘关节屈曲 90°位，经尺骨鹰嘴向尺骨骨折处穿入 1 根直径 2.5 ～ 3 mm 的克氏针达骨折近折端。在 C 臂 X 线机透视下，加大患肢两端牵引力，在骨折处穿入 1 根直径 2mm 的克氏针，撬拨骨折端，或用 2 根克氏针分别推挤斜形骨折的骨折端，将骨折复位，继续将髓内固定的克氏针穿入骨折远段 10 cm，如尺骨髓腔较大，1 根克氏针固定不够牢固，可经尺骨鹰嘴向髓腔内再穿入 1 ～ 2 根克氏针，C 臂 X 线机透视确定骨折对位满意、克氏针位于髓腔内、桡骨小头在位后，将克氏针在皮肤外 1cm 处剪断并折弯。敷料覆盖克氏针尾，前后石膏托固定患肢。术后 1 个月摄片复查见骨折处有骨痂形成，去除石膏，适当做肘关节活动，2 ～ 3 周摄片复查，骨痂生长满意后，拔除克氏针，进一步功能锻炼。

（4）桡骨颈骨折：所有病例均在 DSA 手术室进行，行局部浸润麻醉。常规皮肤消毒，铺无菌巾，将伤肢置于透视机下操作。患臂伸直外展位，先以克氏针放于肘部透视定位桡骨颈断端，以肘外侧作为进针点，使前臂旋前位，用一直径 2.0mm 的克氏针从定位处进针将针尖抵至桡骨颈断端，在桡骨颈上滑动以感觉针尖位置，从骨折移位处进入折端，逆骨折移位方向持针尾由远端向近端进行撬拨，即可复位，同时将针打出对侧皮质固定，透视下查看骨折复位及固定满意后，将针尾折弯剪断留于皮外，助手行前臂旋转、屈伸活动，查看肘关节活动功能。屈肘前臂轻度旋后位石膏固定。术后 24 小时常规予抗生素预防感染，术后即行患手的握拳伸指功能锻炼，术后定期拍 X 线片复查。

【注意事项】

（1）术前认真阅读 X 线或 CT 检查片，依据患者伤肢的部位、粗细、肿胀程度选择合适型号、规格的撬拨针。

（2）尽量避开局部重要血管、神经和肌腱。

（3）实施前伤肢常规备皮，消毒克氏针，术中严格无菌操作，固定针固定后进针处皮肤应密闭。

（4）选择正确的进针点是关键。

第六节　经皮器具固定法

器具固定法是根据力学原理研制成的符合人体解剖特点和医疗要求的各种有效的固定器械，多适用于关节或近关节部位的骨折和特殊类型不易固定的骨折。

一、经皮钳固定法

在全身长骨骨折中，胫腓骨骨折发生率最高，约占10%，多为双骨折，常由直接或间接暴力造成，由于解剖结构的特殊性，胫腓骨骨折治疗方法有多种，各有利弊。使用经皮钳用具治疗胫腓骨稳定型骨折和不稳定型骨折是中医正骨技术的发展和创新，该方法不仅可以获得良好的骨折对位，利于早期进行功能锻炼，促进患者功能恢复，而且固定后断端由于钳夹的持续加压保证了良好的血液供应，能明显缩短骨折愈合时间，利于骨折愈合，方法简单，并发症少，可免除手术痛苦。

经皮钳固定属微创技术，比 AO 内固定创伤更小、操作更简便，不需要二次手术移出内固定物，更具临床应用价值，符合现代骨科学"骨折在功能恢复中愈合、功能在骨折愈合前或愈合中恢复"的要求。临床上使用经皮钳对胫骨平台骨折进行复位固定，不仅可起到较理想的复位固定效果，而且操作简便，创伤更小，无需二次手术移出固定器，能早期进行伤肢功能锻炼。

经皮钳为不锈钢制作，由手柄、圆弧活动板、钳体、固定板和锁紧螺钉组成，可制成尖嘴钳、球嘴钳、鱼嘴钳不同型号和大、中、小不同规格（图4-36）。

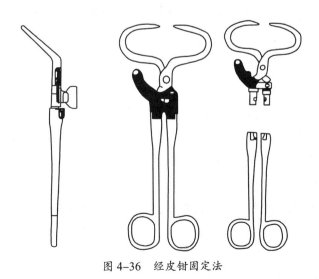

图 4-36　经皮钳固定法

【适应证】

胫腓骨螺旋形、蝶形和斜形骨折，胫骨平台骨折，肱骨髁间骨折及下尺桡关节脱位，下胫腓联合分离。

【固定用具】

消毒经皮钳固定器 1 套。

【使用方法】

（1）麻醉：患者一般采用伤侧神经阻滞麻醉，效果不佳者可采用硬膜外麻醉。

（2）骨折复位：患者平卧于配有 C 形臂 X 线机的手术台上，麻醉生效后常规消毒，铺无菌巾，按矫正缩短移位、旋转移位、成角移位、侧方移位的顺序进行复位，采用对抗牵引、推挤、旋转等手法使骨折大体复位。

（3）经皮钳固定：以拇指和食指或中指夹持两骨折端能保持骨折不再错位的位置和方向；经皮钳的夹持端顺手指方向直接穿过皮肤直达骨质进行加压固定；患肢做内外旋转和抬起时，经透视骨折不再发生错位，锁紧钳夹固定齿；酒精纱布覆盖钳齿与皮肤接触部位。

（4）小夹板固定：两钳尖部皮肤入口包扎完毕后，选择长短合适的小夹板外固定并将经皮钳固定在夹板上。

（5）术后处理：胫骨骨折者，患肢垫枕抬高 25 ～ 30cm 放平，屈髋、屈膝各 45°放置，预防感染；其余骨折者，患肢垫枕抬高放平，预防感染。

【注意事项】

（1）术前认真阅读 X 线或 CT 检查片，从冠状面、矢状面和横断面三维空间判定骨折线的走向。

（2）依据患者伤肢的部位、粗细、肿胀程度选择合适型号、规格的经皮钳。

（3）实施前伤肢常规备皮，消毒经皮钳，术中严格无菌操作，经皮钳固定后，进钳处皮肤应密闭。

（4）注意避开局部重要血管、神经和肌腱。

（5）防止经皮钳固定后滑脱。

（6）及时调整小夹板扎带的松紧度，使小夹板外固定安全、有效。

（7）复位是钳夹固定的基础。

（8）选择正确的进钳点是关键。

（9）两点分先后。

（10）孕妇、过敏体质者、糖尿病患者、合并颅脑损伤或脊髓损伤者、精神病患者禁用。

二、骨科起重机架固定法

股骨转子间骨折是中老年人的常见骨折类型，占全身骨折的 1% ～ 5%，占髋部骨折的 35%。近年来随着人口老龄化及交通创伤的增加，发病率呈明显上升趋势。手术治疗的风险性，长期卧床引起的肺部、泌尿系统感染及心血管疾病、褥疮等严重并发症，长期制动引起的肢体活动功能减退，牵引不当或无效造成的髋内翻畸形是股骨转子间骨折在治疗方法选择上的棘手问题。

骨科起重机架固定利用骨科起重机架的固定针与外固定架螺旋杆的结合，将骨折端与外固定架、股骨组成一个三角形的刚性力学结构，形成类似塔吊的塔身，并在固定终末利用架体远端内收靠向股骨的拉力通过架体和穿入股骨头颈具有一定曲度的近端双固定针产生对股骨头的杠杆式反弹撬拉作用，从而抵抗内收肌群张力，纠正骨折时的髋内翻，维持复位后的颈干角，将转子下骨折由不稳定变为稳定，变剪力为嵌插力，力学性能稳定可靠，可塑性强，并可根据复查 X 光片情况随时调整外固定架，使断端获得静止的坚强固定及动态外固定，有利于骨折修复，从而使得大部分须手术或卧床牵引的稳定型和不稳定型股骨转子骨折能够得以更有效、更简便的治疗。

骨科起重机架为不锈钢制作，由带丝骨圆针、锁钉器和起重机外固定架构成（图 4-37）。

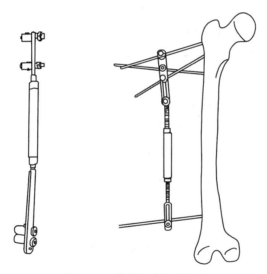

图 4-37　骨科起重机固定法

【适应证】

股骨顺转子间骨折（转子间稳定型骨折）和逆转子间骨折（转子间不稳定型骨折）。

【固定用具】

消毒骨科起重机外固定器 1 套。

【使用方法】

（1）选择直径 4.0mm、长度合适的带丝骨圆针常规消毒备用。

（2）对于股骨顺转子间骨折：Evans 分型Ⅰ、Ⅱ型之外的转子间骨折患者常规行患肢股骨髁上骨牵引术，牵引数天。患者仰望位，股骨髁上牵引到骨折端水平后行手法复位，力量由小到大的同时将患肢内旋15°，外展30°，在X型光机监视下使骨折端达解剖复位或近解剖复位，术区皮肤常规消毒，铺无菌巾，0.5%利多卡因局部麻醉。操作时，先行透视确定进针的大体位置，用小尖刀在皮肤的相应位置上点一小口将骨圆针拧入。

Ⅰ型、Ⅱ型、ⅢA型于股骨大转子下20mm处，由股骨外侧沿股骨张力骨小梁方向钻入第一根带丝骨圆针至股骨头软骨下5mm处停止，第二根针以平起小转子水平面由股骨外侧沿压力骨小梁钻入至股骨头软骨下5mm，两根针在颈内大致呈15°交叉，股骨髁上水平传入第三根骨圆针。加外支架固定于大腿外侧，第一、二根针分别穿过起重机外固定架长固定架上的锁针器，第三根针穿过起重机外固定架短固定架上的锁针器，调整调节杆和锁钉器位置，使起重机外固定架与骨圆针良好配合后旋紧锁紧螺帽固定，酒精清洁针孔周围，无菌敷料包扎即可。骨质良好股骨髁上骨牵引针稳定的患者，股骨远端无需另行穿针，骨折疏松股骨髁上骨牵引针不稳定的患者则于髌骨上缘30mm处由外向内钻入1～2根带丝骨圆针，以过对侧骨皮质2mm为度，无菌敷料包扎针孔，加外支架固定于大腿外侧。

ⅢB型于大转子顶点钻入第一根带丝骨圆针，向外下按压，使大转子与远折端嵌紧，形成稳定型顺转子间骨折，沿股骨张力骨小梁方向钻入至股骨头中心软骨面下5mm，第二根针自远折端骨折线下20mm处进针钻入至股骨头外上方软骨下5mm，向外牵拉复位后安装外支架固定于大腿外侧，第一、二根针分别穿过起重机外固定架长固定架上的锁针器，第三根针穿过起重机外固定架短固定架上的锁针器，调整调节杆和锁针器位置，使起重机外固定架与骨圆针良好配合后旋紧锁紧螺帽固定，酒精清洁针孔周围，无菌敷料包扎即可。

Ⅳ型于大转子顶点及以下10mm钻入两根带丝骨圆针至股骨头软骨面下5mm，复位大转子，形成逆转子型骨折；向下按压复位纠正髋内翻，恢复颈干角；股骨髁上水平传入第三根骨圆针；因小转子游离，易造成远折端内移，自折线下10～20mm垂直股骨干由外向内平行钻入第四根带丝骨圆针，钻透股骨内侧皮质，向外牵拉复位后安装外支架固定于大腿外侧，第一、二、四根针分别穿过起重机外固定架长固定架上的锁针器，第三根针穿过起重机外固定架短固定架上的锁针器，调整调节杆和锁针器位置，使起重机外固定架与骨圆针良好配合后旋紧锁紧螺帽固定，酒精清洁针孔周围，无菌敷料包扎即可。

股骨顺转子间骨折：穿针方法同股骨顺转子间骨折Ⅳ型。

【注意事项】

（1）术后要应用抗生素3天，每周至少换药一次，保持针孔清洁、干燥，防止针道感染。

（2）骨科起重机外固定架和钢针不能压迫皮肤。

（3）每日查房注意检查起重机架锁钉有无松动，发现锁钉松动随时调整。

（4）术后第2天即开始床上坐起行股四头肌、髋、膝、踝关节屈伸活动，被动运动与主动锻炼相结合，以患肢不痛及自觉有轻度疲乏感为度。

（5）每月复查一次X线片，第一个月扶双拐伤肢不负重行走，第二个月扶双拐伤肢部分负重行走，第三个月扶双拐伤肢完全负重行走，并尝试逐渐弃拐，视骨折愈合情况一般10～14周拆除外支架。

（6）孕妇、过敏体质者、合并颅脑损伤或脊髓损伤者、合并精神病患者、开放式股骨骨折患者禁用。

三、跟骨反弹器固定法

跟骨骨折是人体最常见的跗骨骨折之一，占跗骨骨折的60%，占全身骨折的2%。其中波及跟距关节面的骨折称为关节内骨折，约占跟骨骨折的75%，20%～45%伴有跟骨关节损伤。其骨折致残率较高，易导致畸形愈合、跟腓撞击征、腓骨肌腹炎等诸多并发症，严重影响功能活动，因此，恢复足部运动功能和减少并发症的发生有重要的意义。其骨折类型多种多样且临床治疗复杂，如何选择最佳的治疗方案一直是人们争论的焦点，撬拨复位固定法作为一种较为有效的方法，在临床上有较多的应用，恢复足部运动功能和减少并发症的发生显示出其独特的优势。

作为撬拨复位固定法的一种，跟骨反弹器固定利用手法、经跟距穿针撬拨使骨折复位，骨圆针经跟骨反弹器反弹固定，有效控制骨折再移位，同时对抗跟腱对跟骨的牵拉作用，固定坚强无附加侧方装置，不因局部肿胀、水泡形成影响治疗；固定器材轻巧、可靠；制动仅限于跟距关节间，多关节解放，固定后即可活动，体现了平乐郭氏正骨"动静结合，筋骨并重"的动静平衡与筋骨并重的学术思想。

跟骨反弹器是用不锈钢制成，形状为长柱体，内有供钢针滑动的十字槽，配有3个锁针器（图4-38）。

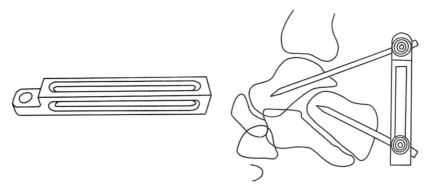

图4-38　跟骨反弹器固定法

【适应证】

跟骨骨折（舌型，塌陷型）。

【固定用具】

消毒骨圆针和跟骨反弹器 1 套。

【使用方法】

局部麻醉或神经阻滞麻醉，X 线透视下，无菌操作。

（1）舌型骨折：患者健侧卧，患膝屈曲 45° 左右，助手维持患足于中立位。先用跟骨轴位穿针法用穿入的一根针撬起舌型骨块，使复位满意后，再在跟腱止点上方 5～7cm 处，将第二根针先通过跟骨中央，由后向前纵形打入距骨体，至距骨颈处，先将此针固定在跟骨固定器的一端。将第一根针的针尾固定在跟骨固定器的另一端，旋转锁针器使第一根针向下压，利用针的反向弹性变化所产生的压力，以恢复正常的跟骨结节角。经过双针固定后，控制了骨折再移位，保持跟骨形态的最大恢复。

（2）塌陷型骨折与冲压型骨折：方法同上，唯跟骨部位的针由跟骨后方稍内侧，沿跟骨纵轴打入，边打边撬压针尾，以便矫正塌陷及折端向外突起的成角，然后同上法固定（图 4-30）。

【注意事项】

（1）术前必须拍双跟骨的侧、轴位 X 线片或 CT 检查片，以测量对比骨折线和骨折侧方移位情况，以及轴位成角、纵轴缩短、跟骨结节上移程度，从冠状面、矢状面和横断面三维空间判定骨折移位状况，准确分型，明确进针点、方向和位置。

（2）根据骨折类型，采用相应的固定方法，亦可采用 3 根针固定。

（3）定时检查，以便及时发现问题和解决问题。

（4）术前常规消毒骨圆针、跟骨反弹器钳，术中严格无菌操作，固定后注意两针间皮肤之间的张力，防止张力过大，皮肤坏死，术后注意检查锁钉有无松动。跟骨反弹器固定后，进针处应无菌包扎密闭，定期换药，防止感染。

（5）陈旧性足骨关节内骨折、新鲜开放性足骨关节内骨折、合并严重颅脑损伤者、合并精神病患者、孕妇禁用。

四、聚髌器固定法

髌骨骨折在临床上较为多见，约占全部骨折的 10%。髌骨骨折的治疗原则是保留髌骨、解剖复位、坚强固定、早期锻炼，目的是最大程度地恢复关节功能。聚髌器遵循了髌骨关节的解剖学和生物力学特点，具有持续加压固定的作用，并随着膝关节活动及股四头肌的收缩锻炼而产生应变，以保持相对恒定的稳定作用，牢固可靠，不易滑脱；能产生多维的以纵向为主的持续向心压应力，抵消了因股四头肌收缩或膝屈曲时所产生的张应力，且剩余的部分张力正好用于骨折复位和骨质生长愈合。髌股器固定法复位、固定兼备，具有多向性、向心性、可变性、固定牢固的优点，且压强小，可及时纠正骨折移位和固定偏差，能实现坚强固定和早期锻炼，可最大程度地恢复关节功能，并发症少。

聚髌器为不锈钢制成，由框架、固定针板、带手柄的固定螺丝组成（图4-39）。

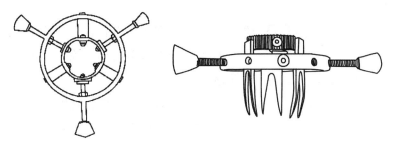

图4-39　聚髌器

【适应证】

各种类型的髌骨骨折。

【固定用具】

消毒聚髌器1个。

【使用方法】

股神经阻滞麻醉，X线透视下无菌操作。患者仰卧，先以注射器抽尽膝关节前方和髌骨周围的积血，然后令助手将髌骨下方的皮肤向下推挤。术者先将一针板刺入远端折块下极的非关节面的下方，并向上提拉，再将髌前的皮肤向上推挤后，将上方针板刺入皮肤，扎在近侧折块的前上缘上向下拉。术者一手稳持上、下针板，令助手拧动上下带手柄的螺丝，直至针板与内环靠近。术者另一手的拇指按压即将接触的折端，并扣压推挤内外侧缘，使之复位满意，再将螺丝拧紧，使固定牢靠即可（图4-40）。

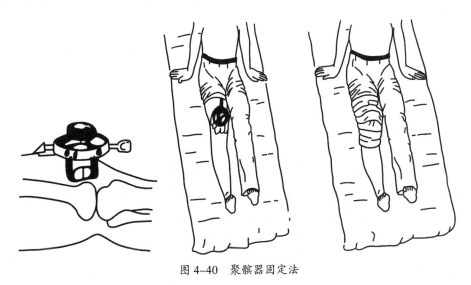

图4-40　聚髌器固定法

【注意事项】

（1）由于局部肿胀，或软组织损伤严重，至髌骨下极触摸不清，可利用胫骨结节正对髌骨外缘的解剖标志，在胫骨结节偏内上部位，将聚髌器的下针板钩刺穿皮肤，进入髌骨下极外关节面的下方，并将针板向上提拉。透视下，可见到折块活动，以确定是否抓持牢靠。

（2）如果为远端骨折块向下方翻转，应利用刺入下极针板的直接作用，向前向上提拉，并用拇指配合，向后推挤骨块。同时令助手以两拇指在膝关节两侧，分扯推挤皮肤及皮下组织向后，以矫正向下翻转移位。

（3）若当术者向后推挤折块的推挤力量去除后，而下极折块仍有弹性感，表明折块仍有翻转，此为有软组织嵌夹，阻碍复位。可采用骨圆针直接插入折端间，向左右两侧撬拨，使嵌夹的股四头肌的扩张部等软组织缓解，再用以上方法加以矫正翻转。

（4）若为粉碎骨折，则根据折块所在的位置，安放针板及螺丝，刺入折块的内、外侧缘上，并进行推挤复位和固定。

（5）利用膝关节伸曲角度不同，髌骨沿股骨髁间窝下滑、髌股关节接触面的变化，进行伸屈膝关节，以纠正骨折的残留成角和侧方移位。在确定折端稳定后，再进一步适当加以加压固定。

（6）因髌骨下极外关节面基本是悬空的，故还需详细观察下极骨折块的固定是否牢靠。

（7）术后不用外固定，仅将针眼及聚髌器无菌包扎即可。

（8）术后即开始股四头肌收缩锻炼。

（9）术后2天即可持拐下床练习行走，在不负重的情况下，做膝关节最大限度的伸屈活动。

（10）1周内透视复查，根据情况，适当调整固定的松紧度。

（11）3周后即可鼓励患者做上下台阶等活动。

（12）4周后拍片，进行临床检查。证实折端已达临床愈合，即可拆除聚髌器，进行循序渐进的、适当的膝关节功能锻炼。

第七节　牵引固定法

骨牵引，又称直接牵引，系利用钢针或牵引钳夹穿过骨质，使牵引力直接通过骨骼而抵达损伤部位，从而使骨折、脱位患者进行有效的复位和固定。常用于皮肤损伤、肿胀严重、创口感染或骨骼粉碎严重不宜行内固定的患者，具有促进骨折断端复位；使受伤肢体得以休息和固定；预防及矫正畸形及便于开放性创面的观察与处理的作用。其优点是可承受较大的牵引重量，阻力较小，可以有效地克服肌肉紧张，纠正骨折重叠或关节脱位所造成的畸形；牵引后便于检查患肢；牵引力可以适当增加，不致引起皮肤发生水泡、压迫性坏死或循环障碍；配合夹板固定，保持骨折端不发生移位的情况下，可以加强患肢功能锻炼，防止关节僵直、肌肉萎缩，以促进骨折愈合。缺点是钢针直接通过皮肤穿入骨质，若处理不当可引起针眼处感染；进针部位不准确，可损伤关节囊或神经血管；儿童采用骨牵引容易损伤骨骺。

目前，临床上应用的骨牵引固定法主要有：尺骨鹰嘴牵引固定、股骨髁上牵引固定、胫骨结节牵引固定、跟骨牵引固定等。

一、尺骨鹰嘴牵引固定法

【适应证】

难以整复或肿胀严重的肱骨髁上或髁间骨折、粉碎性肱骨下端骨折、移位严重的肱骨干大斜形骨折或开放性骨折；陈旧性肩关节脱位将进行手法复位者。

【固定用具】

克氏针、牵引绳、牵引带、牵引弓、滑轮、重锤。

【使用方法】

（1）患者仰卧，肘关节屈曲90°，前臂居中间位，常规皮肤消毒、铺巾。

（2）选择适宜进针点：在肱骨内侧缘的延长线（相当于尺骨鹰嘴顶点远侧2.5～3.0cm处）画一条与尺骨背侧缘相交的垂直线。再以尺骨背侧缘为中点，向两侧各1.5～2.5cm处画一与尺骨相平行的直线，相交两点即为穿针的进、出点（正对肱骨下端髁部）。

（3）进针方向：自进针点，从内向外，与尺骨纵轴垂直穿入。

（4）常规消毒，戴无菌手套，铺无菌巾，自皮肤、皮下、骨膜以2%的利多卡因局部麻醉。

（5）将克氏针自麻醉点从内向外刺入直达骨骼，注意避开尺神经，然后转动手摇钻，将钢针垂直钻入并穿出对侧皮肤，使外露钢针两侧相等，以乙醇纱布覆盖针眼处。

（6）安装牵引弓进行牵引，双侧针尾以物品保护防止划伤健肢。儿童患者也可用大号巾钳钳夹牵引。

（7）牵引：牵引重量一般为2～4kg。

【注意事项】

（1）严格无菌操作。

（2）每日针孔点酒精，预防感染。

（3）经常检查牵引针处有无不适，如皮肤过紧，可适当切开少许减张；穿刺处如有感染，应使之引流通畅，保持皮肤干燥。感染严重时应改换位置牵引。

（4）牵引开始数日，应经常透视矫正骨折端对位情况，及时调整牵引重量、体位或加小夹板纸垫矫正。

（5）每天测量伤肢的长度，观察患肢感觉、血运，防止过牵。

（6）牵引过程中鼓励患者功能锻炼，防止肌肉萎缩，关节僵硬。

（7）局部感染、肿瘤、血友病、局部骨折、骨质疏松、小儿或老年不能耐受牵引者，牵引局部需要切开复位者禁用。

【并发症及防治】

（1）牵引处感染。每日点酒精消毒，感染严重时拔针。

（2）神经血管损伤。及时手术探查。

（3）骨劈裂。手术固定。

二、股骨髁上牵引固定法

【适应证】

（1）有移位的股骨干骨折、粗隆间骨折、骨盆骨折向上移位。

（2）髋关节中心脱位、陈旧性髋关节后脱位。

（3）髋关节手术前需要松解粘连。

（4）胫骨结节牵引过久，牵引钉松动或感染，必须换钉继续牵引时。

【固定用具】

斯氏针、牵引绳、牵引带、牵引弓、牵引支架、滑轮、重锤。

【使用方法】

（1）患者仰卧位，置患肢于牵引架上，屈膝40°。

（2）选择适宜出针点：自髌骨上缘近侧1cm内画一条与股骨垂直的横线（老年人骨质疏松，打钉要距髌骨上缘高一些，青壮年骨质坚硬，打钉要距髌骨上缘近一些），再沿腓骨小头前缘与股骨内髁隆起最高点，各作一条与髌骨上缘横线相交的垂直线，相交的两点作为标志，即出点。

（3）进针方向：自进针点，从内向外，与股骨纵轴垂直穿入。

（4）常规消毒，戴无菌手套，用2%利多卡因局部浸润麻醉皮肤、皮下，接着穿入骨膜下，注入足量麻药。

（5）穿针前应用刀片预先在大腿内侧标记点做一个小切口，刺入斯氏针，从内向外穿针，用手摇转转透至对侧骨皮质，而后敲击针尾使其穿出外侧皮肤标记点，使两侧牵引针外露部分等长，要避免损伤神经血管。

（6）用巾钳将进针处凹陷的皮肤拉平，安装牵引弓，再牵引架上进行牵引。

（7）牵引重量一般为成人体重1/6～1/8，维持重量为3～5kg。在牵引的一周到两周内经常测量肢体长度或X线检查，争取在一到两周内调整好（图4-41）。

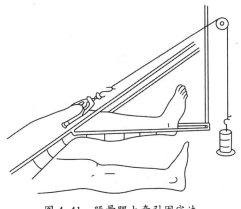

图 4-41　股骨髁上牵引固定法

【注意事项】

（1）术中应密切观察患者，如有头晕、心悸、恶心、气短、脉搏增快及面色苍白等，应立即停止操作，并做适当处理。

（2）熟悉穿针部位的神经血管走行，通常在重要结构的一侧穿针以防血管神经损伤。

（3）严格无菌操作防止感染。

（4）尽量使用手摇钻而不是电钻。

（5）穿刺针最好位于干骺，防止骺板损伤。

（6）不要破坏骨折血肿，尽量不要将穿刺针通过骨折血肿区。

（7）不要穿入关节内，否则会造成化脓性关节炎的发生，不要穿入到髌上囊。

（8）其他：在穿刺中针不要弯曲；选择合适的牵引弓；牵引的力线与骨折端近端的纵轴一致。

（9）局部感染、肿瘤、血友病、局部骨折、骨质疏松者、小儿或老年不能耐受牵引者，牵引局部需要切开复位者禁用。

【并发症及其防治】

（1）牵引处感染。每日点酒精消毒，感染严重时拔针。

（2）神经血管损伤。及时手术探查。

（3）骨劈裂。手术固定。

三、胫骨结节牵引固定法

【适应证】

适用于有移位的股骨、骨盆骨折，髋关节脱位。

【固定用具】

克氏针、牵引绳、牵引弓、牵引支架、滑轮、重锤。

【使用方法】

（1）患者取平卧位。

（2）选择适宜进针点：①胫骨结节与腓骨小头连线中点的外侧位为进针点，进针点的内侧对应点为出针点；②胫骨结节下方 1.0～1.5cm 处画一条垂直胫骨轴的直线（青壮年偏上，老年人偏下，儿童避开骨骺），以此交点为中心，向内外侧各 2～3cm 处画一交线，也可为进针部位；③胫骨结节向后一横指也为进针部位。

（3）进针方向：自进针点，由外向内，垂直胫骨轴线穿入。

（4）常规消毒，戴无菌手套，铺无菌巾，自皮肤、皮下、骨膜以 2% 的利多卡因局部麻醉。

（5）将进针点皮肤固定并向近心端提起后自麻醉处进针，针长一般 14～16cm，双侧对称。

（6）安装牵引弓，双侧针尾以物品保护防止划伤健肢。

（7）牵引：床脚提高 20cm 左右以对抗牵引，牵引重量一般为患者体重的 1/7～1/10（图 4-42）。

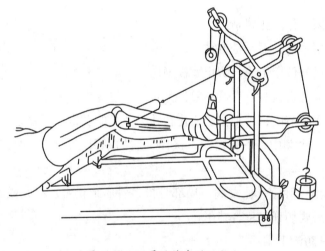

图 4-42 胫骨结节牵引固定法

【注意事项】

（1）严格无菌操作。

（2）进针方向由外向内。

（3）每日针孔点酒精，预防感染。

（4）牵引后 3～12 天内，定期测量患侧肢体长度，及时调整牵引重量。

（5）观察患肢足趾感觉、血运和运动。

（6）防止关节过伸。

（7）局部感染、肿瘤、血友病、局部骨折、骨质疏松、小儿或老年不能耐受牵引者，牵引局部需要切开复位者禁用。

【并发症及防治】

（1）牵引处感染。每日点酒精消毒，感染严重时拔针。

（2）神经血管损伤。及时手术探查。

（3）骨劈裂。手术固定。

四、跟骨牵引固定法

【适应证】

胫骨平台骨折、不稳定骨折、胫骨开发性骨折、粉碎性骨折。胫腓骨不稳定型骨折。

【固定用具】

骨圆针、牵引绳、牵引弓、滑轮、重锤。

【使用方法】

（1）患者取平卧位。

（2）选择适宜进针点：维持踝关节于中立位，内踝尖与足跟后下缘连线之中点为进针部位，或者内踝顶点下 3cm 处，再向后画 3cm 的垂线，其顶点即是穿针点。

（3）进针方向：自进针点，从内向外垂直跟骨穿入（避免伤及胫后神经）。治疗胫腓骨骨折时，针与踝关节面呈 15°，即进针处低，出针处高，有利于恢复胫骨的生理弧度。

（4）常规消毒，戴无菌手套，铺无菌巾，自皮肤、皮下、骨膜以 2% 的利多卡因局部麻醉。

（5）将伤肢用枕垫起，局部麻醉后将克氏针与手术台平行，由内向外刺入软组织直达跟骨，然后用骨锤或手摇钻使其穿通跟骨，穿出对侧皮肤，并使钢针两侧皮外部分等长。

（6）安装牵引弓，双侧针尾以物品保护防止划伤健肢。

（7）牵引：牵引的力线应与骨折近端的轴线一致，重量为体重的 1/9～1/7。头 1～2 周内经常测量肢体的长度或 X 线检查，应在牵引后 1～2 周内达到骨折脱位的复位，然后改为维持重量牵引。牵引至骨折愈合或改行内固定手术治疗（图 4-43）。

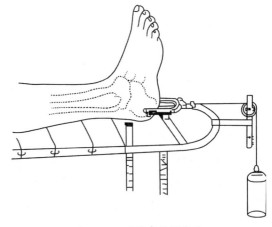

图 4-43　跟骨牵引固定法

【注意事项】

（1）进针前将皮肤向肢体近侧稍许推移，以免进针后在牵引针远侧有皮肤皱折或牵引后切割针孔远侧皮肤导致针眼感染。

（2）需行牵引的肢体有较大软组织创面时，进针部位最好离创面较远。

（3）克氏针穿松质骨时可用骨锤击入，穿皮质骨禁止用骨锤击入，以免造成皮质骨碎裂。

（4）在牵引针两头分别安上一个小玻璃瓶，以免牵引针头刺伤患者或划破床单。

（5）术后经常检查牵引针处有无不适和炎性分泌物，防止感染。

（6）牵引期间必须每天测量伤肢的长度及观察伤肢血循环情况，注意牵引切勿过重，防止牵引过度。

（7）牵引开始数日，应通过透视或拍 X 片了解骨折端对线、对位情况，及时调整牵引重量和体位。

（8）胫腓骨中远段骨折行跟骨牵引时，可将牵引绳系在牵引弓的外角使踝关节轻度内翻，以利于胫腓骨生理弯曲的恢复，有利于恢复骨折的对线和对位。

（9）局部感染、肿瘤、血友病、局部骨折、骨质疏松、小儿或老年不能耐受牵引者，牵引局部需要切开复位者禁用。

【并发症及防治】

（1）牵引处感染。每日点酒精消毒，感染严重时拔针。

（2）神经血管损伤。及时手术探查。

（3）骨劈裂。手术固定。

五、悬吊牵引固定法

【适应证】

小儿先天性髋关节脱位，无明显移位的上下肢骨折。多配合牵引固定使用，现仅适用于条件简陋的基层。

【固定用具】

准备建筑用砖 6 ～ 8 块，用棉布包裹除边角。

【使用方法】

骨科牵引床由牵引滑轮、牵引架、牵引绳、砝码、床头架、床面（A、B、C、D）、护栏、床面滑动餐桌、床架、手摇机构、床脚、脚轮、A 床面升降机构、C 床面升降机构等组成。牵引床的床面中间部位及牵引床任一侧的床面中间部位应能承受面积为 500mm×500mm、质量为 175kg 的物体，历时 24 小时，其变形量应小于 30mm，卸载后，其变形量应小于 6mm，各部位应无异常现象。牵引架的长度 L 的中间部位应能承受质量为 36kg 的物体，历时 24 小时，其变形量应小于 30mm，卸载后，其变形量应小于 6mm，各固定部位应无异常现象（图 4-44）。

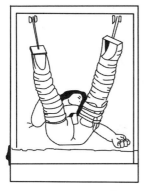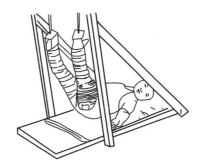

图 4-44　悬吊牵引固定法

六、床头牵引架牵引固定法

牵引架牵引固定是骨伤科治疗中最常用的一种治疗手段，可调式床头牵引固定器是以平乐正骨筋骨平衡与动静平衡思想为指导研制出的一种旋转可调式床头牵引架，可方便进行牵引过程前后左右上下的调节及高度调节，具有适用性强、治疗效果好的特点。

可调式床头颈椎牵引固定器由床头固定部分和调节牵引部分组成，设置与床头连接固定的固定架和上端带有牵引轮的展杆，在展杆和床头固定架之间设置有两套用以调节前后、左右位置的调节齿轮组结构，展杆为可伸缩的套杆结构，上端的牵引轮与展杆纵向铰接。牵引部分具有前后、左右、上下三维调节功能，方便在临床上从不同角度牵引，达到最佳牵引效果，结构设计较为新颖、合理（图 4-45）。

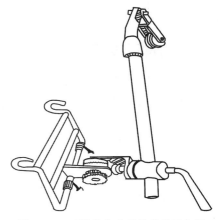

图 4-45　可调式床头颈椎牵引固定器

【适应证】

患者上、下肢等部位的外固定及脊髓型颈椎病以外的各型颈椎病牵引。

【固定用具】

可调式床头牵引固定器、牵引带、牵引绳、牵引锤。

【使用方法】

1. 颈、腰椎牵引

（1）患者仰卧位，颈肩下垫 1 个枕头，使颈部维持生理曲度，进行枕颌带牵引。

（2）把可调式床头牵引固定器稳定悬挂在病床头合适的位置上。

（3）根据患者的具体治疗要求调整牵引高度和角度。

（4）选择尺寸合适的牵引带，束紧肢体。

（5）连接牵引绳和牵引锤。

（6）对牵引高度和角度再次调整至合适位置。

（7）每次牵引 30 分钟，牵引后卧床休息，15 分钟后下床活动。

2. 上、下肢牵引

（1）把可调式床头牵引固定器稳定悬挂在病床头合适的位置上。

（2）根据患者的具体治疗要求调整牵引高度和角度。

（3）选择尺寸合适的牵引带，束紧肢体。

（4）连接牵引绳和牵引锤。

（5）对牵引高度和角度再次调整至合适位置，牵引固定。

【注意事项】

（1）使用前检查牵引架的悬挂或固定是否牢靠。

（2）使用中注意观察，切忌束缚太紧。

（3）重量不易过大，密切观察患者反应。

（4）在牵引过程中，患者如疼痛加重或难以忍受，应检查牵引方法是否正确或是否适合牵引。

七、板式架牵引固定法

板式牵引架牵引固定是平乐正骨传统的牵引固定法，在 20 世纪中期内固定使用极少的条件下应用非常普遍，临床使用效果很好。

【适应证】

股骨干骨折。

【固定用具】

板式牵引架。

【使用方法】

将患肢置于"板式架"的托板上（用前根据大腿长度选好），并据骨折错位情况，将膝、髋伸屈度，牵引高度调节到适当位置，进行重锤或弹簧牵引（图 4-46）。

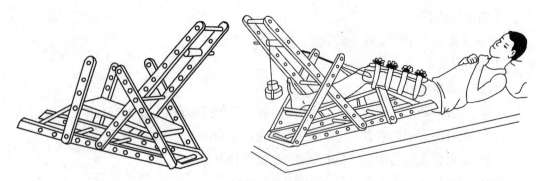

图 4-46　板式架牵引固定法

【注意事项】

（1）使用"板式架"治疗股骨骨折，要根据各段、各类型、各种错位方向的骨折复位规律，掌握牵引装置的调节及管理，才能得到满意效果。当达不到复位时，应加手法辅助，早期使用手法拨正后再行持续牵引。

（2）不论何种牵引，必须注意观察骨折的对位情况，复位后要立即减轻牵引重量，撤除高位床尾，否则容易过牵。使用弹簧牵引时，在重叠骨折的被拉开过程中，虽有自动减轻重量的可能，但若牵引基数选择不当，管理不周，或患者不配合等，复位后不但不能起到固定牵引的作用，反而能额外地增加牵引力，同样可引起过牵，应引起注意。

（3）托板必须垫以棉花或毡垫，特别是腘窝部；否则可发生腘部压伤或腓总神经麻痹等合并症。如能正规操作及注意观察是完全可以避免的。

第八节 综合固定法

一、夹板加牵引固定法

小夹板加牵引固定法，是一种局部固定和肢体牵引相结合的固定方法，因下肢肌力较强，多用于下肢，偶尔也用于上肢。为了对抗肌肉收缩力和拉力，避免骨折端的重叠和成角畸形，故需在夹板固定控制横向移位的同时，配合力量较大的纵向持续牵引力，弥补夹板局部固定作用的不足，以保证体位，稳定折端，维持对位对线，从而达到治疗的目的。

（一）夹板加骨牵引固定法

1. 夹板加股骨髁上牵引固定法

【适应证】

股骨各段、各型骨折。

【固定用具】

大腿塑形夹板1套，小带子4根，板式牵引架1具。

【使用方法】

保持对位，依次放置前、后、内、外侧夹板，骨牵引针置于内、外侧的凹槽内，再依次结扎4根带子，将患肢置于板式牵引架上，根据需要设置牵引方向和重量（图4-47）。

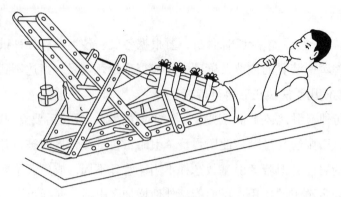

图 4-47　夹板加股骨髁上牵引固定法

【注意事项】

①定时检查骨折对位情况，及时加以纠正再变位及畸形；②定时或随时检查牵引的重量和牵引的方向是否合适，及时加以调整；③定时检查夹板固定的松紧度，必要时及时加以调整；④注意牵引针眼的消毒和保持无菌，一旦发现有感染倾向，应及时加以处理。

2. 夹板加胫骨结节牵引固定法

【适应证】

股骨中段骨折（各种类型），股骨髁上骨折部位及皮肤情况不佳（破溃、感染或起有水疱等），不适于做股骨髁上牵引的股骨各段骨折。此部位做牵引时，力量被膝关节所吸收，故牵引力较小，有时不足以克服肌肉的收缩力和牵拉力，一般用于老年患者或维持力线的保守治疗。

【固定用具】

大腿塑形夹板 1 套，小带子 4 根，板式牵引架 1 具。

【使用方法】

同大腿塑形夹板固定法（图 4-48）。

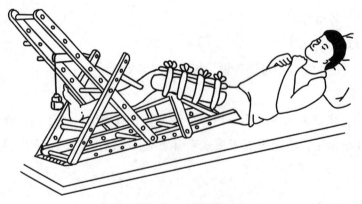

图 4-48　夹板加胫骨结节牵引固定法

【注意事项】

同股骨髁上牵引法。

3. 夹板加跟骨牵引固定法

【适应证】

小腿各段、各型不稳定型骨折。

【固定用具】

小腿塑形夹板 1 套，小带子 4 根，板式牵引架 1 具。

【使用方法】

同小腿塑形夹板固定法（图 4-49）。

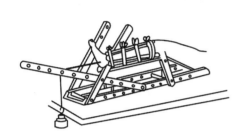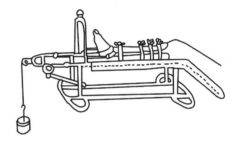

图 4-49　夹板加跟骨牵引固定法

（二）夹板加皮牵引固定法

夹板加皮牵引固定法，多用于肌肉力量较弱的老年人和儿童，以及某些短骨骨折不能用夹缚固定者和某些小关节脱位的固定，以维持对位和轴线。

1. 前臂托板加皮牵引固定法

【适应证】

单一或多发掌骨体或基底部骨折（第 2、3、4、5 掌骨）。

【固定用具】

前臂托板 1 块，3 寸绷带 1 卷，胶布数条（根据需要），图钉，橡皮筋。数量根据需要而定（图 4-50）。

【使用方法】

先于掌骨骨折相应的指骨前、后侧用胶布做纵行的"V"形粘贴，远端空 1～2cm，再用胶布条 2 根，在指部做环绕粘贴，以加固纵行粘贴的胶布。取橡皮筋 1～2 个，穿过纵行胶布远端的空环内，使橡皮筋两端外露部分对等，把胶布对粘。将前臂用绷带缠绕固定在托板上，手平放，手指尖端距托板远端 3～4cm，然后牵拉手指，整复骨折，

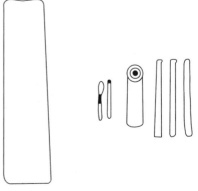

图 4-50　前臂托板

保持对位，拉橡皮筋牵引，绕过板端至板下方，以图钉固定。腕颈带悬吊上肢（图 4-51）。

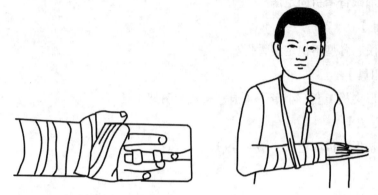

图 4-51　前臂托板加皮牵引固定法

【注意事项】

（1）固定时，图钉易脱落，可在图钉上加贴胶布固定。或改为小钉，钉于板的下方，挂牵橡皮筋。

（2）定时检查皮肤是否对胶布过敏，固定是否松脱，及时加以处理。

（3）必要时可在折端加压方形垫或分骨垫。

（4）环形固定胶布，粘贴要松紧适宜，太紧影响血液循环，太松又易脱落。

（5）胶布牵引部位的皮肤应干洁。

2. 前臂托板带纸卷加皮牵引固定法

【适应证】

单一或多发指骨骨折。

【固定用具】

带纸卷的前臂托板 1 块，3 寸绷带 1 卷（图 4-52），胶布数条，图钉、橡皮筋数量根据需要而定。

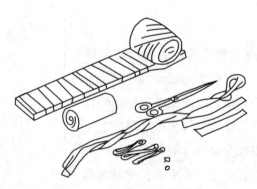

图 4-52　前臂托板绷带纸卷

【使用方法】

胶布牵引和固定方法同掌骨骨折，不同点是将骨折整复后置于纸卷上，手指呈屈曲固定，腕颈带悬吊上肢（图 4-53）。

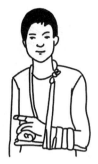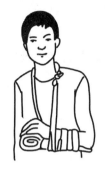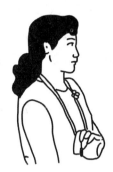

图 4-53 前臂托板带纸卷加皮牵引固定法

【注意事项】

（1）及时检查，发现问题，及时解决。

（2）纸卷应固定在托板的末端，与板端齐。

（3）纸卷的粗细，应根据骨折端向掌侧成角变位的大小而定。向掌侧突起成角严重者，纸卷应细；向掌侧突起成角轻者，纸卷可稍粗。

（4）贴环形固定胶布时，应避开折端，以便 X 线透视复查骨折对位情况。

3. 夹板加悬吊牵引固定法

适用于 2 岁以下小儿股骨骨折，骨折复位后，外加小夹板固定。牵引方法同一般股骨骨折悬吊牵引法（图 4-54）。

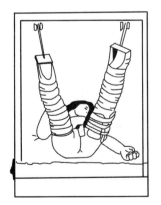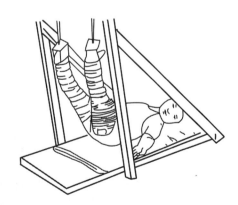

图 4-54 夹板加悬吊牵引固定法

4. 夹板加大腿皮牵引固定法

【适应证】

老年人股骨无移位骨折及股骨中段稳定型骨折，8 岁以下儿童的股骨骨折。先做常规皮肤胶布牵引，置于牵引架或桥式架上，或平置于床上，骨折整复后用小夹板固定（图4-55）。

【注意事项】

经常检查皮肤是否对胶布过敏；患肢位置、牵引方向及牵引重量是否合适；是否有压伤，以及时处理和调整；胶布是否滑脱，如滑脱者应及时更换。

5. 连脚小腿托板加皮牵引固定法

【适应证】

跖跗关节脱位，单一或多发跖骨骨折，趾骨骨折或骨折脱位。

【固定用具】

小腿连脚托板1块，3寸绷带1～3卷，胶布数条，图钉、橡皮筋，数量根据需要而定（图4-56）。

【使用方法】

在骨折相应的足部或趾部做皮牵引（方法同手、指部皮牵引）后，将小腿用绷带缠绕固定在小腿连脚托板上，牵拉相应跖骨或趾骨进行整复，然后牵拉橡皮筋越过足托板端，将其用皮筋固定在托板下方（图4-57）。

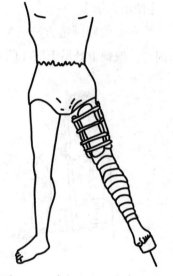

图 4-55　夹板加大腿皮牵引固定

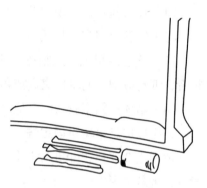

图 4-56　小腿托板

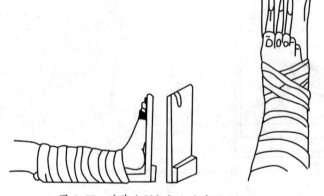

图 4-57　连脚小腿托板加皮牵引固定法

【注意事项】

同掌、指骨折的固定方法；足弓下方应加垫将足弓垫起，以免足弓下落。

二、夹板加器具固定法

夹板配合器具固定法是一种夹缚或托扶配合、以器代手的固定方法，有时或配合支撑，多用于近关节处或骨干部不稳定型骨折。这是一种根据整复方法、人体解剖特点和力学原理研究制作，经过实践检验有效的新方法。其设计合理，固定作用理想。

（一）撬式架加夹板固定法

【适应证】

各种楔形的肱骨髁上尺偏型骨折。

【固定用具】

撬式架 1 个，小夹板 1 套，小带子 3 根（最长的 1 根绕患肢 3 周为度，中长的 1 根，绕患肢 2 周，最短的 1 根长 20cm）（图 4-58），消毒棉垫或敷料 2 块。

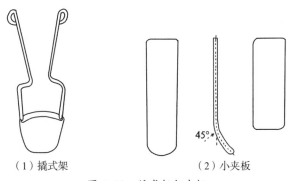

（1）撬式架　　　　　　　　　　（2）小夹板

图 4-58　撬式架与夹板

【用具制作】

撬式架的制作：撬式架分撬柄、压力端、压力端内圈、环臂杆、绳圈 5 部分（图 4-59）。

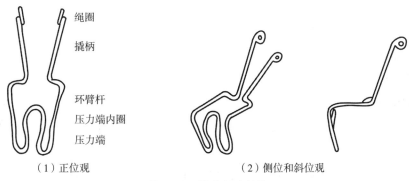

（1）正位观　　　　　　　　　　（2）侧位和斜位观

图 4-59　撬式架的制作

【材料】

8 号铁丝 1 根长约 70cm，海绵垫 1 块，1.5cm 厚，8cm×8cm 长宽，针织套 1 段，

8cm×10cm。

【使用方法】

首先选择适当大小的撬式架和夹板。保持对位，一助手将消毒棉垫包裹患肢肘部和上臂下段，再将撬式架柄撑开，套于患肢上，将压力端置于骨折远端的内侧，压力端内圈扣住肱骨内上髁部；外侧夹板弯头向外，放于两撬柄内侧，使两撬柄的支点恰位于外侧板下端弧度的中点上，以短带子将两撬柄支点处结扎在一起；内侧板放于上臂内侧，下端接近压力端上缘，用中长带子环绕撬柄及内、外侧板下段两周结扎固定，最后以最长带子的两头穿过绳圈，拉紧撬柄向两侧反折两周结扎，腕颈带悬吊前臂即可。肘关节屈曲度的大小，是根据折端前后变位和向前成角的情况而定（图4-60）。

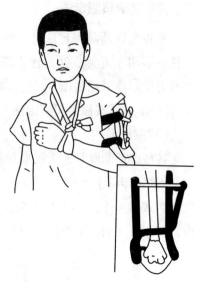

图4-60　撬式架加夹板固定法

【注意事项】

（1）根据骨折复位的需要，可调整撬柄和环臂杆间的角度，以定压力端所需压力的大小。

（2）穿过绳圈的带子，拉紧结扎的程度，亦可调整压力端的压力。

（3）此种固定方法，是利用力学原理，固定的关键是拉撬柄的带子的松紧度和腕颈带悬吊肘关节所屈曲的角度，应很好地掌握。

（4）在固定期间，需用X线拍片或透视复查时，应观察肘关节的侧位和轴位来对骨折端进行观察，不可将肘关节伸展观察折端的正位情况，避免引起再变位。

及时检查固定的松紧，是否有压伤和神经、血管受压的症状，及时处理和调整固定。

（二）外翻弹力垫夹板固定法

【适应证】

肱骨髁上尺偏型骨折。

【固定用具】

外翻弹力垫夹板1套，小带子3～4根（图4-61）。

【使用方法】

保持对位，分别放置内、外、后、前侧夹板，先以一条带子在肘上方中部绕两周结扎，再依次结扎上端及肘下方的带子（方法详见超肘关节夹板固定法）（图4-62）。

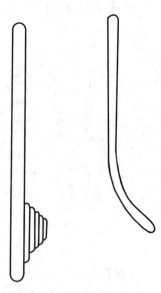

图4-61　外翻弹力垫夹板

【注意事项】

（1）夹板放置部位要准确，特别是内侧夹板，弹簧垫要对准肱骨内髁，否则起不到应有的作用或起反作用。

（2）带子结扎的松紧度要适宜，根据复位的需要，带子的松紧以能将弹簧高度压缩 1/3 或 1/2 为宜。

（3）根据固定需要，可选用双簧垫或单簧垫固定。

（4）密切观察患肢血液循环情况，并定时复查对位对线情况及带子的松紧、加垫是否滑脱、弹簧所置的位置是否准确等，以便及时发现问题，并加以及时调整和解决。

（5）在固定期间复查透视或拍 X 线片时，避免将肘关节伸展，应在保持原有固定的情况下，观察侧、轴位情况。

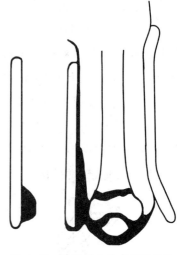

图 4-62　外翻弹力垫夹板固定法

（三）钢针撬压加夹板固定法

【适应证】

股骨上段骨折，近折端呈前屈、外展、外旋不易复位，或复位后骨折端不稳定者。

【固定用具】

大腿塑形夹板 1 套（用于牵引者），小带子 4 根，直角架 1 个（图 4-63），弹簧或橡皮管 1 根，板式牵引架 1 具。

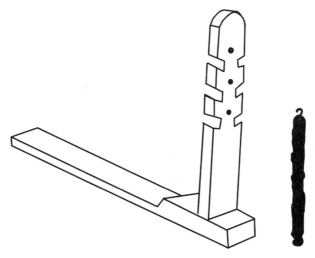

图 4-63　直角引架

【使用方法】

将患肢置于板式牵引架上，先做股骨髁上（打钢针）牵引，克服骨折端的重叠，在股骨大转子下近折端的上方，距折端 1～2cm 处，在局部麻醉和无菌操作下，打入一骨圆针，至对侧骨皮质（最好是不完全穿透对侧皮质），然后进行撬压以整复骨折。骨折复位后，保持对位，先将直角架固定在板式架底板上端，钢针相应处的下方，再于钢针露出部，距大腿 3cm 处，挂以弹簧或橡皮管，并将其拉紧固定在直角架的底板上。将针尾根据骨折端对位固定的需要抬高，并插入直角架竖直板的刻槽内，加以固定。借用抬高针尾时，对近折端的旋转力和推顶力，以及橡皮管的拉力所产生的杠杆作用力，使近折端与远端相对吻合且稳定。再依次放置外、内、后、前侧夹板，4 根带子分别结扎固定。根据需要调整牵引方向和重量。固定 8～12 周（图 4-64）。

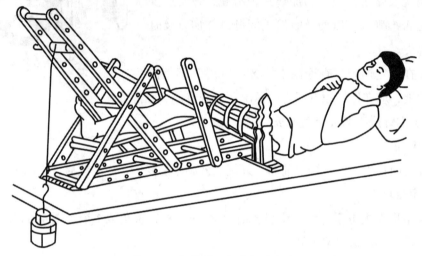

图 4-64　钢针撬压加夹板固定法

【注意事项】

（1）严格选择适应证。

（2）近折端进针点距折端越近越好。如为转子下骨折者，可于转子间进针。

（3）骨折近段合并有裂纹者，在打针时应用手在内侧加以保护，必要时先用柯氏钻打洞，以减小钢针进入时的阻力。

（4）大腿塑形夹板的外侧板，可加刻槽，以便放置针的尾端。

（5）本法若出现矫枉过正时，只需放低针尾，减小撬压力即可。一般去针后或下床活动后，即自行矫正。针不宜取得过早。

（四）双针加夹板固定法

【适应证】

胫腓骨不稳定型骨折。

【固定用具】

小腿塑形夹板 1 套，小带子 4 根（图 4-65），钢针 2 根。

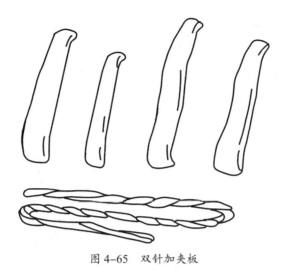

图 4-65　双针加夹板

【使用方法】

由胫骨结节稍下方由外向内打入 1 根钢针，再于踝上方 2～3cm 处，大隐静脉后方由内向外打入 1 根钢针，针眼处无菌包扎。然后牵拉下方钢针，以手法整复骨折。保持对位套上已钻孔的内、外侧夹板，放置前、后侧夹板，依次将 4 根带子绕两周结扎。剪除外露过多的钢针部分，并将针端包裹，以免挂绊。膝关节微屈，膝下垫枕，足中立位放置（图 4-66）。

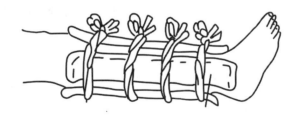

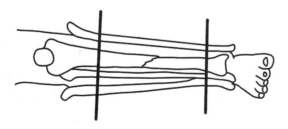

图 4-66　双针加夹板固定法

【注意事项】

（1）严格无菌操作。

（2）一般局部麻醉下进行打针。

（3）外露的针端尽量剪短，但以夹板不滑脱为度。

（4）1～2周即可带固定下床锻炼。

（五）钳夹加小腿夹板固定法

【适应证】

胫腓骨斜形骨折，螺旋形骨折，以及骨块较大的骨折。

【固定用具】

小腿塑形夹板1套，小带子4根，消毒经皮固定钳1个（图4-67）。

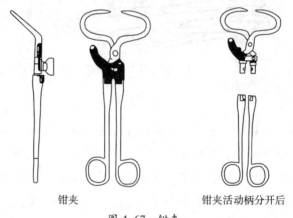

钳夹　　　　　　　　钳夹活动柄分开后

图 4-67　钳夹

经皮固定钳：为不锈钢制成，形状类似巾钳，共分钳嘴和钳柄两部分。有固定柄和活动柄两种型号。

固定柄钳：柄长15～17cm，直径0.8cm，柄的末端有固定齿，以便固定后维持钳夹力。由柄通过铰链轴到环形部分，称钳嘴，钳柄和钳嘴的结合部有100°～120°夹角。为防止经皮钳夹时压迫皮肤和便于小夹板固定。

活动柄钳：规格和固定柄钳相同，唯钳柄可以去掉，更便于使用。

经皮固定钳可根据患者年龄与个体大小，制成大小不同型号备用。

【使用方法】

局部麻醉，X线透视下进行，无菌操作。保持对位，选好进针点，浸润麻醉后，先以尖刀片在该点刺一小口，或将钳尖直接刺入亦可，钳的两尖端同时刺入或先刺进一侧，再刺另一侧亦可，直达骨皮质，进入骨质。加压两折端固定，旋转旋钮，取下把柄，将钳尖进皮部无菌包扎。再依次放置5块夹板，4根带子结扎，并将钳的外露部分用绷带固定在小腿上即可。

【注意事项】

（1）透视下整复骨折后，以拇、食两指夹持骨折两折端，能保持骨折不再错位的位置和方向，就是进行钳夹的位置和方向。

（2）钳夹后，将患肢做内外旋转和抬起，骨折端不再发生移位时，即为钳夹有效。

（3）钳嘴内根据情况，可放置 1 ~ 2 块小夹板。

（4）术后 1 周后扶双拐患肢在不负重条件下，下床活动。

（5）定时检查，钳夹是否滑脱，钳眼是否感染，松紧是否合适，骨折是否移位等，以便及时处理。

三、小夹板加挤垫固定法

夹板固定法加挤垫固定法的结合应用。

【适应证】

骨折成角变位，或骨折楔形不稳定者。多用于肱骨外科颈骨折、前臂骨折、股骨骨折、胫骨骨折、掌骨骨折、跖骨骨折。

【固定用具】

方形或长方形垫，大小、厚薄根据需要而定。

【使用方法】

加垫于骨折端的适当部位，配合夹板加压固定。

【注意事项】

（1）加垫部位一定要正确，否则起相反作用。

（2）尽量避开血管和神经。

（3）固定带不宜结扎过紧。

（4）主要用于复位后，以维持骨折端的稳定，不能单独依赖加垫复位。

（5）及时检查患肢血循情况，如知觉、温度情况，避免压伤。

第九节　石膏固定法

平乐正骨外固定法中石膏固定也是临床上应用较多的外固定法技术之一，由于石膏固定技术方法在其他文献与书籍中已有详尽的论述，本节仅做简单介绍不再赘述。

应用石膏外固定治疗骨折已有两百余年的历史，由于近年内固定技术的推广以及外固定技术不断创新，骨折固定治疗技术得到了很大的改进和提高，治疗方法更加简便、牢靠，骨折愈合快，而且功能恢复好。但是，传统的石膏外固定仍具有重要的应用价值。

石膏外固定最大的优点是良好的塑形性能，既可以使石膏十分符合被固定肢体的体形，又可以利用三点固定的原理控制骨折的移位趋势。石膏外固定的三点作用力是通过石膏的塑形产生的，而不是作用在几个点上，这种固定方法与肢体的接触面大，造成皮肤压疮的机会少。另外，石膏干固后，十分坚固，不易松软变形，固定作用比较可靠，便于操作和转运伤员。

虽然石膏外固定有上述优点，也有很多不足之处。由于石膏坚硬，与肢体结合紧密，所以难以适应肢体在创伤后的进行性肿胀，易引起压迫而致血运障碍，甚至肢体坏死。而当肢体肿胀消退后，又会产生固定过松而致骨折移位。传统的包括上下关节的石膏管型固定，还会影响关节运动和肌肉的正常收缩，所以长期固定易引起肌肉萎缩和关节功能障碍，因此，石膏外固定不宜长期应用，以免造成不应有的后果。

【适应证】

骨折或关节脱位经手法闭合整复后固定，骨关节手术后制动，先天性畸形或后天性畸形术后固定，骨肿瘤刮除植骨术后或瘤段切除植骨术后固定，关节急性扭伤、关节四周韧带的急性撕裂伤、肌腱韧带或腱鞘的慢性劳损制动，周围神经、血管、肌腱断裂或损伤手术修复固定。

【固定用具】

石膏绷带、棉织套、棉花卷、软毡。

【使用方法】

应用石膏之前，应预先准备好石膏衬垫（棉织套、棉花卷、软毡等）、石膏绷带、刀剪、纱布绷带卷及胶布、浸泡石膏的水桶、石膏木板等。包石膏绷带时，助手与手术者应密切配合。皮肤不必剃毛与涂油，伤口做一般包盖即可，避免环绕包扎或粘贴橡皮膏。缝线可 3 周后拆除，瘘管口附近涂氧化锌油膏。

肢体的位置一般放在功能位。创伤、烧伤、炎症时，石膏固定关节于中立位为宜。

先用软尺测量躯干所需石膏条，一般以 6 ～ 8 层为宜。在骨骼隆突处，放置适量棉花作为衬垫，需要时可用胶布将棉花固定。将躯干维持于固定位置。将水桶盛 40℃左右温水，水中加食盐或明矾少许，能加速石膏凝固。若加淀粉少许，则石膏凝固减慢。将准备好的石膏条或石膏绷带平置放入水中浸泡，待石膏吸足水分后，即不再有气泡出现。以手握两端，将石膏平稳取出，操作轻柔，可减少石膏粉撒落，以增加石膏坚固性。石膏卷取出后由两端向中央挤压，以挤出多余水分，石膏绷带卷应少挤掉一些水分，石膏条可多挤一些水分。将石膏条伸展后，与助手共同拉紧石膏条的两端，用手掌将石膏条两面先后用力抹平，使石膏条各层之间相互贴紧。

石膏条安置于躯体上后，于相当关节水平用刀剪将石膏两侧各做一切口，以便石膏条与肢体外形相符。然后将石膏绷带在石膏条上围绕躯体做滚动式缠绕，但应注意不能像缠绕纱布绷带那样一面缠绕一面拉紧，以免石膏干固后石膏管型过紧，影响血液循环。缠绕石膏绷带时，边缠边用手掌不停顿地抹平石膏绷带，以排除多余水分和气泡，使石膏绷带间贴敷更紧。在肢体粗细不一处，可将多余绷带折角重叠在小腿后方。缠绕过程中，需助手用手掌平托石膏，而不能用手指部捏握，以免指压使未硬化石膏造成局限性凹陷，而在干固后造成局限性压迫引起疼痛和压疮。待石膏绷带缠绕完毕后，可将石膏边缘部分修整。待石膏塑形、干固以后应是坚固、较为轻便、美观、贴体的固定物体。

【注意事项】

（1）体质差、年龄过大或有重要脏器功能不良者，不宜用大型石膏固定。疑有厌氧菌感染者，不能用管型石膏固定。截瘫患者或有周围神经损伤的肢体不能用石膏固定，以免发生褥疮，不易愈合。进行性腹水患者或孕妇忌做腹部石膏固定。

（2）严格遵守三点固定的原理。在石膏管型上准确地塑出骨折上、下端及骨折区软组织三点关系，在石膏硬固前，始终维持其三点应力关系，以防变形失效。

（3）充分做到良好塑形。在打石膏的过程中，要边打边抹，一方面避免石膏分层，更重要的是抹出和体形凹凸一致的轮廓。

（4）掌握合理的关节位置。除某些骨折为了维持骨折的位置，将关节固定在某些特殊位置外，一般都必须将肢体和关节固定在功能位或所需要的特殊位置，由近端向远端包扎。

（5）防止压疮。石膏内的衬垫要求平整，骨突起处更应充分垫匀。关节弯曲处屈侧的石膏必须顺纵轴充分拉平，以防出现褶折而向内压迫皮肤。

（6）初期密切观察以免固定过紧出现压迫及过松而失效。若出现上述情况，在不影响效果的情况下可以将石膏管型切成两半，以便调整松紧，必要时及时更换合适的石膏或更有效的固定方法。

（7）皮肤应清洗干净，若有开放伤口，应更换辅料。纱布、纱布垫和粘膏条尽可能都要纵行放置，禁用环形绷带包扎，以免导致伤肢的血运障碍。

（8）包扎时要做螺旋绷带包扎法，即将较细部位每一螺旋绷带的松弛部向后折回。每卷石膏绷带缠绕时相互重叠约为宽度的一半。

（9）包扎石膏绷带不宜过紧，以避免呼吸困难、呕吐（石膏型综合征）、缺血性挛缩、神经麻痹，甚至组织坏死。但也不可过松，过松则起不到应有的固定作用。

（10）四肢石膏固定应将指、趾远端露出，以便观察指、趾血运情况、知觉和活动能力。

第五章 平乐正骨外固定器材

第一节 夹板

小夹板固定法，多用于四肢骨折，是临床上最常用、最主要的固定方法。符合效、便、短的固定原则，取材容易，成本低，使用方便，操作简单，质轻形巧，固定后患者感觉舒适，且不妨碍 X 线的通过，便于复查和矫正，并且不影响邻近关节的活动。

一、直夹板

（一）前臂夹板

1. 制造方法

前臂夹板 1 套 4 块，前侧板、后侧板、内侧板和外侧板。

2. 规格

前臂夹板大、中、小号，根据患者情况选取合适的规格（表 5-1）。

表 5-1　前臂夹板规格表

规格	适用身高（cm）
大号	170 ~ 185
中号	160 ~ 170
小号	< 160

3. 适应证

前臂中上段骨折，前臂中下段骨折，前臂中段的单一骨折或双骨折。

4. 禁忌证

前臂开放性骨折；皮肤广泛擦伤；肢体严重肿胀，末端已有血循环障碍现象；骨折严重移位，整复对位不佳者；骨折肢体已有神经损伤症状，局部加垫可加重神经损伤者；伤肢肥胖，皮下脂肪多，因固定不牢易发生延迟连接或不连接者。

5. 使用方法

（1）选用合适型号的小夹板，准备棉纱套。

（2）患者骨折复位后由助手扶托固定伤肢位置，用棉纱套包覆伤区，大小要合适并用胶布固定，以防移动。

（3）按规定顺序放置前、后、内、外侧的夹板，放置加压点要准确，由助手扶托稳固，以便用布带包扎固定。

（4）选择长短合适的捆扎布带，先扎骨折端部位的一条（即中段），然后向两端等距离捆扎，松紧度以能横向上下移动各1cm为准。

（5）布带捆扎完毕后，应检查伤肢末端的血循环及感觉情况，如一般情况良好，再行X线检查骨折端对位情况。

（6）在伤肢固定后1～3日内要特别注意观察伤肢末梢血循环及感觉情况，并随时酌情调整捆扎布带的松紧度；然后每周用X线检查及调整布带松紧度1～2次，直到骨折愈合。

6. 注意事项

（1）适当抬高患肢，以利肢体肿胀消退，可用软枕垫高。

（2）密切观察患肢的血运情况，1～4天内注意患肢的动脉搏动、温度、颜色、感觉、肿胀程度，手足趾应主动活动等。如果出现肢端冰冷、苍白、麻木、发青、持续性剧痛、严重肿胀、活动障碍应立即放松夹板或返院诊治。

（3）出现固定的痛点时应及时拆开外固定检查，以防发生压迫性溃疡。

（4）注意调整夹板的松紧度。

（5）定期做X线检查。

（6）及时进行功能锻炼。

（二）肱骨夹板

1. 制造方法

肱骨夹板1套4块，前侧板、后侧板、内侧板和外侧板。

2. 规格

肱骨夹板大、中、小号，根据患者情况选取合适的规格（表5-2）。

表5-2　肱骨夹板规格表

规格	适用身高（cm）
大号	170～185
中号	160～170
小号	< 160

3. 适应证

肱骨各型骨折。

4. 禁忌证

肱骨开放性骨折；皮肤广泛擦伤；上肢严重肿胀，末端已有血循环障碍现象；骨折严重移位，整复对位不佳者；骨折肢体已有神经损伤症状，局部加垫可加重神经损伤者；伤者肥胖皮下脂肪多固定不牢，易发生延迟连接或不连接者。

5. 使用方法

（1）选用合适型号的夹板，准备棉纱套。

（2）患者骨折复位后由助手扶托固定伤肢位置，用棉纱套包覆伤区，大小要合适并用胶布固定，以防移动。

（3）按规定顺序放置前、后、内、外侧的夹板，放置加压点要准确，由助手扶托稳固，以便用布带包扎固定。

（4）选择长短合适的捆扎布带，先扎骨折端部位的一条（即中段），然后向两端等距离捆扎，松紧度以能横向上下移动各1cm为准。

（5）布带捆扎完毕后，检查伤肢末端的血循环及感觉情况，如一般情况良好，再行X线检查骨折端对位情况。

（6）在伤肢固定后1～3日内要特别注意观察伤肢末梢血循环及感觉情况，并随时酌情调整捆扎布带的松紧度；然后每周用X线检查及调整布带松紧度1～2次，直到骨折愈合。

6. 注意事项

（1）密切观察患肢的血运情况，1～4天内注意患肢的动脉搏动、温度、颜色、感觉、肿胀程度，手指应主动活动等。如果出现肢端冰冷、苍白、麻木、发青、持续性剧痛、严重肿胀、活动障碍，应立即放松夹板或返院诊治。

（2）出现固定的痛点时应及时拆开外固定检查，以防发生压迫性溃疡。

（3）注意调整夹板的松紧度。

（4）定期做X线检查。

（5）及时进行功能锻炼。

（三）超肩夹板

1. 制造方法

超肩小夹板1套4块，前侧板、后侧板、内侧板和外侧板，见图5-1。

2. 规格

超肩夹板大、中、小号，根据患者情况选取合适的规格（表5-3）。

表 5-3　超肩夹板规格表

规格	适用身高（cm）
大号	170～185
中号	160～170
小号	< 160

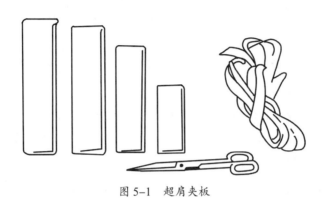

图 5-1　超肩夹板

3. 适应证

肱骨颈骨折，肱骨颈骨折合并肩关节脱位，肱骨中段以上骨折。

4. 禁忌证

肱骨开放性骨折；皮肤广泛擦伤；上肢严重肿胀，末端已有血循环障碍现象；骨折严重移位，整复对位不佳者；骨折肢体已有神经损伤症状，局部加垫可加重神经损伤者；伤者肥胖，皮下脂肪多固定不牢，易发生延迟连接或不连接者。

5. 使用方法

骨折整复后，保持对位，一次放置前、后、内、外侧夹板，使前后外 3 块夹板上端超出肩上 3cm。先用 3 根带子将腋下部分一次绕两周结扎。助手用对肩带经健侧腋下，将对肩带的两端分别绑于前后夹板的上端，再将前后外 3 块夹板绑扎在一起，腕颈带将患肢悬吊于胸前保持肘屈 90°。

如为肱骨上段胸大肌止点以上骨折，可将内侧板上端包以棉垫，使成蘑菇头状，以便稳定折端，蘑菇头的大小厚薄，根据需要而定。

6. 注意事项

（1）带子绑扎要松紧适宜，绑扎后以带子能上、下推移活动 1cm 为度。新伤肿胀严重时要相对绑松些，待肿消时再加以调整，旧伤要相对扎紧些，近肘部的带子要相对扎松些。

（2）对肩带的结扎，如为肱骨颈内收型骨折，对肩带应拉紧结扎，使上臂稍呈外展状；如为肱骨颈外展型骨折，对肩带应相对放松些，避免上臂外展，肘关节屈曲应大于90°。如为肱骨颈背伸型骨折，对肩带应松紧适度，但肘屈应在130°以上，以便使上臂前屈，超过腋中线，并于前侧板上端骨折远折端相应部位，加一方形棉垫，以防止向前再成角移位。

（3）如为肱骨上段胸大肌止点以上骨折，可将内侧板上端包以棉花或海绵，制成蘑菇头状。

（4）在固定期间，肩关节禁止做背伸活动，只允许做前屈活动。因肱骨颈骨折，不管属于哪种类型，多向前突起成角，故不能背伸肩关节，避免引起向前再突起成角变位。

（5）向患者做好解释和指导，取得患者配合。固定一开始，即可做不定时的腕、手部关节的伸屈活动练习。

（6）密切观察患肢的血运情况，1～4天内注意患肢的动脉搏动、温度、颜色、感觉、肿胀程度，手指应主动活动等。如果出现冰冷、苍白、麻木、发青、持续性剧痛、严重肿胀、活动障碍时，应立即放松夹板或返院诊治。

（7）出现固定的痛点时应及时拆开外固定检查，以防发生压迫性溃疡。

（8）注意调整夹板的松紧度。

（9）定期做X线检查。

（10）及时进行功能锻炼。

（四）超肘夹板

1. 制造方法

超肘小夹板1套4块，后、内外侧板皆为直板。超肘小夹板结构同超肩夹板，只是将超肩夹板内侧板作为前侧板，前侧板作为内侧板使用，并将各板上端颠倒为下段即可，见图5-2。

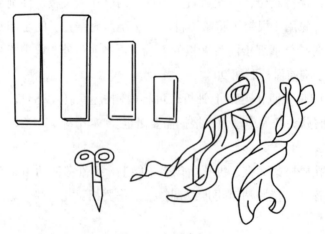

图 5-2 超肘夹板

2. 规格

超肘夹板大、中、小号，根据患者情况选取合适的规格（表 5-4）。

表 5-4 超肘夹板规格表

规格	适用身高（cm）
大号	170～185
中号	160～170
小号	< 160

3. 适应证

肱骨中段以下骨折，肱骨髁上骨折，肱骨外髁骨折，肱骨髁间骨折。

4. 禁忌证

肱骨开放性骨折；皮肤广泛擦伤；上肢严重肿胀，末端已有血循环障碍现象；骨折严重移位，整复对位不佳者；骨折肢体已有神经损伤症状，局部加垫可加重神经损伤者；伤者肥胖皮下脂肪多固定不牢，易发生延迟连接或不连接者。

5. 使用方法

保持对位，依次放置外、内、前、后侧夹板，使外、内、后侧板超出肘下 3cm。先用 1 根带子将肘关节以上夹板中部绕两周结扎，以做临时固定，再用一根较长带子，在肘上方，由前侧板前方将带子两端分别经内侧、外侧夹板的内侧向后，至两侧板的后方反折，经外侧向前在前侧板的前方交叉，再向后绕四块板两周结扎，以避免内、外侧板向后滑脱。然后再用带子将其上方绕两周结扎，最后将内、外、后 3 块板于肘下方以带子做交叉结扎，腕颈带悬吊前臂与胸前即可。

6. 注意事项

（1）反折带最好结扎于近肘部的上方，这样所起作用较大。

（2）肘关节的屈曲度，根据骨折复位情况所需而定。

（3）必要时外加三角巾悬吊肘部。

（4）密切观察患肢的血运情况，1～4 天内注意患肢的动脉搏动、温度、颜色、感觉、肿胀程度，手指应主动活动等。如果出现冰冷、苍白、麻木、发青、持续性剧痛、严重肿胀、活动障碍时，应立即放松夹板或返院诊治。

（5）出现固定的痛点时应及时拆开外固定检查，以防发生压迫性溃疡。

（6）注意调整夹板的松紧度。

（7）定期做 X 线检查。

（8）及时进行功能锻炼。

（五）大腿夹板

1. 制造方法

大腿夹板 1 套 4 块，前侧板、后侧板、内侧板和外侧板。

2. 规格

大腿夹板大、中、小号，根据患者情况选取合适的规格（表 5-5）。

表 5-5　大腿夹板规格表

规格	适用身高（cm）
大号	170 ～ 185
中号	160 ～ 170
小号	＜ 160

3. 适应证

成人股骨无移位骨折和稳定型骨折。

4. 禁忌证

大腿开放性骨折；皮肤广泛擦伤；下肢严重肿胀，末端已有血循环障碍现象；骨折严重移位，整复对位不佳者；下肢已有神经损伤症状，局部加垫可加重神经损伤者；伤者肥胖皮下脂肪多固定不牢，易发生延迟连接或不连接者。

5. 使用方法

保持对位，依次放置前、后、内、外侧夹板，以 3 ～ 4 根小带子依次绕夹板两周结扎。

6. 注意事项

（1）固定后适当抬高患肢，以利肢体肿胀消退，可用软枕垫高。

（2）密切观察患肢的血运情况，1 ～ 4 天内注意患肢的动脉搏动、温度、颜色、感觉、肿胀程度，足趾应主动活动等。如果出现肢端冰冷、苍白、麻木、发青、持续性剧痛、严重肿胀、活动障碍时，应立即放松夹板或返院诊治。

（3）出现固定的痛点应及时拆开外固定检查，以防发生压迫性溃疡。

（4）注意调整夹板的松紧度。

（5）定期做 X 线检查。

（6）及时进行功能锻炼。

（六）小腿夹板

1. 制造方法

小腿夹板 1 套 4 块，前侧板、后侧板、内侧板和外侧板。

2. 规格

小腿夹板大、中、小号，根据患者情况选取合适的规格（表5-6）。

表5-6　小腿夹板规格表

规格	适用身高（cm）
大号	170 ～ 185
中号	160 ～ 170
小号	＜ 160

3. 适应证

胫骨骨折，腓骨骨折，胫骨、腓骨稳定型双骨折。

4. 禁忌证

小腿开放性骨折；皮肤广泛擦伤；小腿严重肿胀，末端已有血循环障碍现象；骨折严重移位，整复对位不佳者；骨折肢体已有神经损伤症状，局部加垫可加重神经损伤者；伤者肥胖皮下脂肪多固定不牢，易发生延迟连接或不连接者。

5. 使用方法

保持对位，依次放置后、后外、后内、前外、前内侧夹板，并以4根带子绕夹板两周结扎。小腿中立位，膝关节微屈。下垫枕或沙袋，腿两侧挤砖或沙袋固定，或放置于板式架上。

6. 注意事项

（1）适当抬高患肢，以利肢体肿胀消退，可用软枕垫高。

（2）密切观察患肢的血运情况，1 ～ 4天内注意患肢的动脉搏动、温度、颜色、感觉、肿胀程度，足趾应主动活动等。如果出现肢端冰冷、苍白、麻木、发青、持续性剧痛、严重肿胀、活动障碍时，应立即放松夹板或返院诊治。

（3）出现固定的痛点时应及时拆开外固定检查，以防发生压迫性溃疡。

（4）注意调整夹板的松紧度。

（5）定期做X线检查。

（6）及时进行功能锻炼。

二、塑形夹板

（一）Colles夹板

1. 制造方法

Colles夹板1套4块，前侧板、后侧板、内侧板和外侧板。

2. 规格

Colles 夹板大、中、小号，根据患者情况选取合适的规格（表 5-7）。

表 5-7　科雷夹板尺侧板规格表

规格	适用身高（cm）
大号	170 ～ 185
中号	160 ～ 170
小号	＜ 160

3. 适应证

Colles 骨折、儿童尺桡骨下段骨折。

4. 禁忌证

开放性骨折；严重粉碎骨折；皮肤广泛擦伤；骨折部位严重肿胀，手指端已有血循环障碍现象；骨折严重移位，桡骨下端关节面破坏；整复对位不佳；手指已有神经损伤症状，局部加垫可加重神经损伤。

5. 使用方法

骨折整复后，保持对位，一次放置前、后、内、外侧夹板，用 3 根带子将 4 块夹板绑扎在一起，用上肢悬吊带将患肢悬吊于胸前保持前臂肘屈 90°。

6. 注意事项

（1）避免腕关节偏向桡侧活动。应用上肢悬吊带保持患肢较高体位，以利肢体肿胀消退，可用软枕垫高。

（2）密切观察患肢的血运情况，1 ～ 4 天内注意患肢的动脉搏动、温度、颜色、感觉、肿胀程度，手指应主动活动等。如果出现肢端冰冷、苍白、麻木、发青、持续性剧痛、严重肿胀、活动障碍时，应立即放松夹板或返院诊治。

（3）出现固定的痛点时应及时拆开外固定检查，以防发生压迫性溃疡。

（4）注意调整夹板的松紧度。

（5）定期做 X 线检查。

（二）超肘塑形夹板

1. 制造方法

前臂超肘塑形夹板 1 套 4 块，分前、后、内、外侧板。前后侧板塑形符合前臂的生理弧度，内、外侧板远端塑成 45° 弯曲，4 块板皆上宽下窄。

2. 规格

前臂超肘塑形夹板大、中、小号，根据患者情况选取合适的规格（表 5-8）。

表 5-8　前臂超肘塑形夹板规格表

规格	适用身高（cm）
大号	170～185
中号	160～170
小号	＜160

3. 适应证

尺骨上段骨折合并桡肱骨关节脱位，尺骨或桡骨中上段单一骨折，尺、桡骨中上段或中段以上双骨折。

4. 禁忌证

开放性骨折；皮肤广泛擦伤；上肢严重肿胀，末端已有血循环障碍现象；骨折严重移位，整复对位不佳者；骨折肢体已有神经损伤症状，局部加垫可加重神经损伤者；伤者肥胖皮下脂肪多固定不牢，易发生延迟连接或不连接者。

5. 使用方法

保持对位、屈肘、前臂中立位，依次放置前、后、内、外侧夹板，使内、外、后3块夹板超出肘后3cm。先用带子将中部结扎，在近肘部用带子做反折结扎，再结扎最下段的一根带子，最后于肘后将内、外、后3块夹板做交叉结扎。腕颈带悬吊前臂，或将前臂固定于旋后位。

6. 注意事项

（1）固定前后切忌伸肘和旋臂活动。

（2）必要时，肘下的两根带子均做反折结扎，以免内外侧板向后滑脱。

（3）固定后密切观察患肢的血运情况，1～4天内注意患肢的动脉搏动、温度、颜色、感觉、肿胀程度，手指应主动活动等。如果出现指端冰冷、苍白、麻木、发青、持续性剧痛、严重肿胀、活动障碍时，应立即放松夹板或返院诊治。

（4）出现固定的痛点时应及时拆开外固定检查，以防发生压迫性溃疡。

（5）注意调整夹板的松紧度。

（6）定期做X线检查。

（7）及时进行功能锻炼。

（三）前臂塑形夹板

1. 制造方法

前臂塑形夹板1套4块，分前、后、内外侧板。前、后侧板塑形成符合前臂的生理弧度，内侧板为直板，外侧板下端塑成45°弯曲，中上段塑成轻度（10度左右）弧形，突向尺侧。4块板皆上宽下窄，见图5-3。

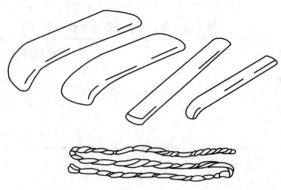

图 5-3　前臂塑形夹板

2. 规格

前臂塑形夹板大、中、小号，根据患者情况选取合适的规格（表 5-9）。

表 5-9　前臂塑形夹板规格表

规格	适用身高（cm）
大号	170 ～ 185
中号	160 ～ 170
小号	< 160

3. 适应证

前臂中上段或中下段或中段的单一骨折或双骨折。

4. 禁忌证

开放性骨折；皮肤广泛擦伤；上肢严重肿胀，末端已有血循环障碍现象；骨折严重移位，整复对位不佳者；骨折肢体已有神经损伤症状，局部加垫可加重神经损伤者；伤者肥胖皮下脂肪多固定不牢，易发生延迟连接或不连接者。

5. 使用方法

保持对位，依次放置前、后、内、外侧夹板，4 根带子依次绕夹板两周结扎。

若为前臂尺、桡骨双折，4 块板一次放置即可。

若为单一桡骨骨折，将外侧板放于内侧，以便于手向尺侧下垂，对桡骨起撑起作用，避免向尺侧成角，以保持对位对线，而外侧可不用板。

若为单一尺骨骨折，除将 4 块板常规依次放置外，必要时在手掌尺侧（即内侧直板下端），加长方形棉垫，使手向桡侧偏，以便对尺骨起到撑位作用。

6. 注意事项

（1）固定期间，前臂应保持中立位，绝对避免做旋臂活动，特别是尺桡骨的中段和上段骨折。

（2）固定期间，应保持肘关节的屈曲位，特别是中段以上骨折，使肘关节越屈曲对位越好，骨折端亦越稳定，骨间隙越正常。

（3）密切观察患肢的血运情况，1～4天内注意患肢的动脉搏动、温度、颜色、感觉、肿胀程度，手指应主动活动等。如果出现指端冰冷、苍白、麻木、发青、持续性剧痛、严重肿胀、活动障碍应立即放松夹板或返院诊治。

（4）出现固定的痛点应及时拆开外固定检查，以防发生压迫性溃疡。

（5）注意调整夹板的松紧度。

（6）定期做X线检查。

（7）及时进行功能锻炼。

（四）腕部塑形夹板

1. 制造方法

腕部塑形夹板1套3块，分前、后、内侧板。将前、后侧板于下1/4处塑成45°的弯曲；内侧板于下段塑成45°弯曲（图5-4）。

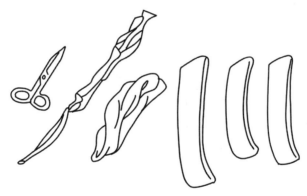

图5-4　腕部塑形夹板

2. 规格

腕部塑形夹板大、中、小号，根据患者情况选取合适的规格（表5-10）。

表5-10　腕部塑形夹板规格表

规格	适用身高（cm）
大号	170～185
中号	160～170
小号	＜160

3. 适应证

尺、桡骨下段双折，桡骨下端各种类型骨折（屈曲型，伸展型，骨折合并脱位，尺、桡骨颈突骨折，骨骺骨折或滑脱）。腕骨脱位，腕骨骨折脱位，桡腕关节脱位。

4. 禁忌证

开放性骨折；皮肤广泛擦伤；上肢严重肿胀，末端已有血循环障碍现象；骨折严重移位，整复对位不佳者；骨折肢体已有神经损伤症状，局部加垫可加重神经损伤者；伤者肥胖皮下脂肪多固定不牢，易发生延迟连接或不连接者。

5. 使用方法

保持对位，依次放置前、后、内侧夹板，用3根带子与上、中、下部位分别各绕两周结扎。腕颈带悬吊前臂。

若为桡骨远端伸展型损伤（骨折、脱位或骨折合并脱位），将腕固定于掌曲位，即依次放置前、后、内侧夹板，将夹板的弓形弯曲中点放置于骨折段。

若为桡骨远端屈曲型损伤（骨折、脱位或骨折合并脱位），将腕固定于背伸拉，将后侧板置于前侧，前侧板置于后侧，弯曲中点放于骨折端。

若为尺桡骨下段双折，前后侧板应略向下移，弯曲中点放于腕部，切忌置于折端，将腕关节固定于掌屈位，以免形成骨折段向背侧突起成角畸形。

不管是屈曲型或伸展型骨折，腕部都应保持于尺偏位，并切忌做桡偏活动。

6. 注意事项

（1）固定后即应鼓励患者做经常的手指伸屈活动。

（2）桡骨下端骨折固定3周后进行调整，伸展型者将后侧板翻转；屈曲型者，将前侧板翻转，使腕关节改变为中立位固定，有利于功能的早日恢复。但一定要注意将下端的带子扎于宽部，以控制折端，避免腕关节在活动时，由于用力不当，至骨折端变位。

（3）密切观察患肢的血运情况，1～4天内注意患肢的动脉搏动、温度、颜色、感觉、肿胀程度，手足趾应主动活动等。如果出现肢端冰冷、苍白、麻木、发青、持续性剧痛、严重肿胀、活动障碍时，应立即放松夹板或返院诊治。

（4）出现固定的痛点时应及时拆开外固定检查，以防发生压迫性溃疡。

（5）注意调整夹板的松紧度。

（6）定期做 X 线检查。

（7）及时进行功能锻炼。

（五）大腿塑形夹板

1. 制造方法

大腿塑形夹板1套4块，分前、后、内、外侧板。将前侧板上端制成约30°的斜形，以符合股骨沟形状，下端制成鱼尾状，以避免压迫髌骨；后侧板塑成10°～15°的向前突的弓形，以符合大腿下面的弧度下端制成鱼尾状；内侧板的上下端皆制成鱼尾状；外侧板的下端制成鱼尾状。4块板皆上宽下窄（图5-5）。

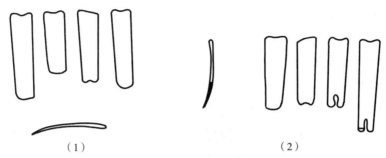

（1）　　　　　　　　　　　　　（2）

图 5-5　大腿塑形夹板

2. 规格

大腿塑形夹板大、中、小号，根据患者情况选取合适的规格（表 5-11）。

表 5-11　大腿塑形夹板规格表

规格	适用身高（cm）
大号	170～185
中号	160～170
小号	＜160

3. 适应证

成人股骨无移位骨折和稳定型骨折、小儿股骨骨折。

4. 禁忌证

开放性骨折；皮肤广泛擦伤；上肢严重肿胀，末端已有血循环障碍现象；骨折严重移位，整复对位不佳者；骨折肢体已有神经损伤症状，局部加垫可加重神经损伤者；伤者肥胖皮下脂肪多固定不牢，易发生延迟连接或不连接者。

5. 使用方法

（1）成人患肢固定后放置于板式牵引架上，5～10 岁儿童患肢放置于桥式架上，5岁以下小儿，令患儿采取患侧卧位，屈髋、屈膝，或令仰卧，患肢外展屈髋屈膝，或换侧卧位屈髋屈膝，外挤砖或挤沙袋固定。

6. 注意事项

（1）近膝上方的带子，应相对结扎松些，避免屈膝形成固定太紧。

（2）密切观察患肢的血运情况，1～4 天内注意患肢的动脉搏动、温度、颜色、感觉、肿胀程度，足趾应主动活动等。如果出现肢端冰冷、苍白、麻木、发青、持续性剧痛、严重肿胀、活动障碍时，应立即放松夹板或返院诊治。

（3）出现固定的痛点时应及时拆开外固定检查，以防发生压迫性溃疡。

（4）注意调整夹板的松紧度。

（5）定期做 X 线检查。

（6）及时进行功能锻炼。

（六）小腿塑形夹板

1. 制造方法

小腿塑形夹板 1 套 5 块，前内、前外、后内、后外和后侧夹板各一块。后侧板：上至腘窝横纹下 5 ～ 7.5cm，下至根骨结节上方。后外侧板：上至腓骨小头后下方，下至外踝后上方。前外侧板：上至腓骨小头前下方，下至外踝前上方。前内侧板：上至胫骨内踝下缘，下至内踝上前方，见图 5-6。

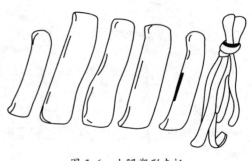

图 5-6　小腿塑形夹板

各板上端塑成 20°弯曲，下端塑成 45°弯曲，全长塑成符合肢体的生理弧度。

2. 规格

小腿塑形夹板大、中、小号，根据患者情况选取合适的规格（表 5-12）。

表 5-12　小腿塑形夹板规格表

规格	适用身高（cm）
大号	170 ～ 185
中号	160 ～ 170
小号	< 160

3. 适应证

胫、腓骨单一骨折，胫、腓骨稳定型双骨折。

4. 禁忌证

开放性骨折；皮肤广泛擦伤；上肢严重肿胀，末端已有血循环障碍现象；骨折严重移位，整复对位不佳者；骨折肢体已有神经损伤症状，局部加垫可加重神经损伤者；伤者肥胖皮下脂肪多固定不牢，易发生延迟连接或不连接者。

5. 使用方法

保持对位，依次放置后、后外、后内、前外、前内侧夹板，并以 4 根带子绕夹板两周结扎。小腿中立位，膝关节微屈。下垫枕或沙袋，腿两侧挤砖或沙袋固定，或放置于板式架上。

6. 注意事项

（1）夹板的弯曲度应略小于肢体的生理弧度，切忌大于生理弧度。因夹板本身有有弹性，弧度略小，经带子结扎后固定牢靠，否则固定不牢，折端不稳定，易再变位。

（2）特别注意内侧板的塑形，除板的两端外，中段应近于直形为好。

（3）固定后适当抬高患肢，以利肢体肿胀消退，可用软枕垫高。

（4）密切观察患肢的血运情况，1～4天内注意患肢的动脉搏动、温度、颜色、感觉、肿胀程度，手足趾应主动活动等。如果出现肢端冰冷、苍白、麻木、发青、持续性剧痛、严重肿胀、活动障碍时，应立即放松夹板或返院诊治。

（5）出现固定的痛点时应及时拆开外固定检查，以防发生压迫性溃疡。

（6）注意调整夹板的松紧度。

（7）定期做X线检查。

（8）及时进行功能锻炼。

（七）小腿超踝塑形夹板

1. 制造方法

小腿超踝关节塑形夹板1套4块，分前、后、内、外侧板。将前侧板下端塑成45°弯曲，后侧板塑成符合小腿后侧下段至跟骨结节部肢体的弧度；内外侧板的中下段交接处，塑成符合内、外踝的弧形屈度，见图5-7。

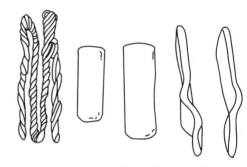

图5-7　小腿超踝关节塑形夹板

2. 规格

小腿超踝塑形夹板大、中、小号，根据患者情况选取合适的规格（表5-13）。

表5-13　小腿超踝塑形夹板规格表

规格	适用身高（cm）
大号	170～185
中号	160～170
小号	＜160

3. 适应证

小腿中段以下稳定型骨折，踝关节无移位骨折或稳定型单踝、双踝或三踝骨折。

4. 禁忌证

开放性骨折；皮肤广泛擦伤；上肢严重肿胀，末端已有血循环障碍现象；骨折严重移位，整复对位不佳者；骨折肢体已有神经损伤症状，局部加垫可加重神经损伤者；伤者肥胖皮下脂肪多固定不牢，易发生延迟连接或不连接者。

5. 使用方法

保持对位，依次放置前、后、内、外侧夹板，并依次结扎踝关节以上小腿部的3

根带子，最后结扎足下方的带子，将内、外侧板的下端结扎在一起。小腿中立位放置，两侧挤砖或用沙袋固定。

6. 注意事项

（1）适当抬高患肢，以利肢体肿胀消退，可用软枕垫高。

（2）密切观察患肢的血运情况，1～4天内注意患肢的动脉搏动、温度、颜色、感觉、肿胀程度，手足趾应主动活动等。如果出现肢端冰冷、苍白、麻木、发青、持续性剧痛、严重肿胀、活动障碍时，应立即放松夹板或返院诊治。

（3）出现固定的痛点时应及时拆开外固定检查，以防发生压迫性溃疡。

（4）注意调整夹板的松紧度。

（5）定期做X线检查。

（6）及时进行功能锻炼。

（八）踝部塑形夹板

1. 制造方法

踝部塑形夹板1套4块，分前、后、内、外侧板。前、后侧板的长度和塑形同小腿超踝关节塑形夹板，把内外侧板下1/3处塑成40°弓形弯曲，上2/3塑成符合小腿两侧的生理弧度。下端钻孔，备穿带子用（图5-8）。

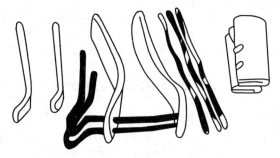

图5-8　踝部塑形夹板

2. 规格

踝部塑形夹板大、中、小号，根据患者情况选取合适的规格（表5-14）。

表5-14　踝部塑形夹板规格表

规格	适用身高（cm）
大号	170～185
中号	160～170
小号	＜160

3. 适应证

内踝骨折，外踝骨折，双踝骨折，三踝骨折或骨折合并脱位，不稳定型踝关节骨折需内翻或外翻固定者。

4. 禁忌证

开放性骨折；皮肤广泛擦伤；上肢严重肿胀，末端已有血循环障碍现象；骨折严重移位，整复对位不佳者；骨折肢体已有神经损伤症状，局部加垫可加重神经损伤者；伤者肥胖皮下脂肪多固定不牢，易发生延迟连接或不连接者。

5. 使用方法

保持对位，依次放置内、外、前、后侧夹板，并依次结扎踝关节以上的3根带子，然后用两根带子穿过板孔，或先将带子穿好备用。小腿放置于中立位。

6. 注意事项

（1）内、外侧板下端的带子，可分别穿两根带子，亦可以一根带子贯穿两块板，将两块板连结在一起。

（2）根据骨折的不同类型和治疗需要，可将踝关节固定在内翻或外翻位，灵活运用，一般内翻型骨折外翻固定，外翻型骨折内翻固定。

（3）适当抬高患肢，以利肢体肿胀消退，可用软枕垫高。

（4）密切观察患肢的血运情况，1～4天内注意患肢的动脉搏动、温度、颜色、感觉、肿胀程度，手足趾应主动活动等。如果出现肢端冰冷、苍白、麻木、发青、持续性剧痛、严重肿胀、活动障碍时，应立即放松夹板或返院诊治。

（5）出现固定的痛点时应及时拆开外固定检查，以防发生压迫性溃疡。

（6）注意调整夹板的松紧度。

（7）定期做 X 线检查。

（8）及时进行功能锻炼。

（九）中立位超踝夹板

1. 制造方法

中立位超踝夹板1套4块，前侧板、后侧板、内侧板和外侧板。

2. 规格

中立位超踝夹板大、中、小号，根据患者情况选取合适的规格（表5-15）。

表 5-15　中立位超踝夹板规格表

规格	适用身高（cm）
大号	170～185
中号	160～170
小号	＜160

3. 适应证

小腿中段以下稳定型骨折。

4. 禁忌证

小腿开放性骨折；皮肤广泛擦伤；上肢严重肿胀，末端已有血循环障碍现象；骨折严重移位，整复对位不佳者；骨折肢体已有神经损伤症状，局部加垫可加重神经损伤者；伤者肥胖皮下脂肪多固定不牢，易发生延迟连接或不连接者。

5. 使用方法

保持对位，依次放置前、后、内、外侧夹板，并依次结扎踝关节以上小腿部的 3 根带子，最后结扎足下方的带子，将内、外侧板的下端结扎在一起。小腿中立位放置，两侧挤砖或用沙袋固定。

6. 注意事项

（1）适当抬高患肢，以利肢体肿胀消退，可用软枕垫高。

（2）密切观察患肢的血运情况，1～4 天内注意患肢的动脉搏动、温度、颜色、感觉、肿胀程度，足趾应主动活动等。如果出现肢端冰冷、苍白、麻木、发青、持续性剧痛、严重肿胀、活动障碍时，应立即放松夹板或返院诊治。

（3）出现固定的痛点时应及时拆开外固定检查，以防发生压迫性溃疡。

（4）注意调整夹板的松紧度。

（5）定期做 X 线检查。

（6）及时进行功能锻炼。

三、托板

骨科托板常用于跖骨骨折或脱位的治疗。

1. 制造方法

托板由长的下板和短的足底挡板两块木板加工成 L 形的架体，下板上部和足底挡板内侧部加用海绵垫，同时配合绷带、橡皮筋、图钉等使用（图 5-9）。

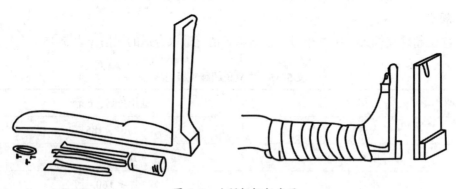

图 5-9　小腿托板与应用

2. 规格

根据患者情况选取合适的型号。

3. 适应证

跖骨骨折或脱位。

4. 禁忌证

过敏体质患者，皮肤有破损或水泡者，有开放性伤口，肢体肿胀严重者。

5. 使用方法

把小腿用绷带缠绕固定在托板下板上，在骨折相应的跖骨做皮牵引，牵引皮筋越过足底挡板后在背侧用图钉固定。

6. 注意事项

（1）定时检查皮牵引胶布过敏情况。

（2）固定如有松弛现象，可用调整图钉位置的方法加大牵引力量。

（3）如发现局部过敏性红疹、水泡等现象时，及时将胶布去除，并做外科处理。

第二节　粘贴固定器材

平乐正骨粘贴固定器材以接骨止痛膏为主要器材，常规医用胶布也是粘贴的常用材料，多用于无移位骨折和特殊部位的骨折或脱位。

一、医用胶布

1. 制造方法

医用胶布，剪成常用的大小尺寸备用。衬垫，绷带。

2. 规格

根据患者情况选取合适的大小胶布。

3. 适应证

肩锁关节脱位，掌骨颈骨折，掌指关节脱位。

4. 禁忌证

过敏体质患者，皮肤有破损或水泡者，有开放性伤口，肢体肿胀严重者。

5. 使用方法

肩锁关节脱位：保持对位，使患肢肘关节屈曲90°，将两个垫子分别置于患侧肩锁关节的上方和肘下，用1.5m的胶布条，由同侧胸锁关节处贴起，斜向患侧肩锁关节上方，拉紧胶布向后沿上臂后侧向下经肘衬垫下方绕至上臂前侧，向上至肩锁关节上斜向背后至对侧肩胛部。再用另一条胶布按照上法和方向，重复粘贴一次，以加强固定。上臂部用绷带缠绕固定，腕颈带悬吊。

掌骨颈骨折、掌指关节脱位：保持对位，掌指关节屈曲 90°，呈握拳状，以 30cm 长的胶布条，由腕背侧上方 3cm 处开始，向下经患指背侧绕至掌侧，拉紧向上至腕前侧粘贴固定，然后再以另一条胶布绕腕一周，接头重叠粘贴。再以一条胶布在掌部横绕一周，接头重叠粘贴固定即可。

6. 注意事项

（1）定时检查是否存在对胶布过敏或压伤。

（2）固定如有松弛现象，可用同样胶布条在其外加固。

（3）如发现过敏性红疹、浓泡等现象时，及时将胶布去除，并外科处理。

二、弹性带

1. 制造方法

采用宽幅松紧带裁剪成不同的尺寸，两头缝上自粘贴而成。

2. 规格

弹性带以 10 ～ 30cm 宽不等，长度以 50 ～ 90cm 不等。

3. 适应证

肩锁关节脱位、肩关节前脱位。

4. 禁忌证

肩锁关节骨折，合并有前臂骨折禁用。

5. 使用方法

保持对位，使患肢肘关节屈曲 90°，用弹性带由患侧肩锁关节上方，拉紧向后沿上臂向下经肘绕至上臂前侧，两头自粘固定，腕颈带辅助悬吊。

6. 注意事项

由于弹性带固定对患者依从性要求高，不适合儿童使用。

三、膏帖

膏帖固定是平乐正骨的传统方法，通常使用传统的平乐接骨止疼膏，临床效果良好。

1. 制造方法

将麻油 5000mL 与药材（当归、生地、大黄、连翘、羌活、白芷、赤芍、独活、甘草）放锅中加热熬炼，等药炸枯后除渣滤清，继续熬置滴水成珠，加入炒黄丹，搅匀成膏，入冷水去火毒。取适量溶化摊制成不同规格膏药。治疗骨折时，在软化膏药后加入平乐接骨丹，敷贴患处。

2. 规格

平乐接骨止疼膏分大、中、小号，根据患者情况选取合适的规格（表 5-16）。

表 5-16　平乐接骨止疼膏规格表

规格	尺寸（cm）
大号	200×200
中号	175×175
小号	150×150

3. 适应证

无移位骨折、脱位复位后固定、软组织损伤、颈腰椎小关节紊乱。

4. 禁忌证

过敏体质患者，皮肤有破损或水泡者，有开放性伤口者，肢体肿胀严重者。

5. 使用方法

根据病情需要，选择适当大小型号的接骨止疼膏药，熨温变软后揭开，贴敷或裹贴于患部。根据需要，亦可外用绷带固定，或加外夹板固定，或悬吊肢体或挤垫法固定。

6. 注意事项

（1）定时检查是否存在对胶布过敏或压伤。

（2）固定如有松弛现象，可用同样胶布条在其外加固。

（3）如发现过敏性红疹、脓疱等现象时，及时将膏药除掉，必要时撒以二妙散。

（4）外加覆盖物保护，避免污染衣服、被褥。

（5）除去药膏时，应用松节油轻擦洗皮肤的污渍。

第三节　钳夹式外固定器

一、经皮钳

1. 经皮钳固定器的制造

经皮钳是依据平乐正骨动静平衡理论开发研究的外固定器械之一，其在多个部位骨折，尤其是胫腓骨不稳定型骨折、胫骨平台骨折治疗中有广泛的应用，疗效确切。迄今，经皮钳研究共获科研成果 5 项，发表研究论文 30 篇，获专利 2 项，目前该产品已由河南省洛正医疗器械厂实现产业化生产。

经皮钳为不锈钢制作，化学成分为 1 铬 18 镍 9 钛，与内固定材料钢板的材质相同（见图 5-10）。其形状类似布巾钳，主要由钳体（包括钳头和钳颚）、固定板、锁紧螺钉圆弧活动板及手柄组成，钳头为尖型，手柄部为活动柄，柄长 150 ～ 170mm，直径 8mm。钳颚最大直径 5mm，钳颚开口间距 10～15mm。钳手柄和钳颚结合部有 110°～120°夹角，防止钳体压迫皮肤，便于小夹板固定。钳柄有活动接头连接，可接上或去掉，钳夹固定后将柄去掉，便于下床活动。经皮钳由河南省洛正医疗器械厂生产，根据临床需要可制成大、中、小不同型号，适用于胫腓骨骨折，如胫腓骨稳定型骨折、胫腓骨不稳定型骨折（螺旋形、粉碎形、蝶形和斜形骨折）和胫骨平台骨折。

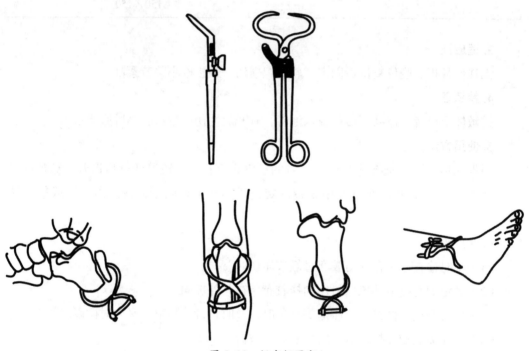

图 5-10 经皮钳固定

2. 规格

经皮钳分为大号和小号（表 5-17）。

表 5-17 经皮钳规格表

型号	适用
大号	成人
小号	儿童

3. 适应证

适用于胫腓骨螺旋形、粉碎形、蝶形和斜形骨折。

4. 禁忌证

孕妇、过敏体质者、糖尿病患者、合并颅脑损伤或脊髓损伤者、精神病患者。

5. 固定原理和特色

（1）经皮钳固定原理：经皮钳主要结构是前部的双弧型夹持端，通过弧形设计使骨折部保持一个稳定的力学环境，同时弧形设计及不锈钢材料形成的弹性加压，既能保持骨折端稳定又有骨折断面的微动应力刺激，减少应力遮挡效益，促进骨折愈合。中部的绞枢锁紧装置防止经皮钳滑脱造成骨折端固定不牢靠，甚至发生骨折再次移位。尾柄部为施力部分，可以很方便地给经皮钳前部的双弧型夹持端施加适当大小的力，牢固地固定住复位后的骨折端，又不会造成骨质的损伤，从而为骨折的修复提供稳定和加固保障。

（2）经皮钳治疗特色：经皮钳治疗胫腓骨稳定型骨折临床疗效确切，患者康复良好。经皮钳治疗不稳定骨折是中医正骨技术的发展和创新，多年来的临床实践证明该方法不仅可以获得良好的骨折对位，早期进行功能锻炼，利于患者功能恢复，而且固定后断端由于钳夹的持续加压保证了良好的血液供应，能明显缩短骨折愈合时间，利于骨折愈合，方法简单，并发症少，可免除手术痛苦。

在治疗胫骨平台骨折方面，经皮钳由于把钳嘴的尖部设计为分叉钳形结构，这样就可增大与骨的接触面，能有效地抵止于骨面，不致固定后进入骨质内而失去经皮钳特有的性能——横向加压固定作用。同时在钳夹过程中，由于钳夹的相对夹挤似一枚虚轴加压螺钉，克服了胫骨平台骨折所受的压应力和旋转应力及周围组织的牵拉应力，骨折端对合更加紧密，使骨折端形成一稳定可靠的整体，为膝关节的早期功能锻炼提供了生物力学基础，起到了同国际上 AO 内固定治疗此类骨折相似的作用。而且其属微创技术，比 AO 内固定创伤更小、操作更简便，不需要二次手术移出内固定物，更具临床应用价值。符合现代骨科学"骨折在功能恢复中愈合、功能在骨折愈合前或愈合中恢复"的要求。临床应用证明，使用经皮钳对胫骨平台骨折进行复位固定，不仅可起到较理想的复位固定效果，而且操作简便、创伤更小、无需二次手术移出固定器，能早期进行伤肢功能锻炼。

6. 操作方法

（1）麻醉患者一般采用伤侧神经阻滞麻醉，效果不佳者可采用硬膜外麻醉。

（2）骨折复位患者平卧于配有 C 形臂 X 线机的手术台上，麻醉生效后常规消毒，铺无菌巾，按矫正缩短移位、旋转移位、成角移位、侧方移位的顺序进行复位，采用对抗牵引、推挤、旋转等手法使骨折大体复位。

（3）经皮钳固定以拇指和食指或中指夹持两骨折端能保持骨折不再错位的位置和方向；经皮钳的夹持端顺手指方向直接穿过皮肤直达骨质进行加压固定；患肢做内外旋转和抬起时，经透视骨折不再发生错位，锁紧钳夹固定齿；无菌纱布覆盖钳齿与皮肤接触部位。

（4）小夹板固定两钳尖部皮肤入口包扎完毕后，选择长短合适的小夹板外固定将经皮钳固定在夹板上。

（5）术后处理患肢垫枕抬高 25 ～ 30cm，屈髋、屈膝各 45°放置；预防感染。

7. 注意事项

（1）术前认真阅读 X 线或 CT 检查片，从冠状面、矢状面和横断面三维空间判定骨折线的走向。

（2）依据患者伤肢的粗细、肿胀程度选择合适型号的经皮钳。

（3）实施前伤肢常规备皮，消毒经皮钳，术中严格无菌操作，经皮钳固定后进钳夹处皮肤应密闭。

（4）防止经皮钳固定后滑脱。

（5）及时调整小夹板扎带的松紧度，使小夹板外固定安全、有效。

（6）复位是钳夹固定的基础。

（7）选点是关键。

（8）两点分先后。

二、鱼嘴钳

1. 鱼嘴钳固定器的制造

鱼嘴钳是在经皮钳的基础上进行改进的，主要是把经皮钳的尖形钳头改为两个分叉的鱼嘴形结构。主要解决不稳定型骨折固定中的旋转问题，已获专利（经皮鱼嘴钳 ZL 01277921.0），目前该产品已由河南省洛正医疗器械厂实现产业化生产。

鱼嘴钳为不锈钢制作，化学成分为 1 铬 18 镍 9 钛，与内固定材料钢板的材质相同（图 5-11）。其形状类似布巾钳，主要由钳体（包括钳头和钳颚）、固定板、锁紧螺钉圆弧活动板及手柄组成，钳头为分叉的鱼嘴型，手柄部为活动柄，柄长 150 ～ 170mm，直径 8mm。钳颚最大直径 5mm，钳颚开口间距 10 ～ 15mm。钳手柄和钳颚结合部有 110°～ 120°夹角，防止钳体压迫皮肤，便于小夹板固定。钳柄有活动接头连接，可接上或去掉，钳夹固定后将柄去掉，便于下床活动。鱼嘴钳由河南省洛正医疗器械厂生产，根据临床需要可制成大、小不同型号，适用于胫腓骨骨折，如胫腓骨稳定型骨折、胫腓骨不稳定型骨折（螺旋形、粉碎形、蝶形和斜形骨折）和胫骨平台骨折。

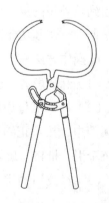

图 5-11　鱼嘴钳

2. 规格

鱼嘴钳分为大号和小号（表 5-18）。

表 5-18　鱼嘴钳夹规格表

型号	适用
大号	成人
小号	儿童

3. 适应证

适用于胫腓骨螺旋形、粉碎形、蝶形和斜形骨折，胫骨平台骨折等。

4. 禁忌证

孕妇、过敏体质、糖尿病、合并颅脑损伤或脊髓损伤、精神病。

5. 固定原理和特色

（1）鱼嘴钳固定原理：鱼嘴钳主要结构是前部的双弧型夹持端，通过弧形设计使骨折部保持一个稳定的力学环境，同时弧形设计及不锈钢材料形成的弹性加压，既能保持骨折端稳定又有骨折断面的微动应力刺激，减少应力遮挡效益，促进骨折愈合。中部的绞枢锁紧装置防止经皮钳滑脱造成骨折端固定不牢靠，甚至发生骨折再次移位。尾柄部为施力部分，可以很方便地给鱼嘴钳前部的双弧型夹持端施加适当大小的力，牢固的固定住复位后的骨折端，又不会造成骨质的损伤，从而为骨折的修复提供稳定和加固保障。

（2）鱼嘴钳治疗特色：鱼嘴钳治疗胫腓骨稳定型骨折临床疗效确切，患者康复良好。鱼嘴钳治疗治疗不稳定骨折是中医正骨技术的发展和创新，多年来的临床实践证明该方法不仅可以获得良好的骨折对位，早期进行功能锻炼，利于患者功能恢复，而且固定后断端由于钳夹的持续加压保证了良好的血液供应，能明显缩短骨折愈合时间，利于骨折愈合，方法简单，并发症少，可免除手术痛苦。

在治疗胫骨平台骨折方面，鱼嘴钳由于把钳嘴的尖部设计为分叉钳形结构，这样就可增大与骨的接触面，能有效地抵止于骨面，不致固定后进入骨质内而失去经皮钳特有的性能——横向加压固定作用。同时在钳夹过程中，由于钳夹的相对夹挤似一枚虚轴加压螺钉，克服了胫骨平台骨折所受的压应力和旋转应力及周围组织的牵拉应力，骨折端对合更加紧密，使骨折端形成一稳定可靠的整体，为膝关节的早期功能锻炼提供了生物力学基础，起到了同国际上 AO 内固定治疗此类骨折相似的作用。而且其属微创技术，比 AO 内固定创伤更小、操作更简便，不需要二次手术移出内固定物，更具临床应用价值。符合现代骨科学"骨折在功能恢复中愈合、功能在骨折愈合前或愈合中恢复"的要求。应用证明，临床上使用鱼嘴钳对胫骨平台骨折进行复位固定，不仅可起到较理想的复位固定效果，而且操作简便、创伤更小、无需二次手术移出固定器，能早期进行伤肢功能锻炼。

6. 操作方法

（1）麻醉患者一般采用伤侧神经阻滞麻醉，效果不佳者可采用硬膜外麻醉。

（2）骨折复位患者平卧于配有 C 形臂 X 线机的手术台上，麻醉生效后常规消毒，铺无菌巾，按矫正缩短移位、旋转移位、成角移位、侧方移位的顺序进行复位，采用对抗牵引、推挤、旋转等手法使骨折大体复位。

（3）鱼嘴钳固定：以拇指和食指或中指夹持两骨折端能保持骨折不再错位的位置和方向；鱼嘴钳的夹持端顺手指方向直接穿过皮肤直达骨质进行加压固定；患肢做内外旋转和抬起时，经透视骨折不再发生错位，锁紧钳夹固定齿；酒清纱布覆盖钳齿与皮肤接触部位。

（4）小夹板固定：两钳尖部皮肤入口包扎完毕后，选择长短合适的小夹板外固定将鱼嘴钳固定在夹板上。

（5）术后处理：患肢垫枕抬高 25～30cm，屈髋、屈膝各 45°放置；预防感染。

7. 注意事项

（1）术前认真阅读 X 线或 CT 检查片，从冠状面、矢状面和横断面三维空间判定骨折线的走向。

（2）依据患者伤肢的粗细、肿胀程度选择合适型号的经皮钳。

（3）实施前伤肢常规备皮，消毒经皮钳，术中严格无菌操作，鱼嘴钳固定后进钳夹处皮肤应密闭。

（4）防止鱼嘴钳固定后滑脱。

（5）及时调整小夹板扎带的松紧度，使小夹板外固定安全、有效。

（6）复位是钳夹固定的基础。

（7）选点是关键。

（8）两点分先后。

三、梨嘴钳

1. 梨嘴钳固定器的制造

梨嘴钳是在经皮钳夹式骨科外固定器的基础上进行改进的，主要是把经皮钳的尖形钳头改为两个带尖的梨形结构。主要解决原经皮钳的尖形钳头穿入骨组织的深度问题。目前该产品已由河南省洛正医疗器械厂实现产业化生产。

梨嘴钳为不锈钢制作，化学成分为 1 铬 18 镍 9 钛，与内固定材料钢板的材质相同（见图 5-12）。其形状类似布巾钳，主要由钳体（包括钳头和钳颚）、固定板、锁紧螺钉圆弧活动板及手柄组成，钳头为梨型，手柄部为活动柄，柄长150～170mm，直径8mm。钳颚最大直径5mm，钳颚开口间距10～15mm。钳手柄和钳颚结合部有110°～120°夹角，防止钳体压迫皮肤，便于小夹板固定。钳柄有活动接头连接，可接上或去掉，钳夹固定后将柄去掉，便于下床活动。经皮钳由河南省洛正医疗器械厂生产，根据临床需要可制成大、小不同型号，适用于胫腓骨骨折，如胫腓骨稳定型骨折、胫腓骨不稳定型骨折（螺旋形、粉碎形、蝶形和斜形骨折）和胫骨平台骨折。

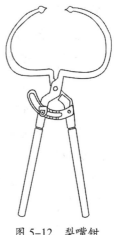

图 5-12　梨嘴钳

2. 规格

经皮钳分为大号和小号（表5-19）。

表 5-19　梨嘴钳夹规格表

型号	适用
大号	成人
小号	儿童

3. 适应证

适用于胫腓骨螺旋形、粉碎形、蝶形和斜形骨折。

4. 禁忌证

孕妇、过敏体质、糖尿病、合并颅脑损伤或脊髓损伤、精神病。

5. 固定原理和特色

（1）梨嘴钳固定原理：梨嘴钳主要结构是前部的双弧型夹持端，通过弧形设计使骨折部保持一个稳定的力学环境，同时弧形设计及不锈钢材料形成的弹性加压，既能保持骨折端稳定又有骨折断面的微动应力刺激，减少应力遮挡效益，促进骨折愈合。中部的绞枢锁紧装置能防止经皮钳滑脱造成骨折端固定不牢靠，甚至发生骨折再次移位。尾柄部为施力部分，可以很方便地给经皮钳前部的双弧型夹持端施加适当大小的力，牢固的固定住复位后的骨折端，又不会造成骨质的损伤，从而为骨折的修复提供稳定和加固保障。

（2）梨嘴钳治疗特色：梨嘴钳治疗不稳定骨折效果良好，尤其是对小骨折块的加压固定治疗效果突出，其能保证提供骨折稳定固定需要的力学环境，同时又避免了持续加压时尖形钳头对骨组织的渐进性侵入导致的骨破裂而固定失败。

6. 操作方法

（1）麻醉患者一般采用伤侧神经阻滞麻醉，效果不佳者可采用硬膜外麻醉。

（2）骨折复位患者平卧于配有 C 形臂 X 线机的手术台上，麻醉生效后常规消毒，铺无菌巾，按矫正缩短移位、旋转移位、成角移位、侧方移位的顺序进行复位，采用对抗牵引、推挤、旋转等手法使骨折大体复位。

（3）梨嘴钳固定时以拇指和食指或中指夹持两骨折端能保持骨折不再错位的位置和方向；梨嘴钳的夹持端顺手指方向直接穿过皮肤直达骨质进行加压固定；患肢做内外旋转和抬起时，经透视骨折不再发生错位，锁紧钳夹固定齿；酒清纱布覆盖钳齿与皮肤接触部位。

（4）两钳尖部皮肤入口包扎完毕后，选择长短合适的小夹板外固定将经皮钳固定在夹板上。

（5）术后处理患肢垫枕抬高 25 ～ 30cm，屈髋、屈膝各 45°放置；预防感染。

7. 注意事项

（1）术前认真阅读 X 线或 CT 检查片，从冠状面、矢状面和横断面三维空间判定骨折线的走向。

（2）依据患者伤肢的粗细、肿胀程度选择合适型号的梨嘴钳。

（3）实施前伤肢常规备皮，消毒经皮钳，术中严格无菌操作，梨嘴钳固定后进钳夹处皮肤应密闭。

（4）防止梨嘴钳固定后滑脱。

（5）及时调整小夹板扎带的松紧度，使小夹板外固定安全、有效。

（6）复位是钳夹固定的基础。

（7）选点是关键。

（8）两点分先后。

四、尺骨鹰嘴钳

1. 制造方法

鹰嘴钳为不锈钢制成，分固定钳与固定钩两部分。固定钳的形状类似布巾钳，由环形钳及柄部组成。固定钩呈"？"状，能在钳柄上滑动，以掌握固定松紧，故分为钩与滑动杆两部分。

（1）固定钳：柄部长 12 ～ 14cm，柄的末端有固定齿；环形前部最大直径为0.3cm，向尖端渐细，末端尖锐，两钳尖开口距离 0.4 ～ 0.6cm，钳环与钳柄结合部的夹角为 110°～ 120°。

（2）固定钩：钩的最大直径为 0.4cm，钩尖端渐细，末端尖锐，当和固定器装置在一起后，其末端略长于固定钳环部之末端；滑动杆呈扁平形，宽 0.8cm，厚 0.2cm，中间有长方形槽可通过螺丝固定，以其能对抗肱三头肌的拉力，达到固定的目的。结构图见图5-13。

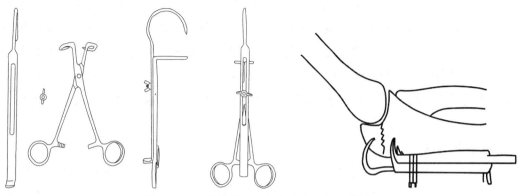

图 5-13　尺骨鹰嘴钳固定器治疗尺骨鹰嘴骨折

2. 规格

尺骨鹰嘴钳分为大号和小号（表 5-20）。

表 5-20　尺骨鹰嘴钳规格表

型号	适用
大号	成人
小号	儿童

3. 适应证

尺骨鹰嘴骨折。

4. 禁忌证

开放骨折，合并尺骨多发骨折。

5. 原理与特色

尺骨鹰嘴钳应用固定钳的两个夹持段夹住尺骨远端，鹰嘴钳的柄部用绷带缚在前臂上，从而形成一个稳定的三角形结构，在这个三角形稳定结构的基础上，安装固定钩装置，通过固定钩尖断部位对骨折块的位置进行固定。由于固定钩是金属的弹性材料，在确定固定位置后，通过调节固定钳上的滑动齿位，对骨固定钩的固定力度进行调整，从而在保证尺骨鹰嘴稳定固定的前提下，提供骨折端的相对生理应力作用。骨折端既可获得恒定生理应力，也有间断性生理应力存在。固定器安装后，固定钳和固定钩由旋扭螺丝结合，使上下骨折端成为一体，使产生恒定生理应力。固定后即可开始腕、指关节活动，2周后即可伸屈肘关节。由于肌肉的收缩和松弛，使骨折端既紧缩又弛张，这样使断端间压力分布时大时小、时有时无地随着活动而变化，这正是临床初期骨折端得到间断性生理应力。由于两种生理应力的反复刺激，从而实现了对尺骨鹰嘴小骨折块进行微创的弹性固定，有利于尺骨鹰嘴骨折的修复。

钳夹加压固定器治疗尺骨鹰嘴骨折，功能替代作用较小。临床前期由于新生骨组织弹性模量小于固定器弹性模量，因而主要承受载荷的是固定器，这对于保持骨折端的稳定是必要的，但由于固定器的杠杆力量，新生骨组织也承受正常功能状态下的受力形式，随着断面愈合程度的增强，载荷将越来越多地被新生骨组织承受。当重建的骨组织接近正常功能状态时，载荷将由修复的骨组织承担。这时固定器的作用已不再是必要的，因而可以去除固定。

6. 使用方法

患者取半侧卧位，患肢在上位、伸肘。助手扶持患侧前臂，肘部常规消毒，局部麻醉。于骨折线下 5 ～ 10mm 处先用固定钳经皮固定尺骨，并将钳摇摆数次，使钳紧以避免滑脱。手法推挤骨折块复位，再用固定钩经皮透过皮质钩住鹰嘴骨块。而后将滑动部套入固定钳旋扭螺丝，一手推挤鹰嘴，一手拉紧固定钩，触摸骨折片已复位时，将螺帽拧紧，无菌包敷，屈肘 90°，腕颈带吊于胸前。固定后 3 天、7 天、12 天各复查一次，如无不适及骨折分离情况，可维持固定，否则应重新调整。固定后即可开始指、腕关节活动，2 周后即可适当伸屈肘关节，3 ～ 4 周局部无压痛及异常，X 线片有骨痂形成，即可去固定。一般儿童固定 3 周，成年人 4 周左右（图 5-13）。

7. 注意事项

（1）此法要点为伸肘位进行手法整复，而后钳夹加压固定，后可改为曲肘位，便于患肢的悬吊及患者的自由行动。

（2）3 周以内的骨折可视为新鲜骨折，解剖复位率高，3 周以上者可视为陈旧骨折，但亦可以用该法整复固定。如鹰嘴骨折合并桡骨头脱位比较严重者，为稳定桡骨头的位置，可于桡骨头加穿克氏针固定。

（3）为便于整复触摸清晰，固定便利，受伤后先服活血消肿祛瘀中药，使肿胀消退，待四五天后进行整复固定，效果较好。

五、髌骨固定钳

1. 制造方法

本器械用不锈钢制成，分大、小两种型号，其构造可分为两部分，即钳头和钳柄。钳头前部为 4 个突起的弧形爪，弧长 7cm，粗 0.5 cm，上下各 2 个。上边两爪末端呈针锥状，两爪间距 2cm，用以抓持髌骨的上极及髌底；下边两爪末端均呈前后分叉状，两叉成 45°角，叉长 0.5 cm，叉尖也为针锥状，下边两爪尖间距 1.5 cm，用以抓持髌骨下极。钳头中间为钳轴（即钳的关节），钳头后部为两个 2cm 长的接柄头，与前方弧形爪通过钳轴交叉相续，接柄头末端各有 1 个插柄孔，用于插装钳柄。钳柄为两个圆柱形金属棒，粗 0.7 cm，长 10.05 cm，使用时两钳柄可插入钳头后部的接柄孔内，使用后两手柄可以去掉。在钳头后部 2 个接柄头侧方安放有 1 个连杆螺栓，用以固定钳口于所需位置。钳口最大张口距离为 7cm，持空时（最小张口距离）1.5cm。

2. 规格

髌骨钳有大小两个型号，规格见表 5-21。

表 5-21　髌骨钳规格表

型号	适用
大号	成人
小号	儿童

3. 适应证

髌骨骨折。

4. 禁忌证

开放髌骨骨折。

5. 原理与特色

（1）髌骨钳的原理：髌骨钳的 4 个弧形爪均由 0.5cm 粗的金属圆钢制成（图 5-14），足以传递外加复位力，上极两锥状固定爪，可直接刺入皮肤，扎持于髌骨上端的倾斜骨面上，对髌骨上极起稳固的固定作用。下极两爪末端呈分叉状，在膝关节微屈曲时，髌骨下端位于皮下，下极两固定爪进入后可很容易地骑跨在髌骨尖两侧的骨嵴上，并牢牢把握下极骨块右下极两骨块抓稳后，即可安装钳柄，握持加压，使上下极两组爪靠近，推挤骨折块复位。由于膝关节屈曲 20°～90°时，髌骨后方的外侧关节面与股骨髁紧贴，而且此处股骨髁关节面广阔而平滑，在用髌骨钳上下两组固定爪用上下平行对挤加压时，上下极骨折块相当于在一个光滑的平面上向一起滑动，所以不会出现梯形错位和左右偏移。又因为髌骨钳是利用钳式杠杆的借力方式，所以固定爪可以获得足够大的夹持力，使骨折块紧密对合，不至于有分离移位。钳夹固定后，旋紧钳接柄头上的固定螺栓，既可使上下极两组固定爪间的距离相对稳定，又可使骨折块也稳定地对合在一起，并和钳头成为一体，所以骨折块无再度移位的可能。

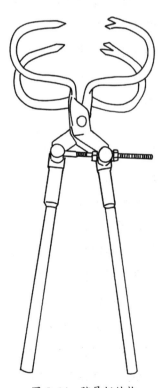

图 5-14　髌骨钳结构

（2）髌骨钳的特色

①结构简单：本固定器只由钳头和钳柄两部分组成。

②操作简便，不需影视设备：髌骨骨折最难固定稳妥的是下极骨块，穿针法因骨质较少，不易穿及合适位置；金属爪抓持时也不易找到抓持点；而髌骨钳下极爪为叉状，与髌骨尖两侧高突的骨嵴，一凹一凸，极易挂及。又因金属爪与骨质均为坚硬物体，相接触时手感明显，进入后很快即可找到相应位置，整个固定过程仅需下极一跨、上极一扎、手柄一加压、螺钟一固定4个操作步骤即可完成。不需透视和临床拍片，门诊和病房均可进行整复固定。

③固定力度大：本固定器利用杠杆原理，轻轻加压，固定爪即可获得足够大的夹持力。经力学测试，该固定钳的最大夹持力680N，所以利用本固定器固定可以获得充分的夹持力量。足以保证骨折断端的坚强固定。

④固定效果好：本固定器不仅结构与髌骨相适应，而且固定力度大，固定时用力方向与髌骨骨折时的错位方向相反，符合"倒行逆施"的整复原则，能使4个固定爪着力点均匀分布在髌骨前侧，达到张力侧固定的效果。固定后患者即可下床行走，且无再度移位可能，所以不需采用其他辅助外固定。

⑤固定器不易脱落：因髌骨底骨质丰厚且坚硬，上极两金属爪进入后勾挂得力，髌骨下极虽骨质疏松，但本固定器下极为骑跨型，用的是提托卡挤力，金属爪既不会滑脱也不会进入骨质，且4个金属爪夹持后又有一定的向心力，这样可牢牢把持髌骨折块，使其上下前后左右三维六度均不能活动，所以运用髌骨钳治疗髌骨骨折无固定器滑脱之虞。

⑥适应于各种类型的髌骨骨折：本固定器采用下极分叉型的特殊结构，可有效地把握下极骨块，即使是下极骨块严重碎裂者，分叉型的下极爪托及髌骨尖两侧的骨膜或髌韧带起点也可将下极骨块托起，使骨折很好对位；由于髌骨钳上下两组爪末端又分别相向靠拢，夹持力为上下两组爪靠近，夹持时四爪可获得一定的向心环聚力，故可以用于治疗粉碎性骨折；再由于髌骨钳夹持力比较大，即使断端有瘀血块或机化组织，夹持时也可将其挤出骨折间隙，使骨折块复位。所以该固定器既适应于横断型骨折和下极型骨折，也适用于粉碎型骨折和陈旧性骨折。

⑦可促进骨折愈合：断端加压和折端微动可促进骨折愈合，已被诸多临床研究所证实。我们所使用的髌骨钳不但可使骨折有良好的对位，而且可以给折端足够大的压力，无疑对骨折愈合有良好作用。固定器四爪均成弧形，且有7cm的弧长，工作时的持重点又在末端，所以四爪本身就有一定的弹性。固定后在股四头肌收缩时，可给钳口一定的张力，这种张力并未被固定爪完全抵消，而是在四爪的弹性作用下，折端可有微动，这也给骨折愈合创造了一个很好的条件。因此髌骨钳治疗髌骨骨折的愈合时

间较短，平均 5.4 周。

⑧有利于功能锻炼：由于本固定器体积小重量轻，长只有6cm，宽4cm，高 6.5cm，重只有48g，所以固定后患者下床活动及日常生活基本不受影响。又因本固定器固定力度大，骨折不会再分离移位，这也为功能锻炼创造了一个良好的机会，患者功能恢复都比较早，有些患者固定后数日即恢复工作。

6. 使用方法

患者取仰卧位，膝下垫枕，使膝关节屈曲 20°～ 40°（以通过髌骨关节面中下部的横断骨折为例），内旋 10°～ 20°（因髌骨正常有 10°～ 20°外翻）。常规消毒铺巾，戴无菌手套。先仔细摸清上下极骨块的位置、大小及错位情况，注意骨块是否翻转和倾斜。摸清后选择固定爪进入点，上级进爪点在髌骨上缘 0.5cm 处与髌骨中线的交点，旁开各 1cm，若上级骨块纵裂，可将骨块向中间推挤，而后以同样方法确定进爪点。下极进爪点需先摸清胫骨上段前骨嵴，沿骨嵴向上触摸，直至胫骨结节，有时胫骨结节触摸不清，可让膝关节屈曲触摸髌韧带止点，止点下即为胫骨结节，胫骨结节上 1cm，旁开 0.7cm 处即为下极两爪进入点。确定进爪后，用 1% 利多卡因 10mL 于上述 4 个进爪点处做局部浸润麻醉，麻醉后先用尖刀于下极两进爪处点刺成两个 0.5cm 长的纵形小口。注意需使刀刃向上，刀尖需触及髌骨尖两侧的骨嵴。术者右手持髌骨钳，将下极两固定爪从两点刺入，而后用力向上提端下极两爪，在提端过程中要有前后推拉动作，并注意体会下极两爪是否已骑跨在髌骨尖两侧骨嵴上。若上提时下极两爪继续上升，说明叉间未骑跨在骨嵴上，需重新查找；若上提时髌骨钳有倾斜趋势，说明其中一爪未骑跨住骨嵴。也需重新勾挂；若上提时阻力较大，且钳头部左右偏斜，说明下极安放稳妥。让助手扶持下极两爪，术者持上极两爪向髌骨上端靠近，将上极两爪落放于上极两爪进爪点处。术者一手压按上极骨块，一手持上极两爪向下向后推挤，将上极两爪刺入皮肤，直达髌骨底前上方的倾斜面上。然后术者一手持髌骨钳上极两爪，一手持下极两爪，并将两拇指置于髌骨前方，用力对挤按压，并稍向外翻。助手装上钳柄，用手握持徐徐加压，直至有骨性阻挡感为止。在钳夹加压过程中骨折块有向前翻转的趋势，术者两拇指必须向后压紧，并触摸感觉骨块复位情况，直至骨折间隙沟消失，上下骨块紧密对合为止。最后拧紧固定螺栓，再次触摸骨折块，确认无间隙沟，无阶梯畸形，无左右倾斜及侧方移位后包扎进爪孔。术后常规应用抗生素 1 周，并拍 X 线片了解复位情况。

7. 注意事项

（1）由于本固定器采用钳式结构，钳口获得夹持力容易，轻轻一握即可获得足够大的夹持力。因此在临床使用时不可用力过大，在加压过程中有骨阻挡感时即为骨块对合，需停止夹持。对粉碎性骨折，骨阻挡感可能不明显，应根据钳口开合的大小判定复位情况，一般钳口闭合至 2.5cm 时，折端即可良好复位。

（2）下极两进爪点处点刺口不可过大。因该固定器下极两爪虽为分叉型，但两叉相成角度小，两叉相距较近，基本与弧形爪的直径相同，所以不必要做过长的点刺口，造成不必要的损伤。

（3）本固定器固定力可靠，夹持后一般骨块无再分离移位的可能性，因此在功能锻炼时，膝关节前方稍有疼痛，可能是进爪孔处刺激皮肤，不要认为是骨折块移位所造成的疼痛而停止功能活动，延误功能锻炼的机会。

第四节　经皮外固定器

一、骨科起重机架

1. 制造方法

根据髋关节的解剖、生物力学特点，在对各种固定物的设计和临床疗效进行认真分析和总结后，在属于单臂外固定支架的荣氏起重机架外固定的基础上，以平乐正骨动静互补平衡论为指导自行研制了骨科起重机架，扩大了外固定器对股骨转子间骨折的治疗范围，将治疗范围由最初的股骨转子间稳定型骨折扩大到不稳定型。

骨科起重机架由固定针、锁钉器和固定架构成（图 5-15）。固定针带有三角尖端及 3～4cm 螺纹的特制头端，通过电钻经皮穿入股骨头颈和股骨干，对骨骼进行固定，在有效把持作用下减少对骨骼的破坏。锁钉器利用同心带侧孔的中轴和外套，在中轴螺母加压下错位产生对穿过侧孔的固定针进行把持，经固定针和固定架结为一体。固定架呈弹性吊臂式结构，力臂反弹撬拉固定架通过近端双固定针将架体和股骨干结合成一体，形成类似塔吊的塔身，并在固定终末利用架体远端内收靠向股骨的拉力通过架体和穿入股骨头颈具有一定屈度的近端双固定针产生对股骨头的杠杆式反弹撬拉作用，从而纠正骨折时产生的髋内翻，抵抗内收肌和外展肌的破坏作用，维持复位后颈干角。

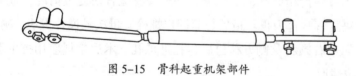

图 5-15　骨科起重机架部件

骨科起重机架将固定针改进为带丝骨圆针，从而使固定针和骨骼有效结合把持，防止针尖移位，固定失效并进入关节或滑出骨质。将远端夹板改进为带丝骨圆针固定于股骨下端，使原固定架松动移位固定不牢靠的问题缺点得以矫正。利用固定架的刚性及相应弹性和杠杆撬拨力学原理增强了固定架的牢固性和对股骨颈干角的持续维护，有效克服了影响骨折愈合和畸形发生的内翻剪力，使骨折复位更加稳定，有利于骨折愈合。中段螺杆采用反向螺纹同方向的旋转使远近端产生分离和加压作用，使用更方便，调节更有效。利用远折端第 4 根固定针的固定作用，有效解决了股骨粗隆下和反粗隆间骨折的经皮外固定问题。

骨科起重机架利用固定针与螺旋杆的结合，将骨折端与外固定架、股骨组成一个三角形的刚性力学结构，将逆转子性及转子下骨折由不稳定变为稳定，变剪力为嵌插力，力学性能稳定可靠，可塑性强，并可根据复查 X 光片情况随时调整外固定架，使断端获得静止的坚强固定及动态外固定，有利于骨折修复，从而使得大部分须手术或卧床牵引的不稳定型股骨转子骨折能够得以更有效、更简便的治疗。

2. 规格

分大、小号，根据患者身高选取合适的规格（表 5-22）。

表 5-22　骨科起重机架规格表

规格	适用身高（cm）
大号	170～185
小号	155～170

3. 适应证

股骨顺转子间骨折（转子间稳定型骨折）和逆转子间骨折（转子间不稳定型骨折）。

4. 禁忌证

任何影响穿针固定和伤口愈合之疾病（如严重骨质疏松或骨质差、糖尿病、肥胖等）。孕妇、过敏体质、合并颅脑损伤或脊髓损伤、合并精神病、开放式股骨骨折。

5. 固定原理与特色

（1）固定治疗原理：股骨转子部位于人体最强健的肌肉富集区，附着肌肉丰富，该部位骨折后，近折端在强大外展肌群作用下外展、向上，远折端由于强大内收肌群作用而内收，总体骨折处于向外成角加大，部分类型远折端内移，影像学主要表现在股骨颈干角减小，髋关节呈内翻畸形，因而处理该部位骨折的主要矛盾在于恢复股骨颈干角，防止髋关节内翻。

骨科起重机架对股骨颈干角的维持起重要作用。骨科起重机架治疗股骨转子间骨折，是在股骨不同高度、不同部位穿入四根固定针，近折端的固定针通过支架固定一体，既维持了骨折的对位，防止骨折的旋转，钢针和支架形成的撬式力臂通过远端髁上基座钢针使支架臂靠向骨干并借助髁上钢针向远端的反弹撬拉使整个力臂上端的"吊臂"形成向上的反弹力矩，从而维持了正常的颈干角，维持存在的弹性撬力亦抵抗了承重后的股骨头颈下沉，掮抗内收肌群的张力，防止髋内翻形成（图 5-16、图 5-17）。

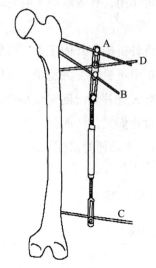
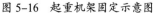
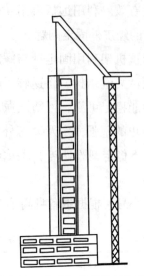

图 5-16　起重机架固定示意图　　　　图 5-17　起重机架结构模拟图

在安装固定架时，A 针和 B 针跨折端贯穿骨折端，于股骨颈张力侧和压力侧分布，有效维持对位，反转子间骨折固定中，D 针通过向外牵拉远折端抵抗内收肌作用维持骨折对位。

固定早期先行将 A 针、B 针、D 针固定于固定架近端长架体滑槽内，维持股骨头颈和固定架于一体，在固定终末锁定 C 针时将远端架体向肢体推压，固定架整体及以 D 针进针点为中心旋转，架体远端的内移化转化为 A 针、B 针对股骨头颈的杠杆式撬抬作用，并弹性维持，有效维持颈干角，通过 A、B 两针的骨外杠杆力臂撬拉扩大了撬拉作用，防止在负重锻炼、肢体承重时发生髋内翻。

骨科起重机架对骨折端有动态自体加压作用。骨科起重机式外固定架的弹性固定模式有效避免了对骨折端的应力遮挡，骨骼与固定架体构成一稳定的结构，当肢体承重时 A、B 双针对颈干角维持的同时借助弹性模量微曲使有效压力传导至骨折端，进而刺激成骨细胞的活跃生成，并避免了骨干整体发生废用性骨质疏松。

骨科起重机架治疗股骨转子间骨折借助近折端的两根针的反弹撬拉应力可帮助恢复正常颈干角，承重后沿针体传导的内压力形成骨折两端的力，能够促进新生骨细胞的生成。股骨近折端的两枚带螺纹的克氏针与股骨远端的针的针尾固定在外固定架上可以防止股骨近端旋转，同时还具有防止针体的松动、进退，促进骨折部位稳定愈合的重要作用。股骨近端的一枚钢针起支撑作用，掮抗内收肌群的张力，防止髋内翻形成。

（2）固定治疗特色：骨科起重机架扩大了外固定器对股骨转子间骨折的治疗范围

和适用对象，将治疗范围由最初的股骨转子间稳定型骨折扩大到不稳定型，变禁忌证为适应证，为广大患者带来了福音。经初步推广应用，大大减轻了患者的经济负担，取得了良好的社会效益。

治疗股骨转子间骨折应在尽可能短的时间内让患者下床活动，确保骨折在合适的位置上愈合，在减少或避免并发症的基础上尽快恢复髋关节功能。手术治疗虽然可以达到此目的，但股骨转子间骨折多高龄患者，骨折内固定风险大与全身情况差构成了一对难以回避的矛盾。骨科起重机架一方面能够不拘于老年患者手术耐受性差的限制，另一方面在治疗不稳定型转子间骨折方面有其独到之处。

文献报道有些外固定架固定的患者出院后存在不同程度膝关节屈伸受限。原因在于长时间牵引制动后关节动力肌代谢呈现负平衡状态，肌蛋白含量减少，伸膝动力肌（主要为股中间肌）粘连、纤维化、萎缩、关节粘连（主要为髌上囊粘连、髌骨支持带挛缩及与股骨髁的粘连、后关节囊挛缩粘连）。外支架使用过程中患者因钉道对周围肌肉、肌腱的摩擦刺激引起的疼痛限制，活动量减少而致肌肉萎缩、组织粘连。骨科起重机架通过有效固定骨折断端，可以满足术后早期关节活动的要求；在安装近端两骨圆针时，顺骨圆针用尖刀将针道周围髂胫束及阔筋膜张肌潜行上下切开 1 ～ 2cm，扩大了肌肉无阻力滑行的空间，为防止针体远端螺纹缠绕肌纤维，在套筒保护下钻入；另一方面利用原有股骨髁上骨牵引针作为远端固定，减小了常规外支架远端两根固定针对周围肌肉及关节功能的影响，一定程度上避免了髋膝关节活动受限的发生。

针对常规外固定架多用于治疗 I、II 型股骨转子间骨折，而不稳定性转子间骨折倾向于采用内固定的局限性，河南省洛阳正骨医院采用骨科起重机架，依据骨折类型分别改进固定方法，扩大了治疗范围。股骨矩由多层密质骨构成，始于小转子区域的股骨内侧皮质，向下止于小转子下，向后外融合与股骨大转子部松质骨内，与压力骨小梁和张力骨小梁紧密相连，构成一个完整的内负重系统，作为股骨干后内侧骨皮质的延伸，相当于悬臂梁的根部，是股骨上端偏心受载的着力点，也是直立负载时最大压应力部位。对于 III A 型骨折，因股骨矩完整性尚好，可以忽略游离小转子对股骨端稳定性的影响，一枚带丝骨圆针沿张力骨小梁方向打入，另一枚与前者大致呈 15°交叉沿压力骨小梁并贴近股骨矩打入，以股骨矩为支点将骨折近端翘起并维持此位置，然后将外支架远端向身体中线按压，使近端两根骨圆针在骨折端产生一个向上、向外的撬拉力量，再通过螺旋杆与股骨远端骨圆针连为一体，通过螺旋杆的双向调节加强对骨折近端的撬拉反弹作用，增加了对抗身体重力及股内收肌群所致的髋内翻趋势，且股骨远端锁针器愈靠近肢体对抗髋内翻力量愈强，能有效防止骨折端移位及固定针松动，明显增强颈干连接部位应力的承受能力。另外，两枚带丝骨圆针成角度打入，与近端外固定杆构成三角形固定平面，增大固定面积，增强抗旋转能力，防止术后活动过程中的移位甚至穿透髋臼进入盆腔，对骨质疏松患者也有良好的固定效果。

ⅢB、Ⅳ型骨折的整复固定不仅体现了钢针撬拨复位的优点，而且依靠骨圆针及整个外支架的弹性实现了在不稳定中实现相对稳定的目的；虽然骨圆针达不到动力髋钢板或股骨近端髓内钉坚强固定的效果，但其相对稳定中的适当弹性刺激对骨折端的愈合却是有利的。

股骨转子间骨折发患者群以中老年人居多，手术切开复位并非最终治疗目的，提高患者的生存质量、生活质量，减少并发症才是临床应该追求的目标。老年患者体弱多病，对手术创伤、麻醉等耐受性差，对于骨质疏松患者行 DHS 或 PFN 固定更应慎重。经皮穿针起重机架外固定术采用骨科起重机架，通过钢针撬拨法获得满意复位，通过弹性固定获得骨折端的即时相对稳定，且根据术后复查效果，还可方便地进行调整。在治疗不稳定型转子间骨折方面的确切疗效及在骨质疏松患者方面的优势表明该术对各式、各年龄段股骨间转子骨折都是适用的。而且本固定架和固定模式操作技巧容易掌握，费用低廉，尤其适合基层医院和经济困难患者应用。

6. 使用方法

选择直径 4.0mm、长度合适的带丝骨圆针常规消毒备用。

对于顺转子间骨折（Evan's 分型）Ⅰ、Ⅱ型之外的转子间骨折患者入院后常规行患肢股骨髁上骨牵引术，牵引数天。患者仰卧位，股骨髁上牵引到骨折端水平后行手法复位，力量由小到大的同时将患肢内旋 15°，外展 30°，在 X 型光机监视下使骨折端达解剖复位或近解剖复位，术区皮肤常规消毒，铺无菌巾，0.5% 利多卡因局部麻醉。操作时，先行透视已确定进针的大体位置，用小尖刀在皮肤的相应位置上点一小口将骨圆针拧入。Ⅰ型、Ⅱ型、ⅢA 型于股骨大转子下 20mm 处，由股骨外侧沿股骨张力骨小梁方向钻入第一根带丝骨圆针至股骨头软骨下 5mm 处停止，第二根针以平起小转子水平面由股骨外侧沿压力骨小梁钻入至股骨头软骨下 5mm，两根针在颈内大致呈15°交叉。骨质良好股骨髁上骨牵引针稳定的患者，股骨远端无需另行穿针，酒精清洁针孔周围，无菌敷料包扎，加外支架固定于大腿外侧即可。骨质疏松股骨髁上骨牵引针不稳定的患者则于髌骨上缘 30mm 处由外向内钻入 1～2 根带丝骨圆针，以过对侧骨皮质 2mm 为度，无菌敷料包扎针孔，加外支架固定于大腿外侧。ⅢB 型，于大转子顶点钻入第一枚带丝骨圆针，向外下按压，使大转子与远折端嵌紧，形成稳定型顺转子间骨折，沿股骨张力骨小梁方向钻入至股骨头中心软骨面下 5mm，第二根针自远折端骨折线下 20mm 处进针钻入至股骨头外上方软骨下 5mm。余操作同前。

Ⅳ型于大转子顶点及以下 10mm 钻入两根带丝骨圆针至股骨头软骨面下 5mm，复位大转子，形成逆转子型骨折；向下按压复位纠正髋内翻，恢复颈干角；因小转子游离，易造成远折端内移，自折线下 10～20mm 垂直股骨干由外向内平行钻入一根带丝骨圆针，钻透股骨内侧皮质，向外牵拉复位后安装外支架，余操作同前。逆转子间穿针方法同 Ⅳ 型。

7. 注意事项

（1）术后要应用抗生素 3 天，每周至少换药一次，保持针孔清洁、干燥，防止针道感染；应注意维持钢针与起重机架的牢固结合；每日查房注意检查起重机架锁针有无松动，发现锁针松动随时调整。

（2）术后第 2 天即开始床上坐起行股四头肌、髋、膝、踝关节屈伸活动，被动运动与主动锻炼相结合，以患肢不痛及自觉有轻度疲乏感为度；每月复查一次 X 线片，患者应在医师指导下进行功能锻炼，3 个月后视骨愈合情况适时拆除起重机架及钢针，具体情况请遵守医嘱。

（3）骨科起重机架及钢针不能压迫皮肤。

（4）本产品严禁重复使用，使用后的起重机架应统一管理、销毁。

（5）在术前术后的治疗和护理中应采用医院认可的步骤和技术。医师必须是经过严格专业培训、具有临床实践、训练有素的人员。

（6）医师应对患者术后的注意点做充分指导，术后随诊，若发现患者有不按医嘱要求的行为，医师应采取有效措施控制严重后果的发生。

二、跟骨反弹器

1. 制造方法

跟骨反弹器是一种新的骨外固定器，用不锈钢制成，形状为长柱体，内有供钢针滑动的十字槽，配有 3 个针锁。跟骨反弹器主要用于跟骨关节内骨折，其设计创新点是：利用手法、经跟距穿针撬拨使骨折复位、骨圆针反弹固定，有效控制骨折再移位，同时对抗跟腱对跟骨的牵拉作用，由于无附加侧方装置，不会因局部肿胀、水泡形成影响治疗；固定器材轻巧、可靠；制动仅限于跟距关节间，多关节解放，固定后即可活动，体现了平乐郭氏正骨"动静结合，筋骨并重"的动静平衡与筋骨并重的学术思想。

跟骨反弹器为医用不锈钢材料制成的 1.6cm×1.6cm×10cm 长柱体，内有供钢针滑动的十字槽（图 5-18）。针锁 3 个，直径 3.5～4mm，斯氏针 2～3 枚。滑槽固定器最大承压载荷为 350kgf，最大检测载荷为 250kgf，最大扭矩为 50N.m，斯氏针针锁最大固定力为 43kgf，斯氏针（250mm×4mm）中段弯曲拱度为 10～15mm 产生 10～16kgf 复位力，弹性力可使跟骨骨折复位。固定后斯氏针继续产生的反弹力为 7.856kgf，维持骨折复位后的稳定，防止再移位。跟骨反弹器由河南省洛正医疗器械厂生产。

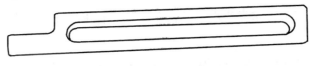

图 5-18　跟骨反弹器图

2. 规格

分大、小号，根据患者身高选取合适的规格（表 5-23）。

表 5-23　跟骨反弹器规格表

规格	适用身高（cm）	体重（kg）
大号	170～180	70～90
小号	160～170	50～70

3. 适用范围

跟骨骨折，包括舌状骨折和关节压缩型骨折。

4. 禁忌证

陈旧性跟骨骨折、开放性跟骨骨折、合并严重颅脑损伤、合并精神病、孕妇、骨质疏松。

5. 治疗原理与特色

治疗跟骨骨折的目标是：恢复距下关节跟骨侧关节面平整；恢复跟骨至正常高度及宽度；恢复跟骨外侧壁的平整以减少对腓骨长短肌腱的摩擦；恢复跟骨节结至原有位置以纠正内翻畸形；恢复跟骨关节的对位关系。

治疗跟骨骨折应注意做好骨折复位和保持良好的足弓。早期治疗不当很容易遗留距下关节创伤性关节炎、发生感染、骨折畸形愈合、足部僵硬、创伤性扁平足、腓骨肌腱鞘炎、骨刺、神经卡压、屈趾肌腱挛缩等严重并发症，最终导致跟骨骨折后疼痛跛行，影响患者生活质量。

随着跟骨异性钢板的出现和引进，大量的跟骨骨折特别是关节内骨折患者采用切开复位异性钢板内固定，手术治疗跟骨骨折可以达到骨折的良好复位固定，恢复关节面的平整度，降低距下关节创伤性关节炎的发生率，避免了切开复位螺钉或克氏针等固定方法术后钢针外露需加强针眼护理的不便和石膏固定的痛苦，越来越体现了切开复位异性钢板内固定的优势，但也存在和暴露了许多问题，如手术治疗创伤大，费用高，骨质愈合后需再次切开取出内固定物，特别是软组织损伤问题。

标准的跟骨关节内骨折手术需采用广泛外侧入路，为了达到较好的暴露距下关节的目的，手术剥离区域广泛，往往出现较高比例的伤口皮缘坏死，特别是在皮瓣的拐角处，跟骨异型钢板的植入，增大了伤口的张力，增加了伤口出现感染、皮缘坏死等合并症的概率，甚至导致钢板及骨质外露，进而出现跟骨骨髓炎、骨不愈合等并发症，且大多难以治愈，后期大多需要皮瓣或骨皮瓣等手术进行修复，进一步增加了患者的创伤痛苦和经济负担。

采用骨圆针透视下闭合穿针撬拨，结合手法复位，并以跟骨反弹器固定，很好地达到了跟骨骨折治疗的目标，大大减少了跟骨骨折的后遗症。跟骨反弹器轻巧可靠，复位后骨折固定牢靠，能可靠地稳定骨圆针撬拨恢复的距下关节跟骨侧关节面平整、Bohler 角、Gissane 角和跟腱宽度、足弓，维持骨折良好复位和保持良好的足弓，并可早期在指导下行患足功能锻炼，以改善患足血液循环，促进血肿的吸收和骨痂的形成，提高骨折的愈合速度；无需附加其他装置，不因局部肿胀、水泡形成影响治疗；护理方便，不易感染，不影响药物更换；拆装方便，不需二次手术，患者痛苦小；住院费用低。

跟骨反弹器固定配合经皮钢针撬拨治疗跟骨骨折临床应用禁忌少，只要患者能够接受骨圆针均可应用，尤其适用于那些肿胀严重、软组织条件差，难以采用切开复位异性钢板内固定术的患者。

6. 操作方法

（1）麻醉：采用坐骨神经阻滞麻醉。

（2）体位：患侧在上侧卧于透视台上，健肢屈髋屈膝各 90°，患肢屈膝 45°，以使小腿三头肌保持松弛。

（3）常规消毒铺巾。

（4）复位固定方法

①舌状骨折：在跟骨结节后缘中上 1/3 交界处用尖刀切一纵形约 0.4cm 小口，在 C 型臂电视 X 光机监视下，用一枚直径 4mm 斯氏针，自跟骨结节沿跟骨纵轴方向向下约 20°夹角向前下方穿入至骨折线处。

术者一手四指及手掌置于患足背部，拇指置足底中部，握足前部跖屈；另一手四指持斯氏针近跟结节部，拇指亦置足底，斯氏针向下撬拨恢复跟骨结节关节角，同时两拇指向足背方向用力推顶恢复足弓高度，用力宜缓慢均匀，切忌粗暴，避免使原骨折加重，透视至复位满意。助手运用中医对挤手法，双手掌挤压跟骨内外侧，回纳外踝下突出的骨块，纠正横径增宽。

助手握足于中立位，术者在跟腱止点上 5 ～ 7cm 处，将第二枚斯氏针（直径 3.5mm）经跟腱外侧由后向前，沿距骨纵轴击入至距骨颈处。

先将距骨轴位针固定于反弹固定器一端上，然后将跟骨轴位针置于反弹固定器十字槽内，反向加大两针之夹角（两针间皮肤无明显张力），利用钢针的反向弹性变化所产生的牵张力恢复 Bohler 角至正常。双针固定后，有效控制了骨折的再移位，使跟骨形态保持在最大恢复状态。

若轴位向外成角、移位严重者，则采用三根针固定。

跟骨轴位针应顺其成角方向进入，一般为向外突起成角，助手两拇指挤压外踝下的跟骨隆起向内，同时两手四指分别握住前足与针尾外旋矫正成角、移位。

复位后不稳定者，再增加一枚斯氏针贯穿舌型骨块至跟骨前部，交叉固定，防止再移位，第3枚斯氏针击入距骨内，包扎进针点，然后安装反弹固定器固定。

②关节压缩型骨折：该类骨折除了常合并后距下关节面中心性压陷与跟结节上移的骨折移位外，还多伴有跟骨纵轴短缩，轴位向外突起成角，以及侧方错位。

整复前术者先用经皮钳横向夹持跟骨结节，然后令助手1握持小腿下段、助手2握持前足、助手3握持经皮钳三方向行对抗牵引，经皮钳牵引方向为Bohler角恢复后跟骨纵轴的方向，使跟结节向后下移动，恢复足弓弧度与跟骨纵轴长度，并且在握持经皮钳牵引的同时，配合将经皮钳向床面平行下压的手法矫正侧方错位。

若合并跟骨轴位向外成角，握持经皮钳者在牵引下抬高经皮钳尾部，变轴位成角为侧方移位，然后下压经皮钳，缩小跟骨的横径宽度达到满意复位。

术者在足维持中立位下，自跟腱外侧，跟骨压陷关节面后侧折线处进针，撬起塌陷关节面，若外侧有塌陷的小关节面，经跟骨外侧用斯氏针撬起压陷的关节骨折块，使之恢复正常高度，然后分别将两枚斯氏针击入跟、距骨内，跟骨轴位针在未越过骨折线前须向下撬压后将针击入，以恢复Bohler角，同时支撑已复位的压陷关节面。

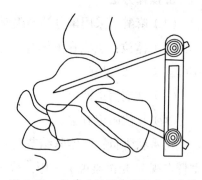

然后运用中医对挤手法，双手掌挤压跟骨内外侧，回纳外踝下突出的骨块，纠正跟骨横径增宽。去除经皮钳，包扎进针点，安装反弹固定器固定（图5-19）。对于合并跟骨结节粉碎压缩者，可用斯氏针向下撬拨复位，加针固定。

图5-19　跟骨反弹固定器固定示意图

7. 注意事项

（1）术前认真阅读X线或CT检查片，从冠状面、矢状面和横断面三维空间判定骨折移位情况，准确分型。明确进针点、方向和位置。

（2）术前常规消毒斯氏针、跟骨反弹器，术中严格无菌操作，固定后注意两针间皮肤之间的张力，防止张力过大，皮肤坏死，术后注意检查锁钉有无松动。跟骨反弹器固定后，进针处应无菌包扎密闭，定期换药，防止感染。

三、钩拉复位固定器

1. 制造方法

钩拉复位固定器分大腿夹板，钩拉复位器和侧方挤压固定器3部分。后两部分为不锈钢制成。

（1）夹板的制作：大腿夹板2套4块，分前、后、内、外侧夹板。皆为直板，上宽下稍窄，厚0.5cm。上至大腿中上段或中段，下至股骨髁上部。

（2）钩拉复位器：用于向上钩拉向下移位的胫骨平台骨折块，使其复位，并加以固定。①拉钩：形似秤钩状半圆形，钩端尖锐，便于进入骨折块。钩柄粗为直径0.4cm，分单钩和双钩两种。②螺杆：长 10cm，直径 0.8cm，下端有直径 0.5cm 的圆孔，作为套入拉钩用。③直角钢板：竖直部长 10cm，宽 2cm；横部长 5cm，宽 2cm，厚度皆为 0.5cm。钢板上每隔 0.5cm 作直径 0.8cm 的圆孔。供螺杆穿过，并将竖直部固定在大腿甲板上，作为钩拉时的支点。m 蝶形螺丝帽 1 个，套在螺杆上，旋转螺帽即可产生压力。

（3）侧方挤压固定器：用于骨折块向下移位复位后，进行侧方挤压固定。①直角带孔钢板 2 个，各高 6cm，横部 11cm，皆宽2cm，厚 0.5cm。每隔 0.5cm 钻一直径 0.8 的圆孔，用螺丝将直角板连结成框架，可以根据肢体需要而调整大小。②蝶形板 2 块，宽、厚度同上，并每隔 0.5cm 钻直径 0.8cm 的圆孔，用螺丝将其固定在直角钢板的下端。③梯形钢针 4 个，尖端呈阶梯状，长 5cm，直径 0.3cm。m 加压螺栓 4 个，前端中空，中空的直径为0.4cm，深 1.5cm，供插入梯形钢针用。结构图见图 5-20、图 5-21。

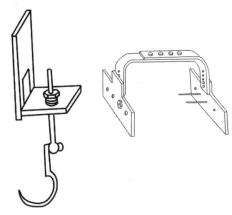

图 5-20　钩拉复位固定器

2. 规格

仅适合成人使用。

3. 适应证

胫骨平台骨折。

4. 禁忌证

陈旧性胫骨平台骨折、开放性胫骨平台骨折、合并严重颅脑损伤、合并精神病、骨质疏松、孕妇、儿童。

5. 原理与特色

胫骨平台骨折的治疗原则是力求恢复正常的关节面，争取解剖复位和牢固固定，以便进行早期活动锻炼。这对防止关节粘连、强直、肌肉萎缩，以及日后关节能否稳定有力、无痛、活动屈伸自如是至关重要的。传统的非手术疗法，由于复位力量不足，所以往往不能使骨折满意复位；采用石膏或夹板固定，不但不能有效地控制骨折再移位，而且限制了关节的早期活动。采用钩拉复位器治疗，是利用机械所产生的纵向钩拉力和横向挤压力通过钢针直接作用于骨折块上。接触面积越小，压强越大，使用钩拉复位固定器显然能解决手法复位的力量不足和夹板固定不牢的缺点。力学测定结果表明，模拟测试手法整复平台骨折力量一般在 40 ～ 60kg 之间，而钩拉器杆最大机械力为 306kg，侧方挤压器螺栓的最大机械力在 306 ～ 612kg 之间，以框架结构不变形和支点的承受力为准，实测有效机械力亦在 70kg 以上。足以使下移和侧方移动的骨折获得满意和牢靠的固定。因而术后可早期进行膝关节功能锻炼，通过关节的磨造、修复，减少关节粘连、强直、创伤性关节炎，以及肌肉萎缩的发生，使骨折愈合和关节功能恢复同时进行。

钩拉复位固定器治疗胫骨平台骨折，除骨折块向后移位者外，可用于其他各种类型。对于单纯压缩骨折或劈裂伴塌陷者，配合钢针撬拨复位，将压缩部位撬起后，用侧方挤压器固定。对无移位骨折或手术切开复位者，用侧方挤压器作外固定来代替内固定，既能早期活动锻炼，又避免了去内固定时的 2 次手术。此外，该器械还可以用于治疗股骨髁间骨折。

6. 使用方法

先将 4 块夹板固定在大腿上，带直角钢板的一块可根据需要放置在侧位。在局部麻醉或神经阻滞麻醉，及 X 线透视下。选好进针点，将拉钩尖端缓缓打入，进针点一般选在折块下 1/3 处，打入深度为折块的 2/3，防止穿入非骨折部位。折块较大的用双钩，待拉钩达到适合部位后，把钩柄与直角钢板上螺栓连结在一起，旋转蝶形螺帽，骨折块即被拉上而复位。

然后用侧方挤压固定器，先将梯形钢针的尾部装入空心螺栓内，根据骨折块的大小和类型，选择进针点和针的数目。单髁骨折，多选用三根针固定，于骨折块的上、下各进一根针，对侧进一根针，形成 3 点加压。对粉碎性或双髁骨折，选用 4 根针，内、外两侧平行对应各进一根针，形成 4 点对应加压，进针点选在骨折块上端或下端最适当的部位。旋动加压螺栓，推动钢针，顶挤骨折块迫使复位，满意后，固定侧方挤压器去除钩拉复位器，用酒精纱布包扎针眼（图 5-21）。

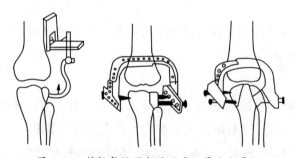

图 5-21　钩拉复位固定器治疗胫骨平台骨折

固定 3 ～ 4 个月后，可酌情负重行走（拍 X 线片复查，骨折线显示模糊，达临床愈合时，再取除挤压固定器，先不负重行走）。

7. 注意事项

（1）如为外侧胫骨平台骨折，将其关节置于轻度内翻位；内侧平台骨折，将其关节置于轻度外翻位。

（2）因固定较为牢固，早期进行功能锻炼，每天不少于 3 个小时；第 2 周做膝关节小范围屈伸活动，限制在 30°以内。无明显韧带损伤者，可持拐下床不负重锻炼，但避免膝关节做内、外翻动作。

（3）严格执行无菌操作，避开血管、神经进针。进针点以腓骨小头前方最安全，禁止选用腘窝部。

（4）定期检查固定是否松脱或滑动，以便及时处理。

四、髌骨抱聚器

1. 制造方法

髌骨抱聚器由不锈钢制成，分为框架、固定针板、带手柄的固定螺丝。

框架：是由内径分别为 4cm 和 8cm 的两个不同平面的同心圆组成，将圆环做三处连接，在外环上（8cm 直径的环上）均匀地钻 6 个直径 0.5cm 的圆螺丝孔以备拧入螺丝。

固定针板：长 5.5cm，有针距 2cm 及 1cm 两种。上针板和侧方针板分别为圆弧形，下针板为钝角钩状，内环（6cm 直径的环）的外侧和直板的上段内侧有齿，可互相牢固吻合（图 5-22、图 5-23）。

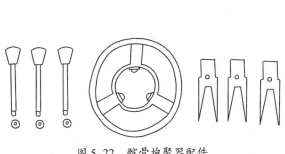

图 5-22　髌骨抱聚器配件

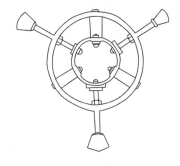

图 5-23　髌骨抱聚器

2. 规格

髌骨抱聚器分大、小号，根据患者身高选取合适的规格（表 5-24）。

表 5-24　髌骨抱聚器尺寸表

规格	适用身高（cm）	体重（kg）
大号	170～180	70～90
小号	160～170	50～70

3. 适应证

各种类型的髌骨骨折。

4. 禁忌证

陈旧性髌骨骨折、开放性髌骨骨折，合并严重颅脑损伤、合并精神病、孕妇。

5. 原理

髌骨约长 40.1mm、宽 41.6mm，近似圆形。髌骨抱聚器的内环是根据髌骨的大小设计的，外环是依骨块分离的最大程度设计的。应用时将上针板固定在髌内的前侧缘上；下针板的钝角钩约 130°，钩住髌骨下极的非关节面，向心加压并配合手法使折块复位。当针板贴近内环时，髌骨已基本恢复了原来的大小。如为粉碎骨折可从侧方对准折块的方向再用一针板进行复位固定。当髌骨骨折的牵开力作用于针板、针板与内环和螺丝的接触处时，如同杠杆中的重力点和支点，保持了固定力的相对恒定。髌骨抱聚器能从多方向（以纵向为主）持续地向骨断端施加聚合力，可根据骨折块的位置任意调整，及时纠正固定偏差，并随着膝关节伸屈活动发生应变，使骨折愈合和膝关节功能锻炼同步进行。

髌骨抱聚器克服了抱膝圈只抱不聚的缺点，使其具有多向性、向心性、可变性，能及时纠正固定偏差，持续加压，固定牢靠，不易滑脱，并随着膝关节活动及股四头肌收缩而发生应变，以保持固定力的相对恒定。与其他方法比较还有固定点多、压强小的优点，适用于所有类型的髌骨骨折。

膝关节伸屈活动中，只有髌骨近侧的 75% 与股骨接触，而下部的 25% 是悬空的。下极撕脱折、下极骨折及下极粉碎折，由于折块小不稳定，给固定造成困难。抱聚器按非关节面形状而设计的下针板直接作用于撕脱骨折块上，在复位和固定过程中，有一持续使折块向上折块缘向后的提拉力，防止了折块的旋转和向下移位。附着下极的韧带短、肥厚、张力性小，加压时，上骨折向下靠拢，使骨折复位。远侧骨折块翻转移位处理比较困难，大多是由膝关节受伤时呈现锐角屈曲位。由于股四头肌的强力收缩，造成了远折骨块分离移位，骨折的折面朝向前方，被撕裂的股四头肌扩张部和皮下组织充填于上下折块之间而阻碍复位。髌骨抱聚器的下针板直接插入远折端，并提拉使折端向后，配合手法，缓解推移和直接撬拔嵌压及阻碍复位的股四头肌扩张部和软组织，使骨折块得以顺利复位。

严重粉碎性的髌骨骨折，其折块是无规律的排列，所以单纯地上下对向固定，容易挤出侧方的骨块，折端也相对不稳定，髌骨抱聚器则可根据侧方折块的方向，任意安放固定针板，进行复位固定。对一些移位较大的粉碎性骨折，要力争使关节面平整，维持基本的复位，通过早期的活动，纠正残留的成角和移位。

从离体的髌骨标本观察发现：下极非关节面的中间部分和上级的前侧缘是相对应的，当上下极针板向心加压时，作用力正通过髌骨矢状截面中心，上下针板的进针点的连线正同髌骨的主拉应力迹线"V"型相同，而且位于矢状面的拉力区，这些都符合髌骨骨折按主应力方向配置固定装置的要求。当上下针板接触内环时，骨折的髌骨已基本上复位到原来的大小，再适度加压，就可抵抗股四头肌的拉力及髌韧带的反作用力和髌骨关节的作用力，并随着膝关节伸屈发生应变。是折端受到一个生理限度内的压应力，也就避免了压力过小，折端间距大，影响愈合；力量过大，应力集中，折端组织坏死，骨不愈合等问题。

人们正常步行时，膝关节活动范围在30°以内，髌股关节的作用力达到1/2体重。通过力学测定，当髌骨关节作用力达到42.24kg时，抱聚器的固定仍未失效。这充分证明了固定以后可早期行走和不负重情况下的膝关节伸屈功能锻炼。

6. 使用方法

首先仔细阅读X线片，根据骨折块的部位安放固定针板。

患者仰卧，股神经阻滞麻醉，电视X线透视下无菌操作。

先抽尽膝关节腔内积血，由于髌前肿胀及软组织损伤严重，髌骨下极有时触摸不清，可利用胫骨结节正对髌骨外缘的关系，在胫骨结节偏内上部位，将髌骨抱聚器的下钩刺穿皮肤，进入髌骨下极非关节面的下方，并向上提拉，透视下可见折块是否活动，以确定是否抓持牢固。如为远端骨块向前下翻转应利用刺入下极针板的直接作用向后上提拉，并用拇指后推折块，让助手两手拇指在膝关节两旁推挤皮肤及皮下组织向后以矫正翻转移位。

如若术后推折块拇指的推力去除后仍有弹性感，表明折块仍有翻转，阻碍复位的软组织未能分开。可采用斯氏针直接插入折端，向左右两侧撬拨，解除股四头肌扩张部和软组织的嵌压，再用拇指按压，即可矫正翻转。将上针板刺入皮肤，扎在近折块的前侧缘上，术者一手稳住上下针板，令助手拧动上下手柄，直至针板与内环靠近，术者另一手的拇指按压即将接触的折端，并扣压内外侧缘，以防侧方错位。如为粉碎性骨折，则根据折块所在的位置，安放螺丝及针板刺入折块的内外侧缘上，并复位加压固定，利用髌骨沿股骨窝下滑及膝关节伸屈角度不同和髌股关节接触面的变化，伸屈膝关节，纠正残留成角和侧方移位，透视观察膝关节正位、左右斜位及屈曲0°～90°的侧位，确定折端稳定后再适当加压。因髌骨下极非关节面基本是悬空的，还须观察下极骨折固定是否牢固。

针孔及抱聚器用消毒敷料包扎，术后即进行股头肌锻炼，第2天下地扶拐练习行走，在不负重情况下做膝关节最大限度的伸屈活动。1周时透视复查，必要时可适当调整加压，3周后可鼓励患者做上下楼梯活动等。

第4周后拍片和临床检查，证实骨折已达临床愈合，可拆除髌骨抱聚器。

7. 注意事项

（1）由于局部肿胀，或软组织损伤严重，致髌骨下极触摸不清，可利用髌骨结节正对髌骨外缘的解剖标志，在胫骨结节偏内上部位，将髌骨抱聚器的下针板钩刺穿皮肤，进入髌骨下极外关节面的下方，并将针板向上提拉。透视下，可见到折块活动，以确定是否抓持牢固。

（2）如果为远端骨折块向下方翻转，应利用刺入下极针板的直接作用，向前向上提拉，并用拇指配合，向后推挤骨块。同时令助手以两拇指在膝关节两侧，分扯推挤皮肤及皮下组织向后，以矫正向下翻转移位。

（3）若当术者向后推的推挤力量去除后，而下极折块仍有弹性感，表明折块仍有翻转，此为有软组织嵌夹，阻碍复位。可采用骨圆针，直接插入折端间，向左右两侧撬拨，使钳夹的股四头肌的扩张部等软组织缓解，再用以上方法加以矫正翻转。

（4）若为粉碎骨折，则根据折块所在的位置，安放针板及螺丝，刺入折块的内、外侧缘上，并进行推挤复位和固定。

（5）利用膝关节伸屈角度不同，髌骨沿股骨髁间窝下滑、髌骨关节接触面的变化，进行伸屈膝关节，以纠正骨折的残留成角和侧方移位。在确定折端稳定后，再进一步适当加以加压固定。

（6）因髌骨下极外关节面基本是悬空的，故还需详细观察下极骨折块的固定是否牢固。

（7）术后不用外固定，仅将针眼及髌骨抱聚器无菌包扎即可。

（8）术后即开始进行股四头肌收缩锻炼。

（9）术后2天即可持拐下床行走，在不负重的情况下，做膝关节最大限度的伸屈活动。

（10）1周内透视复查，根据情况，适当调整固定的松紧度。

（11）3周后即可鼓励患者做上下台阶等活动。

（12）4周后拍片，进行临床检查。证实折端已达临床愈合，即可拆除髌骨抱聚器，进行循序渐进的、适当的膝关节功能锻炼。

8. 髌骨抱聚器的优点

（1）髌骨抱聚器有持续加压固定的作用，并随着膝关节活动及股四头肌的收缩锻炼而产生应变，以保持相对恒定的稳定作用。

（2）此种固定，具有多向性、向心性、可变性的优点，且压强小，适用于各种类型的髌骨骨折。

（3）可及时纠正骨折移位和固定偏差，能持续加压，固定牢靠，不易滑脱。

（4）操作方便，患者痛苦小，可在固定下早期进行膝关节和股四头肌的功能锻炼，给功能迅速恢复创造了条件，因而缩短了疗程。

五、股骨髁复位固定器

1. 制造方法

股骨髁复位固定器由铝合金制成。分固定支架和多功能调节装置两大部分。多功能调节装置的两侧功能相同。两侧牵开螺杆的下端，有直径 0.5cm 蛇头形针 2 根，使用时可根据需要安装 1 根或 2 根。距针的尖端 0.25cm 处，有特制台阶，防止针进入骨质太深，并在对挤时，可对骨折维持一定压力。牵开螺杆的延长，可矫正骨折的重叠错位，回缩则可对折端施加压力。对挤两侧蛇头形针，可使股骨两髁靠拢复位，两侧的升降装置，可矫正骨折的前后错位。旋转撬拔装置，可矫正旋转错位。见图 5-24、图 5-25。

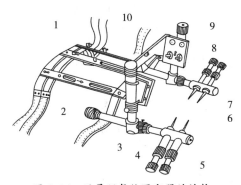

图 5-24 股骨髁复位固定器的结构

1. 紧缩固定带；2. 支架装置；3. 前后旋转部；4. 牵开回缩装置；5. 进针对挤装置；6. 内外旋转部；
7. 蛇头针；8. 前后升降装置；9. 前后成角旋转装置；10. 支架延长短缩装置

2. 规格

本器械仅有一种规格。

3. 适应证

股骨髁上及髁间骨折。

4. 禁忌证

股骨髁开放骨折、合并有股骨干骨折。

5. 原理与特色

（1）通过固定和旋转装置，解决了股骨下端骨折复位难和固定难的问题。

（2）复位后通过锁定装置，使固定更加牢靠。

（3）由于装置是一体化结构，安装使用后可以进行早期活动，一般 7 天后即可在床上做股四头肌收缩锻炼和治疗练习，20 天后即可持杖下床活动锻炼，从而改善了血液循环，促进了肿胀消退，加速了骨折愈合。

（4）在下床活动中，患肢的肌肉收缩以及负重时，固定器在夹板上的回缩弹力，可对骨折断端施加生理性压力和刺激，从而加速骨折愈合。

（5）由于复位满意，固定牢靠，可早期下床行走和锻炼，达到了骨折愈合和功能恢复并进的目的。

6. 使用方法

在局部或神经阻滞麻醉，或硬膜外麻醉，X线透视下，进行无菌操作。先将大腿夹板固定在患肢大腿上，再将复位固定器的支架固定在夹板外侧，利用小夹板的固定力作为支撑点。然后通过牵开螺杆，作用于下端的蛇头形针，作为牵引点，伸长牵开螺杆，在骨折端重叠错位得到矫正的基础上，根据骨折错位情况，分别调整调节装置，直至复位满意。

在牵开螺杆下端各装1或2根针，进针点选在远折端的适当部位，当针进入骨皮质后，深度达于针的台阶部，如法分别调整调节装置，以矫正前、后、内、外及旋转错位，使复位满意，然后锁紧各个螺母。如仍有向内或向外成角畸形者，可将对侧螺杆伸长，或同侧螺杆缩短以矫正之。如仍有向前或向后成角畸形者，可将两侧调节的装置旋前或旋后以矫正之。若为单髁骨折，可单独调节骨折侧的装置进行矫正。若股骨两髁骨折错位的方向不一致，或相反时，可分别调整两侧调节装置，进行矫正，见图5-25。

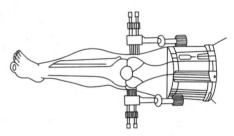

牵开螺杆下端，若各装两根针，可更好地防止远折端的旋转错位。

图 5-25　股骨髁复位固定器的应用

7. 注意事项

（1）双侧进针点应力求对称，不能太偏前或偏后。

②有重叠错位的骨折，一定要先牵开重叠后，方可使用调节装置，以纠正其他错位。

③双侧钢针进入骨质深度，以针的台阶不进入骨皮质为宜。否则一侧进针太深，会引起对侧针外脱，而影响固定效果。两侧针均进入过深时，则针易松动，影响固定效果。针过浅时，则固定不牢固，易滑脱。

④双侧牵开螺杆的下端，设计两根针的目的，在于防止远折端发生旋转错位，一般一根针即可解决问题。

⑤本器具不适用于严重开放性骨折，或骨折合并血管损伤及股骨干单髁骨折为冠状方向错位者。

六、鳞纹针

1. 制造方法

鳞纹针由医用不锈钢制造成，用直径4mm医用不锈钢圆棒加工成三角形，针体布满"＜""＞"状鳞纹，头部前 2/3 部鳞状纹的方向向前呈"＜"状，后 1/3 部鳞状纹的方向向后呈"＞"状。针尾部加工成外丝，与配套的打拔出器接口的内螺纹相结合。结构见图 5-26。

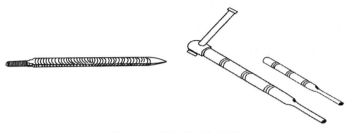

图 5-26　鳞纹针及打拔器

2. 规格

鳞纹针分大中小三个型号，主要是长度不同。临床根据患者身及股骨上端骨骼大小进行选择（表 5-26）。

表 5-26　鳞纹针规格表

规格	尺寸（mm）	适用身高（cm）	体重（kg）
大号	120	180～190	70～90
中号	100	170～180	60～70
小号	80	160～170	50～60

3. 适应证

股骨颈骨折、顺型股骨转子间骨折。

4. 禁忌证

股骨颈粉碎性骨折、转子间粉碎性骨折、股骨上端开放骨折、严重骨质疏松性股骨上端骨折。

5. 原理与特色

鳞纹针综合了骨圆针和三棱针的优点，很好地解决了固定针的旋转问题。通过针体上的类鱼鳞纹设计，使针体在打入骨组织后，前 2/3 针体的"＜"向部基本上在骨松质区，与骨表面有很好的倒嵌入作用，克服了针体退针的弊端，后 1/3 针体的"＞"向部基本上在骨皮质区，有利于骨折愈合后针体的拔出。针尾部设计为外丝螺旋接头，与专用打拔出器的内丝接头旋接，有利于针的打入和拔出。整套器械设计使骨折固定打入方便，内固定牢固。既克服了骨圆针等多钉内固定易滑脱的缺点；又克服了三刃钉等单钉内固定操作难度高、创伤大、感染机会多的弊端。

6. 使用方法

在局部麻醉、X 线透视下进行无菌操作。保持对位，于股骨转子 3～5cm 处，沿股骨颈纵轴方向，先打入鳞纹针一根。然后在第一根针下方 1～2cm，偏前或偏后为 1cm 左右各打埋于皮下（图 5-27）。无菌包扎针眼，患肢中立位，膝关节微屈，膝下垫枕或其他软物，下肢外展 30°，固定 3～4 周，可下床持拐不负重行走活动锻炼。

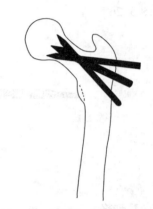

图 5-27　鳞纹针治疗股骨颈骨折

进针部位和方向股骨颈骨折内固定物位置对其稳定性有重要影响，钢针固定部位、方向和深度与骨折稳定性及日后并发症发生有直接关系。大粗隆下方股骨干外侧皮质薄，应避开此区紧贴股骨距进针，且内固定物适当贴近后侧皮质骨进针比在松质骨中心区进针能明显提高固定稳定性。两枚针紧贴股骨距打入有坚强骨质把持的压力骨小梁区，与股骨应力方向基本一致，另一枚针穿入有一定负重作用的张力骨小梁区，能承受部分张力，符合力学原理。实验研究证明股骨头固定主要因素为拉应力，在头上部应力区内宜多针分布，倒三角扇形、大角度交叉分布进针能有效承受拉应力和良好抗旋转作用。

7. 注意事项

（1）防止针眼感染。

（2）控制患肢作旋转活动。

（3）勿使患肢过早负重锻炼。

第五节　牵引固定器

牵引疗法是应用外力对身体某一部位或关节施加牵拉力，使其发生一定的分离，周围软组织得到适当的牵伸，从而达到治疗目的的一种方法。

一、牵引带

牵引固定带主要有腰椎牵引带、颈椎牵引带和下肢牵引带，分别用于颈椎病腰椎病以及下肢手术后的体位牵引固定治疗。

（一）腰椎牵引带

腰椎牵引是利用牵拉力与反牵拉力作用于腰椎，通过向相反方向的牵拉来达到治疗腰椎间盘突出的目的。腰椎牵引可使腰椎间隙增大，主要是腰 3、4、5，骶 1 间隙。根据研究表明，腰椎间隙在牵引后较牵引前增宽 1.5～2.5mm，椎间隙的增宽可使其内成为负压，加之后纵韧带的紧张，有利于突出的髓核部分还纳或改变其与神经根的关系。椎间隙的增大，关节突关节的拉开，使椎间孔恢复正常的外形，从而解除对神经根的挤压。牵引还可使腰椎得到充分的休息，减少运动的刺激，有利于组织充血、水肿的吸收、消退，还可缓解肌肉痉挛、减轻椎间压力。

1. 制造方法

由人造革、针织布、海绵、尼龙带、金属环扣组成。

按照生产模板裁剪人造革、针织布、海绵材料，缝合成一体后，固定尼龙带，再安装金属环型扣（图5-28）。

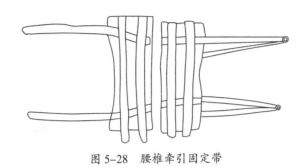

图5-28　腰椎牵引固定带

2. 规格

腰椎牵引带分大、中、小号，根据患者腰围选取合适的规格（表5-27）。

表5-27　腰椎牵引带规格表

规格	适用身高（cm）	适用体重（kg）
大号	170～180	60～90
中号	160～170	50～70
小号	＜160	＜50

3. 适应证

用于腰椎关节病患者的固定与牵引辅助治疗。

4. 禁忌证

孕妇及哮喘患者禁用。

5. 固定原理

（1）改善突出物与神经之间的关系：对于腰椎间盘突出症轻型或早期的患者，牵引疗法可使椎间隙逐渐被牵开，而有利于突出物的还纳。对于病程相对较长的患者，牵引可合粘连组织和挛缩的韧带、关节囊牵开使椎管间隙相应增宽，两侧狭窄的椎间孔也可同时被牵开，从而缓解或消除了对神经根的压迫与刺激，对减轻下肢麻木和疼痛有较好效果。

（2）起腰部的固定和制动作用：牵引时，在作用力和反作用力的平衡状态下，受牵拉的腰部处于一个相对固定的正常列线状态，腰部的运动范围及幅度较卧床休息和佩带腰围时更进一步得以限制，以便于减轻或消除局部的充血、渗出、水肿等炎性反应。

（3）松弛腰背部肌肉：腰椎间盘突出是由于脊神经的受压或受刺激，多伴有腰背部肌肉痉挛，这样不仅导致了腰部的疼痛症状，而且还会构成腰椎的列线不正。牵引疗法，可以逐渐使腰背肌放松，解除肌肉痉挛。

（4）恢复腰椎的正常列线：在牵引时，若将患者腰椎放置在生理曲线状，随着牵引时间的延长，列线不正的现象可以逐步恢复至正常。

6. 使用方法

（1）根据患者的具体治疗方案选择合适尺寸的牵引带。

（2）一般采用仰卧屈髋屈膝体位，腰部束缚牵引带，以固定牢固又无不适感即可。

（3）连接牵引带、牵引绳、牵引锤，进行预牵引。

（4）对牵引高度和角度再次调整至合适位置。

（5）加牵引重量至治疗量。牵引力通常以自身体重的一半作为起始牵引重量，根据情况逐步增加，最多可加至相当于患者体重。以间断性牵引为主，每次牵引持续20～30分钟，每日牵引1～2次，15～20天为一疗程。

7. 注意事项

（1）牵引带不可与伤口接触。

（2）牵引带专人专用，以免交叉感染。

（3）应充分注意个体差异，并密切观察牵引时患者的感受及反应，根据实际情况做必要的调整。一般身体整体状况好、年轻者，重量可大些；体弱、老年人，牵引的时间要短些，重量也要轻些。牵引过程要了解患者反应，如有不适或症状加重应及时停止治疗，寻找原因或更改治疗。

（二）颈椎牵引带

1. 制造方法

由人造革、针织布、海绵、尼龙带、金属环扣组成。

按照生产模板裁剪人造革、针织布、海绵材料，缝合成一体后，固定尼龙带，再安装金属环型扣（图5-29）。

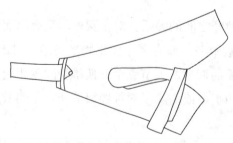

图 5-29　颈椎牵引固定带

2. 规格

颈椎牵引固定带分大、中、小号，根据患者选取合适的规格（表 5-28）。

表 5-28　颈椎牵引固定带规格表

规格	适用身高（cm）	适用体重（kg）
大号	170～180	60～90
中号	160～170	50～70
小号	＜160	＜50

3. 适应证

用于腰椎关节病患者的固定与牵引辅助治疗。

4. 禁忌证

孕妇及哮喘患者禁用。

5. 使用方法

（1）根据患者的具体治疗方案选择合适尺寸的牵引带。

（2）一般采用仰卧体位，下颌部束缚牵引带，以固定牢固又无不适感即可。

（3）连接牵引带、牵引绳、牵引锤，进行预牵引。

（4）对牵引高度和角度再次调整至合适位置。

（5）加牵引重量至治疗量。牵引力通常以自身体重的 1/7 作为起始牵引重量，根据情况逐步增加，最多可加至相当于患者体重。以间断性牵引为主，每次牵引持续 20～30 分钟，每日牵引 1～2 次，15～20 天为一疗程。

6. 注意事项

（1）牵引带不可与伤口接触。

（2）牵引带专人专用，以免交叉感染。

（3）应充分注意个体差异，并密切观察牵引时患者的感受及反应，根据实际情况做必要的调整。一般身体整体状况好、年轻者，重量可大些；体弱、老年人，牵引的时间要短些，重量也要轻些。牵引过程要了解患者反应，如有不适或症状加重应及时停止治疗，寻找原因或更改治疗。

（三）下肢牵引带

1. 制造方法

由人造革、针织布、海绵、尼龙带、金属环扣组成。

按照生产模板裁剪人造革、针织布、海绵材料，缝合成一体后，固定尼龙带，再安装金属环型扣（图 5-30）。

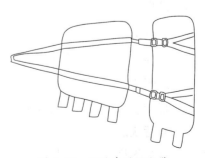

图 5-30　下肢牵引固定带

2. 规格

下肢牵引固定带分大、中、小号，根据患者选取合适的规格（表 5-29）。

表 5-29　下肢牵引固定带规格表

规格	适用身高（cm）	适用体重（kg）
大号	170 ～ 180	70 ～ 90
中号	160 ～ 170	50 ～ 70
小号	< 160	< 50

3. 适应证

用于下肢患者的固定与牵引辅助治疗。

4. 禁忌证

孕妇及哮喘患者禁用。

5. 使用方法

（1）根据患者的具体治疗方案选择合适尺寸的牵引带。

（2）一般采用仰卧体位，下肢部束缚牵引带，以固定牢固又无不适感即可。

（3）连接牵引带、牵引绳、牵引锤，进行预牵引。

（4）对牵引高度和角度再次调整至合适位置。

（5）加牵引重量至治疗量。牵引力通常以能保持患肢体位稳定即可。

6. 注意事项

（1）牵引带不可与伤口接触。

（2）牵引带专人专用，以免交叉感染。

（3）应充分注意个体差异，并密切观察牵引时患者的感受及反应，根据实际情况做必要的调整。一般身体整体状况好、年轻者，剂量可大些；体弱、老年人，牵引的时间要短些，重量也要轻些。牵引过程要了解患者反应，如有不适或症状加重应及时停止治疗，寻找原因或更改治疗。

二、弹性带

1. 制造方法

弹性带为普通的橡皮筋或细弹性带。

2. 规格

根据患者情况选不同规格。

3. 适应证

近节指骨骨折、掌骨骨折。

4. 禁忌证

对橡皮膏过敏者。

5. 原理与特色

橡皮筋为弹性牵引，便于调节控制，能有效避免骨折处过牵的隐患。通过调整牵引弓的角度和橡皮筋的拉力来调整牵引方向和牵引力量而达到最佳的复位。

6. 使用方法

骨折复位后，在患侧前臂背侧预制一石膏托，预制时将提前用 8 号铁丝弯曲成 U 型的牵引弓预制到石膏托内，待石膏凝固好后在 X 线透视下用橡皮筋对折 2 次后一头连接在牵引弓上，另一头用橡皮膏粘贴在指骨远节指骨上开始牵引，校正牵引弓使牵引后骨折力线准确，颈腕带抬高患肢，患肢抬高幅度根据其肿胀程度给予适当调整。

7. 注意事项

定时观察患指颜色及血液循环，注意观察各手指皮肤温度，有否冰冷、肿胀及其程度等。术后抗炎、换药、观察病情，待肿胀消退后悬吊患肢于胸前，带牵引回家后继续服药并注意休息。

三、牵引架

（一）床头颈牵引架

1. 制造方法

床头颈牵引架由不锈钢或普通圆钢经过电镀或喷塑加工而成。主要由床头固定部分和调节牵引部分组成，床头固定部分为钩形固定架，调节牵引部分为牵引滑轮组，固定架和牵引轮组以调节铰接，调节钮调节牵引轮组前后位置，牵引轮组滑轮调节牵引高低位置，从而方便地在临床上实现不同角度牵引，达到最佳牵引效果，结构设计较为新颖、合理（图 5-31）。旋转可调式床头颈椎牵引架由河南省洛正医疗器械厂生产。

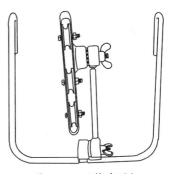

图 5-31　颈椎牵引架

2. 规格

只有一种型号。

3. 适应证

适用于脊髓型颈椎病以外的各型颈椎病。

4. 禁忌证

孕妇、合并颅脑损伤或脊髓损伤者、精神病、高血压病。

5. 原理与特色

关于颈椎病的治疗，牵引为其首选疗法，但如何牵引才能取得最优的临床疗效，尚无明确、统一的标准，临床医者多据个人临床经验而定，因此牵引参数可调控的牵引架是颈椎病牵引个体化治疗所必需的。

基于平乐正骨筋骨平衡与动静平衡思想的床头牵引架实现牵引角度、牵引重量、牵引时间的可调控，在其基础上形成了退变源性颈椎病角度牵引法治疗颈椎病，取得了良好的临床效果，并获得了两项研究成果。

床头牵引架主要用于颈型颈椎病的治疗，在此基础上形成的角度牵引法有利于颈椎病的个体化针对性诊疗，该疗法依据颈椎的生物力学特性，着眼于病变椎体的曲度，充分调动颈旁肌肉的功能，该床头牵引架角度可调，可变，灵活性强，针对性好，体现了平乐正骨动静平衡与筋骨互用平衡的学术思想。

床头牵引架的设计充分考虑了颈椎的生物力学特征，颈椎的生物力学特征是颈型颈椎病的发病基础。颈部介于头、胸椎和上肢之间，因头部的频繁旋转、点头活动和胸椎在运动上的相对稳定性，使得颈椎容易发生损伤。颈部诸肌连接于头颈与胸椎之间，对于颈椎在形态变化时保持头颈部的稳定性具有非常重要的意义。头部和颈部的正确体位，对控制全身姿态、保持头颈部活动平衡显得十分重要，颈段生理弧度的形成是为了适应其自身功能的需要，颈曲的功能是为了承受来自头颅的负荷压力，包括静力性负荷压力（即头颅）和动态性负荷压力，根据机械学原理，弧形柱的阻尼（阻力抵抗力）与弧数的平方成正比例关系，颈椎生理曲度正常与否与颈椎承受负荷压力的大小关系密切。

利用床头牵引架而形成的优值牵引法成为治疗颈型颈椎病的有效方法。正骨医院的临床工作者近年来在临床工作中将牵引角度、牵引重量、牵引时间称为牵引的值，运用某一特定的牵引值对颈椎病患者实施牵引治疗所取得的临床疗效最优，称此特定牵引的牵引值为牵引优值。用牵引优值对脊柱病进行牵引治疗的方法，我们称之为优值牵引法。在治疗各型颈椎病中，纠正颈曲是根本之举。在临床中使用优值牵引时发现：前屈位牵引在缓解临床症状方面有较好的作用；背伸位牵引可有效地恢复颈曲；中立位牵引为过渡性牵引，可有效地缓解由于牵引体位变化过大所造成的不适。研究发现，该疗法可有效地缓解颈型颈椎病患者的临床症状并恢复其颈曲，经客观的疗效评定，优于传统的牵引疗法，其机制可能为前屈位牵引可加大椎间隙，特别是加大椎体后缘和小关节、椎间孔的间隙，松弛颈椎周围的动力肌及其他软组织，从而达到缓解临床症状的目的，我们称之为顺势牵引。背伸位牵引在缓解临床症状的基础上能有效地调节颈段脊柱的生理曲度，以恢复颈椎的形态学，符合颈椎的生物力学特性，在巩固疗效、稳定脊柱并发挥其正常功能方面有较好的作用，我们称之为功能牵引。先前屈再中立后背伸，此动态位牵引的优值牵引法符合颈椎的生物力学特性，为治疗颈型颈椎病的有效疗法。

因此，床头牵引架作为颈型颈椎病主要牵引器械及在此基础上形成的优值牵引法充分考虑了颈椎的生物力学特性，调动了颈椎肌肉的功能，集顺势牵引（结构牵引）与功能牵引于一体，寓静于动，筋骨并重。体现了平乐正骨颈椎病治疗筋骨平衡思想与动静平衡思想，该牵引法立足于颈椎筋骨结构，治疗效果满意，功能恢复好，实现了结构与功能的平衡。

6. 使用方法

患者仰卧位，颈肩下垫 1 个枕头，使颈部维持生理曲度，进行可调式床头颈椎牵引固定器枕颌带牵引。颈椎中上段病变，牵引角度为 0° 或前屈 <10°，牵引锤质量 3 ～ 5kg；颈椎下段病变，牵引角度为前屈 15°～ 30°，牵引锤质量 4 ～ 6 kg。每次牵引 30 分钟，牵引后卧床休息，15 分钟后下床活动。

7. 注意事项

（1）重量不易过大，密切观察患者反应。

（2）在牵引过程中，患者如疼痛加重或难以忍受，应检查牵引方法是否正确或是否适合牵引。

（3）牵引结束后，患者应继续平卧 20 ～ 30 分钟；牵引力放松时不要过快。

（二）椅式牵引架

1. 制造方法

椅式牵引架由牵引椅座和牵引支撑装置组成。牵引椅座采用圆钢加工成底座，其上安装海绵人造革坐垫，牵引支撑装置为一倒 L 形金属杆，杆的下部安装在椅座的背靠上，上部的横杆为悬吊牵引头，头部及 L 转角处均安装有带槽滑动轮，牵引绳通过滑动轮槽与上部牵引弓、下部牵引锤连接，形成椅式牵引架（图 5-32）。

2. 规格

分电动牵引式和手动牵引式两个型号。

3. 适应证

适用于脊髓型颈椎病以外的各型颈椎病。

4. 禁忌证

孕妇、合并颅脑损伤或脊髓损伤者、精神病、高血压病。

5. 原理与特色

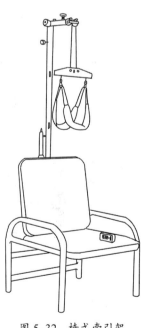

图 5-32　椅式牵引架

当患者正位坐在牵引椅上时，束于患者下颌部的颈椎牵引带通过头部上方的牵引弓与上方牵引杆的滑轮联与背后的牵引锤，通过调整患者正位坐姿时的前后、左右位置，使患者头部牵引带力线与颈椎轴线形成一定的角度，在背部牵引锤的牵引下实现在特定角度下对颈椎关节的牵引治疗。椅式牵引架具有占用空间小、可以随时调整牵引角度的特点，更适合门诊和康复中心治疗。

6. 使用方法

患者正坐位，安装颈牵带并与牵引弓连接，通过改变患者坐姿或前后位置来调整牵引力线与颈椎轴的角度。颈椎中上段病变，牵引角度为0°或前屈<10°，牵引锤质量5～8kg；颈椎下段病变，牵引角度为前屈15°～30°，牵引锤质量6～9 kg。每次牵引30分钟，牵引后卧床休息，15分钟后下床活动。

7. 注意事项

（1）首次牵引重量不易过大，密切观察患者反应，逐步增加到合适的牵引重量。

（2）在牵引过程中，患者如疼痛加重或难以忍受，应检查牵引方法是否正确或是否适合牵引。

（3）牵引结束后，患者应继续平卧20～30分钟；牵引力放松时不要过快。

（三）下肢牵引架

下肢牵引架是在布朗架的基础上制造的，是临床上常用于抬高下肢及下肢骨折的牵引工具，有利于下肢的血液循环、促进消肿。

1. 制造方法

下肢牵引架的主体结构为一立体长框型结构，一端加有斜坡型的辅助框，另一端设计有滑轮用于牵引时牵引绳安放，加高的竖框用于支撑被子重量。上部水平框以及斜面辅助框用编织布包裹成软性平面，用于放置大腿和小腿（图5-33）。

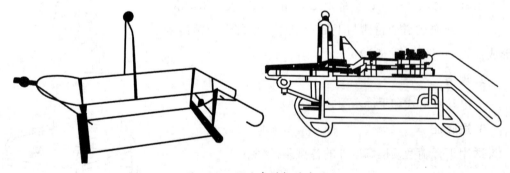

图 5-33　下肢牵引架的应用

2. 规格

只有一种型号。

3. 适应证

用于小腿骨干骨折的牵引固定。

4. 禁忌证

孕妇、有出血性倾向、恶性肿瘤、高热、牵引区骨折、严重高血压病。

5. 使用方法

（1）把下肢牵引架稳定放置在患者病床患肢侧。

（2）小心抬起患者患肢并快速把下肢牵引架移入患肢下方并放置患肢在牵引架上平面的布面上。调整牵引架位置使患侧大腿轻度弯曲，小腿处于水平位。

（3）打骨牵引针，连接牵引弓、牵引绳，通过底端的牵引滑轮连接牵引锤进行牵引。

6. 注意事项

（1）使用下肢牵引架治疗小腿骨折，要根据胫腓骨骨折类型、错位方向进行牵引装置的调节及管理。当达不到复位时，应加手法辅助拨正后再行持续牵引。

（2）对粉碎性骨折，单纯牵引复位不稳定时，可结合小夹板联合使用。

（3）复位后要逐步减轻牵引重量，防止引起过牵。

（4）注意观察防止腘部压伤或腓总神经损伤等合并症。

（四）多功能牵引架

1. 制造方法

多功能牵引架由不锈钢或普通圆钢经过电镀或喷塑加工而成。主要由床头固定部分和调节牵引两部分组成，固定部分为一框架结构，有两个床头悬挂钩和固定卡，固定卡为可移动、可调节的双向卡子，悬挂钩悬钩在床头横撑上，固定卡可根据使用时的需要卡在床头的竖撑上，使其牢固地固定在床头上；调节牵引部分主要为可伸缩的展杆，上端的牵引轮及用以调节左右、前后的两组调节齿轮，展杆为两节套管的方式，以达到最短的装置，最长的应用效果，在两根展杆的对接处设置一螺纹紧固套，以更方便地调节展杆的长度并加以锁定，为加强锁定程度，可在内展杆上铣出一平面，以增大内展杆与锁牙的接触面积；用以调节前后位置的调节齿轮组为两左右对合的齿轮，两齿轮套在一螺纹轴上并设置一螺母紧固锁，当需要前后调节距离时，松开螺母紧固锁，两齿轮分离，即可调整展杆相对固定部分即床头的前后距离，调整后将两齿轮齿牙对合，将螺母紧固锁上紧即可；用以调节左右位置的调节齿轮组为两个上下对合的齿轮，两齿轮套在一螺纹轴上并设置一螺母紧固锁，调节方式与调节齿轮组的方式相同。展杆套在调节齿轮组的下齿轮开置的孔内，同时设置一螺纹紧固把，用以固定展杆的位置。展杆上端的牵引滑轮与展杆销轴铰接并加以纵向销轴连接以使牵引滑轮能自由旋转360°，方便地从任意角度牵引以达到最好牵引效果（图5-34、图5-35）。

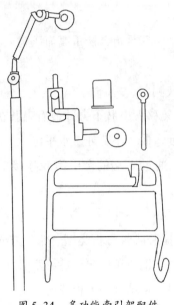
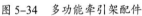

图 5-34　多功能牵引架配件

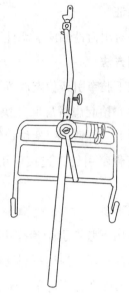

图 5-35　多功能牵引架

2. 规格

只有一种型号。

3. 适应证

用于患者上、下肢部位以及腰部的外固定及辅助牵引。

4. 禁忌证

孕妇、有出血性倾向、恶性肿瘤、高热、牵引区骨折、严重高血压病。

5. 原理与特色

多功能牵引架是以平乐正骨筋骨平衡与动静平衡思想为指导研制出的一种旋转可调式床头牵引架，可方便进行牵引过程前后左右上下的调节及高度调节，具有适用性强、治疗效果好的特点，从而解决现有牵引架存在的不足。

多功能牵引架由床头固定部分和调节牵引两部分组成，设置一与床头连接固定的固定架和上端带有牵引轮的展杆，同时设置由齿轮构成的调节机构，使展杆相对固定架可前后、左右调节位置。展杆可上下调节并设计为上下伸缩的套杆结构，同时展杆上端的牵引轮采用纵向铰接，使牵引轮可以 360° 任意方向旋动，使牵引达到最佳效果。展杆与固定架之间设置两套调节齿轮组结构用以调节展杆相对于固定架即床头的前后左右间隔，即一组两个相互左右对合用以调节前后位置的齿轮和一组两个相互上下对合用以调节左右位置的齿轮并加以螺母紧固锁来固定。

多功能牵引架与床头连接的部分为一框架式结构，设计有两个悬挂钩并有用以与竖撑固定的两个螺丝卡，使整个牵引架牢固地固定在床头上。

多功能牵引架能方便地在床头上固定，对一些超床头的牵引也能够解决，最长能超出床头40cm，在45°角时超出床头30cm，能满足临床牵引的需要，牵引部分具有能够前后、左右、上下三维调节的功能，方便地在临床上从不同角度牵引，达到最佳治疗效果，为传统的牵引治疗提供了一种设计新颖、结构合理、使用方便的牵引器械。

6. 使用方法

（1）把牵引架稳定悬挂在病床头合适的位置上。

（2）根据患者的具体治疗要求调整牵引的高度和角度。

（3）选择合适的牵引带，进行束紧肢体。

（4）连接牵引带、牵引绳、牵引锤。

（5）对牵引高度和角度再次调整至合适位置。

（6）注意观察，切忌束缚太紧，保持舒适稳定即可。

（7）腰部固定牵引需成对使用。

7. 注意事项

（1）使用前请检查牵引架的悬挂或固定是否牢固；重量不易过大，密切观察患者反应。

（2）在牵引过程中，患者如疼痛加重或难以忍受，应检查牵引方法是否正确或是否适合牵引。

（3）牵引结束后，患者应继续平卧20～30分钟；牵引力放松时不要过快。

（4）如患者有其他疾病，是否适合牵引治疗请遵医嘱。

（五）双向牵引架

1. 制造方法

双向牵引固定架主要结构是底座框、主支撑框、辅支撑框、前弧约10度的大腿塑形托板、小腿托板各一块。三个框侧边均打圆孔，其通过圆棒轴进行组合连接。使用时根据患者肢体的长度选择不同的底框孔位置，主支撑框上的侧孔用于调节髋、膝关节角度，辅支撑框用于调和稳定主支撑框的角度。大腿托板末端及小腿托板近端，并以小轴穿孔固定，搁在主支撑框轴上，构成膝关节可动装置。

2. 规格

只有一种型号

3. 适应证

用于股骨干骨折的牵引固定。

4. 禁忌证

孕妇、有出血性倾向、恶性肿瘤、高热、牵引区骨折、严重高血压病。

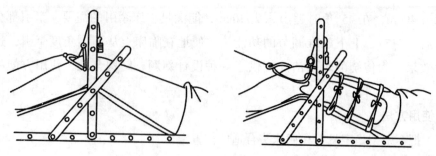

图 5-36　股骨干骨折的双向架牵引固定

5. 原理与特色

双向牵引架的托板，为活动关节连接成的可动装置，在患肢后方起到支点作用。使用时，患肢与托板固定在一起，有效地控制了肢体的扭转和因患肢重垂力而对骨折断端所产生的剪力，防止了因固定不牢靠而产生的畸形。同时牵引系统健全灵活，能根据年龄大小、肢体长短选用。并根据骨折部位、类型及移位等情况能随意调节患肢关节的伸屈度，更好地使骨折远断端对合近断端，从而有利于骨折端在牵引中对位（图 5-36）。

6. 使用方法

（1）根据患肢的长短选好双向牵引架的托板，然后将患肢置于牵引架上，根据骨折的部位及类型，选好牵引方法及部位，并将患肢髋、膝关节屈伸度置于所需的位置上。如股骨上 1/3 骨折，其近侧端往往因受髂腰肌、臀肌和其他外旋肌群的牵拉而产生屈曲、外展及外旋畸形，为了使远侧端更好地对合近侧端，可将后侧托板升高，使髋关节屈曲 60°～ 75°，膝关节屈曲 45°～ 60°，并保持患肢外展 30°～ 40°。股骨中 1/3 骨折，除骨折断端往往有重叠畸形外，其移位视暴力作用方向而定，使用双向牵引架时应将患肢置于微外展或中立位，膝关节屈曲 45°左右，髋关节屈曲 30°～ 45°。股骨下 1/3 骨折，其远侧端因受腓肠肌的牵拉而向后向上重叠移位，使用时须降低双向牵引架的托板，使膝关节屈曲约 80°，髋关节屈曲约 40°，以减轻腓肠肌对远侧端向后的拉力，同时利用牵引及小腿低位所产生的杠杆作用以利骨折断端对位。

（2）固定：将大腿前、内、外侧三块夹板与双向牵引架的托板一起固定。开始布带的约束力可调节松些，待骨折复位后再调节紧些，骨折临床愈合后可去除牵引，改用大腿四块夹板固定，扶双拐下床活动。

（3）牵引：牵引部位及重量视具体情况而定。股骨上 1/3、中 1/3 及下 1/3 伸直型骨折，多用股骨髁上牵引，股骨下段骨折用胫骨结节牵引，小腿骨折可配合跟骨牵引，若为儿童可做胶布牵引。

7. 主要事项

（1）使用双向架治疗股骨骨折，要根据骨折位置、骨折类型等骨折复位规律，对牵引装置进行调节才能取得满意效果。当达不到复位时，应加手法辅助拨正后再行持续牵引。

（2）必须注意观察骨折的对位情况，复位后要立即减轻牵引重量，撤除高位床尾，否则容易过牵。

（3）托板必须垫以棉花或毡垫，特别是腘窝部，否则可发生腘部压伤或腓总神经损伤等合并症。

（六）板式牵引固定架

1. 制造方法

板式牵引固定架包括前弧约 10°的大腿塑形托板、小腿托板、木质底板各一块，底板带孔侧边一副，长、中、短三种连轴带孔支柱各一副，合页两套，空心滑轮两个，转轴一根，横轴数根。将带孔侧边胶粘于底板两侧。供调节用。将合页分别置于大腿托板末端及小腿托板近端，并以小轴穿孔固定，构成膝关节可动装置。另一合页置于大腿托板近端，亦用小轴通过底板侧边孔加以固定，构成髋关节可动装置。将短支柱用轴心通过侧边孔道，固定于底板的中部，供调节膝髋关节伸屈用。

牵引装置中将中、长两各带孔支柱分别用轴心通过底板侧边孔固定于底板远端适当距离的部位。中号支柱下部通过转轴固定于底板最远端。同时根据需要可组成大小不等的三角形，并以横轴固定于适当高度的相对孔道内，用横轴穿过空心滑轮，供牵引用。

2. 规格

分大、小两个型号。

3. 适应证

股骨干骨折。

4. 禁忌证

严重粉碎性股骨骨折、股骨骨折合并多部位骨折。

5. 原理与特色

（1）原理：板式牵引架的托板为活动关节连接成的可活动装置，在患肢后方起支点作用。使用时将患肢与托板固定在一起，能有效地控制肢体的扭转和因患肢重力对骨折断端所产生的剪力，防止因固定不牢靠而产生的畸形。同时牵引系统根据年龄大小、肢体长短选用，并根据骨折部位、类型及移位等情况随意调节患肢关节的伸屈度，更好地使骨折远端、近端对合，从而有利于骨折端在牵引中复位，实现早期无损伤复位的要求，为功能恢复创造有利条件。

（2）特色：①能得到早期自动复位。板式牵引固定架托板符合肢体生理形态，用时起到骨折后方支点的作用。患肢与托板固定在一起，在一定范围内既不妨碍关节活动又能有效的控制肢体的扭转力及骨折端的剪力，防止成角。托板有活动关节连接成的可动装置，能根据骨折对位的需要随意优选膝髋关节的伸屈度和牵引高度，利于骨折复位，并能维持骨折复位后的相对稳定。②板式牵引固定架设备简单、易于搬动，便于临床检查。③此架能使用多种牵引。若使用弹簧牵引时，随着重叠骨折的逐渐拉开及复位，弹簧也随之渐渐缩短。牵引重量也随之减轻。因此整个牵引复位过程中，牵引力及患肢肌肉的收缩力始终较接近平衡状态。当弹簧自动回缩或人力放松至维持量（或去重锤将牵引绳系于转轴上）时，此时牵引力、固定的大腿与底板正好连成一体，构成一封闭的力学三角系统，对已复位的骨折起到了良好的固定作用。④板式牵引固定架治疗股骨骨折较易防止成角畸形，提高了未经手法整复早期自动复位率及解剖复位率，可防止骨折复位后的成角及再错位（图5-37）。

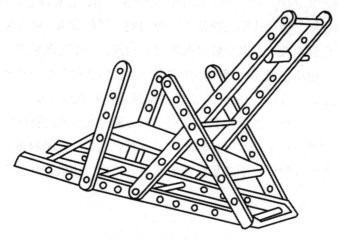

图 5-37　板式牵引固定架

6. 使用方法

（1）患肢的位置：根据患肢的长短改选择合适规格的托板，然后将患肢置于牵引架上，根据骨折的部位及类型，选好牵引方法及部位，并将患肢髋、膝关节屈伸度置于所需要的位置上。如股骨上1/3骨折，其近侧端往往因受髂腰肌、臀肌和其他外旋肌群的牵拉而产生屈曲、外展及外旋畸形，为了使远、近骨折端更好地对合，可将后侧托板升高，使髋关节屈曲60°～75°，膝关节屈曲45°～60°，并保持患肢外展30°～40°。股骨中1/3骨折，除骨折断端往往有重叠畸形外，其移位视暴力作用方向而定，使用板式牵引架时应将患肢置于微外展或中立位，膝关节屈曲45°左右，髋关节屈曲35°～45°。股骨下1/3骨折，其远折端因受腓肠肌的牵拉而向后向上重叠移位，使用时需降低板式牵引架的托板，使膝关节屈曲约80°，髋关节屈曲约40°，以减轻腓肠肌对远侧端向后的拉力，同时利用牵引及小腿低位所产生的杠杆作用以利骨折断端对位。

（2）固定：将大腿前、内、外侧三块夹板与板式牵引架的托板一起固定。开始布带的约束力可调节松些，待骨折复位后再调节紧些，骨折临床愈合后可去除牵引，改用大腿四块夹板固定，扶双拐下床活动。

（3）牵引：牵引部位及重量视具体情况而定。股骨上1/3、中1/3及下1/3伸直型骨折，多用股骨髁上牵引，股骨下段屈曲型骨折用胫骨结节牵引，小腿骨折可配合跟骨牵引，若为儿童可做胶布牵引。牵引重量，成人可用其体重的1/7～1/6，儿童3～5公斤，牵引时间2～6周（图5-38）。

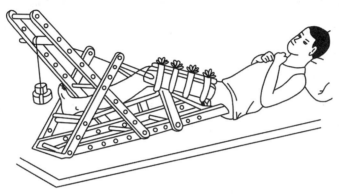

图5-38　板式牵引固定架治疗股骨干骨折

7. 注意事项

（1）使用"板式架"治疗股骨骨折，要根据各段、各类型、各种错位方向的骨折复位规律，掌握牵引装置的调节及管理，才能得到满意效果。当达不到复位效果时，应加手法辅助拨正后再行持续牵引。

（2）不论何种牵引，必须注意观察骨折的对位情况，复位后要立即减轻牵引重量，撤除高位床尾，否则容易过牵。使用弹簧牵引时，在重叠骨折的被拉开过程中，虽有自动减轻重量的可能，但若牵引基数选择不当，管理不周，或患者不配合等，复位后不但不能起到固定牵引的作用，反而能额外地增加牵引力，同样可引起过牵。

（3）托板必须垫以棉花或毡垫，特别是腘窝部，否则可发生腘部压伤或腓总神经损伤等合并症。

（七）撬压固定架

1. 制造方法

撬压器分指环部及柄部，而柄部又分手柄部与臂柄部。撬压器是用10号铁丝捏制而成，先于指环的拉压部及手柄基底部以胶布缠绕，避免压伤局部皮肤，同时亦将支点部连为一体。结构图见图5-39。

2. 规格

只有一种型号。

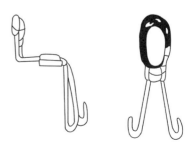

图5-39　撬压固定器

3. 适应证

第 1 掌骨基底部骨折或骨折合并脱位。

4. 禁忌证

掌骨开放性骨折。

5. 原理与特色

撬压器使用时指环部固定拇指，手柄基部压于骨折或脱位处，尾部用绷带固定在前臂下段，应用铁丝的力学强度和弹性，使指环对第 1 掌骨的掌侧有一定的撬压作用，以保证第 1 掌骨外展位及一定的背伸位，有效地避免后期常出现的掌指关节半脱位。

6. 使用方法

现在腕部裹绷带数周，将撬压器套于拇指上，然后牵拉拇指进行整复骨折，或骨折脱位，保持对立，使指环的拉压部，压于第 1 掌骨头的掌侧，手柄基部压于骨折或脱位处，再用绷带将臂柄部固定在腕及前臂的下段（图 5-40）。

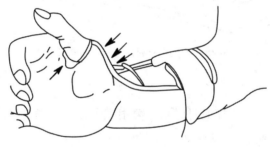

图 5-40　撬压固定器固定

7. 注意事项

（1）指环的拉压部必须拉压在第 1 掌骨头的掌侧，才能起到拉第 1 掌骨外展和一定的背伸作用，切忌拉住指骨；否则不但效果不佳，并可致第 1 掌指关节形成半脱位。

（2）手柄基底部必须压在骨折或脱位处，定时检查，发现问题及时解决。

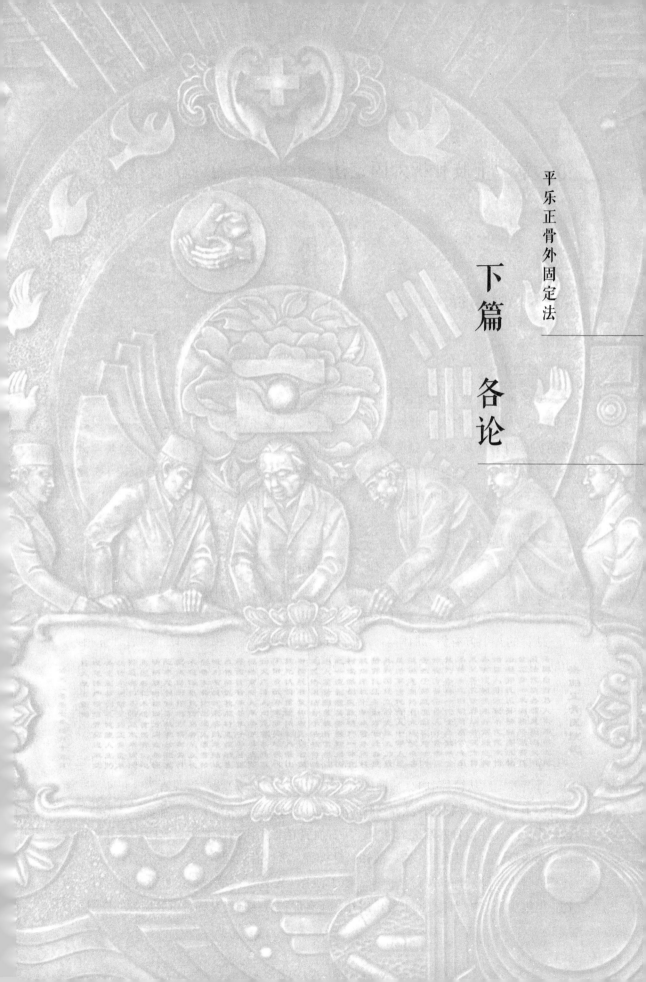

平乐正骨外固定法

下篇 各论

第六章　上肢骨折外固定法

第一节　锁骨骨折

【概述】

因各种原因导致的锁骨各个部位的骨折统称为锁骨骨折。锁骨骨折多发生于外侧 1/3 弯曲部，临床上可见于各个年龄段，儿童和青壮年发病更为多见。锁骨骨折约占全身骨折的 6%。锁骨骨折一般按骨折部位分为外 1/3 骨折（占锁骨骨折总数的 12% ～ 15%）、中 1/3 骨折（占锁骨骨折总数的 75% ～ 80%）和内 1/3 骨折（3% ～ 6%），中 1/3 骨折多移位明显，且呈斜形或粉碎性。

【解剖特点】

锁骨位于皮下，极易摸到全骨。锁骨细而长，有两个弯曲，呈 "～" 状（幼儿时没有弯曲）。肩峰端扁平，稍向后弯曲，为松质骨组成。胸骨端呈三棱柱状，稍向前弯曲，有骨腔，骨质较坚密。中 1/3 与外 1/3 交界处易发生骨折。

锁骨的外上方有斜方肌附着，外下方有三角肌附着，由喙锁韧带与肩胛骨相连，由肋锁韧带与第一肋骨相连。内下方有胸大肌附着；内上方有胸锁乳突肌附着，由胸锁韧带与肋锁韧带与躯干相连。各组肌肉和韧带与锁骨骨折后折端的移位有重要的关系。因为颈阔肌的存在，可使锁骨处皮肤任意活动，具有相当程度的松弛性与弹性，故锁骨骨折后，虽离皮肤甚近，但不易穿破皮肤形成开放性骨折。

锁骨的血运丰富，来自骨滋养动脉和骨膜动脉，两者起自肩胛上动脉和胸肩峰动脉；骨营养动脉从锁骨中 1/3 后面进入骨中，一般为 1 ～ 2 支，罕见者为 3 ～ 4 支；当锁骨中 1/3 骨折时易损伤骨滋养动脉时有骨折迟延愈合和不愈合现象发生。骨膜动脉为数较多，主要在锁骨两端进入骨中。所有血管在骨松质内彼此吻合成网，尤其在胸骨端更为明显，由于其血运丰富，故锁骨骨折后，极少有迟延愈合或不愈合者。

锁骨下动脉、静脉及臂丛神经，位于锁骨中部内侧，故骨折后可合并血管神经损伤，但很少见。锁骨除支持上肢作用外，还有保护臂丛神经及锁骨下大血管的作用。

【损伤机理与特点】

1. 损伤机理

间接暴力致伤者多见，直接暴力致伤者较少见。

（1）因间接暴力跌倒时以手撑地，暴力沿上肢向上传导；或肩部外侧着地而致锁骨中外 1/3 或中 1/3 骨折，此种类型最常见。骨槎往往呈短斜形或横断形。近折端由于胸锁乳突肌的牵拉，向前向上翘起，远折端因受上肢重力和三角肌的牵拉而向下向后陷落，且向内重叠。个别病例两折端之间有筋肉嵌入，一般是由近折端插入皮肉所致。还有相当一部分为碎折，也很典型，形成两骨折端间有一三角形骨片，向前下方移位，旋转斜置于远近两折端之间，往往是一个骨尖朝向前上方，严重者可刺入皮下，其两折端移位情况仍同上，即近折端向前向上，远折端向后下向内。另外，锁骨骨折后不仅有上下、前后和重叠移位，同时往往合并不同程度的旋转移位，为整复造成了困难。

小儿跌伤后所致的锁骨骨折，往往为横断形或青枝型骨折。因其不会述说，往往受伤原因不明确。

（2）因直接暴力打击或砸轧伤肩部，多致锁骨外 1/3 骨折。一般位于锁骨外端 1cm 左右处形成横断或短斜折，近折端翘起，远折端下陷。因为喙突与锁骨之间有喙锁韧带连接，故骨折端往往移位不大。若近折端向上翘起明显者，说明喙锁韧带已经断裂，与肩锁关节脱位的损伤机制和处理方法相同。直接暴力所致的锁骨中段骨折，往往损伤严重，应注意是否合并有血管损伤、神经损伤、肋骨损伤，但此类骨折较少见。

2. 损伤特点

多发生于儿童及青壮年。骨折后局部肿胀，压痛或有畸形，以手可能摸到骨折断端，移位者可触及折端的骨软感，并可闻及骨擦音。伤后常呈现伤肩下沉并向前内倾斜，上臂贴胸不敢活动，健手托扶患侧肘部的姿势，以减轻上肢重量牵拉引起疼痛。儿童锁骨骨折多为青枝骨折，骨折端成角移位，分离移位者少；而成人锁骨骨折多为粉碎或横形骨折，骨折端分离移位明显。另外，受伤后的临床表现也不相同：儿童为无移位和轻度移位的锁骨骨折，一般无明显疼痛，不能引起注意。当骨折端出现移位或明显移位、分离时，会出现肩部的疼痛、畸形、活动受限，局部骨擦音，患肩下沉，头倾向患侧，下颌转向健侧等同成人锁骨骨折的临床表现。

【平衡辨证】

1. 力学辨证

锁骨中外 1/3 或中 1/3 骨折，近折端由于胸锁乳突肌的牵拉，向前向上翘起，远折端因受上肢重力和三角肌的牵拉而向下向后陷落，且向内重叠。锁骨外 1/3 骨折。一般位于锁骨外端 1cm 左右处形成横断或短斜折，近折端翘起，远折端下陷。因为喙突与锁骨之间有喙锁韧带连接，故骨折端往往移位不大。若近折端向上翘起明显者，说明喙锁韧带已经断裂。在骨折固定时，成人无移位锁骨骨折，或 5 岁以下的小儿锁骨骨折，不论折端有移位与否，均不需手法整复。可用"8"字绷带固定，保持扩胸姿势，三角巾或腕颈带将患肢悬吊于胸前 2～3 周。锁骨骨折"8"字绷带固定法，已成为传统固定法，但通过临床观察，此种方法对锁骨中段骨折进行固定，则弊多利少。因压力大部分在锁骨的远段，而骨折近段失控，这样使远折端更向后下，而近折端相对更向前上方翘起。对锁骨外段骨折，压力作用于远近两折端，固定效果很好。因此，对锁骨中段骨折，可采用手法整复、经皮穿针固定法。恢复筋骨肌力平衡，保持骨折端的稳定，促使功能康复。

2. 气血脏腑辨证

锁骨所在之肩部为手三阴及三阳经通行之要道，又因其独特的解剖特点，损伤后必伤及气血经络，造成气血失衡，经络受阻；若损伤严重，可导致亡血气脱之险证。临床上损伤轻者瘀滞于皮下筋肉之间则出现局部肿胀、疼痛、瘀斑和水疱；若失血过多则可造成气随血脱，气血双亡，危及生命。气为血之帅，血为气之母，气血互根同源，互相影响。临床治疗与固定时，均应辨明气血损伤程度与性质，急则治其标——临时固定，先救其气血亡脱，挽救生命；并根据瘀滞经络之轻重，选择固定物，并适时调节固定物的松紧等。缓则治其本——恢复筋骨平衡，同时选择有效方药直达病所，恢复气血平衡，促进患者康复。

脏腑是化生气血、通调经络、濡养皮肉筋骨、主持人体生命活动的主要器官。损伤后气滞血瘀，经络阻塞，必累及脏腑，使之不和，尤其是肝脾肾三脏，易造成肝郁气滞，脾胃运化失常，进而导致气血精微化生不足，肾精虚、髓不充、筋骨失养。临床常见患者烦躁易怒，神疲乏力，肢体沉重、肿胀、疼痛，甚至出现脏腑危象。临床治疗与固定时，应辨明脏腑主证，急则治其标，行气祛瘀，消肿止疼，顾护脏腑，并选择适当固定物，调节筋骨平衡，恢复脏腑气血平衡，促进身体康复。

【固定原则与机理】

1. 锁骨骨折治疗的原则是可靠稳定的固定，最终目的是恢复锁骨的长度和生理功能。达到骨折复位稳定，阴阳、气血、肌力达到平衡。

2. 骨折移位明显者应力求解剖复位。

3. 对锁骨开放骨折，骨折合并血管、神经损伤，整复失败畸形愈合影响功能者，以及骨折不愈合者，均须行手术切开复位内固定。

【固定方法】

锁骨骨折治疗的原则是可靠稳定的固定，最终目的是恢复锁骨的长度和生理功能。由于锁骨的血运丰富，骨折容易愈合，并且畸形愈合后一般对功能影响不明显，故能求得外观上无畸形、平复，不影响美观，功能恢复完善，即达到了治疗目的。

成人无移位锁骨骨折，或5岁以下的小儿锁骨骨折，不论折端有移位与否，均不需手法整复，可用"8"字绷带固定，保持扩胸姿势，用三角巾或腕颈带将患肢悬吊于胸前2～3周，外贴接骨止痛膏药即可。小儿锁骨骨折其畸形在发育过程中可自行塑复，一年后拍双肩X线片对比，双侧锁骨可无区别，因此要向患者及其家属大胆说明情况及后果。

成人有移位的锁骨骨折，可进行手法整复。锁骨骨折的整复方法：患者正坐凳上，挺胸抬头，双手叉腰，术者在其背后一足踏于凳缘上，将膝部顶住患者背部正中，双手握其两肩外侧，向背部后侧徐徐牵引，使患者挺胸、肩部后伸，以矫正骨折端重叠移位。如仍有侧方移位，术者以两手的拇指、食指、中指分别捏住两骨折端，一手将骨折内侧端向前下方按压，另一手将骨折外侧端向后上方推挤，使之骨折端复位。

1."8"字绷带的固定方法

（1）方法与步骤：骨折端放置一高低垫，厚的一端放于锁骨上窝内，紧压骨折内侧段，使之向前、向下，薄的一端搭于锁骨上，用胶布两条将高低垫固定于皮肤上。接着外盖一厚纸板，也用胶布固定于皮肤上。然后采用双肩"8"字绷带固定，于两腋下各置一棉垫，用宽纱布绷带从患侧肩后经肩前上方，绕过腋下，横过背部，经对侧肩前上方，绕过腋下，绕回背部至患侧肩前上方，如此反复包绕8～12层（图6-1）。

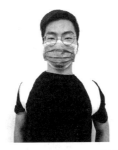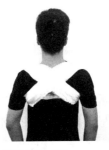

图6-1 锁骨骨折"8"字绷带固定法

（2）适应证：本方法适用于成人无移位锁骨骨折，或5岁以下的小儿锁骨骨折，不论折端有移位与否，均不需手法整复，可用"8"字绷带固定。

（3）禁忌证：移位明显者、粉碎性锁骨骨折、开放性骨折及合并血管神经损伤者。

（4）注意事项

①固定不宜太紧，避免皮肤压伤。

②密切观察患肢的感觉、血循环及运动情况。如发现肢端疼痛、温度下降、颜色紫暗、麻木，臂不能外展、臂旋外力减弱、肩部及臂外侧区上 1/3 部皮肤感觉障碍，多是腋下神经血管的压伤，应及时处理。

③注意经常调整"8"字绷带的松紧度。

④定期做 X 线透视或摄片检查，了解骨折是否发生再移位，特别是在 2 周以内要经常检查，如有移位及时处理。

⑤及时指导患者进行功能锻炼，并将固定后的注意事项及练功方法向患者及家属交代清楚，取得患者的合作，方能获得良好的治疗效果。

2. 锁骨固定带固定法

（1）方法与步骤：固定带的外形呈长带状，内面材质柔软，外面结合以布类或丝制品类抗拉力材料，两端缝合子母扣，长带中心下方以金属或布类等做小环扣，在骨折整复后，区分内外面，长带中心小环扣置于双侧肩胛骨中点部位，双侧腋窝以毛巾垫压后两侧长带经肩前、腋下至背后均自内向外穿出小环扣后适当拉紧向两侧腋下方向反折固定子母扣（图 6-2）。

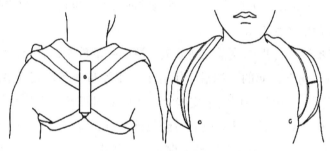

图 6-2　锁骨固定带固定法

（2）适应证：本方法适用于青少年和成人锁骨外端及内端骨折。

（3）禁忌证：移位明显者、粉碎性锁骨骨折、开放性骨折及合并血管神经损伤者。

3. 注意事项

（1）固定不宜太紧，避免皮肤压伤。

（2）密切观察患肢的感觉、血循环及运动情况。如发现肢端疼痛、温度下降、颜色紫暗、麻木，臂不能外展、臂旋外力减弱、肩部及臂外侧区上 1/3 部皮肤感觉障碍，多是腋下神经血管的压伤，应及时处理。

（3）注意经常调整锁骨带的松紧度。

（4）定期做 X 线透视或摄片检查，了解骨折是否发生再移位，特别是在 2 周以内要经常检查，如有移位及时处理。

（5）及时指导患者进行功能锻炼，并将固定后的注意事项及练功方法向患者及家属交代清楚，取得患者的合作，方能获得良好的治疗效果。

3. 双圈固定法

（1）方法与步骤：实质同"8"字绷带的固定方法，外形区别在于：首先以柔软的棉花做两个可以包绕肩部的环形（圈）结构，外侧包以可抗张力的布类材料，锁骨骨折整复后，将事先制作的柔软双环套在双侧肩部，患侧于骨折端前上部加压垫后再以圈压之，双环在背后相对拉紧用纱布绷带于双环的内侧固定（图6-3）。

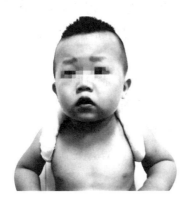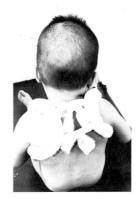

图6-3　锁骨双圈固定法

（2）适应证：本方法适用于5岁以下的小儿锁骨骨折。

（3）禁忌证：本方法不适宜复杂的开放性骨折及不稳定锁骨骨折患儿。

（4）注意事项

①固定不宜太紧，避免皮肤压伤。

②密切观察患肢的感觉、血循环及运动情况。如发现肢端疼痛、温度下降、颜色紫暗、麻木，臂不能外展、臂旋外力减弱、肩部及臂外侧区上1/3部皮肤感觉障碍，多是腋下神经血管的压伤，应及时处理。

③注意经常调整双圈的松紧度。

④定期做X线透视或摄片检查，了解骨折是否发生再移位，特别是在2周以内要经常检查，如有移位及时处理。

⑤及时指导患者进行功能锻炼，并将固定后的注意事项及练功方法向患者及家属交代清楚，取得患者的合作，方能获得良好的治疗效果。

第二节　肩胛骨骨折

【概述】

肩胛骨被众多肌肉包裹、保护，故骨折较为少见，肩胛骨骨折占肩部骨折的3%～5%，占全身骨折的0.5%～1%，骨折多发生于体部。临床上，肩胛骨骨折多由高能直接暴力所致，其合并损伤的发生率较高。早期救治时，由于合并损伤通常比较严重，易漏诊及误诊。大部分肩胛骨骨折可通过功能康复治疗，仅少数移位严重或累及肩盂关节的骨折才需手术治疗。

【解剖特点】

1.肩胛骨位于躯干背部的两侧，为一三角形的扁骨，可分为肩胛体、肩峰、肩关节盂、喙突、肩胛冈五部分，其后方肩胛冈上窝有冈上肌附着，肩胛冈下有冈下肌、小圆肌、大圆肌附着，其前方有肩胛下肌附着。

2.肩胛骨的外端，由肩胛盂与肱骨的上端肱骨头形成肩肱关节，其前方与胸壁形成似关节性联系（肩胸关节），肩胛骨在胸壁上的活动范围为60°，肩峰的内端与锁骨外端形成肩锁关节。当肩关节前屈60°，外展30°，肩胸关节即参与，活动度之比为2：1，即上臂每抬高15°时，其中肩肱关节活动为10°，肩胸关节活动5°。

【损伤机理与特点】

1. 损伤机理

多为直接暴力所致，如挤轧、打击、坠垫等。伤后由于肩胛局部有肌肉和筋膜包裹，一般移位不甚，骨折多呈劈裂或粉碎。若外力过大，可合并肋骨骨折和胸腔脏器损伤。

2. 损伤特点

（1）肩胛骨粉碎性骨折因出血多，肿胀明显易见，甚至皮下可有皮下瘀斑可见。

（2）冈上肌、冈下肌及肩胛下肌等因肩胛骨骨折及血肿刺激而出现持续性收缩样改变症状。

（3）肩胛骨由于血供丰富、愈合能力强。肩胛骨骨折按部位分可分为肩胛体部骨折、肩峰骨折、肩关节盂骨折、肩胛颈骨折、肩胛冈骨折、喙突骨折。其中以肩胛体及肩胛冈骨折较为多见外，其他骨折较为少见。

【平衡辨证】

1. 力学辨证

（1）由于肩胛骨体部骨质薄，无移位的体部骨折线多不明显，应仔细观察肩胛骨的内外缘骨皮质是否失去连续性，骨小梁有无断裂或阶梯样改变，寻找肩胛上缘有无断裂。肩胛体部的重叠骨折，常显示为条状的致密白线，应加以辨别。在骨折固定时，应注意克服向成角移位的力量，同时，应注意保护局部皮肤，避免继发性皮损。

（2）骨折后固定时，应注意保持其活动轴的稳定性，以免日后因活动轴向异常造成关节功能障碍及创伤性关节炎。

（3）近关节部骨折，由于关节活动，易影响固定效果。固定时，应注意适当超关节固定，或施以相对刚性固定，以维持折端的稳定性，使筋骨肌力平衡，促进骨折愈合。

2. 气血脏腑辨证

肩胛骨因其独特的解剖特点，损伤后必伤及气血经络，造成气血失衡，经络受阻；若损伤严重，可导致亡血气脱之险证。临床上损伤轻者瘀滞于皮下筋肉之间则出现局部肿胀、疼痛、瘀斑；若失血过多则可造成气随血脱，气血双亡，危及生命。气为血之帅，血为气之母，气血互根同源，互相影响。临床治疗与固定时，均应辨明气血损伤程度与性质，急则治其标——临时固定，先救其气血亡脱，挽救肢体和生命；并根据瘀滞经络之轻重，选择固定物，并适时调节固定物的松紧等。缓则治其本——恢复筋骨平衡，同时选择有效方药直达病所，恢复气血平衡，促进患者康复。

脏腑是化生气血、通调经络、濡养皮肉筋骨、主持人体生命活动的主要器官。损伤后气滞血瘀，经络阻塞，必累及脏腑，使之不和，尤其是肝脾肾三脏，易造成肝郁气滞，脾胃运化失常，进而导致气血精微化生不足，肾精虚、髓不充、筋骨失养。临床常见患者烦躁易怒，神疲乏力，肢体沉重、肿胀、疼痛，甚至出现脏腑危象。临床治疗与固定时，应辨明脏腑主证，急则治其标，行气祛瘀，消肿止疼，顾护脏腑，并选择适当固定物，调节筋骨平衡，恢复脏腑气血平衡，促进患者康复。

【固定原则与机理】

1. 此骨折一般要求对位不高，即使骨块有明显移位而畸形愈合者亦多无影响，一般利用上肢的外展或内收来进行对位。

2. 对骨折波及外缘、错位严重合并腋神经损伤者，表现为三角肌区皮肤麻木，肩关节不能外展等，应手术切开复位，用钢板、钢丝或钢针固定，以解除对腋神经的压迫。

【固定方法】

1. 方法与步骤

若合并有内脏损伤，要首先处理，挽救生命，然后再处理骨折。

（1）肩胛体部骨折（包括肩胛冈骨折）

移位不甚者，一般不需手法整复。局部外贴接骨止疼膏药，肘屈90°，以腕颈带或三角巾悬吊。

有移位骨折严重者，但未合并肋骨骨折和内脏损伤，可于背部缓缓按压，或推挤捏对，腕颈带或三角巾屈肘悬吊前臂（详见总论）。

（2）肩峰骨折：多为无移位或移位不大者，勿需特别处理。对移位比较明显的骨折，用外展推挤复位法，用腕颈带或三角巾悬吊（详见总论）。

（3）肩胛颈骨折：肩胛颈无移位骨折，悬吊固定。

（4）喙突骨折：临床少见，也往往被忽视。由于肌肉和韧带的附着，移位亦往往不大，勿需特殊治疗。

2. 注意事项

（1）适当抬高患肢，有利患肢消肿。

（2）密切观察患肢的血运。

（3）定期做 X 线透视或摄片检查，了解骨折是否发生再移位，特别是在 2 周以内要经常检查，如有移位及时处理。

（4）及时指导患者进行功能锻炼，并将固定后的注意事项及练功方法向患者及家属交代清楚，取得患者的合作，方能获得良好的治疗效果

第三节　肱骨大结节骨折

【概述】

肱骨大结节骨折，少数为单独发生，大多数在肩关节前下脱位时并发。

【解剖特点】

肱骨大结节位于肱骨上端，偏外侧，其上有冈上肌附着，还有冈下肌和小圆肌附着。由肩胛下肌、冈上肌、冈下肌、小圆肌组成的袖套样结构称为肩袖，肩袖对肱骨头有稳定作用，同时也是肩关节上举的启动肌肉。肩袖肌肉止于肱骨大、小结节。大结节骨折时，受冈上肌、冈下肌及小圆肌的牵拉，骨折块向后上方移位，甚至骨块翻转；小结节骨折时，受肩胛下肌的牵拉，骨块会向前移位。

【损伤机理与特点】

1. 损伤机理

（1）直接暴力：直接暴力如打碰局部，跌倒时肩外侧着地，都可导致肱骨大结节骨折，多无移位，一般骨折块较大，且多为粉碎性。

（2）间接暴力：间接暴力如肌肉牵拉所致的撕脱骨折，骨折块多较小，一般向上向后移位，且多为肩关节脱位的合并症。

2. 损伤特点

骨折多为直接暴力撞击于肱骨大结节，即当跌倒时肩部外侧着地引起骨折，骨折块很少有严重移位或无移位。

此种骨折多为间接暴力引起，即当跌倒时，上肢外展外旋着地，冈上肌、冈下肌、小圆肌及肩袖突然猛力收缩牵拉肱骨大结节撕脱骨折，如为完全撕脱骨折，骨折块可缩至肱骨头的关节面以上。

【平衡辨证】

1. 力学辨证

肱骨大结节于肱骨上端，偏外侧，其上有冈上肌附着，还有冈下肌和小圆肌附着。当跌倒时，上肢外展外旋着地，冈上肌、冈下肌、小圆肌及肩袖突然猛力收缩牵拉肱骨大结节撕脱骨折。在骨折固定时，无移位的大结节用腕颈带悬吊 3 ～ 4 周。有移位的大结节，往往多为肩关节脱位的合并症，应先将患肢复位后以胸壁绷带固定于胸前，将患侧上臂保持在内收内旋位，肘关节 60°～ 90°，前臂依附于胸前用绷带将上臂固定在胸壁。前臂用三角巾悬吊于胸前，固定妥善牢固 2 ～ 3 周。然后再将患肢外展 70°、上举 80°固定，克服肌肉牵拉的力量，达到筋骨肌力平衡，恢复原有的生理功能，以免日后影响肩关节的功能活动。

2. 气血脏腑辨证

肱骨所在之为手三阴及三阳经通行之要道，又因其独特的解剖特点，损伤后必伤及气血经络，造成气血失衡，经络受阻；若损伤严重，可导致亡血气脱之险证。临床上损伤轻者瘀滞于皮下筋肉之间则出现局部肿胀、疼痛、瘀斑和水疱；若失血过多则可造成气随血脱，气血双亡，危及生命。气为血之帅，血为气之母，气血互根同源，互相影响。临床治疗与固定时，均应辨明气血损伤程度与性质，急则治其标——临时固定，先救其气血亡脱，挽救肢体和生命；并根据瘀滞经络之轻重，选择固定物，并适时调节固定物的松紧等。缓则治其本——恢复筋骨平衡，同时选择有效方药直达病所，恢复气血平衡，促进患者康复。

脏腑是化生气血、通调经络、濡养皮肉筋骨、主持人体生命活动的主要器官。损伤后气滞血瘀，经络阻塞，必累及脏腑，使之不和，尤其是肝脾肾三脏，易造成肝郁气滞，脾胃运化失常，进而导致气血精微化生不足，肾精虚、髓不充、筋骨失养。临床常见患者烦躁易怒，神疲乏力，肢体沉重、肿胀、疼痛，甚至出现脏腑危象。临床治疗与固定时，应辨明脏腑主证，急则治其标，行气祛瘀，消肿止疼，顾护脏腑，并选择适当固定物，调节筋骨平衡，恢复脏腑气血平衡，促进患者康复。

【固定原则与机理】

1. 肱骨大结节骨折治疗的原则是可靠稳定的固定，最终目的是恢复肩关节生理功能。达到骨折复位稳定，阴阳、气血、肌力平衡。

2. 骨折移位明显者应力求解剖复位。

【固定方法】

1. 无移位的肱骨大结节骨折，无需特殊治疗，外贴接骨上痛膏药，用腕颈带悬吊

3～4周，及早开始功能活动练习。

2.有移位者，进行手法整复，采用推按复位法。

肩外展架固定法：患者坐位或卧位，患肢外展。术者站于患侧，一手持患肢上臂固定，另手拇、食两指推按骨折块向下向前即可复位。将患肢固定于外展上举80°，前屈45°6周，去除固定，开始肩关节功能活动（图6-4）。

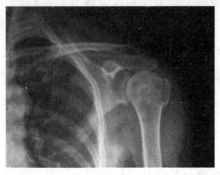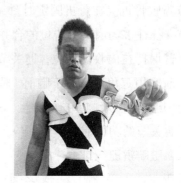

图6-4 肱骨大结节骨折肩外展架固定法

（2）适应证：本方法适用于无移位的肱骨大结节，有移位但移位不明显的肱骨大结节。

（3）禁忌证：有移位的肱骨大结节骨折手法复位失败，或大结节骨折被拉至肱骨头的上方者。

（4）注意事项

①肩外展架固定不宜太紧，避免皮肤压伤。

②密切观察患肢的感觉、血循环及运动情况。如发现肢端疼痛、温度下降、颜色紫暗、麻木，臂不能外展、臂旋外力减弱、肩部及臂外侧区上1/3部皮肤感觉障碍，多是腋下神经血管的压伤，应及时处理。

③注意经常调整固定带的松紧度。

④定期做X线透视或摄片检查，了解骨折是否发生再移位，特别是在2周以内要经常检查，如有移位应及时处理。

⑤及时指导患者进行功能锻炼，并将固定后的注意事项及练功方法向患者及家属交代清楚，取得患者的合作，方能获得良好的治疗效果。

第四节　肱骨颈骨折

【概述】

肱骨颈骨折，是一种常见病，占肩部骨折的22%；患此病者多为少年，占54%；

50 岁以上的老年人占 27%。肱骨颈骨折包括肱骨头骺滑脱、肱骨解剖颈骨折及肱骨外科颈骨折，前两种类型少见。肱骨外科颈在肱骨上端解剖颈下 2 ～ 3cm 处，为骨干坚质骨向骨端松质骨移行的部位，骨折机会较多，故名外科颈。

【解剖特点】

1. 肱骨近端包括肱骨头，大、小结节及肱骨干骺端。肱骨头与大小结节和干骺端端相连的部位为肱骨解剖颈，在大小结节基底下缘处为肱骨外科颈大、小结节之间形成结节间沟，肱二头肌长头腱在此通过，也称为二头肌腱沟。供应肱骨头主要血液的旋肱前动脉分支也沿此沟上升然后进入骨内，临床上移位性肱骨解剖颈骨折易致肱骨血管损伤，影响骨折愈合，也易导致肱骨头坏死，预后较差。

2. 肱骨头与肩胛的肩盂构成盂肱关节，肩峰是肩胛冈向外的延伸部分，位于盂肱关节上方，对盂肱关节起保护作用，同时也是三角肌的附丽部。肩峰与喙肩韧带共同形成喙骨弓。喙骨弓为一坚强的骨韧带结构，其与大结节之间有肩袖和肩峰下滑囊，此处也称为第二肩关节。肩峰下滑囊在三角肌下的延伸部分称为三角肌下滑囊，是由滑膜组织包绕的囊性结构，对肱骨头及三角肌的活动起保护及减少摩擦的作用。肱骨近端骨折手术治疗时，应尽可能恢复滑囊的整体性，减少粘连；骨折尽可能解剖复位，以防肩关节上举时产生撞击引起疼痛、损伤肩袖。肩袖是由肩胛下肌、冈上肌、冈下肌、小圆肌组成的袖套样结构。肩袖对肱骨头有稳定作用，同时也是肩关节上举的启动肌肉。肩袖肌肉止于肱骨大、小结节。大结节骨折时，受冈上肌、冈下肌及小圆肌的牵拉，骨折块向后上方移位，甚至骨块翻转；小结节骨折时，受肩胛下肌的牵拉，骨块会向前内移位，肱二头肌腱是肩袖的协同肌，对肱骨头有固定作用，防止肱骨头活动时出现上滑，肱二头肌腱是肩部骨折手术的重要标志，以此为标志可区分大、小结节位置。三角肌是盂肱关节活动的主要动力，主要功能是外展上臂，前部纤维帮助肩屈曲和内收上臂，后部纤维协助后伸和外旋。

【损伤机理与特点】

1. 损伤机理

（1）间接暴力：此骨折多为间接暴力所致，亦有因直接暴力致伤者，多为无移位骨折或碎折。

①因间接暴力跌倒时上臂外展，以手或肘部内侧着地，身体向伤侧倾倒，暴力沿上肢或上臂纵轴向上传导，至肱骨外科颈处而致骨折。骨折后，部分病例远折端的外缘嵌插于近折端的内侧，致近折端内收，肱骨头旋转，骨折远段骨干外展，远折端向内前重叠移位，致成外展型骨折。

②跌倒时上臂内收，以手或肘外侧着地，暴力向上传导，致肱骨外科颈骨折者，

近折端由于冈上肌的牵拉而外展，肱骨干由于暴力作用的方向而内收，骨折后远折端向前向外向上重叠移位，或远折端内侧骨皮质与近折端的外侧嵌插，形成远折端向外、向前的成角畸形，成内收型骨折。若外力继续作用，远折端可向上刺穿皮肉，形成开放性骨折。

③跌倒时上臂背伸，以手或肘下方着地，暴力向上传导，致外科颈骨折，近折端向前屈曲，远折端的后侧皮质与近折端相嵌插呈向前突成角（多见），或远折端向前向上突起成角或重叠移位（少见）成背伸型骨折。同样机理，可致肱骨解剖颈骨折和肱骨上端骨骺滑脱，其临床表现及治疗方法完全同外科颈骨折，故不单独赘述。

（2）直接暴力为打击、碰撞，多致无移位裂纹和粉碎性骨折。

2. 损伤特点

（1）无移位骨折肩部肿胀，相当于肱骨外科颈处有明显压痛，无畸形，肩关节功能障碍，应与肩部挫伤相鉴别。

（2）外展型骨折肩部肿胀、疼痛、压痛明显，多数有大片瘀血斑，甚至可遍布上臂及肘部，这是由于老年气虚，不能收摄所致（组织松弛，止血作用延迟）。肩前内侧，相当于喙突水平，能触到骨折远折端的骨槎，畸形明显。三角肌止点处向内凹陷。上臂下段外展，呈翼状，不能贴近胸壁。X线片显示：正位片示肱骨外科颈骨折，远折端向内移位，或两折端向内成角嵌插，远折端的外侧皮质嵌插在近折端的内侧；轴位片示远折端向前重叠移位，并突起成角，或嵌插。

（3）内收型骨折肩部肿胀、疼痛、压痛明显，于肩外上前侧有突起畸形。正位看，上臂下段内收，相当于喙突水平的外、前侧有高突畸形，局部可触到向前外侧移位的远折端，一般瘀血不明显。此种类型骨折，有时可合并皮肉嵌夹，一般皮肉被嵌夹于两折端之间的远折端下面，由远折端向前上方刺插所致，临床表现肩前外侧高突畸形的顶点处，呈皮肉凹陷，或有点状瘀血斑，局部皮肉推拉时不能移动。还有个别开放性骨折，也属于此类型。骨折后，在外力的继续作用下远折端向前外上方刺穿皮肉后，骨端缩回；个别骨端仍外露于皮外，皮肉嵌夹在远近两折端之间。X线片显示：正位片示骨折远折端向外上重叠移位或成角移位；轴位片示远折端向前重叠移位或成角移位。

（4）背伸型骨折肩部肿胀、疼痛、压痛明显，功能障碍，肩关节前侧相当于喙突水平处，向前有显著高突畸形，局部或有点状瘀斑。侧位观：上臂下段背伸，肩前向前突出，肩后凹陷。因为骨折发生在干骺端，由于三角肌的覆盖，加上骨折端又常嵌插，同时肿胀严重，故不易触知骨折的骨槎和骨软，以及骨折的移位情况。加之单纯的肩关节正位X片线上只能见到肱骨外科颈处显示一无移位的横形折线，因而掩盖了向前成角和移位的情况，造成误诊为肱骨外科颈的无移位骨折，而不加整复，然而这种畸形正是以后遗有肩关节功能障碍的根本原因，这种漏诊风险临床医生应予以重视。

以上各型骨折均存在有折端向前错位、成角和肱骨头旋转的问题，这是其特殊的解剖结构和受伤机制造成的。解剖上肱骨头有 2 个倾斜角，即在冠状面上肱骨头与肱骨干有 130°～ 135°的内倾角，在横断面上肱骨头与肘关节横轴有 20°～ 30°的后倾角；冈上肌、冈下肌、小圆肌自上而下附着于大结节，大圆肌、肩胛下肌附着于小结节。诸肌协同作用，使肱骨头能自如地收展、屈伸和旋转运动，而骨折往往使这些肌肉的附着点分裂，并改变到近折端、远折端或其他碎骨块上，以致诸肌不能协调一致；由于肩袖肌的不平衡牵拉和远折端上移的顶撞，势必使肱骨头沿原倾斜角向后内倾斜并发生旋转，则近端折面朝向前外，远端折茬向前上重叠；况且，伤后患肢多自然下垂置于体侧，肘关节横轴自内后向前外侧倾斜，从而增大了肱骨头后倾角度。所有这些均造成了骨折后的向前错位和成角畸形。

【平衡辨证】

1. 力学辨证

解剖上肱骨头有 2 个倾斜角，即在冠状面上肱骨头与肱骨干有 130°～ 135°的内倾角，在横断面上肱骨头与肘关节横轴有 20°～ 30°的后倾角；冈上肌、冈下肌、小圆肌自上而下附着于大结节，大圆肌、肩胛下肌附着于小结节。诸肌协同作用，使肱骨头能自如地收展、屈伸和旋转，而骨折往往使这些肌肉的附着点分裂，并改变到近折端、远折端或其他碎骨块上，以致诸肌不能协调一致；由于肩袖肌的不平衡牵拉和远折端上移的顶撞，势必使肱骨头沿原倾斜角向后内倾斜并发生旋转，则近端折面朝向前外，远端折茬向前上重叠；况且，伤后患肢多自然下垂置于体侧，肘关节横轴自内后向前外侧倾斜，从而增大了肱骨头后倾角度。所有这些均造成了骨折后的向前错位和成角畸形。因此在骨折整复固定时，应注意克服向前内成角移位的力量，保持关节筋骨肌力的平衡。促使功能早日康复。

2. 气血脏腑辨证

肱骨颈因其独特的解剖特点，损伤后必伤及气血经络，造成气血失衡，经络受阻；若损伤严重，可导致亡血气脱之险证。临床上损伤轻者瘀滞于皮下筋肉之间则出现局部肿胀、疼痛、瘀斑和水疱；严重者可形成筋膜间隔区综合征，阻断经脉引起远端肢体坏死。若失血过多则可造成气随血脱，气血双亡，危及生命。气为血之帅，血为气之母，气血互根同源，互相影响。临床治疗与固定时，均应辨明气血损伤程度与性质，急则治其标——临时固定，先救其气血亡脱，挽救肢体和生命；并根据瘀滞经络之轻重，选择固定物，并适时调节固定物的松紧等。缓则治其本——恢复筋骨平衡，同时选择有效方药直达病所，恢复气血平衡，促进患者康复。

脏腑是化生气血、通调经络、濡养皮肉筋骨、主持人体生命活动的主要器官。损伤后气滞血瘀，经络阻塞，必累及脏腑，使之不和，尤其是肝脾肾三脏，易造成肝郁气滞，脾胃运化失常，进而导致气血精微化生不足，肾精虚、髓不充、筋骨失养。临床常见患者烦躁易怒，神疲乏力，肢体沉重、肿胀、疼痛，甚至出现脏腑危象。临床治疗与固定时，应辨明脏腑主证，急则治其标，行气祛瘀，消肿止疼，顾护脏腑，并选择适当固定物，调节筋骨平衡，恢复脏腑气血平衡，促进患者康复。

【固定原则与机理】

1. 肱骨颈骨折的治疗原则是矫正骨折的向前成角与移位，恢复正常的肌力平衡。达到骨折复位稳定，阴阳、气血、肌力平衡。

2. 成角和旋转移位尽量纠正，肩关节对应关系必须纠正。

3. 开放性骨折应及时清理伤口，并进行一期骨折复位内固定，术后积极采取抗感染处理。

4. 应密切观察骨折复位情况，必要时及时调整固定。

5. 保持良好的生物学固定：①维持骨折端最大限度的稳定，恢复肌力的平衡；②消除不利于骨折愈合的旋转、剪切和成角外力；③在保证骨折端稳定的情况下，可进行肌肉舒缩锻炼及关节活动，有利于早期功能恢复；④固定物要便于调整与检查，其对骨折整复后的残留移位有矫正作用；⑤副作用小，合并症少；⑥为受损组织创造良好的修复条件；⑦保持损伤处正常血运，使其不影响正常的愈合。

【固定方法】

1. 塑形超肩夹板固定法

（1）方法与步骤：肱骨超肩夹板1套，小带子4根。保持对位状态，依次放置后侧、前侧、外侧、内侧夹板，并以3根带子绕夹板2周结扎，并用1根长对肩带绕过对侧腋下超肩关节固定，防止夹板向外滑脱（图6-5）。

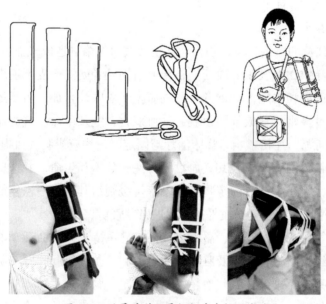

图6-5　肱骨外科颈骨折超肩夹板固定法

（2）适应证：肱骨外科颈骨折闭合行性骨折。

（3）禁忌证：开放性骨折及合并血管神经损伤者。

（4）注意事项

①适当抬高患肢，有利患肢消肿。

②密切观察患肢的血运。特别是固定后 3 ～ 4 天内更应注意观察肢端皮肤颜色、温度、感觉及肿胀程度。如发现肢端肿胀、疼痛、温度下降、颜色紫暗、麻木、伸屈活动障碍并伴剧痛者应及时处理。

③注意询问骨骼突出处有无灼痛感，如患者持续疼痛，则应解除夹板进行检查，严防压迫性溃疡的发生。

④注意经常调整夹板的松紧度。一般在 4 日内，局部损伤性炎症反应明显，夹板固定后易形成静脉回流受阻，组织间隙内压有上升的趋势，可适当放松扎带。之后组织间隙内压下降，血循环改善，扎带松弛时应及时调整扎带的松紧度，保持 1cm 的正常移动度。

⑤定期做 X 线透视或摄片检查，了解骨折是否发生再移位，特别是在 2 周以内要经常检查，如有移位及时处理。

⑥及时指导患者进行功能锻炼，并将固定后的注意事项及练功方法向患者及家属交代清楚，取得患者的合作，方能获得良好的治疗效果。

2. 克氏针固定法

（1）方法与步骤：2.5mm 克氏针 2 ～ 3 枚，臂丛神经阻滞麻醉，手法复位成功后，经皮穿针固定，石膏托外固定（图 6-6）

（2）适应证：肱骨外科颈不稳定性骨折。

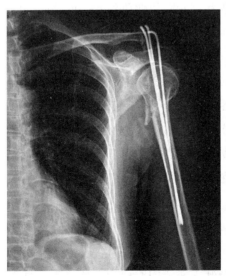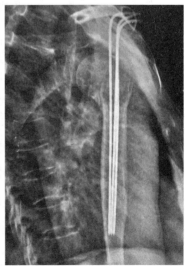

图 6-6　肱骨外科颈骨折经皮穿针固定法

（3）禁忌证：开放性骨折及合并血管神经损伤者。

（4）注意事项

①适当抬高患肢，有利于患肢消肿。

②密切观察患肢的血运。

③定期做 X 线透视或摄片检查。

④及时指导患者进行功能锻炼，并将固定后的注意事项及练功方法向患者及家属交代清楚，取得患者的合作，方能获得良好的治疗效果。

第五节　肱骨干骨折

【概述】

肱骨干骨折是指肱骨外科颈以下 1 ～ 2cm 至肱骨髁上 2cm 之间的骨折。肱骨干骨折占全身骨折的 1.31%，以 30 岁以下的成人较多见。骨折好发于骨干的中段，下段次之，上段最少。中下 1/3 骨折，容易合并桡神经损伤。

【解剖特点】

肱骨干上半呈圆柱形，下半部呈三棱柱形。可分为三缘：前缘、内侧缘和外侧缘。三面：前半面、前内面和后面。前缘自大结节嵴至冠状突窝外缘，其内侧缘起自小结节嵴，向下续于内上髁嵴，其中段和下段分别有喙肱肌、肱肌和肱三头肌内侧头附着处，此缘中部可见一滋养孔。外侧缘上部相当于大结节后部，有小圆肌和肱三头肌外侧头附着，向下续于外上髁嵴，有肱桡肌和桡侧腕长伸肌附着。前外面的中部有 V 形粗面，为三角肌粗隆，有三角肌附着。前内面的上部较窄，下部平坦光滑，两面下部有肱肌附着。后面的中部相当于三角肌粗隆的后方，有由内向上斜向外下的桡神经沟，此沟的外上方及下方分别为肱三头肌外侧头和内侧头附着处，桡神经和肱深动脉绕过该沟向下，故肱骨干中、下 1/3 的骨折容易合并桡神经的损伤。内外侧肌间隔膜将上臂分为前、后两个肌间隔，肱二头肌、肱肌、喙肱肌和肱桡肌位于前肌间隔内，神经、血管束沿着肱二头肌内侧缘向下走行，其中包括肱动静脉、正中神经、肌皮神经和尺神经。后肌间隔内包括肱三头肌和桡神经。

【损伤机理与特点】

1. 损伤机理

（1）直接暴力：直接暴力如打击、挤轧，多致中段或中上段骨折，且多为横断形骨折，或碎折。

（2）间接暴力：跌倒时，以手按地，或肘部着地，外力向上传导，多致中段或下段骨折；或因肌肉强力收缩的牵拉外力，如投弹或球类运动的投掷骨折、掰手腕等所致的骨折，多为中下 1/3 的斜形或螺旋形骨折。

2. 损伤特点

骨折后，因骨折的部位不同和受肌肉牵拉力的影响，而发生各种不同类型的骨槎移位。如发生在外科颈以下、胸大肌止点以上，多为横断形骨折，远折端由于胸大肌、背阔肌的牵拉而向内移位。此型骨折不多见，多发生于儿童。如骨折发生在胸大肌止点以下、三角肌止点以上，近折端受胸大肌的牵拉而向内移位，远折端受三角肌的牵拉和肱二头肌及肱三头肌的收缩影响而向外向上重叠移位，骨槎亦多为横断形。如骨折发生在三角肌止点以下，则近折端受三角肌的牵拉而外展，远折端因肱二头肌与肱三头肌的收缩作用而向上重叠移位。如发生在下段，因肱二头肌、肱三头肌的收缩力线偏于肱骨中轴线的内侧，故折端多向外突起成角移位。如骨折发生在肱桡肌附着点以下，肱骨内外上髁以上 3～4cm 处，由于前臂的重垂作用，远折端形成向前旋转移位，则这种旋转有时可高达 60°～70°。

桡神经损伤腕关节下垂，背伸无力或不能，轻者拇指背伸无力，虎口区麻木，较多见。正中神经损伤重者后期可出现"猿手"，但极少见。多为轻度损伤，表现为食指屈曲无力，拇指对掌无力。尺神经损伤小指及环指间关节不能伸直、麻木。

肱动脉损伤手部温度低，颜色暗或苍白，桡尺动脉搏动消失。

【平衡辨证】

1. 力学辨证

（1）发生在外科颈以下、胸大肌止点以上，多为横断形骨折，远折端由于胸大肌、背阔肌的牵拉而向内移位。此型骨折不多见，多发生于儿童。骨折发生在胸大肌止点以下、三角肌止点以上，近折端受胸大肌的牵拉而向内移位，远折端受三角肌的牵拉和肱二头肌及肱三头肌的收缩影响而向外向上重叠移位，骨槎亦多为横断形。肱骨中段以上骨折，均采用上臂超肩夹板固定 4～8 周（方法见总论）。胸大肌止点以上骨折因折端复位后不稳定，固定时应于内侧夹板上端加厚蘑菇垫以推挤远折端向外，同时对肩带应稍松结扎，肘关节屈曲度应大于 90°悬吊于胸前以保持折端稳定对位。

（2）如骨折发生在三角肌止点以下，则近折端受三角肌的牵拉而外展，远折端因肱二头肌与肱三头肌的收缩作用而向上重叠移位。肱骨中段骨折因骨折端易形成分离及向外成角，故固定时应采用双超夹板固定（即超肩超肘关节夹板）。根据情况，必要时可加用三角巾悬吊。固定期间避免前屈及内收上臂。

（3）如骨折发生在下段，因肱二头肌、肱三头肌的收缩力线偏于肱骨中轴线的内侧，故折端多向外突起成角移位。肱骨下段骨折固定时超肘夹板固定，前臂应极度旋前（切忌前臂旋后），肘关节极度屈曲位悬吊，固定时间应较长，因此型骨折愈合较慢。无论哪型骨折，伤后均应早期手法复位，固定牢靠，恢复筋骨肌力平衡，达到功能早日康复。

2. 气血脏腑辨证

肱骨所在之上臂为手三阴及三阳经通行之要道，又因其独特的解剖特点，损伤后必伤及气血经络，造成气血失衡，经络受阻；若损伤严重，可导致亡血气脱之险证。临床上轻者损伤瘀滞于皮下筋肉之间则出现局部肿胀、疼痛、瘀斑和水疱；严重者可形成筋膜间隔区综合征，阻断经脉引起远端肢体坏死。若失血过多则可造成气随血脱，气血双亡，危及生命。气为血之帅，血为气之母，气血互根同源，互相影响。临床治疗与固定时，均应辨明气血损伤程度与性质，急则治其标——临时固定，先救其气血亡脱，挽救肢体和生命；并根据瘀滞经络之轻重，选择固定物，并适时调节固定物的松紧等。缓则治其本——恢复筋骨平衡，同时选择有效方药直达病所，恢复气血平衡，促进患者康复。

脏腑是化生气血、通调经络、濡养皮肉筋骨、主持人体生命活动的主要器官。损伤后气滞血瘀，经络阻塞，必累及脏腑，使之不和，尤其是肝脾肾三脏，易造成肝郁气滞，脾胃运化失常，进而导致气血精微化生不足，肾精虚、髓不充、筋骨失养。临床常见患者烦躁易怒，神疲乏力，肢体沉重、肿胀、疼痛，甚至出现脏腑危象。临床治疗与固定时，应辨明脏腑主证，急则治其标，行气祛瘀，消肿止疼，顾护脏腑，并选择适当固定物，调节筋骨平衡，恢复脏腑气血平衡，促进患者康复。

【固定原则与机理】

1. 肱骨干骨折治疗的原则是功能复位，最终目的是恢复上肢生理功能。达到骨折复位稳定，阴阳、气血、肌力平衡。

2. 肱骨属非负重骨，轻度的畸形愈合可由肩胛骨代替，其复位标准在四肢长骨中最低，其功能复位的标准为：2cm 以内的短缩；1/3 以内的侧方移位，20°以内的向前，30°以内的外翻成角以及 15°以内的旋转畸形。

3. 对肱骨干开放骨折，骨折合并血管、神经损伤，整复失败畸形愈合影响功能者，以及骨折不愈合者，均须行手术切开复位内固定。

【固定方法】

肱骨属非负重骨，轻度的畸形愈合可由肩胛骨代替，其复位标准在四肢长骨中最低，肱骨干骨折治疗的原则是功能复位，最终目的是恢复上肢生理功能。其功能复位的标准为：2cm 以内的短缩；1/3 以内的侧方移位；20°以内的向前；30°以内的外翻成角以及 15°以内的旋转畸形。

一般肱骨中段以上骨折，均采用上臂超肩夹板固定 4～8 周（方法见总论）。但有个别情况需要注意，有以下几点：

（1）胸大肌止点以上骨折因折端复位后不稳定，应于内侧夹板上端加厚蘑菇垫以推挤远折端向外，同时对肩带应稍松结扎，肘关节屈曲度应大于90°悬吊于胸前以保持折端稳定对位。

（2）肱骨中段骨折因骨折端易形成分离及向外成角，故应采用双超夹板固定（即超肩超肘关节夹板）。根据情况，必要时可加用三角巾悬吊。固定期间避免前屈及内收上臂。

（3）肱骨蝶形碎折：应以双超夹板固定，并使肘屈角度大于100°，前臂极度旋前位。

（4）肱骨下段骨折：以超肘夹板固定后，使前臂旋前，切忌前臂旋后。

（5）肱骨下段（肱骨髁上3～4cm处）的横断性：超肘夹板固定，前臂应极度旋前，肘关节极度屈曲位悬吊，固定时间应较长，因此型骨折愈合较慢。

复位完成后，术者维持骨折对位，根据不同情况施以固定。

1. 超肩关节夹板固定法

（1）方法与步骤

①超肩小夹板1套4块，后、内、外侧板皆为直板。前侧板：上超肩上3cm，下至肘横纹上3cm。后侧板：上超肩上3cm，下至肱骨内、外髁水平。内侧板：上至腋下，下至肱骨内髁上缘。外侧板：上超肩上3cm，下至肱骨外髁上缘。

②使用方法：骨折整复后，保持对位，依次放置前、后、内、外侧夹板，使前后外3块夹板上端超出肩上3cm。先用3根带子将腋下部分依次绕两周结扎。助手用对肩带经健侧腋下，将对肩带的两端分别绑缚于前后夹板的上端，再将前后外3块夹板绑扎在一起，腕颈带将患肢悬吊于胸前，肘屈90°（图6-7）。

（2）超肩夹板尺寸：①长度皆以厘米为尺寸单位，后不赘述；②厚度为0.4cm；③除内侧板外，其他3块板，于板的一端两侧，距端1.5cm处，均刻一凹槽，以便结扎带子，不使滑脱；④此套夹板亦可作超肘关节固定使用，使用时上端颠倒为下端即可；⑤如为肱骨上段胸大肌止点以上骨折，可将内侧板上端包以棉垫，使成蘑菇头状，以便稳定折端，蘑菇头的大小厚薄，根据需要而定。

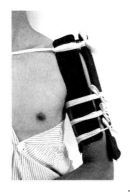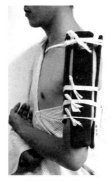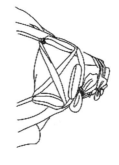

图6-7　超肩夹板固定法

（3）适应证：本方法适用于肱骨中段以上骨折。

（4）禁忌证：肱骨蝶形碎折、肱骨下段骨折及合并血管神经损伤者。

（5）注意事项

①适当抬高患肢，有利患肢消肿。

②密切观察患肢的血运。特别是固定后 3～4 天内更应注意观察肢端皮肤颜色、温度、感觉及肿胀程度。如发现肢端肿胀、疼痛、温度下降、颜色紫暗、麻木、伸屈活动障碍应及时处理。

③注意询问骨骼突出处有无灼痛感，如患者持续疼痛，则应解除夹板进行检查，严防压迫性溃疡的发生。

④带子绑扎要松紧适宜，绑扎后以带子能上、下推移活动 1cm 为度。新伤肿胀严重时要相对绑松些，待肿消时再加以调整，旧伤要相对扎紧些，近肘部的带子要相对扎松些。肱骨上段胸大肌止点以上骨折，可将内侧板上端，包以棉花或海绵，制成蘑菇头状。固定一开始，即可做不定时的腕、手部关节的伸屈活动练习。

⑤定期做 X 线透视或摄片检查，了解骨折是否发生再移位，特别是在 2 周以内要经常检查，如有移位及时处理。

⑥及时指导患者进行功能锻炼，向患者做好解释和指导，取得患者配合。并将固定后的注意事项及练功方法向患者及家属交代清楚，取得患者的合作，方能获得良好的治疗效果。

2. 超肘关节夹板固定法

（1）方法与步骤

①超肘小夹板 1 套 4 块，后、内、外侧板皆为直板。前侧板：上至肱骨上段，下超肘下 3cm。后侧板：上至肱骨上段，下超肘下 3cm，内侧板：上至肱骨上段，下超肘 3cm，前侧板上至肱骨上段，下至肘横纹即可。

②使用方法：保持对位，依次放置外、内，后侧夹板，使外、内、后侧板超出肘下 3cm。先用 1 根带子将肘关节以上夹板中部绕两周结扎，以做临时固定，再用一根较长带子，在肘上方，由前侧板前方将带子两端分别经内侧、外侧夹板的内侧向后，至两侧板的后方反折，经外侧向前在前侧板的前方交叉，再向后绕四块板两周结扎（名反折带）。此反折带的目的是避免内、外侧板向后滑脱。然后再用带子将其上方绕两周结扎，最后将内、外、后三板于肘下方以带子做交叉结扎，腕颈带悬吊前臂于胸前即可（图 6-8）。

（2）适应证：本方法适用于肱骨中段以下骨折、肱骨髁上骨折。

（3）禁忌证：肱骨蝶形碎折、肱骨上段骨折及合并血管神经损伤者。

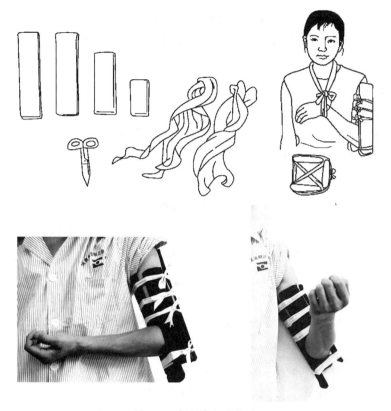

图6-8　超肘夹板固定法

（4）注意事项

①适当抬高患肢，有利于患肢消肿。

②密切观察患肢的血运。特别是固定后3～4天内更应注意观察肢端皮肤颜色、温度、感觉及肿胀程度。如发现肢端肿胀、疼痛、温度下降、颜色紫暗、麻木、伸屈活动障碍应及时处理。

③注意询问骨骼突出处有无灼痛感，如患者持续疼痛，则应解除夹板进行检查，严防压迫性溃疡的发生。

④带子绑扎要松紧适宜，绑扎后以带子能上、下推移活动1cm为度。反折带最好结扎于近肘部的上方，这样所起作用较大；肘关节的屈曲度，根据骨折复位情况所需而定；必要时外加三角巾悬吊肘部。术者每天查房时，要及时调整固定带的松紧，并在夹板外夹挤骨折端，亦可将对挤方法教给患者陪护每日多次进行夹挤，使骨折在固定中复位，复位中固定，尤适用于粉碎、斜形及螺旋形骨折。对肱骨骨折有成角者，暂时不要处理，待2～3周折端粘连后去除夹板，改用"肩人字"管型石膏固定，同时纠正成角，效果很好，直至骨折愈合（2～3个月）。

⑤定期做X线透视或摄片检查，了解骨折是否发生再移位，特别是在2周以内要经常检查，如有移位及时处理。

⑥及时指导患者进行功能锻炼，向患者做好解释和指导，取得患者配合。并将固定后的注意事项及练功方法向患者及家属交代清楚，取得患者的合作，方能获得良好的治疗效果。

3. 石膏固定法

（1）方法与步骤

①将患肢置于功能位（或特殊要求体位）。如患者无法持久维持这一体位，则需有相应器具，如牵引架、石膏床等，或有专人扶持。

②放置衬垫保护骨隆突部位。

③将石膏绷带卷平放在装有 30%～40% 温水桶内，待气泡出净后取出，以手握其两端，挤去多余水分。石膏在水中不可浸泡过久，或从水中取出后放置时间过长，因耽搁时间过长，石膏很快硬固，如勉强使用，各层石膏绷带将不能互相凝固成为一个整体，因而影响固定效果。

④包扎石膏的基本方法：环绕包扎时，一般由肢体的近端向远端缠绕，且以滚动方式进行，切不可拉紧绷带，以免造成肢体血液循环障碍。在缠绕的过程中，必须保持石膏绷带的平整，切勿形成皱褶，尤其在第一、二层更应注意。由于肢体的上下粗细不等，当需向上或向下移动绷带时，要提起绷带的松弛部并向肢体的后方折叠，不可翻转绷带。操作要迅速、敏捷、准确，两手互相配合，即一手缠绕石膏绷带，另一手朝相反方向抹平，使每层石膏紧密贴合，勿留空隙。石膏的上下边缘及关节部要适当加厚，以增强其固定作用。

⑤整个石膏的厚度，以不致折裂为原则，一般应为 8～12 层。最后将石膏绷带表面抹光，并按技体的外形或骨折复位的要求加以塑形。因石膏易于成形，必须在成形前数分钟内完成，否则不仅达不到治疗目的，反而易使石膏损坏。对超过固定范围部分和影响关节活动的部分（不需固定关节），应加以修削。边缘处如石膏嵌压过紧，应适当切开。

⑥悬垂石膏的应用：悬垂石膏具有适当的重量，避免过重或过轻，其上缘至少应超过骨折断端 2.5cm 以上，下缘可达腕部，曲肘 90°，前臂中立位，在腕部有三个固定调整环（图 6-9）。

⑦最后用色笔在石膏显著位置标记诊断及日期。有创面者应将创面的位置标明，以备开窗。

（2）适应证：本方法适用于有移位并伴有短缩的骨折或者是斜形、螺旋形的骨折。

（3）禁忌证：本方法不适宜复杂的开放性骨折及不稳定肱骨干骨折患者。

（4）注意事项

①石膏定型后，可用电吹风或其他办法烘干。在

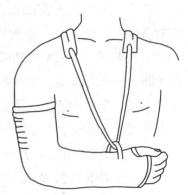

图 6-9　肱骨干悬垂石膏固定法

石膏未干以前搬动患者，注意勿使石膏折断或变形，常用手托起石膏，忌用手指捏压，回病房后必须用软枕垫好。

②注意有无神经刺激现象。

③抬高患肢，注意有无骨突部受压症状，随时观察指（趾）血运、皮肤颜色、温度、肿胀、感觉及运动情况。如果有变化，立即将管型石膏纵向切开。待病情好转后，再用浸湿的纱布绷带自上而下包缠，使绷带与石膏粘在一起，如此石膏干固后不减其固定力。固定后肢体肿胀，可沿剖开缝隙将纱布绷带剪开，将剖缝扩大，在剖缝中填塞棉花并用纱布绷带包扎。

④在石膏固定期间，前臂需始终维持下垂，以便提供一向下的牵引力，患者夜间不宜平卧，应采取坐睡或半卧位。吊带需可靠地固定在腕部石膏固定环上，向内成角畸形可通过将吊带移至掌侧调整，反之向外成角则通过背侧的固定环调整，后成角和前成角，可利用吊带的长短来调整，后成角时加长吊带，面前成角则缩短吊带。使用悬垂石膏治疗应经常复查拍 X 线片，开始时为 1～2 周，以后可改为 2～3 周或更长的间隔时间。

⑤石膏固定期间应注意功能锻炼，如握拳、肩关节活动等。若骨折短缩已矫正，已达到纤维性连接时，可更换为 U 形石膏外固定。

4. 外固定架固定法

（1）组合式外固定架特点

①材料：内置物：自攻螺钉。基本支架构件：钛合金杆（碳杆）、针杆夹头、杆杆夹头、双针排夹。组合方式：将固定远近骨折端的双针排夹由针杆夹及杆杆夹与钛合金杆连接。

②手术方法：臂丛神经阻滞麻醉生效及常规消毒铺巾后，手术在 DSA 下，先行骨折手法闭合复位，复位后由助手维持体位。然后在肱骨骨折远近端各钻入 2 枚自攻螺钉，骨折近端的 2 枚针偏前，骨折远端 2 枚针偏后，使其有效避开桡神经。最后检查螺钉、夹头是否固定稳妥，并用连接组合式外固定架（图 6-10）。

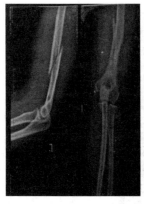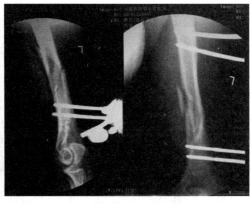

图 6-10　肱骨干外固定架固定法

（2）适应证：本方法适用于有移位并伴有短缩的骨折或者是斜形、螺旋形的骨折。

（3）禁忌证：本方法不适宜肱骨干骨折合并血管神经损伤者。

（4）注意事项

①在保持骨干长度的情况下，肘关节屈曲90°时，拧紧固定夹头，注意在粉碎性骨折时不必强求解剖对位，功能对位即可。骨折分离时可利用固定架的加压功能，消除骨折间隙。手术中尽量避免反复牵拉旋转肢体，以防造成医源性损伤。

②固定架和固定钉的安放要符合力学要求，由于肱骨中下段骨折恰是桡神经所行之要路，既要达固定目的，又不能伤及桡神经，这是固定螺钉固定部位的难题。按力学要求，螺钉靠近骨折处越近，同一骨折段两根螺钉距离越远，其力学结构越好。但在肱骨上段固定螺钉就必须远离骨折处上固定螺钉固定位置只能选在肱骨上段三角肌止点以上，下段固定螺钉只能在肱骨外髁上 1～4cm 之间。由于肱骨下端为扁平状，正外侧穿钉固定，可选择后外侧安置固定螺钉。4 根固定螺钉必须在同一条直线上，不然固定架需要扭曲才能连接螺钉，这会使固定效果大大降低。4 根螺钉必须与骨干垂直，并穿透过侧皮质，否则螺钉受力不一，易造成应力分散，螺钉松动，固定失效。

③术后次日即鼓励患者开始进行患肢肌力静力收缩练习和抬肩、屈肘等功能锻炼，以利于患肢肿胀消退。肿胀严重者需进行脱水治疗，防止组织压力过大，影响肢体循环。负重不宜过早，4～6 周为好，如骨折开始愈合，固定架加压固定螺钉可以松开，使骨折端产生微动效果，如骨折端有骨质吸收，骨折间隙增大的情况，可进行加压，有效避免骨不连的发生。固定架的缺点就是固定螺钉孔感染问题，应重视钉孔护理，保持局部干燥，定期更换敷料。炎症由于比较表浅，处理方法简单。关于伤后有桡神经麻痹症状的，一般主张在开放手术复位同时，进行桡神经探查。但我们认为，临床上大多数是神经牵拉、挫伤所致，经保守治疗完全可以恢复。伤后对怀疑神经卡压的病例，可先行外固定架固定和神经保守治疗，3 周后如无恢复迹象时，再行手术探查为好。

第六节　肱骨髁上骨折

【概述】

肱骨髁上骨折，是指肱骨内外髁上下 2cm 范围、折线通过鹰嘴窝的骨折。多见于 10 岁以下的儿童，是一种常见病，占儿童肘部骨折的 60%～70%。肱骨髁上部位，儿童时期在结构上最为薄弱，为松质骨与坚质骨交界处。且肘关节囊及韧带相对较坚强，故在儿童肘部损伤时，容易发生骨折，而不容易发生脱位。

【解剖特点】

肱骨远端前后位扁平，有两个关节面、肱骨滑车和肱骨小头。滑车关节面的上方有三个凹陷，前侧有冠状突窝和桡骨小头窝，屈肘时容纳冠状突和桡骨小头；后侧为鹰嘴突窝，伸肘时容纳鹰嘴突，它比冠状突窝深，使完全伸肘成为可能并可轻度过伸。有时鹰嘴突窝与冠状突窝两窝之间的薄骨板缺如，两窝直接相通。若有其他组织位于此处，如移位的骨折块或内固定材料等，则将影响肘关节的屈伸活动。肱骨远端骨质比较坚硬的部分位于冠状突窝和鹰嘴突窝的两侧者称为内侧柱和外侧柱，向远端延伸张开，由鹰嘴窝分隔；再进一步靠远端，由滑车分隔。从结构和功能上看，它分成了独立的内、外侧两个部分，每一部分都包含有关节和非关节部分。非关节部分称之为上髁，也是髁上缘的终点，即内上髁和外上髁。外上髁前外缘粗糙，是前臂浅层伸肌的起点；内上髁比外上髁大，是前臂屈肌的起点，其后面光滑，以容纳尺神经通过肘部。

外髁的关节面呈半球形并向前突出，称之为肱骨小头，其凸出的关节面与桡骨头凹状关节面相对合，组成了肱桡关节。

内髁即滑车的关节面类似于圆柱或卷轴，与尺骨的滑车切迹组成肱尺关节；其内、外缘明显突出，对维持内外侧的稳定非常重要。

肱骨小头和滑车关节面自肱骨远端向前、向下倾斜，与肱骨干成角20°～35°前倾角，但内外髁的旋转中心都处于同一水平面上。当有一个髁的旋转中心相对于另一个髁发生异常时，就会影响肘关节屈伸活动。

【损伤机理与特点】

1. 损伤机理

（1）直接暴力：此种类型的骨折损伤较少见。

（2）间接暴力：患儿由高处坠下或跌倒时，肘关节半屈曲或屈曲以手按地，外力沿前臂向上传导，至肱骨髁上部，形成肱骨髁上骨折。骨折端向后移位，成伸展骨折。当损伤时，肘关节屈曲角度较小，可造成肱骨髁上伸展型斜形骨折，骨槎由前下斜向后上；如肘关节屈曲角度较大，可造成伸展型骨折。因骨折时，身体多向患侧倾倒，故多见远折端向尺侧移位，占肱骨髁上伸展型骨折的85%以上，称尺偏型骨折。

若骨折时患肢呈中立位以手按地，身体前倾，导致骨折远端单纯向后移位，称中间型骨折，此型少见。若骨折时身体向健侧倾斜，肘关节呈一时性内收，可致远折端向桡侧移位，称桡偏型骨折，亦少见。

跌倒时，肘关节屈曲，肘后着地，外力作用使肱骨髁上部骨折，远折端向前移位，成屈曲型骨折，此种损伤少见。肘关节屈曲角度大时，骨折线可由后下斜向前上；屈曲角度小时，骨折线可呈横断形；骨折时肘后外侧着地，远折端向前内侧移位；骨折时肘后侧着地，远折端单纯向前移位；骨折时肘后内侧着地，远折端向前外侧移位。

同时，肱骨髁上骨折的移位，多数伴有远折端的旋转移位。伸展型骨折，以尺偏型为例，当身体向患侧倾倒，致肱骨髁上骨折，使远折端向尺侧移位的同时，由于尺骨冠突的推顶力，和站起时前臂的自然贴附胸壁而致远折端同时内旋，占75%；位于中立位不旋转者占20%；外旋者，仅占5%。并且，伴有旋转外力者，骨槎多为短斜形。屈曲型骨折，当肘后着地而致骨折时较多数为肘后内侧着地，故伴有远折端向外旋转者，相对较为多见。

暴力大时，肱骨髁上骨折后，外力继续作用，可致骨折尖锐的近折端向下刺破肘前的皮肤，形成开放性骨折，间或也可损伤肘部的血管和神经，但都较少见。

2. 损伤特点

（1）骨折近端常刺破肱肌，损伤正中神经和肱动脉。正中神经损伤重者后期可出现"猿手"，但极少见。多为轻度损伤，表现为食指屈曲无力，拇指对掌无力。肱动脉损伤手部温度低，颜色暗或苍白，桡尺动脉搏动消失。

（2）如果损伤暴力较大，尺神经或者桡神经容易损伤，桡神经损伤则腕关节下垂，背伸无力或不能，轻者拇指背伸无力，虎口区麻木，较多见。尺神经损伤则小指及环指间关节不能伸直、麻木。

【平衡辨证】

1. 力学辨证

（1）肱骨髁上骨折，在行手法整复及外固定时，应注意克服成角移位的力量，同时应注意保护局部皮肤，避免继发性皮损。手法复位及外固定时必须纠正尺偏移位及旋转移位，防止肘内翻的发生。

（2）肱骨远端参与肘关节的构成，正常情况下，骨折后的成角，可使关节的活动轴发生异常，固定时，应注意保持其活动轴的平行状态，以免日后因活动轴向异常造成关节功能障碍及创伤性关节炎。

（3）近关节部骨折，由于关节活动，易影响固定效果，固定时，应注意适当超关节固定，或施以相对刚性固定，以维持折端的稳定性，使筋骨肌力平衡，促进骨折愈合。

2. 气血脏腑辨证

肱骨远端损伤后必伤及气血经络，造成气血失衡，经络受阻；若损伤严重，可导致亡血气脱之险证。临床上轻者损伤瘀滞于皮下筋肉之间则出现局部肿胀、疼痛、瘀斑和水疱；严重者可形成筋膜间隔区综合征，阻断经脉引起远端肢体坏死。若失血过多则可造成气随血脱，气血双亡，危及生命。气为血之帅，血为气之母，气血互根同源，互相影响。临床治疗与固定时，均应辨明气血损伤程度与性质，急则治其标——临时固定，先救其气血亡脱，挽救肢体和生命；并根据瘀滞经络之轻重，选择固定物，并适时调节固定物的松紧等。缓则治其本——恢复筋骨平衡，同时选择有效方药直达病所，恢复气血平衡，促进患者康复。

脏腑是化生气血、通调经络、濡养皮肉筋骨、主持人体生命活动的主要器官。损伤后气滞血瘀，经络阻塞，必累及脏腑，使之不和，尤其是肝脾肾三脏，易造成肝郁气滞，脾胃运化失常，进而导致气血精微化生不足，肾精虚、髓不充、筋骨失养。临床常见患者烦躁易怒，神疲乏力，肢体沉重、肿胀、疼痛，甚至出现脏腑危象。临床治疗与固定时，应辨明脏腑主证，急则治其标，行气祛瘀，消肿止疼，顾护脏腑，并选择适当固定物，调节筋骨平衡，恢复脏腑气血平衡，促进患者康复。

【固定原则与机理】

1. 一般应先矫正侧方移位，再整复前后移位。重点是纠正远折端的尺偏、尺倾和内旋，整复时尽量将尺侧骨膜拉展或撕裂，使内侧骨质塌陷复起，嵌插张开，远折端轻度桡偏、外翻，从而降低肘内翻的发生率。闭合复位时，肢体应固定于有利骨折稳定位置、伸展尺偏型骨折应固定在前臂充分旋前和锐角屈肘位。

2. 手法要熟练，用力要有分寸，恰到好处。对横断形骨折，如用力不当，伸展型可整复成屈曲型，同样屈曲型亦可整复成伸展型，反复推挤，整复次数越多，折端就越不稳定，并可引起新的损伤。过度复位会使内侧骨膜破裂，造成更加不利复位因素，同时易引起肘内、外翻症状发生。

3. 肱骨髁上骨折的治疗原则是恢复正常的肌力平衡。临床处理成角和旋转移位必须完全纠正，使骨折复位稳定，阴阳、气血、肌力平衡。

4. 开放性骨折应及时清理伤口，依据情况决定是否进行一期骨折复位并固定，积极抗感染处理。应密切观察血管及神经损伤情况，是否有 Volkmanns 缺血挛缩情况。

5. 固定时间不能过长和过短，在保证骨折临床愈合的情况下，尽量争取早日解除固定，进行功能锻炼。功能锻炼要求强度由轻到重，时间由短到长，次数由少到多，循序渐进，避免过急、过猛和过量；但也要克服谨小慎微、不敢进行锻炼的思想。固定期间和解除固定以后，尽量避免外展上臂和内收前臂，避免导致内翻的活动和姿势，从而避免经常造成肘外侧的张力和肘内侧的压缩力，以减除肘内翻后遗症的形成因素。肘关节功能的恢复，不能依靠手提重物进行牵拉伸肘，亦不能不恰当地凭借拉力器，否则会造成肘内翻。

6. 保持良好的生物学固定

①维持骨折端最大限度的稳定，恢复肌力的平衡；②消除不利于骨折愈合的旋转、剪切和成角外力；③在保证骨折端稳定的情况下，可进行肌肉舒缩锻炼及关节活动，

以利于早期功能恢复；④固定物要便于调整与检查，其对骨折整复后的残留移位有矫正作用；⑤副作用小，合并症少；⑥为受损组织创造良好的修复条件；⑦保持损伤处正常血运，使其不影响正常的愈合。

【固定方法】

1. 撬式架加小夹板固定法

（1）方法与步骤：撬式架一个，小夹板1套，小带子3根（最长的1根绕患肢3周为度，中长的1根，绕患肢2周，最短的1根长20cm）。

（2）适应证：各种楔形的肱骨髁上尺偏型骨折（图6-11）。

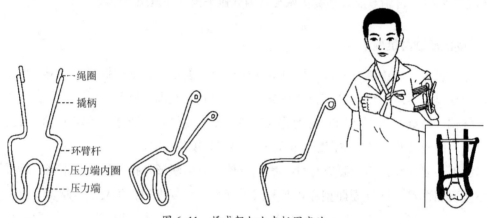

绳圈
撬柄
环臂杆
压力端内圈
压力端

图6-11 撬式架加小夹板固定法

（3）禁忌证：粉碎性骨折、不稳定型髁上骨折、开放性骨折及合并血管神经损伤者。

（4）注意事项

①根据骨折复位的需要，可调整撬柄和环臂杆间的角度，以确定压力端所需压力的大小。

②穿过绳圈的带子，拉紧结扎的程度，亦可调整压力端的压力。

③此种固定方法利用了力学原理，固定的关键是拉撬柄的带子的松紧度和腕颈带悬吊肘关节所屈曲的角度，应很好地掌握。

④在固定期间，需用X线拍片或透视复查时，应在肘关节的侧位和轴位来对骨折端进行观察，不可将肘关节伸展观察折端的正位情况，避免引起再变位。及时检查固定的松紧，是否有压伤和神经、血管受压的症状，及时处理和调整固定。

2. 超肘夹板固定法

（1）方法与步骤：肱骨髁上骨折小夹板1套，小带子4根。保持对位状态，依次放置后侧、外侧、前侧、内侧夹板，并以4根带子绕夹板2周结扎。肘关节上方扎带应反折固定，以防内外侧夹板向后滑脱，影响固定效果。

（2）适应证：除尺偏型骨折外，其他伸展型骨折、无移位骨折、屈曲型横断形骨折，整复后均选用上臂超肘关节夹板固定 3 ～ 4 周（图 6-12）。

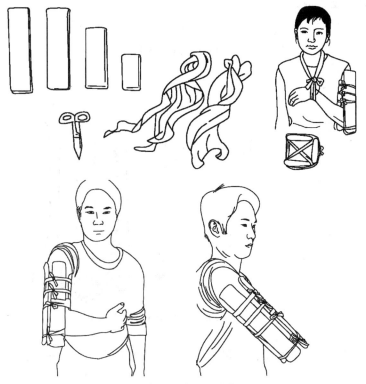

图 6-12　肱骨髁上骨折超肘夹板固定法

（3）禁忌证：不稳定型髁上骨折、开放性骨折及合并血管神经损伤者。

（4）注意事项

①适当抬高患肢，有利于患肢消肿。

②密切观察患肢的血运。特别是固定后 3 ～ 4 天内更应注意观察肢端皮肤颜色、温度、感觉及肿胀程度。如发现肢端肿胀、疼痛、温度下降、颜色紫暗、麻木、伸屈活动障碍并伴剧痛者应及时处理。

③注意询问骨骼突出处有无灼痛感，如患者持续疼痛，则应解除夹板进行检查，严防压迫性溃疡的发生。

④注意经常调整夹板的松紧度。一般在 4 日内，局部损伤性炎症反应明显，夹板固定后易形成静脉回流受阻，组织间隙内压有上升的趋势，可适当放松扎带。之后组织间隙内压下降，血循环改善，扎带松弛时应及时调整扎带的松紧度，保持 1cm 的正常移动度。

⑤定期做 X 线透视或摄片检查，了解骨折是否发生再移位，特别是在 2 周以内要

经常检查，如有移位及时处理。

　　⑥及时指导患者进行功能锻炼，并将固定后的注意事项及练功方法向患者及家属交代清楚，取得患者的合作，方能获得良好的治疗效果

　　3. 外翻弹力垫夹板固定

　　（1）方法与步骤：外翻弹力垫夹板 1 套，小带子 3 ～ 4 根。

　　（2）适应证：肱骨髁上尺偏型骨折（图 6-13）。

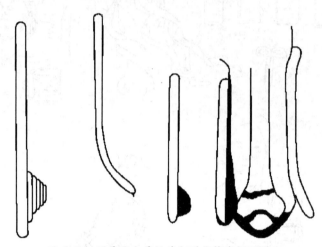

图 6-13　肱骨髁上骨折外翻弹力垫夹板固定法

　　（3）禁忌证：粉碎性不稳定型髁上骨折、开放性骨折及合并血管神经损伤者。

　　（4）注意事项

　　①夹板放置部位要准确，特别是内侧夹板，弹簧垫要对准肱骨内髁，否则起不到应有的作用或起反作用。

　　②带子结扎的松紧度要适宜，根据复位的需要，带子的松紧以能将弹簧高度压缩1/3 或 1/2 为宜。

　　③根据固定需要，可选用双簧垫或单簧垫固定。

　　④密切观察患肢血液循环情况，并定时复查对位对线情况及带子的松紧、加垫是否滑脱、弹簧所置的位置是否准确等，以便及时发现问题，并及时调整和解决。

　　⑤在固定期间复查透视或拍 X 线片时，避免将肘关节伸展，应在保持原有固定的情况下，观察侧、轴位情况。

　　4. 闭合复位穿针固定

　　对折端不稳定者，可在麻醉、透视和无菌操作下经皮穿针固定及石膏托外固定。

　　（1）方法与步骤：麻醉下，透视显示骨折端移位情况，术者在助手的帮助下纠正骨折端的前后成角、尺偏桡偏、旋转畸形。使用绷带将肘关节固定于屈曲位，术者触摸肱骨外髁，由肱骨外髁往骨折近端内侧钻入一枚钛针；去除绷带，肘关节伸直 30°

位，触摸肱骨内髁及尺神经沟，将尺神经压在尺神经沟内，从肱骨内髁处往骨折近端外侧钻入一枚钛针。再由肱骨外髁上方往骨折近端内侧钻入一枚钛针；透视评估克氏针长短并调整，尾端折弯剪断留在皮外。无菌敷料包扎针道，患肢石膏托固定。

（2）适应证：不稳定骨折或经上述方法失败的病例。

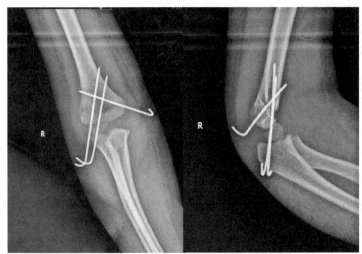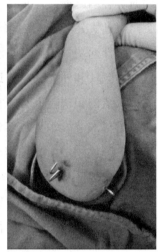

图 6-14　肱骨髁上骨折内固定影像片及外形像

（3）禁忌证：开放性骨折及合并血管神经损伤者。

（4）注意事项

①尽量选择 2.0mm 以内的克氏针，以减少对骨骺的损伤。

②复位后使用绑带捆绑上臂及前臂固定肘关节于屈曲位。

③尺侧穿针时，去除绷带，将肘关节缓慢伸直到 30°～ 60°位置，先触摸到肱骨内上髁，将尺神经压在尺神经沟内，在肱骨内髁最顶端穿针，避免尺神经损伤。

第七节　肱骨髁间骨折

【概述】

肱骨髁间骨折是指内外髁部骨折，是肘部严重的典型关节内骨折，临床较少见，多发生于青、壮年，占全身骨折的 0.48%。由于其为关节内骨折，骨折块多呈分离、旋转，或粉碎，折线涉及关节，加上损伤严重，致肿胀剧烈，故复位和固定均困难，预后亦欠佳，往往严重影响功能的恢复。但如果处理得当，如良好的手法复位、有效的固定、合理的辨证内服、外用中药及早日的功能锻炼，治疗效果还是满意的，复位的优良率可达 85% 以上，功能恢复的优良率可达 81% 以上。

【解剖特点】

肱骨远端前后位扁平，有两个关节面滑车和肱骨小头。滑车关节面的上方有三个凹陷，前侧有冠状突窝和桡骨头窝，屈肘时容纳冠状突和桡骨头；后侧为鹰嘴突窝，伸肘时容纳鹰嘴突，它比冠状突窝深，使完全伸肘成为可能并可轻度过伸。有时鹰嘴突窝与冠状突窝两窝之间的薄骨板缺如，两窝直接相通。

肱骨远端骨质比较坚硬的部分位于冠状突窝和鹰嘴突窝的两侧，形成的叉状支柱称为内侧柱和外侧柱，向远端延伸张开，有鹰嘴窝分隔；再进一步靠远端，由滑车分隔。从结构和功能上看，它分成了独立的内、外侧两个部分，每一部分都包含有关节和非关节部分。非关节部分称之为上髁，也是髁上缘的终点，即内上髁和外上髁。外上髁前外缘粗糙，是前臂浅层伸肌的起点；内上髁比外上髁大，是前臂屈肌的起点，其后面光滑，以容纳尺神经通过肘部。

外髁的关节面呈半球形并向前突出，称之为肱骨小头，其凸出的关节面与桡骨头凹状关节面相对合，组成了肱桡关节。

内髁即滑车的关节面类似于圆柱或卷轴，与尺骨的滑车切迹相关节，组成了肱桡关节；其内、外缘明显突出，对维持内外侧的稳定非常重要。

【损伤机理与特点】

1. 损伤机理

（1）直接暴力：直接暴力所致较少见，多见为压砸、冲撞、打击致伤。

（2）间接暴力：间接暴力所致伤，力量较大较猛。当跌倒时，肘关节处于伸展位，手掌和人体重力向上，向下传导并集中于肱骨髁部，暴力作用于尺骨，向上撞击使肱骨内、外髁分裂，向两侧分离，造成骨折。骨折近端向前移位，骨折远端分裂为 2 块或多块并向后方移位，称伸展型，此型骨折较多见。

当肘关节在屈曲位时，直接撞击地面，也可能由于尺骨鹰嘴向上撞击所致。尺骨鹰嘴断面呈三角形，当暴力传导该部时，尺骨鹰嘴犹如楔子撞击内外髁间的滑车沟，致两髁间分离移位，而肱骨下端向前移位。

如暴力较小，可致成无移位骨折。

2. 损伤特点

由高处掉下或跌倒时，肘关节伸直位或半屈曲位，以手按地，外力沿前臂向上传导，至肱骨下端，先致肱骨髁上骨折。外力继续作用，使尺骨的半月切迹和桡骨头向上冲击。同时由上向下的身体重力，使骨折的近折端向下冲击，上下的挤切力致肱骨的内外髁间纵形劈裂，形成肱骨髁间骨折。由于挤切力较重，加之内、外髁上屈肌腱与伸肌总腱的牵拉，故劈裂的内外髁，常呈分离旋转移位，且向后移位，称伸展型，此型骨折较多见。

跌倒时，肘关节屈曲，肘后着地，或打击碰撞肘部，暴力作用于尺骨鹰嘴，力量经尺骨半月切迹和桡骨头向上向前撞击，形成肱骨髁上骨折。同时将肱骨两髁纵形劈裂开，致远折端向前移位，称屈曲型骨折。

【平衡辨证】

1. 力学辨证

（1）肱骨髁间无移位型骨折：骨折线通过肱骨髁上和肱骨内外髁之间，但无移位。骨折线呈"T"或"Y"字形；固定时用长臂石膏托固定肘关节于90°。

（2）分离移位型骨折：骨折远段与肱骨干之间有明显移位，肱骨滑车与肱骨小头有分离，但肱骨内、外髁折片无旋转；固定时用可将肘关节固定于半伸直位以肘关节塑形夹板固定。

（3）尺偏旋转型伸直型骨折：骨折远段与肱骨干有分离，肱骨滑车与肱骨小头之间有分离，内侧骨块向内旋转，外侧骨块向外旋转，外侧骨块多低于内侧骨块。内外侧骨块一致性向内、向后移位。此型最为多见，占髁间骨折的74%。手法整复，应用夹板固定一般均采用上臂超肘夹板固定，肘关节屈曲90°，腕颈带悬吊。尺偏型不稳定者，可用撬式架或弹簧夹板固定4周左右。保持外固定牢靠，恢复筋骨肌力平衡，促使关节功能早期康复。

（4）旋转型屈曲型骨折：骨折远段与肱骨干有分离，肱骨滑车与肱骨小头之间有分离，内侧骨块向内旋转，外侧骨块向外旋转，内外侧骨块一致向前移位；屈曲型骨折屈肘固定不稳定者，可将肘关节固定于半伸直位，以肘关节塑形夹板固定10日后，再改为肘关节屈90°固定。个别骨槎在复位后不稳定者，可在相应部位加棉垫以控制，固定4周左右。

2. 气血脏腑辨证

肱骨髁间所在之上臂为手三阴及三阳经通行之要道，又因其独特的解剖特点，损伤后必伤及气血经络，造成气血失衡，经络受阻；若损伤严重，可导致亡血气脱之险证。临床上损伤轻者瘀滞于皮下筋肉之间出现局部肿胀、疼痛、瘀斑和水疱；严重者可形成筋膜间隔区综合征，阻断经脉引起远端肢体坏死。若失血过多则可造成气随血脱，气血双亡，危及生命。气为血之帅，血为气之母，气血互根同源，互相影响。临床治疗与固定时，均应辨明气血损伤程度与性质，急则治其标——临时固定，先救其气血亡脱，挽救肢体和生命；并根据瘀滞经络之轻重，选择固定物，并适时调节固定物的松紧等。缓则治其本——恢复筋骨平衡，同时选择有效方药直达病所，恢复气血平衡，促进患者康复。

脏腑是化生气血、通调经络、濡养皮肉筋骨、主持人体生命活动的主要器官。损伤后气滞血瘀，经络阻塞，必累及脏腑，使之不和，尤其是肝脾肾三脏，易造成肝郁气滞，脾胃运化失常，进而导致气血精微化生不足，肾精虚、髓不充、筋骨失养。临床常见患者烦躁易怒，神疲乏力，肢体沉重、肿胀、疼痛，甚至出现脏腑危象。临床治疗与固定时，应辨明脏腑主证，急则治其标，行气祛瘀，消肿止疼，顾护脏腑，并选择适当固定物，调节筋骨平衡，恢复脏腑气血平衡，促进患者康复。

【固定原则与机理】

1. 肱骨髁间骨折的治疗原则是维持关节面的平整、固定稳妥、早期进行肘关节功能锻炼。达到骨折复位稳定，阴阳、气血、肌力平衡。

2. 髁间关节面必须维持平整，固定稳妥，才能早期进行关节功能锻炼。

【固定方法】

夹板固定一般均采用上臂超肘夹板固定，肘关节屈曲 90°，腕颈带悬吊。尺偏型不稳定者，可用撬式架或弹簧夹板固定 4 周左右。屈曲型骨折屈肘固定不稳定者，可将肘关节固定于半伸直位以肘关节塑形夹板固定 10 日后，再改为肘关节屈 90° 固定。个别骨槎在复位后不稳定者，可在相应部位加棉垫以控制，固定 4 周左右。

1. 方法与步骤

（1）超肘小夹板 1 套 4 块，后、内、外侧板皆为直板。前侧板：上至肩下 3cm，下至肘横纹。后侧板：上至肩下 3cm，下端超肱骨内，外髁水平下 3 ～ 5cm。内侧板：上至腋下，下超肱骨内髁下 3 ～ 5cm。外侧板：上至肩下 3cm，下超肱骨外髁下 3 ～ 5cm。

（2）使用方法：保持对位，依次放置外、内、前、后侧夹板，使外、内、后侧板超出肘下 3cm。先用 1 根带子将肘关节以上夹板中部绕两周结扎，以作临时固定，再用一根较长带子，在肘上方，由前侧板前方将带子两端分别经内侧、外侧夹板的内侧向后，至两侧板的后方反折，经外侧向前在前侧板的前方交叉，再向后绕四块板两周结扎（名反折带）。此反折带的目的是避免内、外侧板向后滑脱。然后再用带子将其上方绕两周结扎，最后将内、外、后 3 板于肘下方以带子做交叉结扎，腕颈带悬吊前臂于胸前即可（图 6-14）。

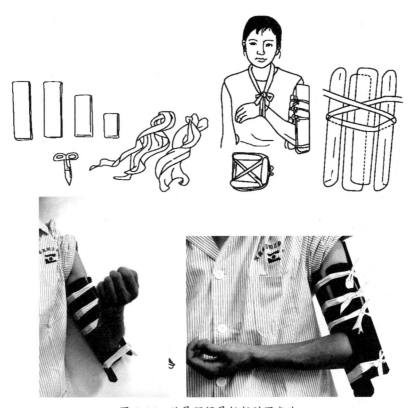

图 6-14　肱骨髁间骨折超肘固定法

2. 适应证

肱骨髁间骨折。

3. 禁忌证

肱骨髁间粉碎性骨折及合并血管神经损伤者。

4. 注意事项

（1）适当抬高患肢，有利于患肢消肿。

（2）密切观察患肢的血运。特别是固定后 3 ～ 4 天内更应注意观察肢端皮肤颜色、温度、感觉及肿胀程度。如发现肢端肿胀、疼痛、温度下降、颜色紫暗、麻木、伸屈活动障碍应及时处理。

（3）注意询问骨骼突出处有无灼痛感，如患者持续疼痛，则应解除夹板进行检查，严防压迫性溃疡的发生。

（4）带子绑扎要松紧适宜，绑扎后以带子能上、下推移活动 1cm 为度。①反折带最好结扎于近肘部的上方，这样所起作用较大；②肘关节的屈曲度，根据骨折复位情况所需而定；③必要时外加三角巾悬吊肘部。术者每天查房时，要及时调整固定带的松紧，并在夹板外夹挤骨折端，亦可将对挤方法教给患者陪护，每日多次进行夹挤，使骨折在固定中复位，复位中固定，尤适用于粉碎、斜形及螺旋形骨折。

（5）定期做 X 线透视或摄片检查，了解骨折是否发生再移位，特别是在 2 周以内要经常检查，如有移位及时处理。

（6）及时指导患者进行功能锻炼，向患者做好解释和指导，取得患者配合。并将固定后的注意事项及练功方法向患者及家属交代清楚，取得患者的合作，方能获得良好的治疗效果。

【按语】

1. 在整复过程中，上下牵拉时，术者应以两手握持肱骨内外髁，防止加大两髁的旋转。如不加以控制，则牵拉力越大，两髁旋转分离移位越严重。

2. 当折端牵开后，维持牵拉力要适度。如大力牵拉时，折端反而不易复位。

3. 肱骨髁间骨折整复是关键，固定是整复的继续，穿针可防止骨折再移位，且以针代指有利于撬拨复位。肘关节功能恢复正常是治疗的目的，所以要早期自主活动，它不仅可以矫正残余移位，也有利于关节面的模造。

4. 对手法不能准确对位，尤其是关节面参差不齐者及开放性骨折等，应切开复位内固定。手术时，一般采用肘关节后侧切口充分暴露骨折端，据情采用 "Y" 形钢板、螺栓、克氏针、钢丝等，直至固定牢固满意为止。

第八节　肱骨外髁骨折

【概述】

肱骨外髁骨折，是属于关节内的骨折，多发生于 4 ～ 10 岁的儿童，其发病率略次于肱骨髁上骨折，占全身骨折的 4.35%，是一种常见病。肱骨下端骨骺较多，出现时间不一，当儿童时期肱骨外髁处于骨骺软骨阶段，故易发生骨折。肱骨外髁骨折后，X线拍片仅可见到肱骨小头的骨化中心及部分干骺端的骨质阴影，由于骨骺软骨不显影，故实质上骨折块较 X 线片所显示的体积要大，有时几乎相当于肱骨下端的一半。

【解剖特点】

外髁的关节面呈半球形并向前突出，称之为肱骨小头，其凸出的关节面与桡骨头凹状关节面相对合，组成了肱桡关节。肱骨外髁的外后侧，为前臂伸肌群的附着部，这些肌肉的收缩牵拉，是骨折块移位的因素。因为肱骨外髁骨折，属关节内骨折。骨折块小，不易捏持，且移位程度和移位方向复杂，因而在手法复位时比较困难。

【损伤机理与特点】

1. 损伤机理

（1）直接暴力：此种类型的骨折损伤较少见。

（2）间接暴力：此类骨折多为间接暴力所致。跌倒时，肘关节微屈以手按地，暴力沿桡骨向上传导，冲击肱骨小头，而致肱骨外髁骨折。根据暴力的大小和作用的方向不同，可致不同类型的骨折。如暴力小，仅致无移位骨折；暴力较大，可致向侧方平行移位骨折；暴力大，可致骨折块由肘后外侧关节囊薄弱处冲出，再加上肌肉的牵拉，造成不同程度的翻转移位。跌倒时，肘关节屈曲位，肘尖着地，身体向患侧倾斜，内翻暴力致肘外侧韧带将肱骨外髁拉折。骨折后，由于桡侧伸肌的收缩牵拉，形成不同程度的移位和翻转。

2. 损伤特点

按骨折块移位的程度，可分为三度：

（1）Ⅰ度骨折块无移位。

（2）Ⅱ度骨折块平行向外或向后移位（多见）。

（3）Ⅲ度骨折块从关节内脱出，且成翻转移位，其翻转度可沿冠状轴、矢状轴和纵轴旋转。

按骨折块停留的部位，可分为：

（1）外侧型：即骨折块脱出后，停留在肘关节的外侧。

（2）外后侧型：即骨折块脱出后，停留在肘关节的外后侧。最多见，占本型骨折的 2/3。

（3）外前侧型：即骨折块脱出后，停留在肘关节的外前侧。

【平衡辨证】

1. 力学辨证

（1）肱骨外髁的Ⅲ度骨折，损伤时由于暴力较大及桡侧伸肌群的牵拉致骨折块翻转移位。手法整复时应尽可能一次复位成功，因骨折面朝向外侧，闭合复位几经反复推挤刺激，可加重软组织的损伤，致使肿胀加剧，皮肤溃烂，或起水疱而延误治疗。

（2）对于肱骨外髁Ⅲ度骨折中的外侧型、前外侧型，当复位时，一定要将骨折块先向后推挤，使超越外髁嵴，然后推按复位，尽力达到解剖复位，以免影响肘关节正常功能发育。

（3）陈旧性肱骨外髁翻转骨折块应绝对避免以手触摸刺激，以免造成增生和畸形增大。

（4）肱骨外上髁骨折多为撕脱骨折，若移位不多时，可不需整复和固定，愈合后一般不会有后遗症。倘若进行整复和固定，反而增加了患者痛苦，且有因此而遗有病痛和功能障碍者，故无需特殊处理，仅用颈腕悬吊，局部外贴活血接骨止痛膏3～4周即可。

2. 气血脏腑辨证

肱骨外髁损伤后必伤及气血经络，造成气血失衡，经络受阻；若损伤严重，可导致亡血气脱之险证。临床上损伤轻者瘀滞于皮下筋肉之间则出现局部肿胀、疼痛、瘀斑和水疱；若失血过多则可造成气随血脱，气血双亡，危及生命。气为血之帅，血为气之母，气血互根同源，互相影响。临床治疗与固定时，均应辨明气血损伤程度与性质，急则治其标——临时固定，先救其气血亡脱，挽救肢体和生命；并根据瘀滞经络之轻重，选择固定物，并适时调节固定物的松紧等。缓则治其本——恢复筋骨平衡，同时选择有效方药直达病所，恢复气血平衡，促进患者康复。

脏腑是化生气血、通调经络、濡养皮肉筋骨、主持人体生命活动的主要器官。损伤后气滞血瘀，经络阻塞，必累及脏腑，使之不和，尤其是肝脾肾三脏，易造成肝郁气滞，脾胃运化失常，进而导致气血精微化生不足，肾精虚、髓不充、筋骨失养。临床常见患者烦躁易怒，神疲乏力，肢体沉重、肿胀、疼痛，甚至出现脏腑危象。临床治疗与固定时，应辨明脏腑主证，急则治其标，行气祛瘀，消肿止疼，顾护脏腑，并选择适当固定物，调节筋骨平衡，恢复脏腑气血平衡，促进患者康复。

【固定原则与机理】

1. 肱骨外髁的Ⅲ度骨折，应尽可能一次性准确复位。因骨折面朝向外侧，闭合复位几经反复推挤刺激，可加重软组织的损伤，致使肿胀加剧，皮肤溃烂，或起水疱而延误治疗。

2. 肱骨外髁的Ⅲ度骨折中的外侧型、前外侧型，当复位时，一定要将骨折块先向后推挤，使超越外髁嵴，然后再进行复位。

3. 肱骨外髁骨折的治疗原则是恢复正常的骨关节结构和肌力平衡。临床处理成角和旋转移位必须完全纠正，使骨折复位稳定，阴阳、气血、肌力平衡。

4. 肱骨外髁陈旧性骨折及手法复位失败者，应早期进行手术切开复位内固定。陈旧性肱骨外髁翻转骨折块应绝对避免以手触摸刺激，以免造成增生和畸形增大。

5. 在观片时，应结合临床症状，以免将骨骺线误诊为骨折。

6. 固定时间不能过长和过短，在保证骨折临床愈合的情况下，尽量争取早日解除固定，进行功能锻炼。功能锻炼要求强度由轻到重，时间由短到长，次数由少到多，循序渐进，避免过急、过猛和过量；但也要克服谨小慎微、不敢进行锻炼的思想。固定期间和解除固定以后，尽量避免外展上臂和内收前臂，避免导致内翻的活动和姿势，从而避免经常造成肘外侧的张力和肘内侧的压缩力，以减除肘内翻后遗症的形成因素。

7. 保持良好的生物学固定

①维持骨折端最大限度的稳定，恢复肌力的平衡；②消除不利于骨折愈合的旋转、剪切和成角外力；③在保证骨折端稳定的情况下，可进行肌肉舒缩锻炼及关节活动，有利于早期功能恢复；④固定物要便于调整与检查，其对骨折整复后的残留移位有矫正作用；⑤副作用小，合并症少；⑥为受损组织创造良好的修复条件；⑦保持损伤处正常血运，使其不影响正常的愈合。

【固定方法】

1. 肘关节半伸直夹板外固定

（1）方法与步骤：肘关节半伸直夹板1套，小带子4根。保持对位状态，依次放置后、前、外、内侧夹板，并以4根带子绕夹板2周结扎（图6-15）。

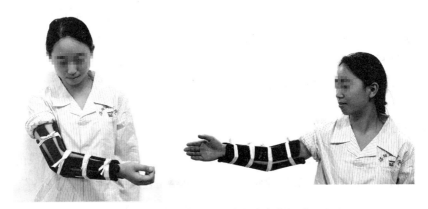

图6-15　肱骨外髁骨折肘关节半伸直夹板外固定法

（2）适应证：Ⅰ、Ⅱ、Ⅲ度肱骨外髁骨折。

（3）禁忌证：开放性骨折及合并血管神经损伤者。

（4）注意事项

①适当抬高患肢，有利于患肢消肿。

②密切观察患肢的血运。特别是固定后3～4天内更应注意观察肢端皮肤颜色、温度、感觉及肿胀程度。如发现肢端肿胀、疼痛、温度下降、颜色紫暗、麻木、伸屈活动障碍并伴剧痛者应及时处理。

③注意询问骨骼突出处有无灼痛感，如患者持续疼痛，则应解除夹板进行检查，严防压迫性溃疡的发生。

④注意经常调整夹板的松紧度。一般在4日内，局部损伤性炎症反应明显，夹板固定后易形成静脉回流受阻，组织间隙内压有上升的趋势，可适当放松扎带。之后组织间隙内压下降，血液循环改善，扎带松弛时应及时调整扎带的松紧度，保持1cm的正常移动度。

⑤定期做 X 线透视或摄片检查，了解骨折是否发生再移位，特别是在 2 周以内要经常检查，如有移位及时处理。

⑥及时指导患者进行功能锻炼，并将固定后的注意事项及练功方法向患者及家属交代清楚，取得患者的合作，方能获得良好的治疗效果。

2. 滑车面不平整或肱骨外髁翻转骨折难以手法复位者，可在透视下钢针撬拨复位穿针固定。

第九节　肱骨内上髁骨折

【概述】

肱骨内上髁骨折，是临床上常见的骨折。肱骨内上髁为前臂屈肌群和旋前圆肌的附着点，其后方有尺神经沟，内有尺神经通过。由于解剖原因，骨折多发生在肱骨内上髁二期骨化开始形成到骨骺闭合这一时期的少年。从结构上讲，在这个时间内，该部位是个薄弱环节；从患者的发病年龄讲，这个时期，正是好动的时候。

【解剖特点】

肱骨远端骨质比较坚硬的部分位于冠状突窝和鹰嘴突窝的两侧，形成的叉状支柱称为内侧柱和外侧柱，向远端延伸张开，右鹰嘴窝分隔；再进一步靠远端，由滑车分隔。从结构和功能上看，它分成了独立的内、外侧两个部分，每一部分都包含有关节和非关节部分。非关节部分称之为上髁，也是髁上缘的终点，即内上髁和外上髁。外上髁前外缘粗糙，是前臂浅层伸肌的起点；内上髁比外上髁大，是前臂屈肌的起点，其后面光滑，以容纳尺神经通过肘部。内髁即滑车的关节面类似于圆柱或卷轴，与尺骨的滑车切迹相关节，组成了肱桡关节；其内、外缘明显突出，对维持内外侧的稳定非常重要。

【损伤机理与特点】

1. 损伤机理

此类骨折大多为间接暴力所致。

2. 损伤特点

跌倒时，肘关节伸直，以手按地，前臂外展，屈肌群被拉紧，加上屈肌群本身主动防护性收缩，二者合力，将肱骨内上髁撕脱；或投掷动作过猛，或外力使肘关节过度外翻，或前臂极度旋转，同时前臂屈肌群猛烈收缩，将肱骨内上髁撕脱；轻者移位不明显，重者分离下移，再重者合并肘关节内侧撕裂伤，同时致肘关节内侧张开，内上髁骨折片翻转嵌夹于肱尺关节间隙内；更甚者合并肘关节向外后侧脱位，可并发尺神经损伤。

【平衡辨证】

1. 力学辨证

肱骨内上髁比外上髁大，是前臂屈肌的起点，其后面光滑，以容纳尺神经通过肘部。前臂外展，屈肌群被拉紧，加上屈肌群本身主动防护性收缩，二者合力，将肱骨内上髁撕脱；或投掷动作过猛，或外力使肘关节过度外翻，或前臂极度旋转，同时前臂屈肌群猛烈收缩，将肱骨内上髁撕脱。在固定时，肱骨内上髁Ⅱ度骨折，复位并不困难，但由于骨折片小，并有屈肌附着其上牵拉，故不易固定，用外固定方法也不能保证其解剖对位。经临床观察，肱骨内上髁Ⅰ、Ⅱ度骨折，不进行整复和固定，反而消肿快，疗程短。

2. 气血脏腑辨证

肱骨所在之上臂为手三阴及三阳经通行之要道，又因其独特的解剖特点，损伤后必伤及气血经络，造成气血失衡，经络受阻；若损伤严重，可导致亡血气脱之险证。临床上损伤轻者瘀滞于皮下筋肉之间则出现局部肿胀、疼痛、瘀斑和水疱；严重者可形成筋膜间隔区综合征，阻断经脉引起远端肢体坏死。若失血过多则可造成气随血脱，气血双亡，危及生命。气为血之帅，血为气之母，气血互根同源，互相影响。临床治疗与固定时，均应辨明气血损伤程度与性质，急则治其标——临时固定，先救其气血亡脱，挽救肢体和生命；并根据瘀滞经络之轻重，选择固定物，并适时调节固定物的松紧等。缓则治其本——恢复筋骨平衡，同时选择有效方药直达病所，恢复气血平衡，促进患者康复。

脏腑是化生气血、通调经络、濡养皮肉筋骨、主持人体生命活动的主要器官。损伤后气滞血瘀，经络阻塞，必累及脏腑，使之不和，尤其是肝脾肾三脏，易造成肝郁气滞，脾胃运化失常，进而导致气血精微化生不足，肾精虚、髓不充、筋骨失养。临床常见患者烦躁易怒，神疲乏力，肢体沉重、肿胀、疼痛，甚至出现脏腑危象。临床治疗与固定时，应辨明脏腑主证，急则治其标，行气祛瘀，消肿止疼，顾护脏腑，并选择适当固定物，调节筋骨平衡，恢复脏腑气血平衡，促进患者康复。

【固定原则与机理】

1.肱骨内上髁骨折移位较大，折块嵌夹于关节内的治疗原则是尽早采用手法复位、复位后保持关节稳定性，早期进行肘关节自主功能锻炼。达到骨折复位稳定，阴阳、气血、肌力平衡。

2.肱骨内上髁Ⅰ、Ⅱ度骨折，不进行整复和固定，反而消肿快、疗程短。力争将肱骨内上髁Ⅲ、Ⅳ度骨折改变成Ⅰ、Ⅱ度骨折。

【固定方法】

肱骨内上髁Ⅱ度骨折，复位并不困难，但由于骨折片小，并有屈肌附着其上牵拉，故不易固定，用外固定方法也不能保证其对位。经临床观察，肱骨内上髁Ⅰ、Ⅱ度骨折，不进行整复和固定反而消肿快、疗程短。部分病例，骨折片在局部血肿消散的过程中，且可自行靠拢复位，即使未复位的骨折片，亦可形成骨性愈合或纤维连接，而丝毫不影响功能，也不会形成尺神经继发性损伤的症状，这是经过临床观察和随访所证实了的。故当肱骨内上髁Ⅲ、Ⅳ度骨折改变成Ⅰ、Ⅱ度骨折后，即不再做复位的措施。只需按Ⅰ、Ⅱ度骨折的处理方法，大剂量内服中药，促使肿胀早日消退，争取尽早进行肘关节自主功能锻炼，即是最佳的治疗方法。一般1～2周即开始肘关节的功能锻炼活动。Ⅲ、Ⅳ度骨折，由于软组织损伤严重，手法复位整复后一般用石膏固定3～4周，4周后开始功能锻炼，但一开始就要做腕及手部关节的伸屈活动。

1. 方法与步骤

（1）将患肢置于功能位（或特殊要求体位）。如患者无法持久维持这一体位，则需有相应的器具，如牵引架、石膏床等，或有专人扶持。

（2）放置衬垫保护骨隆突部位。

（3）将石膏绷带卷平放在30%～40%温水桶内，待气泡出净后取出，以手握其两端，挤去多余水分。石膏在水中不可浸泡过久，或从水中取出后放置时间过长，因耽搁时间过长，石膏很快硬固，如勉强使用，各层石膏绷带将不能互相凝固成为一个整体，因而影响固定效果。

（4）石膏托的应用：将石膏托置于需要固定的部位，关节部为避免石膏皱褶，可将其横向剪开一半或1/3，呈重叠状，而后迅速用手掌将石膏托抹平，使其紧贴皮肤。对单纯石膏托固定者，按体形加以塑形。此时，内层先用石膏绷带包扎，外层则用干纱布绷带包扎。包扎时一般先在肢体近端缠绕两层，然后再一圈压一圈地依序达肢体的远端。关节弯曲部及石膏边缘部注意勿包扎过紧，必要时应横向将绷带剪开适当宽度，以防造成压迫。对需双石膏托固定者，依前法再做一石膏托，置于前者相对的部位，然后用纱布绷带缠绕二者之外。

（5）包扎石膏的基本方法：环绕包扎时，一般由肢体的近端向远端缠绕，且以滚动方式进行，切不可拉紧绷带，以免造成肢体血液循环障碍。在缠绕的过程中，必须保持石膏绷带的平整，切勿形成皱褶，尤其在第一、二层更应注意。由于肢体的上下粗细不等，当需向上或向下移动绷带时，要提起绷带的松弛部并向肢体的后方折叠，不可翻转绷带。操作要迅速、敏捷、准确，两手互相配合，即一手缠绕石膏绷带，另一手朝相反方向抹平，使每层石膏紧密贴合，勿留空隙。石膏的上下边缘及关节部要适当加厚，以增强其固定作用。

（6）整个石膏的厚度，以不致折裂为原则，一般应为 8 ～ 12 层。最后将石膏绷带表面抹光，并按技体的外形或骨折复位的要求加以塑形。因石膏易于成形，必须在成形前数分钟内完成，否则不仅达不到治疗目的，反而易使石膏损坏。对超过固定范围部分和影响关节活动的部分（不需固定关节），应加以修削。边缘处如石膏嵌压过紧，应适当切开（图 6-16）。

2. 适应证

肱骨内上髁Ⅰ度、Ⅱ度骨折。

3. 禁忌证

本方法不适宜手法难以复位的Ⅲ、Ⅳ度骨折或合并尺神经损伤者。

4. 注意事项

①石膏定型后，可用电吹风或其他办法烘干。在石膏未干以前搬动患者时，注意勿使石膏折断或变形，常用手托起石膏，忌用手指捏压，回病房后必须用软枕垫好。

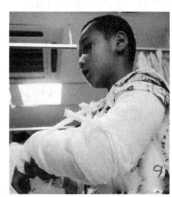

图 6-16　肱骨内上髁骨折石膏托固定法

②注意有无神经刺激现象。

③抬高患肢，注意有无骨突部受压症状，随时观察指（趾）血运、皮肤颜色、温度、肿胀、感觉及运动情况。如果有变化，立即将管型石膏纵向切开。待病情好转后，再用浸湿的纱布绷带自上而下包缠，使绷带与石膏粘在一起，如此石膏干固后不减其固定力。固定后肢体肿胀，可沿剖开缝隙将纱布绷带剪开，将剖缝扩大，在剖缝中填塞棉花并用纱布绷带包扎。

④石膏托于肘部应加宽，固定范围应完全包括肘内侧，且应仔细塑形，以防骨折发生移位。1 周后应摄 X 线片，如石膏托松动，则更换石膏托；如骨折移位，则应采取其他措施。

⑤石膏固定期间应注意功能锻炼，如握拳、肩关节活动等，减少石膏固定引起的副作用。一般 4 周后去除石膏托并行肘关节功能练习。

【按语】

1. 对Ⅰ度、Ⅱ度肱骨内上髁骨折，应内服大剂量活血消肿中药，以消肿止痛，待肿胀一消退即可开始肘关节的主动功能锻炼。

2. Ⅲ度骨折施行撬拨法缓解嵌夹的骨片时，手法要稳妥，避开尺神经，勿进针过深，以免刺伤神经和血管。

3. Ⅳ度骨折整复时，一定不能按一般整复肘关节脱位的方法进行整复，在矫正侧方移位时，不但不能牵拉患肢，最好将肘关节内翻，使肘关节内侧间隙变窄，以便将骨折片推挤到肘内侧，否则易使骨折片嵌夹入关节缝，形成了3度骨折，给复位带来不必要的麻烦。

4.对手法复位失败及有尺神经损伤者，可考虑切开复位、尺神经前移手术。

第十节 尺骨鹰嘴骨折

【概述】

尺骨鹰嘴骨折，又称肘尖骨折，多见于成年人，占全身骨折的1.17%，是肘部常见的损伤之一。

【解剖特点】

尺骨鹰嘴包括鹰嘴突、冠状突及二者组成的半月切迹。半月切迹有一条纵形的骨嵴，起于上方的鹰嘴突，向下向前延伸，止于冠状突。其形态与滑车中央沟形态相一致，嵴的两侧为凹面，与滑车的凸状关面相吻合，保证了肘关节的内在稳定性。内、外侧副韧带附着于尺骨近端。肱三头肌也附着于鹰嘴后方的宽阔区域，前方还有肱肌附着于冠状突远端，此附着点比既往认为的要宽阔和更靠近远端，故冠状突骨折并非多为撕脱骨折，而大多是撞击骨折。

【损伤机理与特点】

1.损伤机理

（1）直接暴力：此种类型的骨折损伤较少见。

（2）间接暴力：此类骨折多为间接暴力所致，比如跌倒时，肘关节半屈曲，手掌按地，身体继续前倾，使肘关节增加屈曲度，此时肱三头肌为了防止跌倒，呈保护性猛然强力收缩以对抗，即可发生鹰嘴骨折，骨折近端被肱三头肌牵拉而向上移位。直接暴力所致者，跌倒时肘后侧着地而致尺骨鹰嘴骨折，多为碎折，移位不大。

2.损伤特点

按骨折块的大小可分为：①撕脱性骨折：为肱三头肌收缩所致的小片撕脱性骨折，骨折线一般在后1/3，不波及关节面。②大块骨折：骨折块较大，骨折线在中1/3，常进入半月切迹关节面者。③骨折合并脱位，骨折线在前1/3，尺桡骨近端向前脱位。

【平衡辨证】

1. 力学辨证

（1）尺骨鹰嘴属近关节部骨折，由于关节活动易影响固定效果，固定时应注意适当超关节固定，或施以相对刚性固定，以对抗肱三肌的牵拉维持折端的稳定性，使筋骨肌力平衡，促进骨折愈合。

（2）尺骨鹰嘴参与肘关节的构成，正常情况下，骨折后的成角移位可使关节的活动轴发生异常，固定时应注意保持其活动轴的完整状态，以免日后因活动轴向异常造成关节功能障碍及创伤性关节炎。

2. 气血脏腑辨证

尺骨鹰嘴损伤后必伤及气血经络，造成气血失衡，经络受阻；临床上损伤轻者瘀滞于皮下筋肉之间出现局部肿胀、疼痛、瘀斑和水疱；临床治疗与固定时，均应辨明气血损伤程度与性质，急则治其标——临时固定，挽救肢体和生命；并根据瘀滞经络之轻重，选择固定物，并适时调节固定物的松紧等。缓则治其本——恢复筋骨平衡，同时选择有效方药直达病所，恢复气血平衡，促进患者康复。

脏腑是化生气血、通调经络、濡养皮肉筋骨、主持人体生命活动的主要器官。损伤后气滞血瘀，经络阻塞，必累及脏腑，使之不和，尤其是肝脾肾三脏，易造成肝郁气滞，脾胃运化失常，进而导致气血精微化生不足，肾精虚、髓不充、筋骨失养。临床常见患者烦躁易怒，神疲乏力，肢体沉重、肿胀、疼痛，甚至出现脏腑危象。临床治疗与固定时，应辨明脏腑主证，急则治其标，行气祛瘀，消肿止疼，顾护脏腑，并选择适当固定物，调节筋骨平衡，恢复脏腑气血平衡，促进患者康复。

【固定原则与机理】

1. 对尺骨鹰嘴完全分离移位的骨折，如单推下缘向上不能复位时，可以一手拇指压关节面的内侧缘，一手拇指推桡骨头的外下缘向上向内复位。后外侧型及前外侧型同此。

2. 手法复位失败者，宜尽早手术，手术操作和固定应尽量简单。

3. 固定时间不能过长和过短，在保证骨折临床愈合的情况下，尽量争取早日解除固定，进行功能锻炼。功能锻炼要求强度由轻到重，时间由短到长，次数由少到多，循序渐进，避免过急、过猛和过量而造成新的损伤。

4. 保持良好的生物学固定

①维持骨折端最大限度的稳定，恢复肌力的平衡；②在保证骨折端稳定的情况下，可进行肌肉舒缩锻炼及关节活动，有利于早期功能恢复；③副作用小，合并症少；④为受损组织创造良好的修复条件；保持损伤处正常血运，使其不影响正常的愈合。

【固定方法】

1.无移位型关节面倾斜在15°以下者，不需手法整复及固定，外贴活血接骨止痛膏，颈腕带悬吊即可。

2.肘关节半伸直夹板固定法

（1）方法与步骤：肘关节半伸直夹板1套，小带子4根。保持对位状态，依次放置后侧、前侧，后内、前外侧夹板，并以4根带子绕夹板2周结扎（图6-16）。

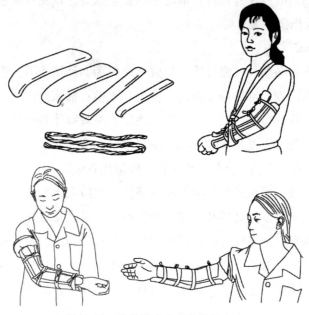

图6-16　肘关节半伸直夹板固定法

（2）适应证：尺骨鹰嘴骨折轻度移位。

（3）禁忌证：开放性骨折及合并血管神经损伤者。

（4）注意事项

①适当抬高患肢，有利于患肢消肿。

②密切观察患肢的血运。特别是固定后3～4天内更应注意观察肢端皮肤颜色、温度、感觉及肿胀程度。如发现肢端肿胀、疼痛、温度下降、颜色紫暗、麻木、伸屈活动障碍并伴剧痛者应及时处理。

③注意询问骨骼突出处有无灼痛感，如患者持续疼痛，则应解除夹板进行检查，严防压迫性溃疡的发生。

④注意经常调整夹板的松紧度。一般在4日内，局部损伤性炎症反应明显，夹板固定后易形成静脉回流受阻，组织间隙内压有上升的趋势，可适当放松扎带。之后组织间隙内压下降，血循环改善，扎带松弛时应及时调整扎带的松紧度，保持1cm的正

常移动度。

⑤定期做X线透视或摄片检查，了解骨折是否发生再移位，特别是在2周以内要经常检查，如有移位及时处理。

⑥及时指导患者进行功能锻炼，并将固定后的注意事项及练功方法向患者及家属交代清楚，取得患者的合作，方能获得良好的治疗效果。

3. 尺骨鹰嘴钳外固定

（1）适应证：尺骨鹰嘴骨折。

（2）禁忌证：开放性骨折、合并尺骨多发性骨折。

（3）操作方法：局部麻醉下无菌操作，患者健侧卧位，常规消毒，铺巾，术者先用钳夹住尺骨远端骨折线下1cm处，并将钳摇摆数次，使钳紧以避免滑脱，然后固定紧钳柄末端的固定齿，再推挤近折端复位钳，先将肘后的皮肤向上推挤，再向下推挤近折端使骨折两端对位，用固定钩经皮钩住鹰嘴骨折块的皮质中点，向下拉固定钩，并将滑动杆套在固定钳柄上，旋紧旋钮，然后无菌包扎、屈肘、腕颈带悬吊（图6-17）。

（4）注意事项

①此法要点为伸肘位进行手法整复，而后钳夹加压固定，后改为屈肘固定，便于患肢的悬吊及患者的自由行动。

②因骨折部位于皮下，容易触摸清楚，故不需要在X线透视下进行整复。

③为便于操作及整复，受伤后应先服活血消肿药，待消肿后再进行整复则效果更好。

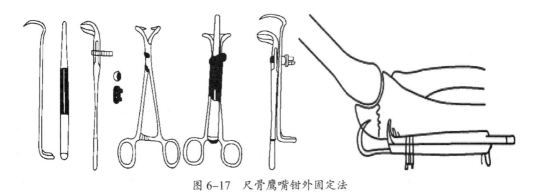

图6-17　尺骨鹰嘴钳外固定法

第十一节　尺骨干骨折

【概述】

多见于外力突然袭击，患者举手遮挡头面部时被棍棒直接打击所致。因多发生在路遇强人情况下，故又名夜盗（杖）骨折。此骨折线多呈横形或带有三角形骨块。尺骨干单骨折极少见，因有桡骨支撑，加之附着肌群较少，因而移位程度亦多轻微，除非合并下尺桡关节脱位。

【解剖特点】

尺骨近端粗大，远端细小。近端的冠状突、鹰嘴突所围成的半月切迹，与肱骨的滑车相关节，称肱尺关节，为解剖上肘关节的主要部分。半月切迹的弧度为180°，而滑车的弧度为320°。尺骨远端变圆，形成尺骨小头，小头远侧为圆形关节面，与三角纤维软骨盘相对；侧方的拱桥形关节面与桡骨的尺骨切迹关节面相关节，称下尺桡关节。尺骨截面呈三角形，全长均处于皮下，因而易造成开放性骨折。尺骨的远1/3处有轻度的向尺侧弯曲。

【损伤机理与特点】

1. 损伤机理

此类骨折多为直接暴力所致，占90％以上，往往是被打击致伤。当棍棒打来时，由于自然的保护反应，抬臂保护头部，而致前臂尺骨被打折，故又称迎击伤。由于桡骨的支撑作用，骨折端往往移位不大。暴力过重和面积较大者，也可致成粉碎性骨折。

2. 损伤特点

尺骨干单骨折极少见，因有桡骨支撑，加之附着肌群较少，因而移位程度亦多轻微，除非合并下尺桡关节脱位。

【平衡辨证】

1. 力学辨证

尺骨骨折多为直接暴力所致，占90％以上，往往是被打击致伤。由于桡骨的支撑作用，骨折端往往移位不大。暴力过重和面积较大者，也可致成粉碎性骨折。尺骨下1/4移位骨折，因旋前方肌的牵拉，可造成远端骨折段的旋后畸形，整复时将前臂旋前，放松旋前方肌，可以纠正远折段的旋后畸形，以利复位。固定时应以前臂塑形夹板固定于前臂旋前。尺侧板要长，并于远端加长方形垫，将手固定在桡偏位，以达到筋骨肌力平衡，早期适当进行功能锻炼，促使功能康复。因尺骨愈合较慢，应固定4～8周。

2. 气血脏腑辨证

尺骨所在之前臂为手三阴及三阳经通行之要道，又因其独特的解剖特点，损伤后必伤及气血经络，造成气血失衡，经络受阻；若损伤严重，可导致亡血气脱之险证。临床上损伤轻者瘀滞于皮下筋肉之间则出现局部肿胀、疼痛、瘀斑和水疱。若失血过多则可造成气随血脱，气血双亡，危及生命。气为血之帅，血为气之母，气血互根同源，互相影响。临床治疗与固定时，均应辨明气血损伤程度与性质，急则治其标——临时固定，先救其气血亡脱，挽救肢体和生命；并根据瘀滞经络之轻重，选择固定物，并适时调节固定物的松紧等。缓则治其本——恢复筋骨平衡，同时选择有效方药直达病所，恢复气血平衡，促进患者康复。

脏腑是化生气血、通调经络、濡养皮肉筋骨、主持人体生命活动的主要器官。损伤后气滞血瘀，经络阻塞，必累及脏腑，使之不和，尤其是肝脾肾三脏，易造成肝郁气滞，脾胃运化失常，进而导致气血精微化生不足，肾精虚、髓不充、筋骨失养。临床常见患者烦躁易怒，神疲乏力，肢体沉重、肿胀、疼痛，甚至出现脏腑危象。临床治疗与固定时，应辨明脏腑主证，急则治其标，行气祛瘀，消肿止疼，顾护脏腑，并选择适当固定物，调节筋骨平衡，恢复脏腑气血平衡，促进患者康复。

【固定原则与机理】

1. 尺骨干骨折的治疗原则是纠正尺骨成角及旋转畸形，恢复正常的肌力平衡。以达到骨折复位稳定，阴阳、气血、肌力平衡。

2. 成角和旋转移位必须完全纠正。重叠、短缩畸形不严重时可不处理。

3. 保持良好的生物学固定

①维持骨折端最大限度的稳定，恢复肌力的平衡；②消除不利于骨折愈合的旋转、剪切和成角外力；③在保证骨折端稳定的情况下，可进行肌肉舒缩活动及关节活动，有利于早期功能恢复；④固定物要便于调整与检查，其对骨折整复后的残留移位有矫正作用；⑤副作用小，合并症少；⑥为受损组织创造良好的修复条件；⑦保持损伤处正常血运，使其不影响正常的愈合。

【固定方法】

前臂功能要求灵活，对位要求严格，尺骨干骨折的治疗原则是纠正尺骨成角及旋转畸形，从而恢复前臂良好的旋前和旋后活动范围。

尺骨干骨折复位方法：采用牵拉推挤复位法。因移位不大，故整复较易。患者坐位或仰卧位，肘关节屈曲90°，肩关节外展50°～70°。一助手固定上臂下段，一助手牵拉腕部，重力放于尺侧。术者站于患侧，以手推挤远折端使复位。常用前壁塑形夹板固定法。

1. 方法与步骤

（1）前壁塑形夹板1套4块，分前、后、内、外侧板。前侧板：上至肘横纹下2cm，下至腕横纹下1cm。后侧板：上至尺骨鹰嘴，下至掌骨背侧中上部。尺侧板：上至肘关节内侧，下至小指指掌关节处，桡侧板、上至肘横纹外侧，下至第1掌骨基底部。

（2）使用方法：前后侧板塑形成符合前臂的生理弧度，内侧板为直板，外侧板下端塑成45°弯曲，中上段塑成轻度（约10°）弧形，突向尺侧。4块板皆上宽下窄，制成不同型号备用，保持对位，依次放置前、后、内、外侧夹板，4根带子依次绕夹板两周结扎（图6-18）。

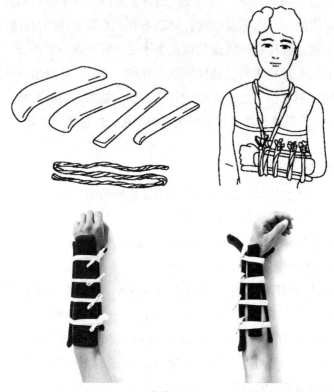

图6-18　前臂塑形夹板固定法

2. 适应证

尺骨中上段或中下段或中段的单一尺骨骨折。

3. 禁忌证

开放性尺骨骨折及合并血管神经损伤者。

4. 注意事项

（1）适当抬高患肢，有利于患肢消肿。

（2）密切观察患肢的血运。特别是固定后3～4天内更应注意观察肢端皮肤颜色、温度、感觉及肿胀程度。如发现肢端肿胀、疼痛、温度下降、颜色紫暗、麻木、伸屈活动障碍应及时处理。

（3）注意询问骨骼突出处有无灼痛感，如患者持续疼痛，则应解除夹板进行检查，严防压迫性溃疡的发生。

（4）带子绑扎要松紧适宜，绑扎后以带子能上、下推移活动 1cm 为度。单一尺骨骨折，除将 4 块板常规依次放置外，必要时在手掌尺侧（即内侧直板下端），加长方形棉垫，使手向桡侧偏，以便于对尺骨起到撑拉作用。固定期间，前臂应保持中立位，绝对避免做旋臂活动，特别是尺骨的中段和上段骨折。固定期间，应保持肘关节的屈曲位，特别是中段以上骨折，使肘关节越屈曲对位越好，骨折端亦越稳定，骨间隙越正常。

5. 定期做 X 线透视或摄片检查，了解骨折是否发生再移位，特别是在 2 周以内要经常检查，如有移位及时处理。

6. 及时指导患者进行功能锻炼，向患者做好解释和指导，取得患者配合。并将固定后的注意事项及练功方法向患者及家属交代清楚，取得患者的合作，方能获得良好的治疗效果。

第十二节　桡骨干骨折

【概述】

单独桡骨干骨折，约占前臂骨折的 12%，多发生于青壮年人。其多为闭合整复，因尺骨保持完好，整复后具有一定的稳定性。

【解剖特点】

桡骨近侧细小，远侧膨大，以桡骨头的杯状面与肱骨小头相关节，即肱桡关节；并与尺骨近端的桡骨切迹相关节，是为上尺桡关节。

桡骨头表面被有软骨；中部凹入呈杯状与肱骨小头关节面相对。当伸直肘关节时仅桡骨头的前半部与之相接触；屈肘时两者完全吻合。杯状面的尺侧为一半月形的倾斜面，于旋前时与滑车的桡侧边缘相接触。桡骨头的周边部也被有软骨，称柱状唇，与尺骨的桡骨头切迹组成上尺桡关节。

桡骨本身具有两个弯曲，称为旋转弓，桡骨颈向远侧及尺侧斜行，桡骨干的近侧则向远侧及桡侧斜行，两者之间形成了一个夹角，称旋后弓，恰处于桡骨结节的水平。桡骨干的远侧斜行向远侧及尺侧，因之与近侧段之间又形成了个夹角，称旋前弓，此角恰位于旋前圆肌粗隆处。旋后弓和旋前弓分别处于桡骨远近端连线（桡骨旋转轴）的两侧。这两个旋转弓并不在同一平面上，以致桡骨的正侧面都可见到这两个弯曲。

【损伤机理与特点】

1. 损伤机理

（1）直接暴力：直接打击或挤轧前臂桡侧而致骨折为重要原因。

（2）间接暴力：跌倒时以手掌按地，外力自腕部沿桡骨干向上传导，并伴有过度的旋前外力，亦可造成桡骨干骨折。在幼儿多为青枝骨折。发生在不同节段的骨折由于肌肉的牵拉可引起骨折端不同方向的移位

2. 损伤特点

按骨折部位分①上段骨折：骨折线位于旋后肌附着点以下，旋前圆肌附着点以上。②中段骨折：骨折线位于旋前圆肌附着点以下。以上两种骨折，骨折端多呈横断形。③下段骨折：骨折线位于中下 1/3 或下 1/3，折端多呈横断或短斜形。

【平衡辨证】

1. 力学辨证

由于前臂旋转活动和附着肌力的牵拉，发生于不同部位的桡骨干骨折后会出现不同的旋转畸形。桡骨上 1/3 骨折，骨折线位于旋后肌附着点以下，旋前圆肌附着点以上时，由于附着于桡骨结节的肱二头肌及桡上旋后肌牵拉，骨折近端常向后旋转移位，远端向前旋转移位。桡骨中 1/3 或中下 1/3 骨折，骨折线位于旋前圆肌附着点以下时，骨折近端处于中立位；骨折远端因受旋前方肌的牵拉而向前旋转移位。手法复位时可根据骨折发生的不同部位采用旋后或旋前手法将骨折复位稳固。固定时，应注意适当前臂超肘固定，或施以相对刚性固定，以维持折端的稳定性，使筋骨肌力平衡，促进骨折愈合。

2. 气血脏腑辨证

桡骨干损伤后必伤及气血经络，造成气血失衡，经络受阻；临床上损伤轻者瘀滞于皮下筋肉之间则出现局部肿胀、疼痛、瘀斑和水疱；临床治疗与固定时，均应辨明气血损伤程度与性质，急则治其标——临时固定，挽救肢体和生命；并根据瘀滞经络之轻重，选择固定物，并适时调节固定物的松紧等。缓则治其本——恢复筋骨平衡，同时选择有效方药直达病所，恢复气血平衡，促进患者康复。

脏腑是化生气血、通调经络、濡养皮肉筋骨、主持人体生命活动的主要器官。损伤后气滞血瘀，经络阻塞，必累及脏腑，使之不和，尤其是肝脾肾三脏，易造成肝郁气滞，脾胃运化失常，进而导致气血精微化生不足，肾精虚、髓不充、筋骨失养。临床常见患者烦躁易怒，神疲乏力，肢体沉重、肿胀、疼痛，甚至出现脏腑危象。临床治疗与固定时，应辨明脏腑主证，急则治其标，行气祛瘀，消肿止疼，顾护脏腑，并选择适当固定物，调节筋骨平衡，恢复脏腑气血平衡，促进患者康复。

【固定原则与机理】

1. 固定期间，避免伸肘及旋前臂，以免引起再移位。固定时尺侧板要短，以便借助手的下垂重力，将桡骨拉展以矫正向尺侧的成角与移位，或防止向尺侧的移位或突

起成角。

2. 复查时，切忌伸肘及旋臂，应在屈肘及前臂不旋动的情况下进行透视复查。桡骨下段单一骨折，多合并下尺桡关节脱位，故拍摄 X 线片时，应包括下尺桡关节，以便及时发现脱位，采取相应措施。

3. 固定时间不能过长和过短，在保证骨折临床愈合的情况下，尽量争取早日解除固定，进行功能锻炼。功能锻炼要求强度由轻到重，时间由短到长，次数由少到多，循序渐进，避免过急、过猛和过量；但也要克服谨小慎微、不敢进行锻炼的思想。

4. 保持良好的生物学固定

①维持骨折端最大限度的稳定，恢复肌力的平衡；②在保证骨折端稳定的情况下，可进行肌肉舒缩锻炼及关节活动，有利于早期功能恢复；③固定物要便于调整与检查，其对骨折整复后的残留移位有矫正作用；④副作用小，合并症少；⑤为受损组织创造良好的修复条件；⑥保持损伤处正常血运，使其不影响正常的愈合。

【固定方法】

1. 无移位型不需手法整复及固定，外贴活血接骨止痛膏，将患肢用颈腕带悬吊于胸前。

2. 前臂塑形夹板固定法

（1）方法与步骤：前臂塑形夹板 1 套，小带子 4 根。保持对位状态，依次放置掌侧、背侧、尺侧、桡侧夹板，并以 4 根带子绕夹板 2 周结扎（图 6-19）。

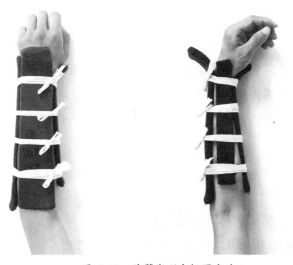

图 6-19　前臂塑形夹板固定法

（2）适应证：桡骨中段骨折。

（3）禁忌证：开放性骨折及合并血管神经损伤者。

（4）注意事项

①适当抬高患肢，有利患肢消肿。

②密切观察患肢的血运。特别是固定后 3 ～ 4 天内更应注意观察肢端皮肤颜色、温度、感觉及肿胀程度。如发现肢端肿胀、疼痛、温度下降、颜色紫暗、麻木、伸屈活动障碍并伴剧痛者应及时处理。

③注意询问骨骼突出处有无灼痛感，如患者持续疼痛，则应解除夹板进行检查，严防压迫性溃疡的发生。

④注意经常调整夹板的松紧度。一般在 4 日内，局部损伤性炎症反应明显，夹板固定后易形成静脉回流受阻，组织间隙内压有上升的趋势，可适当放松扎带。之后组织间隙内压下降，血循环改善，扎带松弛时应及时调整扎带的松紧度，保持 1cm 的正常移动度。

⑤定期做 X 线透视或摄片检查，了解骨折是否发生再移位，特别是在 2 周以内要经常检查，如有移位及时处理。

⑥及时指导患者进行功能锻炼，并将固定后的注意事项及练功方法向患者及家属交代清楚，取得患者的合作，方能获得良好的治疗效果。

3. 对折端不稳定者，可从折端或桡骨茎突经皮穿针固定。

第十三节　桡骨小头骨折

【概述】

桡骨小头位于桡骨的上端，关节面呈浅凹形，与肱骨小头组成关节。桡骨小头位于关节囊内，被环状韧带包绕。桡骨头骨折，易被忽略，若不能及时治疗，可造成前臂旋转功能受限。此种骨折，多发生于成年人。桡骨小头骨折是常见的肘部损伤，占全身骨折的 0.8%。

【解剖特点】

桡骨近侧细小，远侧膨大，以桡骨头的杯状面与肱骨小头相关节，即肱桡关节；并与尺骨近端的桡骨切迹相关节，是为上尺桡关节。二者均为解剖上肘关节的一部分。

桡骨头表面被有软骨；中部凹入呈杯状与肱骨小头关节面相对。当伸直肘关节时仅桡骨头的前半部与之接触；屈肘时两者完全吻合。杯状面的尺侧为一半月形的倾斜面，于旋前时与滑车的桡侧边缘相接触。桡骨头的周边部也被有软骨，称柱状唇，与尺骨的桡骨头切迹组成上尺桡关节。

【损伤机理与特点】

1. 损伤机理

此型骨折多由间接暴力造成。跌倒时，手掌大鱼际部按地，暴力沿前臂桡侧向上传导，引起肘关节过度外翻，使桡骨头撞击肱骨小头，产生反作用力，致桡骨小头受挤压而发生骨折。暴力小时，可致无移位的裂纹骨折；暴力大时，则可导致不同程度的劈裂骨折或粉碎性骨折。暴力方向垂直时，亦可导致桡骨小头的塌陷性骨折。

2. 损伤特点

裂纹骨折所受的暴力较小，是桡骨头外侧关节面被撞击，而形成裂纹，但骨折无分离及移位，一般骨折线自桡骨头关节面斜向外侧。劈裂骨折是桡骨头外侧关节面受到较大暴力的撞击，桡骨头外侧缘被劈裂，一般为关节面的 1/3 到 1/2，近折端常有向外向下移位。粉碎性骨折强大的暴力撞击，可造成桡骨头的粉碎性骨折。塌陷性骨折桡骨头受较大且垂直的暴力撞击，可致桡骨头关节面被压而塌陷。

【平衡辨证】

1. 力学辨证

跌倒时手掌大鱼际部按地，暴力沿前臂桡侧向上传导，引起肘关节过度外翻，使桡骨头撞击肱骨小头，产生反作用力，致桡骨小头受挤压而发生骨折。暴力小时，可致无移位的裂纹骨折；暴力大，则可导致不同程度的劈裂骨折或粉碎性骨折。暴力方向垂直时，亦可导致桡骨小头的塌陷性骨折。通过手法整复可恢复筋骨肌力平衡。固定时，一般用肘部塑形夹板，将患肢肘关节固定在半伸直位 3～4 周。

2. 气血脏腑辨证

桡骨所在之前臂为手三阴经及三阳经通行之要道，又因其独特的解剖特点，损伤后必伤及气血经络，造成气血失衡，经络受阻；若损伤严重，可导致亡血气脱之险证。临床上损伤轻者瘀滞于皮下筋肉之间则出现局部肿胀、疼痛、瘀斑和水疱；若失血过多则可造成气随血脱，气血双亡，危及生命。气为血之帅，血为气之母，气血互根同源，互相影响。临床治疗与固定时，均应辨明气血损伤程度与性质，急则治其标——临时固定，先救其气血亡脱，挽救肢体和生命；并根据瘀滞经络之轻重，选择固定物，并适时调节固定物的松紧等。缓则治其本——恢复筋骨平衡，同时选择有效方药直达病所，恢复气血平衡，促进患者康复。

脏腑是化生气血、通调经络、濡养皮肉筋骨、主持人体生命活动的主要器官。损伤后气滞血瘀，经络阻塞，必累及脏腑，使之不和，尤其是肝脾肾三脏，易造成肝郁气滞，脾胃运化失常，进而导致气血精微化生不足，肾精虚、髓不充、筋骨失养。临床常见患者烦躁易怒，神疲乏力，肢体沉重、肿胀、疼痛，甚至出现脏腑危象。临床治疗与固定时，应辨明脏腑主证，急则治其标，行气祛瘀，消肿止疼，顾护脏腑，并选择适当固定物，调节筋骨平衡，恢复脏腑气血平衡，促进患者康复。

【固定原则与机理】

1. 桡骨小头骨折的治疗原则是恢复正常的完整平滑的关节面，恢复肱桡关节及上尺桡关节正常的解剖结构。以达到骨折复位稳定，阴阳、气血、肌力平衡。

2. 肱桡关节及上尺桡关节对应关系必须纠正。关节面塌陷较轻者，可不做处理。

【固定方法】

前臂及肘部功能要求灵活，对位要求严格，要恢复正常的完整平滑的关节面，恢复肱桡关节及上尺桡关节正常的解剖结构。复位后，一般用前臂塑形夹板，将患肢肘关节固定在半伸直位 2～3 周。

裂纹骨折不需手法整复，仅外贴活血接骨止痛膏，肘屈 90°，腕颈带悬吊 2 周。

有移位的骨折欲达解剖复位较困难。如为劈裂骨折，骨折涉及关节面，在 1/3 以下的边缘骨折，塌陷较轻者，均不影响前臂的旋转功能。对涉及关节面较多，移位较大的劈裂骨折或塌陷性骨折，要采用牵拉推挤复位法。

患者仰卧，一助手固定上臂，一助手牵拉前臂，术者站于患侧，在上下牵拉的情况下，根据移位方向，或推，或挤，或提，或压，使骨折复位。

对 14 岁以下的儿童，不宜做桡骨小头切除术。但对此类患者无需过于担忧，因其再塑形能力强，在尽可能用闭合手法复位的情况下，嘱患者早日进行功能锻炼，效果还是可以的。

对于无移位或嵌入型骨折倾斜角度在 15°～20°范围内的单纯桡骨颈骨折可考虑保守治疗，保型固定。对于嵌入骨折倾斜角度超过 20°以上的单纯桡骨颈骨折可考虑手法复位固定或钢针撬拨复位固定。

1. 前臂塑形夹板超肘外固定法

（1）方法与步骤

①前臂塑形夹板 1 套，小带子 4 根。前臂塑形夹板 1 套 4 块，分前、后、内、外侧板。

前侧板：下至腕横纹上方，上至肘横纹。后侧板及内外侧板超肘固定。

②使用方法：保持对位，依次放置前、后、内、外侧夹板，前臂 3 根扎带固定，肘下方扎带反折固定内外侧板，肘后方扎带 8 字固定。前臂以颈腕带悬吊（图 6-20）。

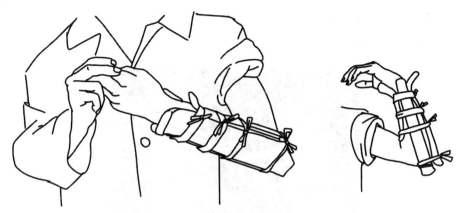

图 6-20　桡骨小头骨折超肘夹板固定法

（2）适应证：桡骨小头骨折、桡骨颈骨折。

（3）禁忌证：桡骨小头粉碎性骨折、开放性骨折及合并血管神经损伤者。

（4）注意事项

①适当抬高患肢，有利于患肢消肿。

②密切观察患肢的血运。特别是固定后 3 ～ 4 天内更应注意观察肢端皮肤颜色、温度、感觉及肿胀程度。如发现肢端肿胀、疼痛、温度下降、颜色紫暗、麻木、伸屈活动障碍时应及时处理。

③注意询问骨骼突出处有无灼痛感，如患者持续疼痛，则应解除夹板进行检查，严防压迫性溃疡的发生。

④带子绑扎要松紧适宜，绑扎后以带子能上下推移活动 1cm 为度。一般在 4 日内，局部损伤性炎症反应明显，夹板固定后易形成静脉回流受阻，组织间隙内压有上升的趋势，可适当放松扎带。之后组织间隙内压下降，血循环改善，扎带松弛时应及时调整扎带的松紧度，保持 1cm 的正常移动度。

⑤定期做 X 线透视或摄片检查，了解骨折是否发生再移位，特别是在 2 周以内要经常检查，如有移位及时处理。

⑥及时指导患者进行功能锻炼，向患者做好解释和指导，取得患者配合。并将固定后的注意事项及练功方法向患者及家属交代清楚，取得患者的合作，方能获得良好的治疗效果。

2. 钢针撬拨复位石膏固定法

（1）方法与步骤：患者仰卧位，常规消毒铺巾，一助手固定上臂，一助手扶持前臂。术者站于患侧，在移位的桡骨头下方 1cm 处，用尖刀片在皮肤上切一小口，然后将骨圆针刺入，直抵桡骨干时，再顺桡骨干向上斜进针，将桡骨小头逐渐撬起，直到针尖达骨折远折端，以远折端作为支点，利用杠杆作用，将桡骨头全部撬起推移而复位，无菌包扎针眼（图 6-21）。最后用石膏托固定肘关节于半伸直位。若桡骨头撬起推移，仍不能很好地复位，术者可同时用拇指协助推挤复位。若退针后桡骨头又歪斜者，则将撬拨针钉入远折段桡骨粗隆处，保留 2～3 周。

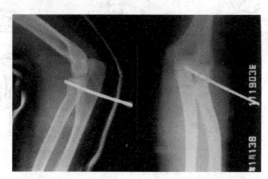

图 6-21　桡骨头钢针撬拨复位石膏固定法

（2）适应证：桡骨小头嵌插型骨折；折端嵌插过紧，闭合手法复位失败者；嵌入骨折倾斜角度 20°以上的单纯桡骨颈骨折。

（3）禁忌证：桡骨小头粉碎性骨折、开放性桡骨小头骨折及合并血管神经损伤者。

（4）注意事项

①石膏定型后，可用电吹风或其他办法烘干。在石膏未干以前搬动患者时，注意勿使石膏折断或变形，常用手托起石膏，忌用手指捏压，回病房后必须用软枕垫好。

②注意有无神经刺激现象。

③抬高患肢，注意有无骨突部受压症状，随时观察指（趾）血运、皮肤颜色、温度、肿胀、感觉及运动情况。如果有变化，立即将管型石膏纵向切开。待病情好转后，再用浸湿的纱布绷带自上而下包缠，使绷带与石膏粘在一起，如此石膏干固后不减其固定力。固定后肢体肿胀，可沿剖开缝隙将纱布绷带剪开，将剖缝扩大，在剖缝中填塞棉花并用纱布绷带包扎。

④进行撬拨复位时，要掌握进针方向和进针深度，避免刺伤周围血管和神经。

⑤定期做 X 线透视或摄片检查，了解骨折是否发生再移位，特别是在 2 周以内要经常检查，如有移位及时处理。

⑥及时指导患者进行功能锻炼，向患者做好解释和指导，取得患者配合。并将固定后的注意事项及练功方法向患者及家属交代清楚，取得患者的合作，方能获得良好的治疗效果。

【按语】

1. 对桡骨头完全分离移位的骨折，如单推下缘向上不能复位时，可以一手拇指压关节面的内侧缘，一手拇指推桡骨头的外下缘向上向内复位。后外侧型及前外侧型同此。

2. 进行撬拨复位时，要掌握进针方向和进针深度，避免刺伤周围血管和神经。

3. 手法复位失败者，宜尽早手术，但易发生桡骨头缺血坏死和上尺桡连接，所以手术操作和固定应尽量简单。

第十四节　桡骨颈骨折

【概述】

桡骨颈是指桡骨头下的较细部分。该部骨折多发生于 15 岁以下的少年和儿童，又名桡骨小头歪戴帽。

【解剖特点】

桡骨近端包括关节面呈盘状的桡骨头、桡骨颈及桡骨结节。桡骨头和部分桡骨颈位于关节内。桡骨头并不呈圆形，而是呈椭圆形，长轴在前后位并且稍斜行，长径约 24mm，短径约为 21mm，长短轴之比为 8∶7，其浅凹状关节面与肱骨小头凸状关节面相关，完全位于关节囊内，周围无任何韧带、肌腱附着。桡骨头的血供在骨骺愈合之前完全靠附着于桡骨颈周围的滑膜内血管供给。桡骨头边缘的关节面与位于鹰嘴半月切迹桡侧的桡骨切迹相关节，并且有环状韧带环绕，称之为上尺桡关节。桡骨结节属关节外结构，后方粗糙，为肱二头肌腱附着处；前方光滑将肌腱与桡骨结节分开。

【损伤机理与特点】

1. 损伤机理

（1）直接暴力：因此所致的此型骨折损伤较少见。

（2）间接暴力：此类骨折多为间接暴力所致，跌倒时臂外展，以手按地，力量沿前臂桡侧向上传导，使桡骨头撞击于肱骨小头所致。

2. 损伤特点

按骨折近端移位的方向分：①外侧型：此型最多，占此类骨折的 53%。肘关节直伸位 X 线正位片示桡骨头向桡侧横移位或倾斜，关节面指向桡侧；肘关节屈曲 90° 侧位片示桡骨头与桡骨干远端完全重叠。②外后侧型：此型次之。肘关节直伸位 X 线正位片示桡骨头向桡侧横移位或倾斜，关节面指向桡侧；肘关节曲 90° 侧位片示：桡骨头向后横移位或倾斜，关节面指向后侧；③外前侧型：此型最少。肘关节直伸位 X 线正位片示：桡骨头向桡侧横移位或倾斜，关节面指向桡侧；肘关节屈曲 90° 侧位片示桡骨头向前横移位或倾斜，关节面指向前侧。

【平衡辨证】

1. 力学辨证

（1）桡骨颈骨折平乐正骨俗称桡骨小头"歪戴帽"，属近关节部骨折，由于关节活动易影响固定效果，固定时应注意适当超关节固定，或施以相对刚性固定，以维持折端的稳定性，使筋骨平衡，促进骨折愈合。

（2）桡骨近端参与肘关节的构成，正常情况下，骨折后的成角可使关节的活动轴发生异常，固定时应注意保持其活动轴的平行状态，以免日后因活动轴向异常造成关节功能障碍及创伤性关节炎。

2. 气血脏腑辨证

桡骨近端损伤后必伤及气血经络，造成气血失衡，经络受阻；若损伤严重，可导致亡血气脱之险证。临床上损伤轻者瘀滞于皮下筋肉之间则出现局部肿胀、疼痛、瘀斑和水疱；临床治疗与固定时，均应辨明气血损伤程度与性质，急则治其标——临时固定，先救其气血亡脱，挽救肢体和生命；并根据瘀滞经络之轻重，选择固定物，并适时调节固定物的松紧等。缓则治其本——恢复筋骨平衡，同时选择有效方药直达病所，恢复气血平衡，促进患者康复。

脏腑是化生气血、通调经络、濡养皮肉筋骨、主持人体生命活动的主要器官。损伤后气滞血瘀，经络阻塞，必累及脏腑，使之不和，尤其是肝脾肾三脏，易造成肝郁气滞，脾胃运化失常，进而导致气血精微化生不足，肾精虚、髓不充、筋骨失养。临床常见患者烦躁易怒，神疲乏力，肢体沉重、肿胀、疼痛，甚至出现脏腑危象。临床治疗与固定时，应辨明脏腑主证，急则治其标，行气祛瘀，消肿止疼，顾护脏腑，并选择适当固定物，调节筋骨平衡，恢复脏腑气血平衡，促进患者康复。

【固定原则与机理】

1. 对桡骨头完全分离移位的骨折，如单推下缘向上不能复位时，可以一手拇指压关节面的内侧缘，一手拇指推桡骨头的外下缘向上向内复位。后外侧型及前外侧型同此。

2. 进行撬拨复位时，要掌握进针方向和进针深度，避免刺伤周围血管和神经。

3. 手法复位失败者，宜尽早手术，但易发生桡骨头缺血坏死和上尺桡连接，所以手术操作和固定应尽量简单。

4. 固定时间不能过长和过短，在保证骨折临床愈合的情况下，尽量争取早日解除固定，进行功能锻炼。功能锻炼要求强度由轻到重，时间由短到长，次数由少到多，循序渐进，避免过急、过猛和过量；但也要克服谨小慎微、不敢进行锻炼的思想。

5. 保持良好的生物学固定：①维持骨折端最大限度的稳定，恢复肌力的平衡；

②消除不利于骨折愈合的旋转、剪切和成角外力；③在保证骨折端稳定的情况下，可进行肌肉舒缩活动及关节活动，有利于早期功能恢复；④固定物要便于调整与检查，其对骨折整复后的残留移位有矫正作用；⑤副作用小，合并症少；⑥为受损组织创造良好的修复条件；⑦保持损伤处正常血运，使其不影响正常的愈合。

【固定方法】

无移位型关节面倾斜在15°以下者，不需手法整复及固定，仅用腕颈带悬吊即可。

1. 肘关节塑形夹板固定法

（1）方法与步骤：肘关节小夹板1套，小带子4根。保持对位状态，依次放置掌侧、背侧，尺侧，桡侧塑形夹板，并以4根带子绕夹板2周结扎（图6-22）。

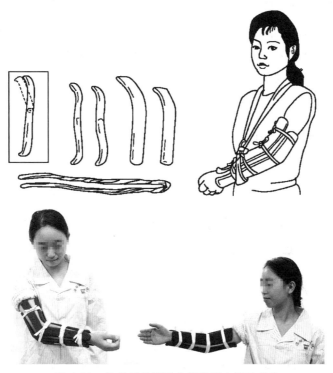

图6-22 桡骨颈骨折肘关节塑形夹板固定法

（2）适应证：桡骨颈骨折轻度移位。

（3）禁忌证：开放性骨折及合并血管神经损伤者。

（4）注意事项

①适当抬高患肢，有利于患肢消肿。

②密切观察患肢的血运。特别是固定后3～4天内，更应注意观察肢端皮肤颜色、温度、感觉及肿胀程度。如发现肢端肿胀、疼痛、温度下降、颜色紫暗、麻木、伸屈活动障碍并伴剧痛者应及时处理。

③注意询问骨骼突出处有无灼痛感，如患者持续疼痛，则应解除夹板进行检查，严防压迫性溃疡的发生。

④注意经常调整夹板的松紧度。一般在 4 日内，局部损伤性炎症反应明显，夹板固定后易形成静脉回流受阻，组织间隙内压有上升的趋势，可适当放松扎带。之后组织间隙内压下降，血循环改善，扎带松弛时应及时调整扎带的松紧度，保持 1cm 的正常移动度。

⑤定期做 X 线透视或摄片检查，了解骨折是否发生再移位，特别是在 2 周以内要经常检查，如有移位及时处理。

⑥及时指导患者进行功能锻炼，并将固定后的注意事项及练功方法向患者及家属交代清楚，取得患者的合作，方能获得良好的治疗效果。

2. 钢针撬拨复位法

本法适用于各型骨折，尤适用于嵌插型骨折，折端嵌插过紧，关节面倾斜角度较大，闭合手法复位失败者。应在臂丛神经阻滞麻醉、X 线透视下进行无菌操作。桡骨颈骨折粉碎较严重者予以手术治疗。

第十五节　尺桡骨双骨折

【概述】

尺桡骨双骨折为日常生活及劳动中常见的损伤，约占骨折总数的 11.2%（包括合并脱位者），多发生于儿童和青壮年，且多发生在尺桡骨的中段和下段。

【解剖特点】

尺骨近端粗大，远端细小。近端的冠状突、鹰嘴突所围成的半月切迹，与肱骨的滑车相关节，称肱尺关节，为解剖上肘关节的主要部分。半月切迹的弧度为 180°，而滑车的弧度为 320°。尺骨远端变圆，形成尺骨小头，小头远侧为圆形关节面，与三角纤维软骨盘相对；侧方的拱桥形关节面与桡骨的尺骨切迹关节面相关节，称下尺桡关节。桡骨近侧细小，远侧膨大，以桡骨头的杯状面与肱骨小头相关节，即肱桡关节；并与尺骨近端的桡骨切迹相关节，是为上尺桡关节。二者均为解剖上肘关节的一部分。桡骨头表面被有软骨；中部凹入呈杯状与肱骨小头关节面相对。当伸直肘关节时仅桡骨头的前半部与之接触；屈肘时两者完全吻合。杯状面的尺侧为一半月形的倾斜面，于旋前时与滑车的桡侧边缘相接触。桡骨头的周边部也被有软骨，称柱状唇，与尺骨的桡骨头切迹组成上尺桡关节。桡骨本身有两个弯曲，称为旋转弓。桡骨颈向远侧及尺侧斜行，桡骨干的近侧则向远侧及桡侧斜行，两者之间形成了一个夹角，称为旋后弓，恰处于桡骨结节的水平。桡骨干的远侧斜行向远侧及尺侧，因之与近侧段之间形成了一个夹角，称旋前弓，此角恰位于旋前圆肌粗隆处。旋后弓和旋前弓分别位于桡骨远近端连线（桡骨旋转轴）的两侧。这两个旋转弓并不在同一平面上，以致桡骨的正侧面都可见到这两个弯曲。尺桡骨骨折的治疗中应注意恢复桡骨旋转弓的形态。桡骨旋前弓、旋后弓的减少或消失，不仅会影响前臂旋转力量，也将影响前臂的旋转范围。

前臂的肌肉分为伸肌、屈肌、旋前肌、旋后肌，伸肌和屈肌的牵拉力为骨折后骨折端发生重叠移位的重要因素。旋前和旋后肌的牵拉力，为骨折后骨折端发生旋转移位的重要因素。因此当桡尺二骨同时骨折时，可发生骨折端的重叠、旋转和成角移位。

【损伤机理与特点】

1. 损伤机理

（1）直接暴力：因直接暴力损伤者多见于打击、挤压、轧砸致伤。两骨的骨折部位多在同一平面，偶有碎折和多段骨折，骨折槎形为横断形或碎形，如为压轧伤，常伴有严重的软组织损伤，或形成开放性骨折。

（2）间接暴力

①传导暴力：从高处掉下或跌倒时，以手按地，力量向上传导，先致桡骨中段或上段骨折，暴力继续作用，力量沿骨间膜传导至尺骨，而使之发生骨折。所以此种骨折，多为尺骨干骨折线低于桡骨干骨折线，且桡骨多为横断形或锯齿形骨折，而尺骨多为短斜形骨折。如暴力较大骨折断端可刺破皮肤，发生开放性骨折。发生在小儿则多呈下段横断双折。

②扭转暴力：多见于机器扭绞伤，致前臂过度旋前或旋后，而使桡尺两骨过度扭绞造成骨折，骨折线和成角移位的方向常是一致的，但骨折线不在一个水平面上。如为旋前暴力所致者，则尺骨远折端向后移位，尺骨折线在上，而桡骨折线偏下；如为旋后暴力所致者，则桡骨折线在上，尺骨折线偏下。此种骨折多伴有皮肤的擦伤或软组织扭裂伤。

2. 损伤特点

不同形式的暴力所致骨折的类型亦不同。直接暴力：多为打击或机器伤。骨折为横形或粉碎性，骨折线在同一平面。间接暴力：跌倒手掌触地时，暴力向上传达桡骨中或上 1/3 骨折，残余暴力通过骨间膜转移到尺骨，造成尺骨骨折。桡骨为横形或锯齿状，尺骨为短斜形，骨折移位。扭转暴力：受外力同时，前臂又受扭转外力造成骨折。跌倒时身体向一侧倾斜，前臂过度旋前或旋后，发生双骨螺旋形骨折。多数由尺骨内上斜向桡骨外下，骨折线方向一致，尺骨干骨折线在上，桡骨骨折线在下。前臂具有屈伸、旋前及旋后肌群，故骨折后易出现重叠、成角、旋转及侧方移位。如为单骨骨折，成角畸形在 5°～10°时，其旋转范围将明显减小。而在双骨折时，成角畸形 >5°时，即可出现明显的旋转功能障碍，因此要求复位完善，才能恢复良好的关节功能。若早期治疗失当，将严重影响手部和前臂旋转的功能。

【平衡辨证】

1. 力学辨证

前臂的肌肉分为伸肌、屈肌、旋前肌、旋后肌，伸肌和屈肌的牵拉力是尺桡骨骨折后骨折端发生重叠移位的重要因素。旋前肌和旋后肌的牵拉力是骨折后骨折端发生旋转移位的重要因素。因此当桡尺二骨同时骨折时，可发生骨折端的重叠、旋转和成角移位。肱二头肌和旋后肌通过其止点，对桡骨近侧 1/3 骨折段施加旋转力。骨折固定时，对于上 1/3 骨折（旋前圆肌止点以上），前臂要置于旋后位，以对抗旋前肌的旋前移位畸形。上段骨折时，以前臂超肘塑形夹板固定 6～8 周。旋前圆肌经远侧止于桡骨干中段，旋前方肌止于桡骨远侧 1/4，都具有旋转外力和成角外力。尺骨骨折易受成角应力的影响，因为近端骨块常向桡骨移位。前臂近端的肌肉使闭合复位难以保持。骨折固定时，中下 1/3 骨折（旋前圆肌止点以下），前臂要置于旋转中立位，以纠正旋转畸形。中段骨折时，以前臂塑形夹板固定 6～8 周。桡骨远端骨折由于旋前方肌的活动和前臂长肌的牵拉，易向尺骨成角。下段骨折时，以腕关节塑形夹板固定 3～4 周，使腕呈掌屈位。夹板的塑形弯部，一定要放于腕掌关节处，以免造成折端的向背侧成角畸形。

尺桡骨骨折的受伤机制比较复杂，骨折类型较多，又因桡、尺二骨作用相辅，功能要求灵活，对位要求严格，不但要有较好的接近解剖的对位，且要求有较好的接近解剖的对线。

根据不同节段的不同类型骨折，确定整复手法和步骤，安排好助手的分工和配合。达到良好的对位、对线和正常生理弧度，采取不同的固定方法使骨折端稳定恢复前臂筋骨肌力平衡。

2. 气血脏腑辨证

尺桡骨所在之前臂为手三阴及三阳经通行之要道，又因其独特的解剖特点，损伤后必伤及气血经络，造成气血失衡，经络受阻；若损伤严重，可导致亡血气脱之险证。临床上损伤轻者瘀滞于皮下筋肉之间则出现局部肿胀、疼痛、瘀斑和水疱；严重者可形成筋膜间隔区综合征，阻断经脉引起远端肢体坏死。若失血过多则可造成气随血脱，气血双亡，危及生命。气为血之帅，血为气之母，气血互根同源，互相影响。临床治疗与固定时，均应辨明气血损伤程度与性质，急则治其标——临时固定，先救其气血亡脱，挽救肢体和生命；并根据瘀滞经络之轻重，选择固定物，并适时调节固定物的松紧等。缓则治其本——恢复筋骨平衡，同时选择有效方药直达病所，恢复气血平衡，促进患者康复。

脏腑是化生气血、通调经络、濡养皮肉筋骨、主持人体生命活动的主要器官。损伤后气滞血瘀，经络阻塞，必累及脏腑，使之不和，尤其是肝脾肾三脏，易造成肝郁气滞，脾胃运化失常，进而导致气血精微化生不足，肾精虚、髓不充、筋骨失养。临床常见患者烦躁易怒，神疲乏力，肢体沉重、肿胀、疼痛，甚至出现脏腑危象。临床治疗与固定时，应辨明脏腑主证，急则治其标，行气祛瘀，消肿止疼，顾护脏腑，并选择适当固定物，调节筋骨平衡，恢复脏腑气血平衡，促进患者康复。

【固定原则与机理】

1. 尺桡骨骨折的治疗原则是恢复尺桡骨远、近段对位对线，并恢复二骨的等长及固有生理弧度，从而使前臂处于良好的旋前和旋后活动范围，以达到骨折复位稳定，阴阳、气血、肌力平衡，功能灵活的目的。

2. 成角、短缩和旋转移位必须完全纠正。

3. 凡是新鲜闭合性骨折，不论其类型、部位，都应尽可能地采用手法整复、夹板固定治疗或经皮穿针内固定，这样可避免感染、损伤血管和神经、骨折延迟愈合或骨不连的危险发生。

4. 对于陈旧性骨折、伤口在 2cm 以上且污染严重的开放性骨折、一骨或二骨多节段骨折经多次手法整复失败者，均宜采用切开复位内固定治疗。

【固定方法】

因前臂骨折的受伤机制比较复杂，骨折类型较多，又因桡、尺二骨作用相辅，功能要求灵活，对位要求严格，不但要有较好的接近解剖的对位，且要求有较好的接近解剖的对线。故在复位前应详细观察与分析 X 线片所示的情况，根据不同节段的不同类型骨折，确定整复手法和步骤，安排好助手的分工和配合。必要时结合麻醉，在无痛情况下整复。

整复原则：①一般先整复桡骨，后捏对尺骨（有时亦可同时进行整复）。因桡骨往往呈横断骨槎，复位后比较稳定，不要顾虑在捏对尺骨时会引起桡骨再移位。②整复时，一般应屈肘，前臂呈中立位。③屈肘可使肌肉松弛，缓解对骨折端的牵拉，前臂中立位时，骨间距离最宽。只要掌握这两条原则，整复桡、尺骨双折，并不十分困难。

复位完成后，术者维持骨折对位，根据骨折部位不同施以不同的固定。上段骨折：以前臂超肘塑形夹板固定 6～8 周。中段骨折：以前臂塑形夹板固定 6～8 周。下段骨折：以腕关节塑形夹板固定 3～4 周，使腕呈掌屈位。夹板的塑形弯部，一定要放于腕掌关节处，以免造成折端的向背侧成角畸形。儿童青枝骨折：以前臂塑形夹板固定 2～3 周。成人前臂无移位骨折：以前臂塑形夹板固定 3～6 周。陈旧性骨折同新鲜骨折。

1. 前臂塑形夹板固定法

（1）方法与步骤：夹板固定者骨折复位满意后，应维持牵引，用前臂四块夹板固定。若复位前尺、桡骨过于靠拢者，则用分骨垫置于两骨之间。伸屈侧夹板的宽度分别为患肢前臂上、下两段最大周径的 1/3，呈上宽、下窄的梯形；桡、尺侧夹板宽度为患肢前臂最大周径的 1/7。屈侧夹板长度由肘横纹至腕横纹，伸侧夹板由尺骨鹰嘴至腕关节或掌指关节，桡侧夹板由桡骨头至桡骨茎突；尺侧夹板由肱骨内上髁至尺骨茎突。夹板间距 1cm，捆扎松紧以能上下活动 1cm 为度。固定后密切注意患肢的肿胀情况，以及手的温度、颜色和皮肤感觉，以便随时调整松紧度，避免骨筋膜间室综合征（图 6–23）。

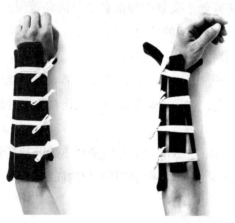

图 6–23　尺桡骨骨折前臂塑形夹板固定法

（2）适应证：儿童青枝骨折、成人无移位骨折、尺桡骨骨折运用手法整复后稳定者。

（3）禁忌证：对于陈旧性骨折、伤口在 2cm 以上且污染严重的开放性骨折、一骨或二骨多节段骨折经多次手法整复失败者。桡尺骨干双骨折的手法整复难度较大，尤其是上 1/3 骨折。

（4）注意事项

①适当抬高患肢，有利于患肢消肿。

②密切观察患肢的血运。特别是固定后 3～4 天内更应注意观察肢端皮肤颜色、温度、感觉及肿胀程度。如发现肢端肿胀、疼痛、温度下降、颜色紫暗、麻木、伸屈活动障碍并伴剧痛者，多是筋膜间隔区综合征的表现，应及时处理。切勿误认为是骨折引起的疼痛，否则有发生缺血坏死之危险。

③注意询问骨骼突出处有无灼痛感，如患者持续疼痛，则应解除夹板进行检查，严防压迫性溃疡的发生。

④注意经常调整夹板的松紧度。一般在 4 日内，局部损伤性炎症反应明显，夹板固定后易形成静脉回流受阻，组织间隙内压有上升的趋势，可适当放松扎带。之后组织间隙内压下降，血循环改善，扎带松弛时应及时调整扎带的松紧度，保持 1cm 的正常移动度。

⑤定期做 X 线透视或摄片检查，了解骨折是否发生再移位，特别是在 2 周以内要经常检查，如有移位及时处理。

⑥骨折复位固定后，即鼓励患者做手指屈伸、握拳活动及上肢肌肉舒缩活动，握拳时要尽量用力，以促进气血循行，使肿胀消退。中期开始做肩、肘关节活动，如小云手等，活动范围逐渐增大。做小云手时，患侧下肢向前跨半步，前臂中立位，健手托患腕，送患肢斜向健侧的前外方伸出，此时患侧膝伸直，健侧膝屈曲，然后前臂由健侧转向患侧，患侧膝由伸变屈，健侧膝由屈变伸，两臂亦由伸变屈，回至胸前。如此反复练习，逐步增大肩、肘关节的活动范围。

2. 石膏固定法

（1）方法与步骤

①将患肢置于功能位（或特殊要求体位）。如患者无法持久维持这一体位，则需有相应的器具，如牵引架、石膏床等，或有专人扶持。

②放置衬垫保护骨隆突部位。

③将石膏绷带卷平放在 30% ～ 40% 温水桶内，待气泡出净后取出，以手握其两端，挤去多余水分。石膏在水中不可浸泡过久，或从水中取出后放置时间过长，因耽搁时间过长，石膏会很快硬固，如勉强使用，各层石膏绷带将不能互相凝固成为一个整体，进而影响固定效果。

④石膏托的应用：将石膏托置于需要固定的部位，关节部为避免石膏皱褶，可将其横向剪开一半或 1/3，呈重叠状，而后迅速用手掌将石膏托抹平，使其紧贴皮肤。对单纯石膏托固定者，按体形加以塑形。此时，内层先用石膏绷带包扎，外层则用干纱布绷带包扎。包扎时一般先在肢体近端缠绕两层，然后再一圈压一圈地依序达肢体的远端。关节弯曲部及石膏边缘部注意勿包扎过紧，必要时应横向将绷带剪开适当宽度，以防造成压迫。对需双石膏托固定者，依前法再做一石膏托，置于前者相对的部位，然后用纱布绷带缠绕二者之外。

⑤包扎石膏的基本方法：环绕包扎时，一般由肢体的近端向远端缠绕，且以滚动方式进行，切不可拉紧绷带，以免造成肢体血液循环障碍。在缠绕的过程中，必须保持石膏绷带的平整，切勿形成皱褶，尤其在第一、二层更应注意。由于肢体的上下粗细不等，当需向上或向下移动绷带时，要提起绷带的松弛部并向肢体的后方折叠，不可翻转绷带。操作要迅速、敏捷、准确，两手互相配合，即一手缠绕石膏绷带，另一手朝相反方向抹平，使每层石膏紧密贴合，勿留空隙。石膏的上下边缘及关节部要适

当加厚，以增强其固定作用。

⑥整个石膏的厚度，以不致折裂为原则，一般应为 8～12 层。最后将石膏绷带表面抹光，并按肢体的外形或骨折复位的要求加以塑形。因石膏易于成形，必须在成形前数分钟内完成，否则不仅达不到治疗目的，反而易使石膏损坏。对超过固定范围部分和影响关节活动的部分（不需固定关节）应加以修削。边缘处如石膏嵌压过紧，应适当切开（图 6-24）

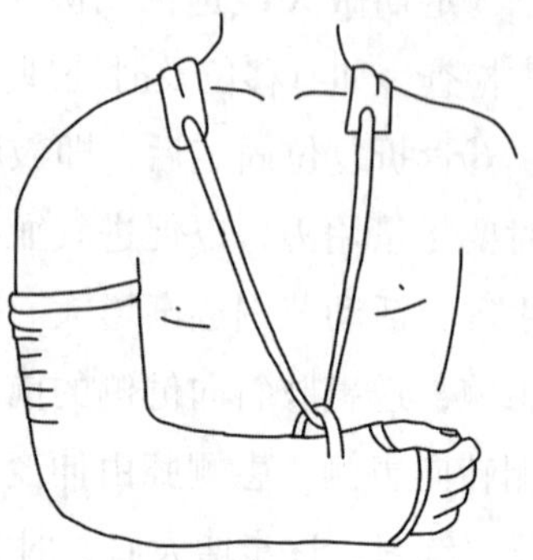

（2）适应证：儿童青枝骨折、成人无移位骨折、经撬拨复位法的尺桡骨骨折者。

（3）禁忌证：复杂的开放性骨折及不稳定尺桡骨骨折。

（4）注意事项

①石膏定型后，可用电吹风或其他办法烘干。

图 6-24　尺桡骨骨折前臂石膏固定法

在石膏未干以前搬动患者时，注意勿使石膏折断或变形，常用手托起石膏，忌用手指捏压，回病房后必须用软枕垫好。

②注意有无神经刺激现象。

③抬高患肢，注意有无骨突部受压症状，随时观察指（趾）血运、皮肤颜色、温度、肿胀、感觉及运动情况。如果有变化，立即将管型石膏纵向切开。待病情好转后，再用浸湿的纱布绷带自上而下包缠，使绷带与石膏粘在一起，如此石膏干固后不减其固定力。固定后肢体肿胀，可沿剖开缝隙将纱布绷带剪开，将剖缝扩大，在剖缝中填塞棉花并用纱布绷带包扎。

④手术后及有伤口患者，如发现石膏被血或脓液浸透，应及时处理。

⑤注意冷暖，寒冷季节注意外露肢体保温；炎热季节，对包扎大型石膏患者，要注意通风，防止中暑。

⑥注意保持石膏清洁，勿被尿、便等浸湿污染。翻身或改变体位时，应保护石膏原形，避免折裂变形。

⑦如因肿胀消退或肌肉萎缩致使石膏松动者，应立即更换石膏。

⑧患者未下床前，须帮助其翻身，并指导患者做石膏内的肌肉收缩活动；情况允许时，鼓励其下床活动。

⑨注意畸形矫正。儿童青枝骨折多有成角畸形，X 线复查发现骨折对位尚好但有成角畸形时，可在成角畸形部位的凹面横行切断石膏周径的 2/3，以石膏凸面为支点，将肢体的远侧段向凸面方向反折，即可纠正成角畸形。然后用木块或石膏绷带条填塞入石膏之裂隙中，再以石膏绷带固定。

4. 手法整复闭合穿针固定法

（1）方法及步骤：患者仰卧位，行臂丛神经阻滞麻醉，常规消毒铺巾，屈肘90°，于尺骨鹰嘴后侧中点以合适的骨圆针钻入尺骨近端骨髓腔，透视下使钢针穿至骨折端时暂停，手法复位，维持对位，继续将钢针击入骨折远端髓腔中足够长度，剪断针尾折弯留于皮外，待骨折愈合后拔除。若桡骨骨折需要穿针时可使腕关节掌屈，于桡骨远端背侧结节处将一合适的骨圆针钻入桡骨髓腔中，复位固定，针尾留于皮外，待骨折愈合后拔除。闭合穿针固定后，患肢行前后石膏托外固定，抬高患肢，屈肘90°悬吊胸前（图6-25）。

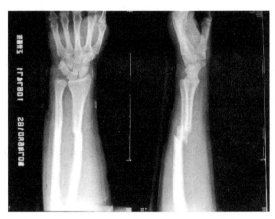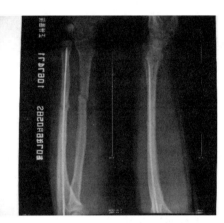

图6-25　尺桡骨穿针固定法

（2）适应证：不稳定的尺桡骨双骨折。

（3）禁忌证：粉碎性及开放性尺桡骨骨折。

（4）注意事项

①进针点的选择：一般选在尺骨鹰嘴后侧中点和桡骨远端背侧结节处。进针部位应避开血管和神经。

②进针方向要准，操作要稳，进针不能过深，针尖不能无目的地在内乱刺，以免伤及血管和神经。

【按语】

前臂骨折若治疗不适当，可造成其严重的功能丧失。即使骨折愈合很满意，也会发生严重的功能障碍。肱桡、近端尺桡、肱尺、桡腕和远端尺桡关节及骨间隙必须处于解剖位置，否则会导致上述各骨功能部分受损。除所有长骨骨干骨折常见的问题外，尺桡骨骨干还存在一些特殊问题。除重建肢体长度、对位和对轴线外，如果要恢复良好的旋前和旋后活动范围，还必须取得正常的旋转对线。因为有旋前和旋后肌的存在，对成角和旋转有影响，要整复和保持两个平行骨骼的复位比较困难，所以常发生畸形愈合和不愈合。由于这些因素，对成人有移位的尺桡骨骨干骨折，虽然用闭合复位可能取得成功，但一般仍认为切开复位和内固定是最好的治疗方法。肱二头肌和旋后肌是通过其止点，对桡骨近侧 1/3 骨折段施加旋转力。旋前圆肌经远侧止于桡骨干中段，旋前方肌止于桡骨远侧 1/4，都具有旋转外力和成角外力。尺骨骨折主要易受成角应力的影响，因为近端骨块常向桡骨移位。前臂近端的肌肉使闭合复位难以保持。桡骨远端骨折由于旋前方肌的活动和前臂长肌的牵拉，易向尺骨成角，虽然闭合复位可以获得愈合，但如果成角和旋转对线不良没有完全纠正，仍会发生功能障碍使最后的结果不满意。

第十六节　桡骨远端骨折

【概述】

桡骨远端骨折，是指桡骨远端 3cm 范围以内的骨折。此类骨折较常见。占全身骨折的 15% 左右，多发生于青壮年及老年人，女多于男。发生在儿童者，多为桡骨下端骨骺分离滑脱，或干骺端骨折。

【解剖特点】

桡骨下端膨大，其横断面近似四方形，由骨松质构成，向上 3～3.5cm 为坚质骨干桡骨远端骨质结构较为薄弱，易发生骨折。

桡骨下端为凹陷的桡腕关节面，容纳舟骨和月骨。正常人此关节面向掌侧倾斜 10°～15°，称掌倾角；向尺侧倾斜 20°～25°，称尺倾角。桡骨下端桡侧向远端延伸，形成桡骨茎突，有肱桡肌附着其上，并有伸拇短肌和外展拇长肌通过此处的骨纤维腱管；其掌侧面较为光滑，有旋前方肌附着；背侧面稍突，有 4 个骨性腱沟，伸指肌腱由此通过；尺侧面较为窄小，前后各有一个结节，中间凹陷，称为尺骨切迹，与尺骨环状关节面构成下尺桡关节。

尺骨下端呈圆柱形状，末端稍有膨大，称为尺骨小头；尺骨的尺背侧有一骨突，称为尺骨茎突，其上有三角盘状软骨附着，把下尺桡关节与腕关节分开；尺骨小头的桡侧，有一半环状的关节面，约占周径的 2/3，与桡骨下端尺骨切迹形成下尺桡关节，此关节使桡骨围绕尺骨，做 150°的旋转活动，为前臂下端活动的枢纽。

尺骨和桡骨两茎突，在皮下均能摸到，尺骨茎突低于桡骨茎突 1～1.5cm。

桡骨下端的骨骺，一岁左右出现，18～20 岁与骨干融合。

【损伤机理与特点 】

1. 损伤机理

直接暴力和间接暴力均可造成桡骨远端骨折，但多为间接暴力所致，骨折移位的大小方向、损伤的程度，与暴力的强弱和作用力的方向以及受伤时的姿势和体位有密切关系。

（1）直接暴力：若被重物打击，冲撞轧砸等所致者，多为粉碎型骨折，因暴力作用的方向不同，骨折远端可向背侧或掌侧移位。

（2）间接暴力：跌倒时，前臂旋前，以手按地，暴力传导到桡骨下端而致骨折。远折端常向背侧桡侧移位，或向掌侧成角，形成后缘嵌插，称伸展型骨折。

若跌倒时，前臂旋前，以掌根部着力按地，暴力向上传导，而致桡骨后侧缘骨折。远折端的骨折片，连同腕骨向背侧移位，可形成桡骨远端背侧缘骨折合并腕骨向背侧脱位。

若跌倒时，腕背侧着地，可致桡骨掌侧

缘骨折，远折端的骨折片连同腕骨向前移位，可形成桡骨前缘骨折合并腕骨向掌侧脱位。

若跌倒时，腕关节掌屈位，以手背部着地，暴力传导至桡骨远端，可致桡骨远端骨折，远折端向掌侧桡侧移位，向背侧成角，称屈曲型骨折。

若跌倒时，腕关节极度桡偏以手按地，由于腕舟骨的冲撞，会使桡骨茎突发生骨折。一般移位不大或无移位。

在桡骨远端骨折的同时，可使尺骨茎骨撕脱骨折。若桡骨远端骨折移位明显，又无尺骨茎突骨折者，必有三角盘状软骨损伤。桡骨远端骨折的同时可合并腕舟骨骨折，应注意检查，防止漏诊。

2. 损伤特点

多发生于儿童及中老年人，儿童多合并骨骺滑脱，中老年患者以女性多见。前臂下段及腕手部有肿胀、疼痛、局部压痛及典型餐叉畸形，骨擦音存在，损伤严重者，可有瘀血斑、水疱和功能障碍。

（1）按受伤机制分：①伸展型骨折腕部呈背伸，腕上方掌侧突起，手偏向桡侧，尺骨小头向尺侧或背侧突起；②屈曲型骨折畸形与伸展型相反，但手桡偏一致，腕部呈掌屈，腕上方向背侧突起，手偏向桡侧，尺骨小头撬起；③粉碎型骨折肿胀严重，畸形显著或不典型，可有瘀斑和水疱，疼痛剧烈，功能障碍；④开放性骨折皮肉损伤破裂，骨折端外露或仅与外界相通，极为少见；⑤陈旧性骨折肿胀疼痛已减，畸形显著，功能障碍或较前缓解。

（2）按骨折程度分：①无移位骨折：所受暴力较轻，骨折后折端无移位，仅存在骨折线，临床少见。②有移位骨折：所受暴力来自不同方向和方式，所致骨折呈伸展型或屈曲型，或合并脱位。③粉碎型骨折：所受暴力较大，或由直接暴力所致，远折端呈粉碎型，折块在两块以上，常涉及关节面，易造成后遗症。

（3）按骨折部位分：桡骨远端骨折、桡骨掌侧缘骨折、桡骨背侧缘骨折、桡骨茎突骨折。

（4）按骨折线是否涉及关节面分：①不涉及关节面骨折：骨折线未进入关节面，不遗留创伤性关节炎，临床较多见。②涉及关节面骨折：骨折线进入关节面，关节面因而呈不同程度的不平整不光滑，可遗留创伤性关节炎，临床较少见，如桡骨远端前侧缘骨折、背侧缘骨折及粉碎性骨折。

（5）按局部皮肉损伤程度分：①闭合性骨折：皮肉损伤轻，骨折端与外界不相通。②开放性骨折：皮肉损伤重，致骨折端与外界相通，形成复杂骨折，处理较困难，易引起合并症和后遗症，临床极少见。

（6）按受伤的时间分：①新鲜骨折：为伤后2周以内的骨折。②陈旧骨折：为受伤后2周以上者，因时间较长，骨折端已形成骨痂，畸形粘连，软组织挛缩，增加了治疗的困难度，且易留有后遗症，临床上并不少见。

【平衡辨证】

1. 力学辨证

桡骨茎突有肱桡肌附着其上，并有伸拇短肌和外展拇长肌通过此处的骨纤维腱管；桡骨下端掌侧面有旋前方肌附着；背侧面有4个骨性腱沟，伸肌腱由此通过。桡骨远端骨折移位方向主要由受伤机制决定。①伸展型骨折：为暴力作用于掌侧，使远端过度背伸所致的骨折，远折端向背侧桡侧移位，或向掌侧突起成角，折端背侧缘相嵌插。此型骨折多为横断形骨折，或短斜形骨折，临床上最为多见，占95%以上。掌倾角和尺倾角变小或成负角，或桡骨背侧缘骨折，合并腕骨向背侧脱出，亦属伸展型，这种类型临床上少见。在骨折固定时，对于成人无移位骨折，不需手法整复，石膏托固定即可，但要及时复查，防止继发错位。对于伸展型骨折，可旋前掌屈位复位，以夹板固定。②屈曲型骨折：这种类型的骨折是暴力作用于背侧，使远端过度掌屈所致的骨折，远折端向掌侧移位，或向背侧成角畸形变位，掌侧折端相互嵌插，掌倾角变大，尺倾角度变小，临床上较少见，或桡骨远端掌侧缘骨折合并腕骨向掌侧脱位。对于屈曲型骨折，可以背屈位固定。但通过临床观察，此种方法对于压缩型骨折，用单纯夹板或石膏托固定，折端再移位概率较大；对于不稳定骨折，可以手法复位后闭合穿针固定，或者外固定架固定；对于波及关节面的骨折，若单纯用手法难以达到良好复位时，可加用钢针撬拨复位。若关节面出现翻转移位的情况，必须手术切开复位。复位时一定要恢复桡骨长度，注意下尺桡关节间隙，防止下尺桡脱位。

2. 气血脏腑辨证

尺桡骨下端为手三阴经及手三阳经通行之要道，又因其独特的解剖特点，损伤后会伤及气血经络，造成气血失衡，经络受阻；若损伤严重，可导致亡血气脱之险证。临床上损伤轻者瘀滞于皮下筋肉之间则出现局部肿胀、疼痛、瘀斑和水疱；严重者可形成筋膜间隔区综合征，阻断经脉引起远端肢体坏死。气为血之帅，血为气之母，气血互根同源，互相影响。临床治疗与固定时，均应辨明气血损伤程度与性质，急则治其标——临时固定，解除血管、神经压迫，挽救肢体；并根据瘀滞经络之轻重，选择固定物，并适时调节固定物的松紧等。缓则治其本——恢复筋骨平衡，同时选择有效方药直达病所，恢复气血平衡，促进患者康复。

脏腑是化生气血、通调经络、濡养皮肉筋骨、主持人体生命活动的主要器官。损伤后气滞血瘀，经络阻塞，必累及脏腑，使之不和，尤其是肝脾肾三脏，易造成肝郁气滞，脾胃运化失常，进而导致气血精微化生不足，肾精虚、髓不充、筋骨失养。临床常见患者烦躁易怒，神疲乏力，肢体沉重、肿胀、疼痛，甚至出现脏腑危象。临床治疗与固定时，应辨明脏腑主证，急则治其标，行气祛瘀，消肿止疼，顾护脏腑，并选择适当固定物，调节筋骨平衡，恢复脏腑气血平衡，促进患者康复。

【固定原则与机理】

1. 桡骨远端骨折的治疗原则是恢复桡骨长度，维持关节面的平整、桡骨的掌倾角、尺偏角、恢复正常下尺桡关节的稳定性；固定稳妥，早期进行掌指、指间关节、肘关节功能锻炼。达到骨折复位稳定，阴阳、气血、肌力平衡。

2. 桡骨远端关节面必须维持平整，固定稳妥，才能早期进行关节功能锻炼。

【固定方法】

夹板固定一般均采用腕关节塑形夹板固定，肘关节屈曲90°，颈腕带悬吊。一般固定3～4周后翻背侧夹板，开始活动腕关节，6周后去除夹板，开始锻炼旋转功能；不稳定者，可用闭合穿针后石膏托固定4周左右后，去除石膏托开始活动；若压缩明显者，可用外固定架固定。

1. 腕关节塑形夹板固定法

（1）手法复位

①伸展型骨折：采用推挤提按复位法。患者仰卧或坐位，一助手固定前臂中段，使前臂旋前，手心向下。术者站于患侧，双手持患肢腕部，用双手虎口卡住桡骨远折端。先向尺侧推挤，矫正侧方移位，再向掌侧按压，进行推挤提按复位法时横置于掌侧近折端的食指向背侧提托即可复位，有时需略加以使远端旋前（图6-26、图6-27、图6-28）。

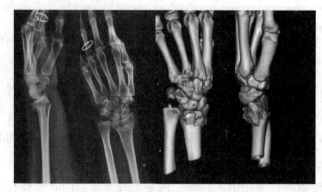
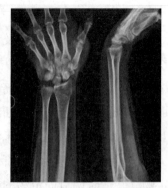

图 6-26 整复前　　　　　　　　　图 6-27 整复后

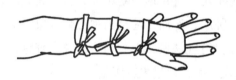
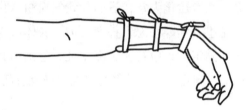

图 6-28 腕关节塑形夹板掌曲固定法

若为嵌插型骨折，通过上法不易完全复位者，术者可扣住远折端，先向远端牵拉，待折端牵开后，再以上法复位。亦可采用折顶复位法：术者以两手拇指扣住远折端，先扩大畸形牵拉，使折端嵌插缓解，然后反折，推挤提按复位。必要时亦可让另一助手牵远端协助，以加强牵拉力。

若为粉碎性骨折，通过上法复位后，再进行前、后、左、右推挤按压，使骨折处平复严密即可。

五联整复法（牵引、托提、掌屈、尺偏、内旋）：屈肘 90°，前臂旋前位，助手牢固固定前臂中段，术者双手拇指压于桡骨远折端背侧，其余四指托提近折端掌侧，大小鱼际环握远折端及腕手部，牵引 2 分钟以纠正重叠，之后牵引下迅速掌屈、尺偏、内旋远折端腕手部（勿忘托提近折端向后），即可同时矫正远折端的桡背侧移位和旋后移位。对于青枝压缩型骨折则要拉展背侧骨膜，使塌陷复起，并满意恢复掌、尺倾角。注意牵引要充分防止骨质压缩，五联手法要一气呵成，连续稳妥，操作不可多次反复以防整复过度。屈曲型骨折则方法相反：伸肘、前臂旋后、牵引、托提、背屈、尺偏、外旋。此法为整复桡骨远端骨折的最佳方法。

亦可采用三人整复法，患者体位同上。一助手固定前臂中段，一助手牵患手，术者站于患侧，背向患者，使前臂旋前，手心向下。术者以两手拇指推挤远折端向掌、尺侧复位。同时牵拉远端的助手使腕掌屈、尺偏即可复位。

②屈曲型骨折：患者体位同上，一助手固定患肢前臂中段，使前臂旋后，手心向上。术者站于患侧（以与上法相同、方向相反的手法复位），双手持患腕，用双手虎口卡住桡骨远折端，先向尺侧推挤，矫正侧方移位；再向背侧按压，食指横置于桡骨近折端，同时向掌侧提托，使复位。此型骨折临床少见，若为嵌插型或粉碎性骨折，手法和原理同伸展型骨折，唯方向相反（图6-29）。

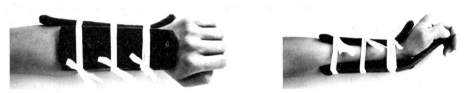

图6-29　屈曲型骨折背伸固定法

③开放性骨折：麻醉下无菌操作，按清创、整复、固定、缝合的顺序进行。此类骨折临床极为少见。

④陈旧性骨折：适应证的选择：骨折后时间在3～4周以内者；有严重畸形，影响以后功能者；青壮年患者，或老年人而身体条件许可者。

采用折骨复位法：

在臂丛神经阻滞麻醉下进行。患者仰卧，一助手固定前臂中段，术者站于患侧，双手持骨折远折端，进行提按、扩大畸形、推挤、旋扭等手法，使已粘连的骨折端分离，造成再骨折，然后按新鲜骨折进行整复即可，但用力要大且要稳。

桡骨前缘或后缘骨折合并腕骨脱位、儿童骨骺滑脱型骨折时，复位手法同远端骨折。如果桡骨茎突和尺骨茎突骨折均移位不大，用推挤手法即可复位。

（2）固定：对于伸展型骨折，以腕部塑形夹板将腕关节固定于掌屈尺偏位4周；对于屈曲型骨折，以腕部塑形夹板将腕关节固定于背伸尺偏位4周；对于陈旧性骨折，固定方法同上，但时间需较长，需4～6周。对桡骨远端骨折合并腕骨脱位，复位后不稳定者，可在麻醉、透视和无菌操作下，采用经皮细克氏针将骨折块固定牢固，外用石膏托固定（前侧骨折掌屈位，背侧骨折背伸位）。

（3）适应证：桡骨远端非压缩性骨折。

（4）禁忌证：开放性骨折及合并血管神经损伤者。

（5）注意事项

①适当抬高患肢，有利于患肢消肿。固定稳定后，即可指导患者进行手指伸屈功能活动。

②密切观察患肢的血运。特别是固定后3～4天内更应注意观察肢端皮肤颜色、温度、感觉及肿胀程度。如发现肢端肿胀、疼痛、温度下降、颜色紫暗、麻木、伸屈活动障碍时应及时处理。若出现张力性水泡，要及时抽取水泡积液，防止感染。若持

续出现正中神经卡压症状，要密切观察，必要时去除夹板，更换其他固定方法。

③注意询问骨骼突出处有无灼痛感，如患者持续疼痛，则应解除夹板进行检查，严防压迫性溃疡的发生。

④带子绑扎要松紧适宜，绑扎后以带子能上下推移活动1cm为度。必要时外加三角巾或上肢吊带悬吊前臂。术者每天查房时，要及时调整固定带的松紧，并在夹板外夹挤骨折端，亦可将对挤方法教给患者陪护人员每日多次进行夹挤，使骨折在固定中复位、在复位中固定，这种方法尤适用于粉碎性骨折。

⑤定期做X线透视或摄片检查，了解骨折是否发生再移位，特别是在2周以内要经常检查，如有移位及时处理。3周后骨折端有骨痂生成后，把背侧夹板翻转，使腕关节有一定活动度，防止腕关节粘连，背侧夹板不可过于靠近端，需要固定折端，但部分固定腕关节，防止骨折端再次移位、成角。

⑥及时指导患者进行功能锻炼，向患者做好解释和指导，取得患者配合。并将固定后的注意事项及练功方法向患者及家属交代清楚，取得患者的合作，方能获得良好的治疗效果。

2. 经皮闭合穿针固定法

（1）固定方法：在臂丛神经阻滞麻醉下进行。患者仰卧，常规消毒铺巾，患肢置于侧台，先按上述手法复位，助手维持复位，术者站于患侧，用电钻经桡骨茎突及近端交叉穿入直径2～2.5mm克氏针2～3枚，钢针折弯剪短，包扎后前后石膏托固定（图6-30、图6-31）。

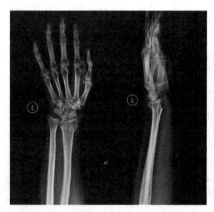 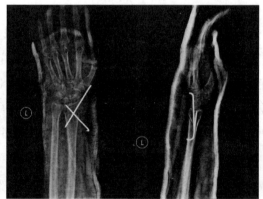

图6-30 整复前　　　　　　　　　图6-31 整复后

（2）适应证：桡骨远端粉碎性手法复位后不稳定的骨折。

（3）禁忌证：严重桡骨远端粉碎性骨折及合并血管神经损伤者。

（4）注意事项

①适当抬高患肢，有利于患肢消肿。早期指导患者进行手指伸屈功能活动。

②密切观察患肢的血运。特别是固定后3～4天内更应注意观察肢端皮肤颜色、

温度、感觉及肿胀程度。如发现肢端肿胀、疼痛、温度下降、颜色紫暗、麻木、伸屈
活动障碍时应及时处理。若出现张力性水泡，要及时抽取水泡积液，防止感染。若持
续出现正中神经卡压症状，要密切观察，必要时去除夹板，更换其他固定方法。

③注意及时换药，防止针孔感染。

④定期做 X 线透视或摄片检查，了解骨折是否发生再移位，特别是在 2 周以内要
经常检查，如有移位及时处理。4 周后骨折端有骨痂生成后，可以去除石膏托，带钢针
活动腕关节，等骨折基本愈合后拔除钢针。

⑤及时指导患者进行功能锻炼，向患者做好解释和指导，取得患者配合。并将固
定后的注意事项及练功方法向患者及家属交代清楚，取得患者的合作，方能获得良好
的治疗效果。

3. 外固定架固定法

（1）固定方法：在臂丛神经阻滞麻醉下进行。患者仰卧，常规消毒铺巾，患肢置
于侧台，先行上述手法复位，术者站于患侧，用电钻分别在第 2 掌骨中近段背桡侧、
桡骨中下段桡侧分别钻入两枚外固定针，近远端分别用外固定杆固定，再行手法复位。
助手维持复位，锁紧两固定杆。若桡骨远端仍不稳定，可加用钢针固定。钢针折弯剪
短，并对其进行包扎（图 6-32、图 6-33）。

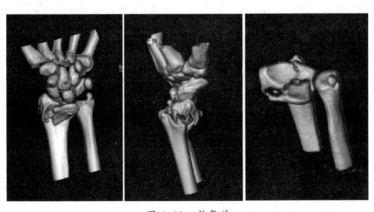

图 6-32　整复前

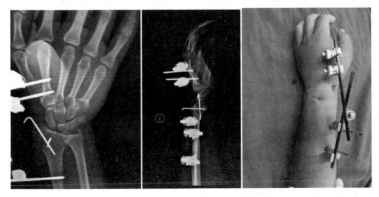

图 6-33　整复固定后

（2）适应证：桡骨远端粉碎性手法复位后不稳定的骨折。

（3）禁忌证：桡骨远端粉碎性骨折及合并血管神经损伤者。

（4）注意事项

①适当抬高患肢，有利于患肢消肿。固定稳定后，早期进行手指伸屈功能锻炼。

②密切观察患肢的血运。特别是固定后3～4天内更应注意观察肢端皮肤颜色、温度、感觉及肿胀程度。如发现肢端肿胀、疼痛、温度下降、颜色紫暗、麻木、伸屈活动障碍时应及时处理。若出现张力性水泡，要及时抽取水泡积液，防止感染。

③注意及时换药，防止针孔感染。

④定期做X线透视或摄片检查，了解骨折是否发生再移位，特别是在2周以内要经常检查，如有移位及时处理。4周后骨折端有骨痂生成后，可以间断松开外固定架，短时活动腕关节，防止腕关节僵硬，6周后拍片骨折愈合好后去除外固定架。

⑤及时指导患者进行功能锻炼，向患者做好解释和指导，取得患者配合。并将固定后的注意事项及练功方法向患者及家属交代清楚，取得患者的合作，方能获得良好的治疗效果。

（5）功能疗法：按照腕关节功能疗法进行处理，但对老年患者尤要注意鼓励其进行手部关节的伸屈活动锻炼，因其气血衰退，最易气血停滞不通而形成长期关节僵硬，不易恢复，故于固定一开始，就应耐心地对患者进行解释，鼓励其进行早期功能锻炼。对已僵硬的指间关节，不能进行强力的被动伸屈，应循序渐进地进行恢复，否则易造成新的损伤，致气血更为停滞，关节进一步僵凝，形成恶性循环，延长病程，长期不能恢复。

【按语】

①此类骨折采用上述手法复位最为有效。只要运用得法，各种类型的骨折均可获得满意的复位，故不多做其他方法的介绍。

②在固定期间，避免腕关节做桡偏活动。在伸屈手指时容易引起桡偏活动，应嘱咐患者予以注意。

③腕部塑形夹板的屈部应置于桡骨远端，目的是控制远端的对位。

④对于老年患者，治疗的重点在于气血通顺、关节通利，故功能锻炼显得更为重要，应对患者多加鼓励，并耐心向其说明活动的重要性。不能因为怕痛而不活动手指，稍不注意即会形成长时间的功能障碍，不易恢复。对老年人的陈旧骨折，不需强行矫正。

⑤小儿此种类型骨折不少见，且骨折多为骨骺滑脱，或滑脱连同一骨折片，或为挤压骨折必须给予复位，方法同前述。

第十七节　腕舟骨骨折

【概述】

腕舟骨骨折是临床上较常见的骨折，占腕骨骨折的80%以上。腕舟骨是腕关节近排腕骨中最大的一块，其外形似舟故名，但又很不规则，分头部、腰部和体部三部分。其远端凹面与头状骨构成关节，其尺侧与月骨构成关节，其桡侧与大、小多角骨构成关节，其凸面与桡骨远端关节面构成关节，故其表面大部分被关节软骨所覆盖。

腕舟骨血液供应较差，仅腰部和头部有来自背侧桡腕韧带和掌侧桡腕韧带的小营养血管供应。故舟骨骨折位于头部和腰部者，在固定牢靠的情况下，骨折愈合尚不成问题。如为体部近端骨折，因血供不佳，往往难以愈合，而且容易引起缺血性坏死。

腕舟骨腰部因正横跨于腕关节的活动线上，最易发生骨折，所以在临床上最常见，且骨折后受剪力较大，难以固定，对骨折的愈合亦极为不利。故当舟骨骨折时，应有较长时间腕部可靠的固定制动，才能保证骨折愈合。

【解剖特点】

腕 舟骨位于腕的桡侧部，远近端膨大，中间部细窄，后者又称腰部。远端与大、小多角骨相关节，为滑动型关节；近端与桡骨远端桡侧半相对，组成桡舟关节，可做屈伸、桡尺偏斜及少许旋转运动；中远部的尺侧与头状骨相关节，为臼状关节；近端尺侧与月骨相关节，有前后向的旋转运动。舟骨跨越腕中关节，与远近两排腕骨相连，是两排腕骨运动的连杆，也是维持腕骨稳定的重要结构。在暴力作用下它较其他腕骨更易折断，尤其是腰部，不易愈合，缺血坏死率也高。其远端掌侧凸出，称舟骨结节，有腕屈肌支持带附着。腕中立位时，舟骨呈掌屈位，与桡骨纵轴夹角30°～60°，平均47°。承受纵向负荷时舟骨会进一步掌屈。舟骨的滋养血管分别经腰部背侧和结节部入骨，然后分支供血至近侧的2/3～3/4部分和远侧的1/4～1/3。二者在骨内没有交通吻合支。腰及近端骨折常会伤及由腰部入骨的血管。常常出现骨折不愈合或近端缺血坏死。

【损伤机理与特点】

1. 损伤机理

腕舟骨骨折99%以上为间接暴力所致。当跌倒时，手掌按地，腕关节处于极度背伸及桡偏位，身体的下冲力和地面的反作用力致桡骨茎突背侧缘将舟骨凿断。因腕部致伤时背伸及尺偏的位置和角度不同,可导致舟骨不同部位的骨折。直接暴力所致者极少见。

2. 损伤特点

按部位分:①头部骨折:在舟骨骨折中最少见,因血供好,故其愈合快,愈合率高,极少有坏死发生。②腰部骨折:最多见,血运较好,但剪力较大,故骨折不愈合和延迟愈合者较多见,但很少发生坏死。③体部骨折:较少见,其因血运破坏较多,故骨折近端坏死发生率较高,可高达10%左右。

【平衡辨证】

1. 力学辨证

(1)腕舟骨骨折99%以上为间接暴力所致。当跌倒时,手掌按地,腕关节处于极度背伸及桡偏位,身体的下冲力和地面的反作用力致桡骨茎突背侧缘将舟骨凿断。因腕部致伤腕部肿胀,中心位于桡侧或鼻烟窝部,局部压痛,活动则痛,有功能障碍,持物无力,有时可接触时可闻及骨擦音,但畸形不明显。由于舟骨的血供特殊,故常发生骨折延迟愈合和不愈合或并发坏死的可能。

(2)骨折复位后外固定时,应注意保持其活动轴的平行状态,以免日后因活动轴向异常造成关节功能障碍及创伤性关节炎。

(3)由于关节活动,易影响近关节部骨折的固定效果。固定时,应注意适当超关节固定,或施以相对刚性固定,以维持折端的稳定性,使筋骨平衡,促进骨折愈合。

2. 气血脏腑辨证

腕舟骨因其独特的解剖特点,损伤后必伤及气血经络,造成气血失衡,经络受阻;临床上损伤轻者瘀滞于皮下筋肉之间则出现局部肿胀、疼痛、瘀斑;临床治疗与固定时,均应辨明气血损伤程度与性质,急则治其标——临时固定;并根据瘀滞经络之轻重,选择固定物,并适时调节固定物的松紧等。缓则治其本——恢复筋骨平衡,同时选择有效方药直达病所,恢复气血平衡,促进患者康复。

脏腑是化生气血、通调经络、濡养皮肉筋骨、主持人体生命活动的主要器官。损伤后气滞血瘀,经络阻塞,必累及脏腑,使之不和,尤其是肝脾肾三脏,易造成肝郁气滞,脾胃运化失常,进而导致气血精微化生不足,肾精虚、髓不充、筋骨失养。临床常见患者烦躁易怒,神疲乏力,肢体沉重、肿胀、疼痛,甚至出现脏腑危象。临床治疗与固定时,应辨明脏腑主证,急则治其标,行气祛瘀,消肿止疼,顾护脏腑,并选择适当固定物,调节筋骨平衡,恢复脏腑气血平衡,促进患者康复。

【固定原则与机理】

1.腕舟骨的治疗原则是矫正骨折的向前成角与移位，恢复正常的肌力平衡。达到骨折复位稳定，阴阳、气血、关节平衡。

2.新鲜无移位的腕舟骨骨折在X线片上难以看出骨折线，但只要有临床症状，亦不应该诊为无骨折而按无骨折处理。仍应进行腕部制动，制动10日以后骨折端经过吸收再进行X线拍摄。

3.对于开放性骨折应及时清理伤口，依据情况决定是否进行一期骨折复位并固定，积极进行抗感染处理。

4.应密切观察骨折复位情况，必要时及时调整固定。

5.保持良好的生物学固定：①维持骨折端最大限度的稳定，恢复关节的平衡；②在保证骨折端稳定的情况下，可进行手指及前臂肌肉收缩锻炼及关节活动，有利于早期功能恢复；③固定物要便于调整与检查，其对骨折整复后的残留移位有矫正作用；④副作用小，合并症少；⑤保持损伤处正常血运，使其不影响正常的愈合。

【固定方法】

1. 短臂石膏管型固定法

（1）方法与步骤：石膏、绷带一套。具体操作方法详见以上章节石膏外固定法。

（2）适应证：各种类型的腕舟骨骨折（图6-34）。

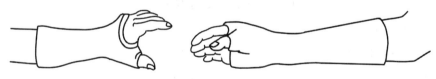

图6-34　腕舟骨骨折石膏固定法

（3）禁忌证：开放性骨折及合并血管神经损伤者。

（4）注意事项

①适当抬高患肢，有利于患肢消肿。

②密切观察患肢的血运。

③注意询问骨骼突出处有无灼痛感，如患者持续疼痛，则应解除石膏外固定进行检查，严防压迫性溃疡的发生。

④定期做X线透视或摄片检查，了解骨折是否发生再移位。

⑤及时指导患者进行功能锻炼，并将固定后的注意事项及练功方法向患者及家属交代清楚，取得患者的合作，方能获得良好的治疗效果。

2. 闭合穿针固定配合管型石膏

穿针固定舟骨骨折关键在于有效的固定，但其深藏于关节之内，单凭管形石膏是难以完全控制其轻微活动的，故多采用闭合穿针固定配合管型石膏。

第十八节　掌骨骨折

【概述】

掌骨骨折是常见的手部骨折。《医宗金鉴·刺灸心法要旨》说："掌者，手之众指之本也，掌之众骨名壅骨，合凑成掌，非块然一骨也。"故掌骨骨折又名壅骨骨折。掌骨骨折多见于成人，儿童少见。

一、第1掌骨骨折

【解剖特点】

掌骨由5块短骨组成，上下两端较粗，上端名基部，下端名头部，头下较细处，名掌骨颈。第1掌骨短而粗，活动性较大，第2、3掌骨长而细，第4、5掌骨短而细。第1掌骨间韧带很短，起自第2掌骨基底桡背侧部，呈扇面状止于第1掌骨基底尺侧部，并有纤维掌、背侧韧带汇合，止于第1掌骨基底掌尺侧结节。次韧带有制约第1掌骨基底向桡侧脱位的作用。但也有人认为，掌侧韧带对第1腕掌关节的稳定有更重要的作用。拇指腕掌关节韧带及关节囊相对松弛，故该关节活动范围较大，除屈、伸、内收、外展外，还可做环绕运动。骨折线偏于基底掌侧，与掌骨干近乎平行，直通腕掌关节，使基底一分为二：掌侧骨折块小，有掌侧韧带相连，留在原位不动；背侧骨块大，即第1掌骨，受拇长展肌腱牵拉向桡背侧移位。拇收肌作用于第1掌骨远端，使之向内侧移位，并经掌骨向近侧传导，于基底部产生杠杆作用，使之进一步向桡背侧移位。

【损伤机理与特点】

1. 损伤机理

（1）直接暴力：因直接暴力者多为直接打砸、挤轧所致，多为粉碎性骨折或横断性骨折。骨折后，由于屈拇长肌及内收肌的收缩作用，骨折端呈向背侧突起成角移位畸形，此类骨折多位于骨干部。

（2）间接暴力：因间接暴力者多为传导暴力所致，骨折多位于基底部1cm以内，折端多为横断形，也有斜形者。如为基底部撕脱骨折，常为斜形，骨折线涉及关节面，且常合并第 1 掌腕关节脱位。

2. 损伤特点

（1）按骨折部位分：①基底部骨折：骨折端多为横断形或短斜形，折端向背桡侧突起成角，是最多见的一种骨折。②掌骨干骨折：多为横断或粉碎性骨折，折端多向背侧成角移位。③掌骨颈骨折：多为横断性，骨折端向背侧成角移位。

（2）按骨折形态分：①横断性骨折：骨折呈横断形，复位后较稳定。②斜形骨折：骨折呈斜形，复位后稳定性差。③粉碎性骨折：骨折端粉碎块在 2 块以上，复位和固定难度较大。

（3）按骨折程度分：①无移位骨折：致伤暴力较小，骨折线存在，但无明显移位，较少见。②移位骨折：骨折端错移，多向背侧和桡侧成角或移位。③骨折合并脱位：骨折多为斜形，常合并第 1 掌腕关节脱位。包括：基底部骨折向外侧成角；中段骨折；基底部无移位骨折；基底部骨折脱位。

（4）按软组织损伤程度分：①闭合性骨折：骨折端与外界不相通，软组织损伤轻。②开放性骨折：软组织损伤严重，骨折端与外界相通或外露。

【平衡辨证】

1. 力学辨证

掌骨由 5 块短骨组成，上下两端较粗，上端名基部，下端名头部，头下较细处，名掌骨颈。第 1 掌骨短而粗，第 1 掌腕关节为鞍状关节，可伸屈、内收、外展，活动范围较大，骨折多发生于基底部 1cm 以上部位，多呈横断形，儿童则为骨骺滑脱。由于屈拇长肌、大鱼际肌及内收肌的牵拉，使骨折远段向掌侧及尺侧移位，外展拇长肌将骨折近端向背侧及桡侧牵拉移位，在骨折部形成向背侧及桡侧的成角畸形，致使该指不能进行外展活动。骨折固定时，患侧拇指应固定于背伸外展位，保持外固定牢靠，达到筋骨肌力的平衡，使功能早日康复。

2. 气血脏腑辨证

掌骨所在之手部为手三阴经及手三阳经通行之要道，又因其独特的解剖特点，损伤后必伤及气血经络，造成气血失衡，经络受阻；若损伤严重，可导致亡血气脱之险证。临床上损伤轻者瘀滞于皮下筋肉之间则出现局部肿胀、疼痛、瘀斑和水疱；严重者可形成筋膜间隔区综合征，阻断经脉引起远端肢体坏死。若失血过多则可造成气随血脱，气血双亡，危及生命。气为血之帅，血为气之母，气血互根同源，互相影响。临床治疗与固定时，均应辨明气血损伤程度与性质，急则治其标——临时固定，先救其气血亡脱，挽救肢体和生命；并根据瘀滞经络之轻重，选择固定物，并适时调节固定物的松紧等。缓则治其本——恢复筋骨平衡，同时选择有效方药直达病所，恢复气血平衡，促进患者康复。

脏腑是化生气血、通调经络、濡养皮肉筋骨、主持人体生命活动的主要器官。损伤后气滞血瘀，经络阻塞，必累及脏腑，使之不和，尤其是肝脾肾三脏，易造成肝郁气滞，脾胃运化失常，进而导致气血精微化生不足，肾精虚、髓不充、筋骨失养。临床常见患者烦躁易怒，神疲乏力，肢体沉重、肿胀、疼痛，甚至出现脏腑危象。临床治疗与固定时，应辨明脏腑主证，急则治其标，行气祛瘀，消肿止疼，顾护脏腑，并选择适当固定物，调节筋骨平衡，恢复脏腑气血平衡，促进患者康复。

【固定原则与机理】

拇指腕掌关节的完整性在拇指和全手的功能中远比其他关节重要。除非进行准确的复位，否则持续脱位或累及该关节的掌骨骨折可引起活动受限、疼痛以及手的捏、抓无力。故第1掌骨骨折的治疗原则应是使骨折端处于对位良好的位置，拇指腕掌关节对应关系正常。

因骨折部皮肉较薄弱，故整复容易，不管哪个部位或何种类型骨折，均可采用牵拉推挤复位法。患者坐位，一助手固定前臂下段，术者一手持拇指向远端牵拉，一手推挤骨折端，使骨折对正复位，复位后可给予石膏固定或撬压固定器固定。采用石膏固定对掌骨基底部施压以维持复位后的位置难度较大，压力太大可造成皮肤坏死，太小容易再移位，同时石膏固定后拍片检查局部折端的复位情况较为困难。

复位完成后，术者维持骨折对位，根据不同情况施以固定。对于第1掌骨基底部骨折，常用撬压固定器固定。对于掌骨干骨折，整复后，以腕部塑形夹板的尺侧板将患拇指及前臂连腕用胶布缠绕固定其上，使拇指呈背伸位。不稳定型者用胶布加以牵引。若为掌骨颈骨折，整复后用胶布粘贴固定于掌指关节屈曲90°位即可。一般均固定4～5周。对骨折不稳定者，可行经皮穿针固定或指骨骨牵引术。

1. 撬压固定器固定法

（1）方法与步骤：撬压器分指环部及柄部，而柄部又分手柄部与臂柄部。撬压器是用10号铁丝捏制而成，先于指环的拉压部及手柄基底部，以胶布缠绕，避免压伤局部皮肤，同时将支点部连为一体。固定用具撬压器1个，胶布数条，3寸绷带1卷（图6-35）。先在腕部裹绷带数周，将撬压器套于拇指上，然后牵拉拇指进行整复骨折，或使骨折脱位，保持对位，使指环的拉压部压于第1掌骨头的掌侧，手柄基部压于骨折或脱位处，再用绷带将臂柄部固定在腕及前臂的下段（图6-36）。

（2）适应证：第1掌骨基底部骨折或骨折合并脱位。

（3）禁忌证：不稳定型第1掌骨骨折、开放性骨折及合并血管神经损伤者。

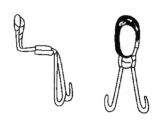
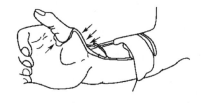

图 6-35　撬压固定器

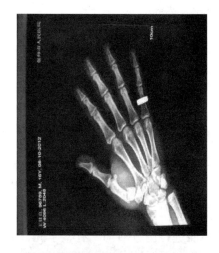
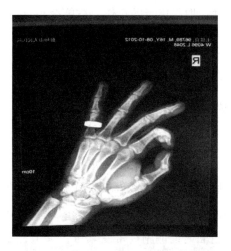
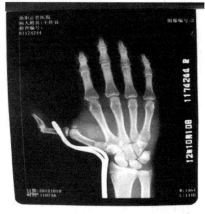
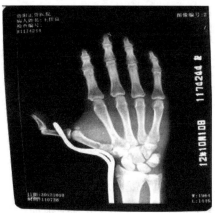

图 6-36　第 1 掌骨骨折撬压固定器固定法

（4）注意事项

①适当抬高患肢，有利于患肢消肿。

②密切观察患肢的血运。特别是固定后 3 ～ 4 天内更应注意观察肢端皮肤颜色、温度、感觉及肿胀程度。如发现肢端肿胀、疼痛、温度下降、颜色紫暗、麻木、伸屈活动障碍时应及时处理。切勿误认为是骨折引起的疼痛，否则有发生缺血坏死之危险。

③注意询问骨骼突出处有无灼痛感，如患者持续疼痛，则应调整撬压固定器松紧，严防压迫性溃疡的发生。

④指环的拉压部必须拉压在第 1 掌骨头的掌侧，才能起到拉第 1 掌骨外展和稍背伸作用，切忌拉住指骨；否则，不但效果不佳，并可致第 1 掌指关节形成半脱位。手柄基底部必须压在骨折或脱位处，定时检查，发现问题及时解决。

⑤定期做 X 线透视或摄片检查，了解骨折是否发生再移位，特别是在 2 周以内要经常检查，如有移位及时处理。

⑥及时指导患者进行功能锻炼，并将固定后的注意事项及练功方法向患者及家属交代清楚，取得患者的合作，方能获得良好的治疗效果。

二、第 2、3、4、5 掌骨骨折

【解剖特点】

第 2 ～ 5 掌骨略向掌侧弯曲，背侧隆凸，由近及远呈放射状排列；近端基底紧密相靠，坐落于远排腕骨上，远端掌骨头适度分离，有掌深横韧带相连。掌骨头与近节指骨基底侧面之间有侧副韧带连接。掌骨头在矢状面上呈凸轮状；掌侧关节面半径大曲率小，背侧面半径小曲率大。因此在掌指关节伸直时，侧副韧带松弛，关节有侧方活动；屈曲时，侧副韧带变紧张，关节稳定面不能进行侧方活动。有鉴于此，掌指关节不宜长期制动在伸直位，以免侧副韧带松弛过久而挛缩变短，导致关节不能屈曲。掌、背侧骨间肌均起自掌骨干，止于在掌指关节远端部位，作用之一就是屈曲掌指关节。当掌骨干骨折后，远侧骨折端段也因此而屈曲，使骨折呈背向成角移位。掌骨骨折可发生在掌骨头、掌骨颈、掌骨干及掌骨基底。

【损伤机理与特点】

1. 损伤机理

直接暴力和间接暴力皆可致伤。

当以拳击撞物体时，掌骨头被撞击物体的反作用力致掌骨颈骨折，这类骨折多为横断性。远折端因骨间肌、蚓状肌及屈指肌的牵拉而向掌侧屈曲，断端向背侧突起成角。同时由于背伸肌腱的牵拉，致掌指关节过伸，呈掌指关节半脱位，且手指越伸直，脱位越严重，畸形亦越明显。

由于直接暴力打击或挤压，可致掌骨体骨折，多呈横断形骨折或粉碎性骨折。如为旋扭暴力所致掌骨体部骨折，多为螺旋形、斜形或长斜形骨折。折端由于骨间肌和蚓状肌的牵拉，一般多向背侧突起成角移位。

由于直接打砸、挤压，或间接扭蹉，可致掌骨基底部骨折，多为横断性骨折或短斜折，移位多不严重。

2. 损伤特点

（1）按骨折部位分：①掌骨基底部骨折：多为横断形或短斜形骨折，移位不严重，有时可合并脱位。②掌骨干骨折：骨折位于掌骨干部位，为螺旋、短斜、长斜或横断形，多向背侧成角或移位，第 5 掌骨骨折，则多向背尺侧成角移位。③掌骨颈骨折：骨折位于掌骨颈处，多为横断形，折端向背侧突起成角移位，掌指关节呈半脱位状，且多发生于无名指与小指。

（2）按骨折形态分：①横断形骨折：骨折为横断形，整复后稳定。②斜形骨折：骨折呈斜形，又可分为长斜形与短斜形骨折，复位后不稳定。③螺旋形骨折：骨折端呈螺旋形，复位后不稳定。④粉碎性骨折：骨折端呈两块以上，复位后不稳定。

（3）按骨折数量分：①单一骨折：只有 1 根掌骨骨折，处理较简单。②多发骨折：2 根或 2 根以上的掌骨同时骨折，处理较为复杂。包括基底部骨折、干部骨折、颈部骨折、多发骨折。

（4）按软组织损伤程度分：①闭合性骨折：软组织损伤轻，骨折端与外界不相通。②开放性骨折：软组织损伤严重，骨折端与外界相通或外露。

【平衡辨证】

1. 力学辨证

第 2～5 掌骨略向掌侧弯曲，背侧隆凸，由近及远呈放射状排列。掌、背侧骨间肌均起自掌骨干，止于在掌指关节远端部位，作用之一就是屈曲掌指关节。当掌骨干骨折后，远侧骨折段也因此而屈曲，使骨折部呈背向成角移位。掌骨骨折可发生在掌骨头、掌骨颈、掌骨干及掌骨基底。远折端因骨间肌、蚓状肌及屈指肌的牵拉而向掌侧屈曲，断端向背侧突起成角。同时由于背伸肌腱的牵拉，致掌指关节过伸，呈掌指关节半脱位，且手指越伸直，脱位越严重，畸形亦越明显。骨折固定时，掌骨基底部骨折与掌骨干稳定型骨折用前臂托板固定，掌骨干不稳定型骨折用前臂托板加牵引固定。掌骨颈骨折用胶布粘贴固定。时间均为 4～5 周。

2. 气血脏腑辨证

掌骨所在之手部为手三阴经及手三阳经通行之要道，又因其独特的解剖特点，损伤后必伤及气血经络，造成气血失衡，经络受阻；若损伤严重，可导致亡血气脱之险证。临床上损伤轻者瘀滞于皮下筋肉之间则出现局部肿胀、疼痛、瘀斑和水疱；严重者可形成筋膜间隔区综合征，阻断经脉引起远端肢体坏死。若失血过多则可造成气随血脱，气血双亡，危及生命。气为血之帅，血为气之母，气血互根同源，互相影响。临床治疗与固定时，均应辨明气血损伤程度与性质，急则治其标——临时固定，先救其气血亡脱，挽救肢体和生命；并根据瘀滞经络之轻重，选择固定物，并适时调节固定物的松紧等。缓则治其本——恢复筋骨平衡，同时选择有效方药达病所，恢复气血平衡，促进患者康复。

脏腑是化生气血、通调经络、濡养皮肉筋骨、主持人体生命活动的主要器官。损伤后气滞血瘀，经络阻塞，必累及脏腑，使之不和，尤其是肝脾肾三脏，易造成肝郁气滞，脾胃运化失常，进而导致气血精微化生不足，肾精虚、髓不充、筋骨失养。临床常见患者烦躁易怒，神疲乏力，肢体沉重、肿胀、疼痛，甚至出现脏腑危象。临床治疗与固定时，应辨明脏腑主证，急则治其标，行气祛瘀，消肿止疼，顾护脏腑，并选择适当固定物，调节筋骨平衡，恢复脏腑气血平衡，促进患者康复。

【固定原则与机理】

①掌骨基底部骨折因移位不大，故不需特殊手法进行整复，仅在牵指的情况下，以推按复位即可。

②令掌骨干骨折患者采取坐位，一助手固定前臂下段，术者一手持相应的手指，向远端牵拉，一手推挤提按骨折端使复位。

③掌骨颈骨折术者持相应的手指向远端牵拉，一手持骨折端，先以推挤法矫正侧方移位，再以拇指按压向背侧突起成角移位的折端向前，食指提掌骨头向后，然后捏持骨折端保持对位，同时牵指并使掌指关节屈曲90°，借用指骨基底部，顶推掌骨头向后，才能保证折端对位的稳定度。

复位完成后，术者维持骨折对位，根据不同情况施以固定。掌骨基底部骨折与掌骨干稳定型骨折用前臂托板固定，掌骨干不稳定型骨折用前臂托板加牵引固定。掌骨颈骨折用胶布粘贴固定。时间均为4～5周。多发性骨折同上。骨折端不稳定者，可行指骨牵引、经皮穿针或手术治疗。

1. 前臂托板加指骨皮牵引固定法

（1）方法与步骤：带纸卷的前臂托板1块，3寸绷带1卷。胶布数条，图钉、橡皮筋数量根据需要而定。胶布牵引和固定方法同掌骨骨折，不同点是将骨折整复后置于纸卷上，手指呈半屈曲状牵引固定，颈腕带悬吊上肢（图6-37）。

（2）适应证：单一或多发掌骨骨折。

（3）禁忌证：开放性掌骨骨折及合并血管神经损伤者。

（4）注意事项

①适当抬高患肢，有利于患肢消肿。

②密切观察患肢的血运。特别是固定后3～4天内更应注意观察肢端皮肤颜色、温度、感觉及肿胀程度。如发现肢端肿胀、疼痛、温度下降、颜色紫暗、麻木、伸屈活动障碍时应及时处理。切勿误认为是骨折引起的疼痛，否则有发生缺血坏死之危险。

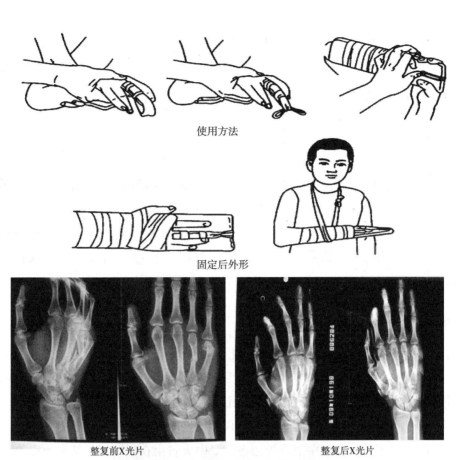

使用方法

固定后外形

整复前X光片

整复后X光片

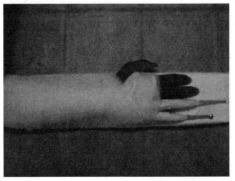

图6-37 第4、5掌骨骨折皮牵引固定法

③注意询问骨骼突出处有无灼痛感，如患者持续疼痛，则应调整指骨皮牵引及前臂托板的松紧度，严防压迫性溃疡的发生。

④及时检查，发现问题，及时解决。贴环形固定胶布时应避开折端，以便X线透视复查骨折对位情况。

⑤定期做X线透视或摄片检查，了解骨折是否发生再移位，特别是在2周以内要经常检查，如有移位及时处理。

⑥及时指导患者进行功能锻炼，并将固定后的注意事项及练功方法向患者及家属

交代清楚，取得患者的合作，方能获得良好的治疗效果。

第十九节　指骨骨折

【概述】

手部指骨共 14 块，为短管状骨，每节指骨的近端称基部，远端称头部，基部和头部除末节外，都有关节软骨覆盖，形成关节面。

指总伸肌腱附着于末节指骨基底的背侧，指深屈肌腱附着于末节指骨基底的掌侧。远节指骨的掌侧有骨间肌附着，背侧有蚓状肌附着，这些肌肉的牵拉是造成骨折移位的原因之一。

【解剖特点】

指骨骨折像其他管状骨骨折一样，骨折类型及移位主要取决于两个因素：损伤机制和肌肉作用力。如直接外力多致成横断形或粉碎性骨折。扭转外力多致成斜形或螺旋骨折。成角移位方向则决定于肌肉的作用力

近节指骨骨折，一般都有向掌侧成角移位：近侧骨折段有骨间肌附着，受其牵拉而屈向掌侧；远侧骨折段与中节指骨相连，受中央腱束在中节指骨基底止点的牵拉而背伸。

中节指骨较近节指骨骨折机会少，其成角移位方向与骨折部位密切相关。伸指肌腱中央腱束止于中节指骨基底背侧，指浅屈肌腱附着在掌侧。前者可使中节指骨背伸，后者则是掌屈。与其他肌腱不一样，指浅屈肌腱在中节指骨上的止点是一段而不是一点。若是骨折于颈部，近侧骨折段因指浅屈肌腱牵拉屈向掌侧，远侧段间接受指伸肌腱牵拉而背伸，骨折掌侧移位成角。若是基底部骨折，指浅屈肌腱牵拉骨折远侧段及中央腱束牵拉近侧段，骨折背向成角移位。若骨折发生在中节指骨中段，则成角方向不定。

【损伤机理与特点】

1. 直接暴力

由直接暴力所致骨折多为横断形，骨折断端因受肌肉的牵拉而向掌侧成角移位。

2. 间接暴力

间接暴力多为压砸撞击，根据暴力方向不同，骨折的移位特点不同。

3. 损伤特点

按部位分可分为：①近节骨折：多为横断形或短斜形骨折，折端多向掌侧成角移

位。②中节骨折：骨折形态和移位情况同近节骨折。③末节骨折：骨折形态为横断或斜形，折端多无移位或移位不大，有时为直接暴力损伤可造成粉碎性骨折。

【平衡辨证】

1. 力学辨证

（1）指骨共 14 块，为短管状骨，每节指骨的近端称基部，远端称头部。直接或间接暴力均可导致骨折，骨折后断端因受肌肉的牵拉而向掌侧成角移位。近关节部骨折，由于关节活动，易影响固定效果，固定时，应注意适当用前臂托板加皮牵引固定患指于屈曲位。或施以相对刚性固定，以维持折端的稳定性，使筋骨肌力平衡，促进骨折愈合。

（2）指骨参与指间关节或掌指关节的构成，正常情况下骨折后的成角可使关节的活动轴发生异常，固定时，应注意保持其活动轴的平行状态，以免日后造成关节功能障碍及创伤性关节炎。

2. 气血脏腑辨证

指骨骨折损伤后必伤及气血经络，造成气血失衡，经络受阻；临床上损伤轻者瘀滞于皮下筋肉之间则出现局部肿胀、疼痛、瘀斑和水疱；临床治疗与固定时，均应辨明气血损伤程度与性质，急则治其标——临时固定，挽救肢体和生命；并根据瘀滞经络之轻重，选择固定物，并适时调节固定物的松紧等。缓则治其本——恢复筋骨平衡，同时选择有效方药达病所，恢复气血平衡，促进患者康复。

脏腑是化生气血、通调经络、濡养皮肉筋骨、主持人体生命活动的主要器官。损伤后气滞血瘀，经络阻塞，必累及脏腑，使之不和，尤其是肝脾肾三脏，易造成肝郁气滞，脾胃运化失常，进而导致气血精微化生不足，肾精虚、髓不充、筋骨失养。临床常见患者烦躁易怒，神疲乏力，肢体沉重、肿胀、疼痛，甚至出现脏腑危象。临床治疗与固定时，应辨明脏腑主证，急则治其标，行气祛瘀，消肿止疼，顾护脏腑，并选择适当固定物，调节筋骨平衡，恢复脏腑气血平衡，促进患者康复。

【固定原则与机理】

1. 末节指骨的球部或末端骨折，在愈合过程中，不可能有大量的外骨痂出现，在观察 X 线片时，只要骨折线较为模糊，临床症状已无疼痛，即说明骨折已愈合。不应因看不到明显骨痂即认为骨折尚未愈合而长期进行固定。

2. 固定时间不能过长和过短，在保证骨折临床愈合的情况下，尽量争取早日解除固定，进行功能锻炼。功能锻炼要求强度由轻到重，时间由短到长，次数由少到多，循序渐进，避免过急、过猛和过量；但也要克服谨小慎微、不敢进行锻炼的思想。

3. 保持良好的生物学固定：①维持骨折端最大限度的稳定，恢复肌力的平衡；

②消除不利于骨折愈合的旋转、剪切和成角外力；③在保证骨折端稳定的情况下，可进行肌肉舒缩活动及关节活动，有利于早期功能恢复；④固定物要便于调整与检查，其对骨折整复后的残留移位有矫正作用；⑤副作用小，合并症少；⑥为受损组织创造良好的修复条件；⑦保持损伤处正常血运，使其不影响正常的愈合。

【固定方法】

1. 无移位骨折不需手法整复

此类骨折仅用接骨止痛膏固定即可。若为基底部撕脱骨折，则应将末节指间关节用金属板固定于过伸位，同时将中节指间关节固定于屈曲位。

2. 前臂托板加皮牵引固定法

（1）方法与步骤：前臂托板1套，纱巾1条，大头钉4～5个，皮筋4～6根，胶布1块，保持对位状态进行牵引固定（图6-38）。

（2）适应证：指骨骨折轻度移位。

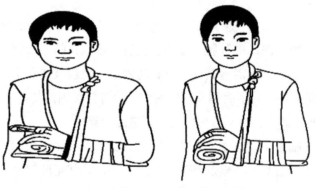

图6-38　前臂托板加指骨皮牵引固定法

（3）禁忌证：开放性骨折及合并血管神经损伤者。

（4）注意事项

①适当抬高患肢，有利于患肢消肿。

②密切观察患肢的血运。特别是固定后3～4天内更应注意观察肢端皮肤颜色、温度、感觉及肿胀程度。如发现肢端肿胀、疼痛、温度下降、颜色紫暗、麻木、伸屈活动障碍并伴剧痛时应及时处理。

③定期做X线透视或摄片检查，了解骨折是否发生再移位，特别是在2周以内要经常检查，如有移位及时处理。

④及时指导患者进行功能锻炼，并将固定后的注意事项及练功方法向患者及家属交代清楚，取得患者的合作，方能获得良好的治疗效果。

第七章　下肢骨折外固定法

第一节　股骨颈骨折

【概述】

股骨颈骨折系指股骨头下至股骨颈基底部之间的骨折，是临床常见病、多发病，各个年龄段均可见，以老年患者发病率最高。河南省洛阳正骨医院 1000 例股骨颈骨折患者中，男性 470 例（47%），女性 530 例（53%）。50 岁以下者女性 150 例（59.5%），男性 102 例（40.5%）；50 ～ 60 岁女性 150 例（59.5%），男性 102 例（40.5%）；60 ～ 70 岁女性 156 例（67%），男性 77 例（33%），70 岁以上女性 84 例（77%），男性 25 例（23%）。随年龄增大而男、女的发病率成反比，即年龄愈大，女性发病率愈高。通过对以上股骨颈骨折患者年龄、性别与发病情况的分析，前者不及后者的 1/3。这种情况可能与女性骨盆较大、颈干角较小，且女性更年期后骨质疏松、脆弱性较大等因素有关。

【解剖特点】

1. 股骨颈系指股骨头下至粗隆间的一段较细部分。股骨颈与股骨干相交处形成的角称颈干角，又名内倾角。正常成人颈干角为 125°～ 135°，平均 127°，幼儿可达 150°。小于 125° 为髋内翻，大于 135° 为髋外翻。髋内翻、髋外翻均可干扰髋关节的力学环境，容易导致骨折和关节软骨退变，发生创伤性关节炎，临床以髋内翻畸形多见。股骨颈骨折治疗时，应注意恢复正常的颈干角。

2. 股骨头颈轴线与股骨下端两髁间投影连线的夹角称为股骨颈前倾角，在新生儿为 20°～ 40°，随年龄增长而逐渐减小，成人为 12°～ 15°。前倾角说明股骨颈轴线与股骨髁冠状面之间有一个向前的倾斜角度。前倾角的维持很大程度上将关系到下肢的旋转状态，前倾角过大，肢体会趋向内旋，过小则外旋。在股骨颈骨折做多根针内固定时，必须沿着前倾角与颈干角的方向进针，以免固定针穿出股骨颈；在人工髋关节置换术时，维持正常颈干角对于防止关节脱位、保证关节稳定有重要意义。

3. 位于股骨颈、体连接部内后方即小转子深部的致密骨板，称为股骨距，有人把它描述为"真正的股骨颈"。股骨距实际上是股骨体后内侧皮质向松质内的延伸，其下极与小转子下方的股骨体后内侧骨皮质融合，沿小转子前外侧垂直向上，上极与股骨颈的后侧皮质融合，向外放射达臀肌粗隆。股骨距加强了干骺部承受压力的能力，缩短了股骨颈这一"悬梁"的力臂，与压力和张力小梁形成一个完整的合理的负重系统。股骨距的存在对股骨颈和转子间骨折的移位及嵌插、分型和治疗有很大意义。骨折时，股骨距如依然完整或保持正常对位，一般认为是稳定型骨折；股骨距如断裂、分离或小转子撕脱，则为不稳定型骨折。对骨折上段予以金属钉内固定时，如能使钉贴近股骨距而获得支撑，可提高固定效果；做人工股骨头置换术时，如能注意保全股骨距，则有利于防止假体下陷和松动。

4. 股骨头、颈血供较差，其主要供血来源有三：关节囊支、圆韧带支及骨干营养支。

【损伤机理与特点】

1. 损伤机理

如平地滑倒，大粗隆部着地，或下肢于固定情况下，躯体猛烈扭转，或由高坠下足跟着地，沿股骨纵轴的冲击应力，均可引起股骨颈骨折。而青壮年的股骨颈骨折多由严重损伤引起，如交通事故或由高处跌坠等引起，偶有因过量负重行走过久而引起的疲劳性骨折。

2. 损伤特点

（1）股骨颈骨折是骨伤科的常见病，多发于老年人，平均年龄在 60 岁以上。由于老年人肾气衰弱，股骨颈骨质疏松、脆弱，不需太大外力即可造成骨折。

（2）股骨颈骨折由于其解剖、生物力学及局部血供的特点，不愈合是比较常见的并发症，其骨折不愈合率为 7% ～ 15%，股骨颈骨折不愈合率是四肢骨折中发生率最高的。

【平衡辨证】

1. 力学辨证

该病的发生是内因和外因共同作用的结果，高龄患者本身存在着易发生骨折的不利因素，常见的内因有：①骨质疏松：老年人由于活动减少，性激素水平下降等因素，常伴不同程度的骨质疏松，这大大增加了骨折的风险。②老年人的神经和肌肉协调功能减弱，肌力减退，突受暴力时不能依靠肌肉收缩缓冲应力来自我保护，因此更易发生股骨颈骨折。股骨颈骨折多为间接暴力所致，是骨伤科的常见病。

在治疗股骨颈骨折过程中，要求尽可能达到解剖复位，给予牢固固定，并及早进行功能锻炼。在解剖复位前提下，固定则成为治疗的关键。总之重视早期复位质量，选择适宜的坚强内固定以及局部血运的早期恢复仍是股骨颈骨折的基本原则和要求。使最终达到筋骨肌力平衡，恢复原有的负重行走生理功能，避免骨折迟延愈合或股骨头坏死的发生。

2. 气血脏腑辨证

股骨颈骨折多发于老年人。由于老年人肾气衰弱，股骨颈骨质疏松、脆弱，所以不需太大外力即可造成骨折。骨折后必伤及气血经络，造成气血失衡，经络受阻。临床上股骨颈骨折多为囊内骨折，前侧被关节囊覆盖，故局部肿胀不明显，容易漏诊。此类患者多体弱多病，正虚于内，新伤于外，精神焦虑，久卧于床，使气血失和，脏腑失调，正不存内，邪气易干。损伤后气滞血瘀，经络阻塞，必累及脏腑，使之不和，尤其是肝脾肾三脏，易造成肝郁气滞，脾胃运化失常，进而导致气血精微化生不足，肾精虚、髓不充、筋骨失养。如护理不当会出现骨折不愈合，股骨头坏死，呼吸系统、泌尿系统等的严重并发症。临床治疗时，应辨明脏腑主证，急则治其标，顾护脏腑，加强三期辨证，早期活血化瘀，清热解毒，利水消肿，中期补肾健脾，强筋壮骨，后期要预防心脑血管栓塞疾病发生，促进骨折愈合，调节筋骨平衡，恢复脏腑气血平衡，加快康复。

【固定原则与机理】

股骨颈骨折治疗的关键在于早期有效固定和后期恢复负重行走功能。随着近年对股骨颈骨折的解剖、生理和生物力学的研究，在提高骨折愈合率、降低股骨头坏死的发生方面也做了许多治疗上的改进。由于解剖上的局部供血问题，加之人口老龄化，高龄股骨颈骨折的发生率将逐步上升，因此还需面临降低死亡率和恢复术后功能的新课题。因此，在治疗股骨颈骨折的过程中，要求尽可能达到解剖复位，给予牢固固定，并及早进行功能锻炼。在解剖复位前提下，固定则成为治疗的关键。总之重视早期复位质量，选择适宜的坚强内固定以及局部血运的早期恢复仍是股骨颈骨折的基本原则和要求。

【固定方法】

股骨颈骨折的治疗比较复杂，应根据骨折的类型、移位情况和时间长短及患者的年龄、全身情况等全面考虑，以选定最佳治疗方案。

1. 皮肤牵引配合挤砖（外展）固定法

（1）方法与步骤：患肢外展30°，膝下垫枕使髋、膝关节屈曲30°～40°，大粗隆部外贴接骨止痛膏，采用下肢外展皮肤牵引和挤砖法固定维持体位以对抗肌肉收缩，预防骨折移位。一般牵引6～8周，骨折愈合后，可扶拐下床进行不负重活动。以后

每1～3个月拍X线片复查1次,
直至骨折坚强愈合无缺血坏死征象
时,方可离拐负重行走(图7-1)。

(2)适应证:儿童无移位或婴幼
儿外展嵌插(稳定)型股骨颈骨折。

(3)禁忌证:骨折移位较多复杂
骨折及不稳定性骨折。

(4)注意事项

①经常检查,并加以对挤,勿使松动。

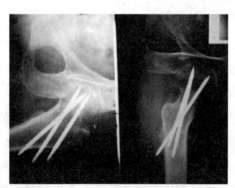

图7-1　外展皮牵引配合挤砖(外展)固定法

②用于下肢伸直位固定时,踝关节外侧及足下方,可放置3块砖相叠,以免被子
压迫足部,致足下垂。

2.鳞纹针固定法

(1)方法与步骤:局部麻醉、X线透视下进行无菌操作。保持对位,于股骨转子下
3～5cm处,沿股骨颈纵轴方向,先打入鳞纹针一根。然后在第一根针下方1～2cm,
偏前与偏后1cm左右各打入一根鳞纹针,使3根针在股骨颈内互相呈交叉状最好。将
针尾埋于皮下,无菌包扎针眼,患肢中立位,膝关节微屈,膝下垫枕或其他软物,下肢
外展30°。固定3～4周后,可下床持拐进行不负重行走活动锻炼(图7-2)。

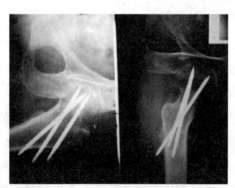

(1)术后X线片,骨折位线好,鳞纹钉固定牢靠

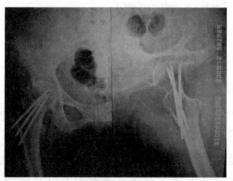

(2)术后5个月,骨折愈合良好,折线消失

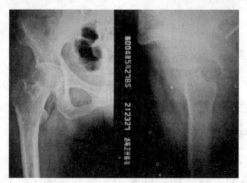

(3)术后18个月,取出鳞纹钉

图7-2　鳞纹针固定法

（2）适应证：各种类型股骨颈骨折，经手法复位满意者。

（3）禁忌证：复杂的开放性骨折或陈旧性不愈合者。

（4）注意事项

①防止针眼感染。

②控制患肢做旋转活动。

③勿使患肢过早负重锻炼。

3.经皮穿针空心加压螺钉固定法

（1）方法与步骤：局部麻醉或连续硬膜外麻醉下，两助手分别于腋窝、踝部对抗牵引，将患肢固定于外展 20°～ 30°，内旋 15°位，做轻手法牵引复位，要求尽量解剖复位并经"C"形臂或"G"形臂 X 射线机透视下证实骨折复位满意后，用克氏针标记出股骨头与股骨干处进针位置方向标志线，在大粗隆下 3 ～ 4cm 处沿颈下缘压力骨小梁方向，向股骨头钻入一枚直径约 2.5mm 导针且与股骨颈轴线及前倾角平行。利用平行导向器将其余 2 枚导针打入，3 枚钉成平行等腰倒三角形分布。确定导针位置良好时，沿导针切开皮肤 1cm，用空心钻头沿导针进行扩孔，再按导针方向拧入已选择合适长度的空心螺钉，并确保螺钉头端位于关节面下 1cm 左右（图 7-3）。

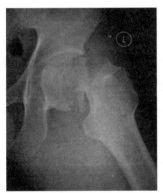
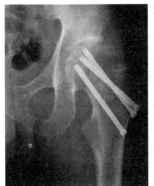
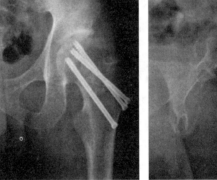

（1）左股骨颈完全骨折，骨折线由外上斜向内下，内侧皮质嵌插，远折端外旋上移　　　　（2）股骨颈骨折术后，空心钉呈倒三角型分布

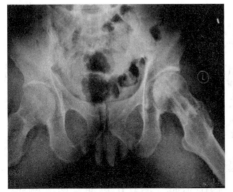
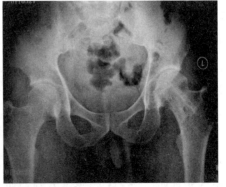

（3）术后3年，空心钉取出术后，股骨头形态，密度正常，关节功能正常

图 7-3　经皮穿针空心加压螺钉固定法

（2）适应证：股骨颈骨折、顺型股骨转子间骨折。

（3）禁忌证：复杂的开放性骨折或陈旧性骨折不愈合者。

（4）注意事项

①防止针眼感染；②控制患肢做旋转活动；③勿使患肢过早进行负重锻炼。

【按语】

1. 股骨颈骨折血供差，愈合缓慢。一是下床活动时要保持肢体的外展体位，以防内收肌牵拉而引起髋内翻畸形；二是骨折未坚强愈合前不能离拐，不能负重，更不能盘腿坐，以防再错位而影响骨折愈合；三是骨折愈合后，还要坚持每 3 个月拍 X 线片复查 1 次，以便有缺血坏死征象时，能及时发现并采取措施处理。

2. 股骨颈疲劳性骨折，因系过量、长期负重行走，积劳成伤引起的骨折。因无明显外伤史，且早期仅有髋部疼痛，尚能坚持相当时期的体力劳动，故误诊率极高，很少有及时确诊的，有些即使早期做了 X 线片检查也不能幸免。因此，对这类损伤应予以特别注意。例如，一位 20 岁男性青年，参加水利劳动，每日拉 200kg 重土车 9 小时以上，来往于有 30°坡的 50m 之间，半个月后感右膝内侧疼，即改抬约 100kg 重的土筐，来往于 100m 之间，10 天后左髋部剧痛，按风湿痛治疗 2 个月无效而行 X 线片检查，发现为股骨颈骨折。远折端上移、外旋，断端间上部已有 2.5cm×1.5cm 的间隙，下部有 0.8cm 宽的骨痂连接，不得已而行粗隆间截骨术治愈。因此应提高对这类损伤的认识，及早行 X 线检查并仔细观察骨小梁的细微变化，即使无明显阳性变化，只要有上述病史、体征，即应按该病处理，切不可等 X 线的阳性表现而贻误治疗，造成难以挽回的后果。

第二节　股骨粗隆间骨折

【概述】

股骨粗隆间骨折系指由股骨颈基底至小转子水平以上部位的骨折，是中老年常见损伤，男女之比为 1∶2，约占全身骨折的 1.7%。发病年龄稍高于股骨颈骨折，年轻病例主要为高能量直接暴力损伤。

【解剖特点】

股骨粗隆位于大粗隆与小粗隆之间。大粗隆呈长方形，位置表浅，可以触知，是非常明显的骨性标志。大粗隆上有梨状肌、臀中小肌、闭孔内外肌、股外侧肌、股方肌附着。小粗隆呈锥状突起，位于股骨干的上后内侧，有髂腰肌附着其上。髋关节囊附着于粗隆间线。股骨粗隆部主要为骨松质组成，旋股外侧动脉和旋股内侧动脉在股骨粗隆间关节囊附着处形成动脉环，发出四组支持动脉，供应股骨粗隆部及股骨头。由于粗隆部血供丰富，骨折后极少不愈合，但易发生髋内翻。

【损伤机理与特点】

1. 损伤机理

此类骨折多为间接外力损伤，身体突遭外力失去平衡，仰面或侧身跌倒，患肢因过度外旋或内旋，或内翻，大粗隆与地面碰撞的反作用力所致。

2. 损伤特点

（1）粗隆间骨折好发于老年骨质疏松症女性患者，其平均发病年龄较股骨颈骨折还要高。骨折多沿粗隆间线由外上斜向小粗隆，移位多不大。

（2）由于该部为松质骨区，血液供应丰富，骨折多能顺利愈合，极少发生不愈合，治疗时要预防髋内翻畸形。

（3）粗隆间骨折高龄患者居多，患者本已气血虚弱，心、肺功能较差，一旦较长期卧床，将会出现一系列全身并发症，甚至危及生命，要注意观察、预防。

【平衡辨证】

1. 力学辨证

粗隆间骨折多为老年骨质疏松患者，股骨转子间部由于骨松质量减少，皮质骨变薄使骨量减少导致骨强度与硬度减小，从而在最弱的部位增加骨质的可能性。在患者跌倒过程中，转子区承受了较大的扭转暴力，同时由于软组织不能恰当吸收或传递能量以及骨结构强度的不足，剩余的能力在粗隆间区释放，造成应力集中区的骨折。由于髂腰肌和臀中小肌的反射性收缩可导致大小粗隆的骨折。该病的治疗目的是防止发生髋内翻畸形，恢复正常的筋骨肌力平衡，股骨粗隆间骨折，不论哪一种类型，大多能顺利愈合，但牵引不宜去除过早，一般不能少于 8 周。即使无移位骨折患者，也不宜过早下床。下床活动时还应注意保持肢体外展体位，以防内收肌牵拉而出现继发性髋内翻畸形。

2. 气血脏腑辨证

股骨粗隆间骨折，好发于 65 岁以上老人，年老肝肾衰弱，骨质疏松、变脆，关节活动不灵，应变能力较差，突遭外力身体会失去平衡而跌倒，损伤后必伤及气血经络，造成气血失衡，经络受阻。患者大多在骨折后表现为患处瘀血，全身气血虚，同时伴肝肾亏损。临床上轻者损伤瘀滞于皮下则出现局部血肿、疼痛、活动受限，重者因疼痛可出现失血和创伤性休克等严重的全身反应，致气随血脱，气血双亡，影响预后。由于老年患者脏腑功能衰退，气血亏虚，骨折后长期卧床容易引起一些危及生命的并发症。临床治疗与固定时，应辨明脏腑主证，急则治其标，顾护脏腑，加强三期辨证，早期活血化瘀，清热解毒，利水消肿，中期补肾健脾，强筋壮骨药物应用，后期预防心脑血管栓塞疾病发生，促进骨折愈合，调节筋骨平衡，恢复脏腑气血平衡，加快康复。

【固定原则与机理】

骨折治疗的目的是防止发生髋内翻畸形，股骨粗隆间骨折，不论是哪一种类型，多能顺利愈合，但牵引不宜去除过早，一般不能少于 8 周。即使无移位骨折，也不宜过早下床。下床活动时间还应注意保持肢体外展体位，以防内收肌牵拉而出现继发性髋内翻畸形。同样原因，也不宜过早离拐，直至 X 线片检查骨已坚固愈合，才能离拐负重行走。

【固定方法】

股骨粗隆间骨折应根据骨折的不同类型，采用相应的整复手法和固定方法。

1. 牵引加挤砖固定法

（1）方法与步骤：骨折复位后，根据需要，将患者肢体放于适当位置，可于髋关节外侧、膝关节内侧、踝关节外侧，或踝关节双侧各放置两块砖相叠对挤，在保持外展对位的体位下，以 5kg 重量在皮肤或胫骨结节处牵引，外加挤砖法维持患肢于 45°外展位 2 个月左右，方可去牵引扶拐下床活动（图 7-4）。

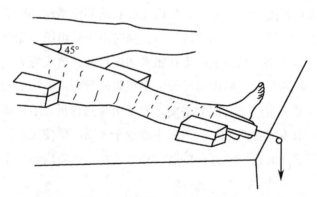

图 7-4　顺粗隆间型骨折外展皮牵引加挤砖固定法

（2）适应证：顺粗隆间型、粉碎型股骨粗隆间骨折。

（3）禁忌证：复杂的开放性骨折及反粗隆间型股骨粗隆间骨折者。

（4）注意事项

①经常检查，并加以对挤，勿使固定处松动。

②用于下肢伸直位固定时，踝关节外侧及足下方，可放置 3 块砖相叠，以免被子

压迫足部，致足下垂。

2. 经皮穿针起重机架固定法

（1）方法与步骤：患者取仰卧位，行局部麻醉或硬膜外麻醉。一助手牵拉两侧腋窝或按压两髂前上棘固定骨盆，另一助手持踝部顺势对抗牵引；术者站于患侧，一手扶膝内侧，另一手掌置大转子部向内推挤，同时助手在保持牵拉力的情况下，逐步外展、内旋患肢，即可复位；透视见复位基本满意后，于患肢腘窝下垫高，助手维持牵引复位。常规消毒，铺无菌巾单。于股骨大转子下约 2cm 处，经皮由股骨外侧沿股骨张力骨小梁方向用电钻钻入第一根带丝骨圆针至股骨头软骨下 5mm 处止，穿入过程中注意前后方向，以在股骨颈中间为宜，第二根针以平起小转子水平面与第一根针大致呈正位 15°交叉、轴位平行由股骨外侧沿压力骨小梁方向并尽量紧贴股骨距钻入至股骨头软骨下 5mm。以股骨距为支点将近折端撬起并维持在此位置，锁针器锁定后将起重机架远端向身体中线按压，使近端两根骨圆针在骨折端产生一个向上、向外的撬拉力量，再由螺旋杆与股骨远端骨圆针连为一体，通过螺旋杆的双向调节加强对骨折近端的撬拉反弹作用，增加对抗身体重力及股内收肌群所致的髋内翻趋势。骨质良好、股骨髁上骨牵引针稳定的患者，股骨远端无需另行穿针，酒精清洁针孔周围，用无菌敷料包扎，安装外支架固定于大腿外侧即可。骨质疏松、股骨髁上骨牵引针不稳定的患者则于髌骨上缘 3cm 处由外向内钻入 1～2 根带丝骨圆针，以过对侧骨皮质 2mm 为度，用无菌敷料包扎针孔，安装外支架固定于大腿外侧（图 7-5）。

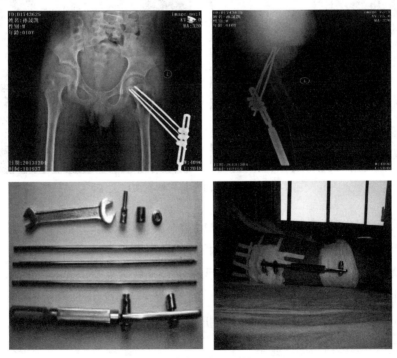

图 7-5　经皮穿针起重机架固定法

（2）适应证：各型股骨粗隆间骨折。

（3）禁忌证：复杂的开放性骨折或陈旧性骨折患者。

（4）注意事项

①定期拍片复查，及时调整，确保骨折满意复位。

②穿刺口定期换药，预防感染。

③注意观察肿胀、开放伤口、患肢感觉、患肢活动及末梢血液循环情况等。

④注意观察锁钮的松紧度以免影响固定的稳定性。

⑤积极进行康复功能锻炼。

3. 经皮穿针支架固定法

（1）方法与步骤：麻醉生效后，取仰卧位，透视下于股骨粗隆间断端打入两根斯氏针于股骨远端打入两根斯氏针，闭合整复好后，外用调节连接器控制，给予调节锁钮或利用杠杆作用维持稳定骨折复位状态，还可用加压融合、撑开延长稳定复位状态（图 7-6）。

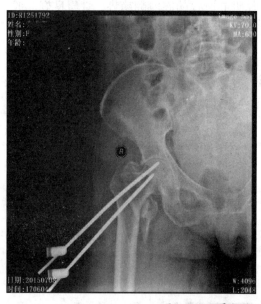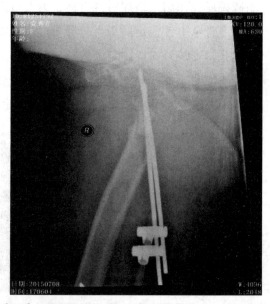

图 7-6　股骨粗隆间骨折穿针支架固定法

（2）适应证：经闭合整复或切开复位仍处于不稳定状态的股骨粗隆间骨折、股骨粗隆间骨折伴有严重的软组织损伤骨折复位后尚稳定者。

（3）禁忌证：感染性开放性骨折，或无法配合术后康复及护理的患者。

（4）注意事项

①定期拍片复查，及时调整，确保骨折满意复位。

②穿刺口定期换药，预防感染。

③注意观察肿胀、开放伤口、患肢感觉、患肢活动及末梢血液循环情况等。

④注意观察锁钮的松紧度以免影响固定的稳定性。

⑤积极进行康复功能锻炼。

【按语】

1. 因患者多为高龄老人，故应首先注意全身情况，预防由于骨折后卧床不起而引起危及生命的各种并发症。

2. 牵引不宜去除过早，不宜过早下床。下床活动时间还应注意保持肢体外展体位，以防内收肌牵拉而出现继发性髋内翻畸形。同样原因也不宜过早离拐，直至 X 线片检查骨折端已达坚固愈合，才能离拐负重行走。

第三节　股骨干骨折

【概述】

股骨干骨折古称髀骨骨折、大腱骨骨折，俗名大腿骨折，是临床上常见的骨折之一，约占全身骨折 6%，男多于女，约为 2.8 : 1。多发于 20 ～ 40 岁的青壮年，其次为 10 岁以下的儿童。

【解剖特点】

1. 股骨是人体中最长的管状骨，由骨皮质构成，表面光滑，后方有一股骨粗线，是肌肉的附着处，也是骨折切开复位时对位的标志。股骨干有轻度向前突起的弧形弯曲，有利于股四头肌发挥其伸膝作用。股骨干骨髓腔略呈圆形，上、中 1/3 的内径大体一致，以中上 1/3 交界处最窄。

2. 股骨干为三组肌肉所包绕，其中伸肌群最大，由股神经支配；屈肌群次之，由坐骨神经支配；内收肌群最小，由闭孔神经支配。由于大腿的肌肉发达，股骨干直径相对较小，故除不完全性骨折外，骨折后骨折端多有移位。

3. 股骨干周围的外展肌群，与其他肌群相比其肌力稍弱，由于内收肌的作用，骨折远端常有向内收移位的倾向，已对位的骨折，常有向外成角的倾向，这种移位和成角倾向，在骨折治疗中应注意纠正和防止。

4. 在股骨上、中 1/3 骨折时，股动、静脉由于有肌肉相隔不易被损伤。而在股骨下 1/3 骨折时，由于血管位于骨折后方，而且骨折断端常向后成角，故易刺破该处的动、静脉。

【损伤机理与特点】

1. 损伤机理

股骨干骨折一般由强大的直接暴力或间接暴力引起。直接外力引起者，如车祸碰撞、辗轧、挤压和重物打砸等，多引起横断、短斜或粉碎骨折；间接外力引起者，如由高处跌坠、扭转和杠杆外力引起的股骨干骨折，多见于儿童，多为长斜形和螺旋形骨折。

2. 损伤特点

（1）股骨为坚强的皮质骨组成，非常坚固，非强大暴力不易引起骨折。

（2）股骨周围有丰厚的软组织包绕，血运旺盛，骨折后只要治疗得当，多能顺利愈合。

（3）由于股骨的特殊解剖特点，成人开放性骨折较少见。

（4）因股骨周围有强大、丰厚的肌肉组织，骨折后肿胀和重叠等畸形均较严重，从而增加了手法整复和外固定的难度。

（5）因股骨的肌肉分布关系，骨折部位越高，向外、向前成角突起越大；反之骨折部位越低，向后向内成角突起越大。

【平衡辨证】

1. 力学辨证

股骨干骨折一般由强大的直接和间接暴力引起。一般股骨上 1/3 骨折时，其移位方向比较规律，骨折近端因受外展、外旋肌群和髂腰肌的作用而出现外展、外旋和屈曲等向前、外成角突起移位，骨折远端则向内、向后、向上重叠移位；股骨中 1/3 骨折时，除原骨折端向上重叠外，移位多随暴力方向而异，一般远折端多向后、向内移位；有的是由于因内收肌强力牵拉导致骨折端向外前突起成角移位；而股骨下 1/3 骨折时，近折端因受内收肌的牵拉而向内成角突起移位，远折端因受腓肠肌的牵拉而向后倾斜成角突起移位，有损伤腘窝部动、静脉及神经的危险。股骨为下肢负重的支柱，周围有强大的肌群，应根据骨折的部位和不同类型，采用相应的整复手法和多种外固定方法，以纠正肌力平衡，使骨折复位固定稳定，恢复下肢的生理负重功能，达到筋骨肌力平衡，骨折早期愈合，避免并发症发生的目的。

2. 气血脏腑辨证

股骨干骨折一般损伤较严重，一般成人股骨干骨折失血可达 500 ~ 1000mL，甚至更多，损伤后必伤及气血经络，造成气血失衡，经络受阻。临床上损伤轻者瘀滞于皮下则出现局部血肿、疼痛、活动受限，重者因疼痛可出现失血和创伤性休克等严重的全身反应，致气随血脱，气血双亡，影响预后。气为血之帅，血为气之母，气血互根同源，互相影响。临床治疗与固定时，均应辨明气血损伤程度与性质，急则治其标——临时固定，先救其气血亡脱；并根据瘀滞经络之轻重，缓则治其本——回复筋骨平衡，同时选择有效方药直达病所，恢复气血平衡，促进患者康复。

　　脏腑是化生气血、通调经络、濡养皮肉筋骨、主持人体生命活动的主要器官。损伤后气滞血瘀，经络阻塞，必累及脏腑，使之不和，尤其是肝脾肾三脏，易造成肝郁气滞，脾胃运化失常，进而导致气血精微化生不足，肾精虚、髓不充、筋骨失养。临床常见患者烦躁易怒，神疲乏力，肢体沉重、肿胀、疼痛，甚至出现脏腑危象。临床治疗与固定时，应辨明脏腑主证，急则治其标，行气祛瘀，消肿止疼，顾护脏腑，并选择适当固定物，调节筋骨平衡，恢复脏腑气血平衡，促进患者康复。

【固定原则与机理】

　　股骨干骨折应根据骨折的部位和不同类型，采用相应的整复手法和固定方法。

【固定方法】

1. 小夹板加悬吊牵引固定法

（1）方法与步骤：此法是把患肢和健肢同时行双下肢皮肤牵引固定，并将双下肢向上悬吊，双下肢保持外展位固定于悬吊牵引架上，重量以臀部离开床面一拳为宜，依靠体重做对抗牵引（图7-7）。

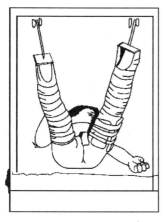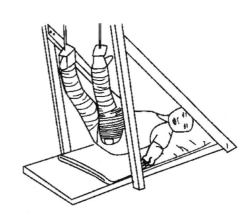

图7-7　小夹板加悬吊牵引固定法

（2）适应证：2岁以下儿童股骨干骨折。

（3）禁忌证：复杂的开放性骨折。

（4）注意事项

①经常检查皮肤是否对胶布过敏，患肢位置、牵引方向及牵引重量是否合适。

②检查是否有压伤，如果有则应及时处理和调整。

③检查胶布是否滑脱，如有滑脱应及时更换。

2. 小夹板加股骨髁上牵引固定法

（1）方法与步骤：保持对位，依次放置前、后、内、外侧夹板，骨牵引针恰置于内、外侧的凹槽内，再依次结扎4根带子，将患肢置于板式牵引架上，根据需要设置牵引方向和重量（图7-8）。

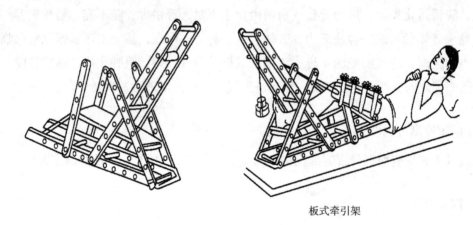

板式牵引架

图 7-8　小夹板加股骨髁上牵引固定法

（2）适应证：股骨各段、各型骨折。

（3）禁忌证：复杂的开放性骨折或合并有神经，血管损伤患者。

（4）注意事项

①定时检查骨折对位情况，及时纠正再变位及畸形。

②定时或随时检查牵引的重量和牵引的方向是否合适，及时加以调整。

③定时检查夹板固定的松紧度，必要时及时加以调整。

④注意牵引针眼的消毒并保持无菌，一旦发现有感染倾向，应及时加以处理。

3. 钢针撬压加小夹板固定法

（1）方法与步骤：将患肢置于板式牵引架上，先做股骨髁上（打钢针）牵引，克服骨折端的重叠后，在股骨大转子下近折端的上方，距折端 1～2cm 处，在局部麻醉下无菌操作，打入一枚骨圆针，至对侧骨皮质（最好是不完全穿透对侧皮质），然后进行撬压以整复骨折。骨折复位后，将针眼处无菌包扎。保持对位，先将直角架固定在板式架底板上端钢针相应处的下方，再于钢针露出部，距大腿 3cm 处，挂以弹簧或橡皮管，并将其拉紧固定在直角架的底板上。将针尾根据骨折端对位固定的需要抬高，并插入直角架竖直板的刻槽内，加以固定。借用抬高针尾时对近折端的旋转力和推顶力，以及橡皮管的拉力所产生的杠杆作用力，使近折端与远端相对吻合且稳定。再依次放置外、内、后、前侧夹板，4 根带子分别结扎固定。根据需要调整牵引方向和重量。固定 8～12 周（图7-9）。

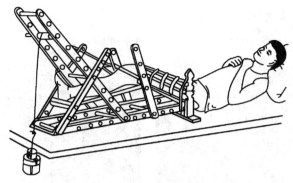

图 7-9　钢针撬压加小夹板固定法

（2）适应证：股骨上段骨折，近折端呈前屈、外展、外旋不易复位，或复位后骨折端不稳定者。

（3）禁忌证：严重开放骨折，或骨折合并血管损伤者。

（4）注意事项

①严格选择适应证。

②近折端进针点距折端越近越好。如为转子下骨折者，可于转子间进针。

③骨折近折端并有裂纹者，在打针时应用手在内侧加以保护，必要时先用柯氏钻打洞，以减小钢针进入时的阻力。

④大腿塑形夹板的外侧板，可加刻槽，以便放置针的尾端。

⑤本法若出现矫枉过正时，只需放低针尾，减小撬压力即可。一般去针后或下床活动后，即可自行矫正。针不宜取得过早。

4. 经皮穿针外固定支架固定法

（1）方法与步骤：麻醉生效后，取仰卧位，透视下于股骨骨折断端远端及近端打入四根斯氏针，闭合整复或切开复位后，外用调节连接器控制，给予调节锁钮或利用杠杆作用维持稳定骨折复位状态，还可通过加压融合、撑开延长维持稳定复位状态（图 7-10）。

（2）适应证：经闭合整复后稳定的股骨骨折、股骨骨折伴有严重的软组织损伤骨折复位后尚稳定者、开放性骨折清创后无血管神经损伤者。

（3）禁忌证：感染性开放性骨折，或无法配合术后康复及护理的患者。

（4）注意事项

①定期拍片复查，及时调整，确保骨折满意复位。

②穿刺针口定期换药，预防感染。

③注意观察肿胀、开放伤口、患肢感觉、患肢活动及末梢血液循环等情况。

④注意观察锁钮的松紧度以免影响固定的稳定性。

⑤积极进行康复功能锻炼。

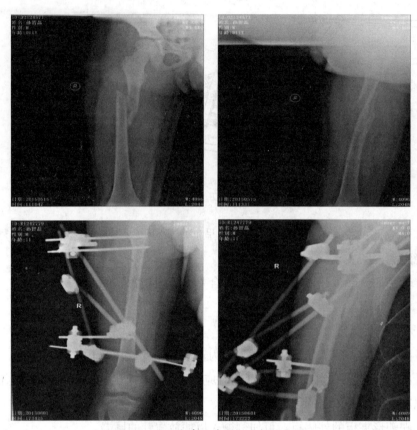

图 7-10　经皮穿针外固定支架固定法

【按语】

1. 股骨为下肢负重的支柱，周围有强大的肌群，无特殊保护措施一般不宜过早下床活动，以免发生继发性成角移位。

2. 因股骨干骨折卧床时间较长，下床活动前应做好适应性准备，即在家属照顾下先练习床面坐起和两下肢垂地的床边坐起。若出现眩晕、心慌、汗出，应卧床休息后再站立，以防因卧床日久改变体位后引起体位性晕厥而跌倒再损伤，当身体适应后才可扶拐练习活动。

3. 若为股骨中段以上骨折，下床活动时还应注意保持肢体的外展体位，以免因负重和内收肌的作用而发生继发性向外成角突起畸形。

4. 下肢骨折愈合后，需较长时间扶拐锻炼，因此扶拐是下床活动的必要条件，且扶拐方法的正确与否与发生继发性畸形甚至再损伤或引起臂丛神经病变等有密切关系。具体方法为：拐杖应高低合适，患者两足站立，两拐各向前外 30cm 左右，身躯稍前倾，重心在前，恰似一顶角向后的等腰三角形，即两足为顶角的一点，两拐为三角形底边两端的两点，犹如一三脚鼎立的三角支架，相当稳定（图 7-11），不易跌倒。迈步行走时可按四步法顺序前进，即先抬患腿向前，并应限于拐杖后一定距离内，再两臂支撑拐杖握手，身躯随之前倾，然后健肢向前迈步，当完成迈前一步后，两足仍应在两拐之后。最后两拐向前外移动至相应位置，恢复其三脚鼎立的形态。切忌初起迈步过大而超越两拐或与其成一直线，而致三角形的顶角移向前，负重的重心移向后，就有后仰跌倒的危险。且扶拐主要是两臂在握手上的撑力，不能靠两拐顶压腋窝用力，以免臂丛神经受挤压而发生腋杖性麻痹（图7-12）。变双拐为单拐活动时，应保留健侧再改患侧而后离拐。当然上述扶拐方法是为初下床患者所设，当熟练和习惯后也就不必拘泥于上述程序了。

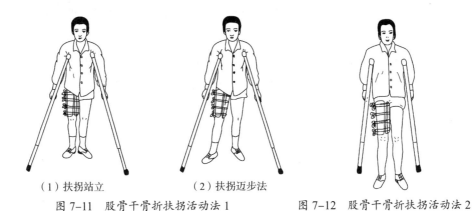

（1）扶拐站立　　　　　（2）扶拐迈步法
图 7-11　股骨干骨折扶拐活动法 1　　　　图 7-12　股骨干骨折扶拐活动法 2

第四节　股骨髁上骨折

【概述】

股骨髁上骨折临床比较少见。是指发生于股骨髁至股骨干干骺端的连结部，也即骨密质和骨松质移行部位的骨折。

【解剖特点】

股骨远端粗大呈"喇叭"状，主要由骨松质组成，末端成为股骨髁。股骨外髁比内髁宽大，内髁较狭窄，其所属的位置较低。股骨两髁关节面于前方联合，形成一凹形关节面，即髌面，当膝伸直时，可容纳髌骨。在股骨两髁之间有一深凹，为髁间窝，膝交叉韧带经过其中间，前交叉韧带附着于外髁内面后部，而后交叉韧带附着于股骨内髁外面的前部。

由于其短小的远折端只有腓肠肌内、外侧头附着，故多向后倾斜、突起成角移位，复位和固定都较困难，又有损伤腘窝血管、神经的危险，应予以注意。

【损伤机理与特点】

1. 损伤机理

股骨髁上骨折，多由间接暴力引起。由高跌下，膝或足部着地，身体重力和地面反作用力相互作用于股骨髁上的坚质骨与松质骨相交部，会引起股骨髁上骨折；直接暴力打击和扭旋外力亦可引起该部位骨折，直接暴力打击者多为粉碎性骨折。

2. 损伤特点

（1）股骨髁周围有关节囊、韧带、肌肉及肌腱附着，骨折块受这些组织的牵拉不易复位，复位后难以维持对位。股骨远端后方有动脉及坐骨神经，严重损伤时，可造成其损伤。

（2）股骨髁上骨折的早期并发症，最常见的是开放性骨折后的感染，以及损伤所致的血管神经损伤。另外早期也可发生脂肪栓塞综合征。晚期易并发膝关节功能障碍。

【平衡辨证】

1. 力学辨证

股骨髁上骨折和肱骨髁上骨折近似，也可根据受伤机制和远折端的移位方向，分为伸展型和屈曲型。远折端向后移位者，为屈曲型，为膝关节屈曲位受伤所致。膝关节屈曲位受伤时，股骨两髁上部直接受到暴力冲击，故此型骨折多见。远折端因受腓肠肌内、外侧头的牵拉而向后倾斜成角突起移位，有压迫和损伤血管、神经的危险，同时近折端向前突起，可刺破皮肤而形成开放性骨折（破口多很小）。远折端向前移位者，为伸展型。因膝关节伸直位受伤时易引起其他部位损伤，故伸展型骨折少见。股骨髁上骨折，为近关节部骨折，由于关节活动，易影响固定效果，成角和旋转移位必须完全纠正，固定时，应注意适当超关节固定，或施以相对刚性固定，以维持折端的稳定性，使筋骨肌力平衡，促进骨折愈合。若骨折合并有血管，神经损伤者必须积极早期处理，以免遗留严重后遗症，影响肢体的功能康复。

2. 气血脏腑辨证

膝为"筋"之府，又因股骨髁上独特的解剖特点，损伤后必伤及气血经络，造成气血失衡，经络受阻。临床上损伤轻者瘀滞于膝关节内则出现局部血肿、疼痛、活动受限。若失血过多则可造成脂肪栓塞综合征的发生，致气随血脱，气血双亡，影响预后。气为血之帅，血为气之母，气血互根同源，互相影响。临床治疗与固定时，均应辨明气血损伤程度与性质，急则治其标——临时固定，先救其气血亡脱；并根据瘀滞经络之轻重，选择固定物，并适时调节固定物的松紧等。缓则治其本——回复筋骨平衡，同时选择有效方药直达病所，恢复气血平衡，促进患者康复。

脏腑是化生气血、通调经络、濡养皮肉筋骨、主持人体生命活动的主要器官。损伤后气滞血瘀，经络阻塞，必累及脏腑，使之不和，尤其是肝脾肾三脏，易造成肝郁气滞，脾胃运化失常，进而导致气血精微化生不足，肾精虚、髓不充、筋骨失养。临床常见患者烦躁易怒，神疲乏力，肢体沉重、肿胀、疼痛，甚至出现脏腑危象。临床治疗与固定时，应辨明脏腑主证，急则治其标，行气祛瘀，消肿止疼，顾护脏腑，并选择适当固定物，调节筋骨平衡，恢复脏腑气血平衡，促进患者康复。

【固定原则与机理】

1. 股骨髁上骨折，为近关节部骨折，由于关节活动，易影响固定效果，固定时，应注意适当超关节固定，或施以相对刚性固定，以维持折断处的稳定性，使筋骨平衡，促进骨折愈合。

2. 成角和旋转移位必须完全纠正，尽量保持膝关节、踝关节的轴心平行关系。

3. 开放性骨折应及时清理伤口，依据情况决定是否进行一期骨折复位并固定，积极进行抗感染处理。

4. 应密切观察血管及神经损伤情况，注意预防脂肪栓塞综合征，必要时及时调整固定。

5. 保持良好的生物学固定

（1）维持骨折端最大限度稳定，以恢复肌力的平衡。

（2）消除不利于骨折愈合的旋转、剪切和成角外力。

（3）在保证骨折端稳定的情况下，鼓励患者尽可能多进行肌肉舒缩活动及关节活动，有利于早期功能恢复。

④固定物要便于调整与检查，对骨折整复后的残留移位有矫正作用。

⑤副作用小，合并症少。

⑥为受损组织创造良好的修复条件。

⑦保持损伤处正常血运，使之不影响正常的愈合。

【固定方法】

膝关节内积血多时，可先无菌下抽出积血。伸展型骨折可采用牵拉推挤提按法复位。屈曲型骨折可用仰卧屈膝牵拉提按法或俯卧屈膝牵拉按压法复位。复位完成后，术者维持骨折对位，根据不同情况施以固定。

1. 小夹板加骨牵引固定法

（1）方法与步骤：复位后保持对位，屈曲型骨折可采用股骨髁部钳夹或骨圆针牵引；伸直型骨折则采用胫骨结节牵引。将患肢置于板式牵引架上，依次放置前、后、内、外侧夹板，骨牵引针恰置于内、外侧的凹槽内，再依次结扎4根带子，用4kg重量维持牵引，持续牵引6～8周，临床和X线检查骨折愈合后，去除牵引扶拐下床活动（图7-13）。

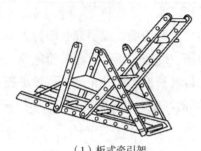

（1）板式牵引架

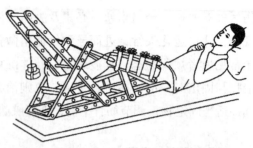

（2）小夹板加股骨髁上牵引固定

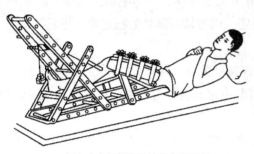

（3）小夹板加胫骨结节牵引固定

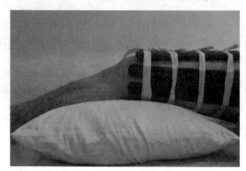

（4）股骨小夹板外固定

图 7-13　小夹板加骨牵引固定法

（2）适应证：伸直型、屈曲型股骨髁上骨折。

（3）禁忌证：复杂的开放性骨折及不稳定股骨髁上骨折患者。

（4）注意事项

①定时检查骨折对位情况，及时加以纠正再变位及畸形。

②定时或随时检查牵引的重量和牵引的方向是否合适，及时加以调整。

③定时检查夹板固定的松紧度，必要时及时加以调整。

④注意牵引针眼的消毒并保持无菌，一旦发现有感染倾向，应及时加以处理。

2. 股骨髁部复位固定器固定法

（1）方法与步骤：局部麻醉或神经阻滞麻醉，或硬膜外麻醉，在 X 线透视下进行无菌操作。先将大腿夹板固定在患肢大腿上，再将复位固定器的支架固定在夹板外侧，利用小夹板的固定力作为支撑点。然后通过牵开螺杆，作用于下端的蛇头形针，作为牵引点，伸长牵开螺杆，在骨折端重叠错位得到矫正的基础上，根据骨折错位情况，分别调整调节装置，直至复位满意（图 7-14）。

在牵开螺杆下端各装 1 或 2 根针，进针点选在远折端的适当部位，当针进入骨皮质后，深度达于针的台阶部，如法分别调整调节装置，以矫正前、后、内、外及旋转错位，使复位满意，然后锁紧各个螺母。如仍有向内或向外成角畸形者，可将对侧螺杆伸长，或同侧螺杆缩短以矫正之。如仍有向前或向后成角畸形者，可将两侧调节的装置旋前或旋后以矫正之。若为单髁骨折，可单独调节骨折侧的装置进行矫正。若股骨两髁骨折错位的方向不一致，或相反时，可分别调整两侧调节装置进行矫正。

牵开螺杆下端，若各装两根针，可更好地防止远折端的旋转错位。

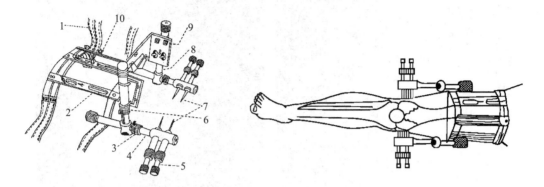

（1）股骨髁部骨折骨折复位器　　　　　　　　　（2）使用方法

图7-14　股骨髁部复位固定器固定法

1. 紧缩固定带；2. 支架装置；3. 前后旋转部；4. 牵开回缩装置；5. 进针对挤装置；6. 内外旋转部；

7. 蛇头针；8. 前后升降装置；9. 前后成角旋转装置；10. 支架延长短缩装置

（2）适应证：股骨髁上及髁间骨折。

（3）禁忌证：严重开放骨折，或骨折合并血管损伤及股骨单髁骨折为冠状方向错位者。

（4）注意事项

①双侧进针点应力求对称，不能太偏前或偏后，而且应在远折端对复位和固定所需要的最佳部位为好，如此用力直接，省力省时。

②有重叠错位的骨折，一定要先牵开重叠后，方可使用调节装置，以纠正其他错位。

③双侧钢针进入骨质深度，以针的台阶不进入骨皮质为宜。否则一侧进针太深，会引起对侧针外脱，而影响固定效果。两侧针均进入过深时，则针易松动，影响固定效果。针过浅时，则固定不牢固，易滑脱。

④双侧牵开螺杆的下端，设计两根针的目的，在于防止远折端发生旋转错位，一般一根针即可解决问题。

3. 经皮穿针外固定架固定法

（1）方法与步骤：在无菌操作和X线透视下，分别先于股骨近折端用4枚自攻螺钉经皮穿针固定，后于股骨远折端用2枚4.0斯氏针经皮穿针固定。无菌敷料包扎后，将针尾用针杆夹固定于连接杆上，再次经C形臂X线机透视确认骨折复位满意后，拧紧螺钉夹，使连接杆距离皮肤约3cm（图7-15）。

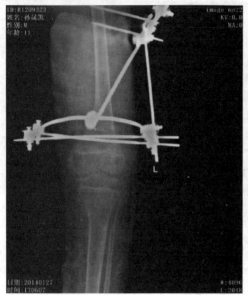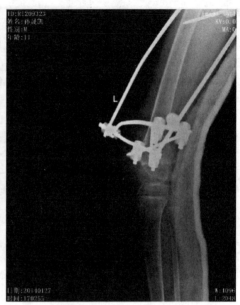

图 7-15　经皮穿针支架外固定法

（2）适应证：经闭合整复或切开复位不稳定的股骨髁上骨折、股骨髁上骨折伴有严重的软组织损伤骨折复位后尚稳定者、开放性骨折清创后无血管神经损伤者。

（3）禁忌证：感染性开放性骨折，或无法配合术后康复及护理的患者。

（4）注意事项

①定期拍片复查，及时调整，确保骨折满意复位。

②穿刺口定期换药，预防感染。

③注意观察肿胀、开放伤口、患肢感觉、患肢活动及末梢血液循环等情况。

④注意观察锁钮的松紧度以免影响固定的稳定性。

⑤积极进行康复功能锻炼。

【按语】

1. 屈曲型股骨髁上骨折，由于远折端后倾移位，易引起腘窝部血管、神经损伤，应注意检查末梢温度、足踝感觉、运动变化和胫前、后动脉搏动情况，并严密观察。

2. 复位手法应轻柔，且不可反复多次施术，以免引起血管、神经损伤而导致严重后果。

3. 膝关节屈位固定时，腘窝部应衬垫适宜的海绵或棉垫，以免刺激、压迫血管、神经。

4. 若发现血管、神经损伤，应立即行牵引、复位，并严密观察，如不缓解，应及时手术探查处理，切不可延误时间，否则将造成严重后果。

第五节　股骨髁部骨折

【概述】

股骨远端骨折包括髁上部位、股骨髁间及内外髁的骨折。是一种比较常见的近关节及关节内复杂骨折，发生率占全身骨折的 0.4%，占股骨骨折的 4%～7%。青壮年患者通常由高能量损伤所致，超过 50 岁的患者 85% 是由低能量损伤引起。

【解剖特点】

股骨下端向后及两侧突出的两个膨大部，分别称为内髁、外髁。两髁下部的中间有一深的凹窝将其分开，窝内有膝前、后交叉韧带附着。该凹窝为股骨下端的薄弱部，外力冲撞时易发生劈裂而形成股骨髁间骨折。两髁的前、下、后均为关节面，前面与髌骨形成关节，下面及后面与胫骨上端的平台形成关节。一旦发生骨折易引起创伤性关节炎，所幸骨折多发生于两髁之间的非关节部。复位满意、治疗恰当者，仍可获得令人满意的膝关节功能。

【损伤机理与特点】

1. 损伤机理

股骨髁部骨折多为间接外力引起。如由高坠地身体重力沿股骨纵轴向下传递，地面反作用力沿胫骨纵轴向上传递，股骨两髁受胫骨近端的冲撞而引起股骨髁间骨折。直接外力撞击膝关节的外或内侧可引起股骨单髁骨折。如膝关节外侧受暴力撞击时，可引起股骨外髁骨折，膝关节内侧受暴力撞击时，可引起股骨内髁骨折。

2. 损伤特点

（1）股骨髁间骨折为股骨远端骨折中损伤最严重、治疗最困难的骨折类型，对膝关节、髌股关节和伸膝装置有直接损害。往往因膝关节功能障碍或遗留各种后遗症（如成角、短缩、感染、退行性骨关节炎等）而致病残。

（2）股骨髁间骨折属于关节内骨折，关节腔常有大量积血，严重损伤者，可合并膝侧副韧带、交叉韧带、半月板及血管神经损伤。

【平衡辨证】

1. 力学辨证

（1）股骨外髁骨折：为由膝关节强力外翻所致。当暴力撞击于膝关节外侧，迫使其强力外翻时，则股骨外髁受胫骨外髁的冲撞而发生骨折。因膝关节外侧易遭外力撞击，故股骨外髁骨折较多见。

（2）股骨内髁骨折：为膝关节强力内翻所致。当膝关节内侧受暴力撞击，迫使其强力内翻时，则股骨内髁受胫骨内髁的冲撞而发生骨折。因膝关节内侧遭外力机会较少，故内髁骨折较少见。股骨内、外髁骨折后，由于外力和腓肠肌内、外侧头的牵拉，常向后上移位。

（3）股骨髁间骨折：为垂直冲撞力所致。以其骨折线的形态，有股骨髁间"T"形和股骨髁间"Y"形骨折。当由高坠落足部着地时，体重沿股骨干向下传导，地面反作用力沿胫骨干向上传导，相互作用于股骨髁上皮质骨、松质骨交界部，先造成该部骨折，如外力继续作用，而股骨下端髁间窝的薄弱部，受坚硬的股骨近折端的嵌插、冲击造成股骨两髁的劈裂骨折，并向两侧分离，而形成股骨髁间的"T"形或"Y"形骨折。股骨髁部骨折属关节内骨折，应尽可能做到良好的复位，使关节面光滑、平整，以便恢复关节的完好功能，达到良好的筋骨肌力平衡，使固定稳定，应早期进行功能锻炼，防止发生创伤性关节炎。

2. 气血脏腑辨证

膝为"筋"之府，又因股骨髁部独特的解剖特点，损伤后必伤及气血经络，造成气血失衡，经络受阻。临床上损伤轻者瘀滞于膝关节内则出现局部血肿、疼痛、活动受限。若失血过多则可造成气随血脱，气血双亡，影响预后。气为血之帅，血为气之母，气血互根同源，互相影响。临床治疗与固定时，均应辨明气血损伤程度与性质，急则治其标——临时固定，先救其气血亡脱，挽救肢体；并根据瘀滞经络之轻重，选择固定物，并适时调节固定物的松紧等。缓则治其本——回复筋骨平衡，同时选择有效方药直达病所，恢复气血平衡，促进患者康复。

脏腑是化生气血、通调经络、濡养皮肉筋骨、主持人体生命活动的主要器官。损伤后气滞血瘀，经络阻塞，必累及脏腑，使之不和，尤其是肝脾肾三脏，易造成肝郁气滞，脾胃运化失常，进而导致气血精微化生不足，肾精虚、髓不充、筋骨失养。临床常见患者烦躁易怒，神疲乏力，肢体沉重、肿胀、疼痛，甚至出现脏腑危象。临床治疗与固定时，应辨明脏腑主证，急则治其标，行气祛瘀，消肿止疼，顾护脏腑，并选择适当固定物，调节筋骨平衡，恢复脏腑气血平衡，促进患者康复。

【固定原则与机理】

股骨髁部骨折，属关节内骨折，应尽可能做到良好的复位，使关节面光滑、平整，以便恢复关节的完好功能，防止发生创伤性关节炎。

【固定方法】

无移位的骨折不需整复。对有移位较大，并有重叠移位的骨折，整复困难者，一般不宜采用手法复位。对仅向两侧分离移位的骨折，可用手法整复。一助手固定大腿，一助手持小腿下段牵拉，术者两手相扣以掌根挤压两髁复位。

1. 经皮钢针交叉固定法

（1）方法与步骤：在X线透视下进行无菌操作，分别由股骨内外髁下缘向上呈45°角各穿入一根钢针，达骨折线前，采用钢针撬拨和手法复位，使骨折对位满意后，将钢针交叉贯穿固定内外髁与骨折近端的对侧皮质，再取第3根钢针将内外髁贯穿固定，最后针尾剪埋，埋于皮下。以无菌敷料包扎后，再用石膏托外固定膝关节于30°～40°略屈曲位，6周左右骨折临床愈合后，去除固定扶拐下床活动（图7-16）。

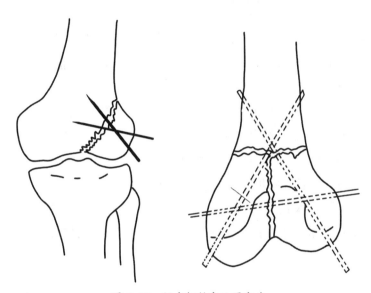

图7-16　经皮钢针交叉固定法

（2）适应证：股骨单髁、双髁或髁间粉碎骨折复位后稳定者。

（3）禁忌证：复杂的开放性骨折或合并有血管，神经损伤者。

（4）注意事项

①防止针眼感染。

②定期拍片复查，观察骨折对位及骨折愈合情况。

2. 股骨髁部复位固定器固定法

（1）方法与步骤：在局部麻醉或神经阻滞麻醉，或硬膜外麻醉，X线透视下，进行无菌操作。先将大腿夹板固定在患肢大腿上，再将复位固定器的支架固定在夹板外侧，利用小夹板的固定力作为支撑点，然后通过牵开螺杆，作用于下端的蛇头形针，作为牵引点，伸长牵开螺杆，在骨折端重叠错位得到矫正的基础上，根据骨折错位情况，分别调整调节装置，直至复位满意（图7-17）。

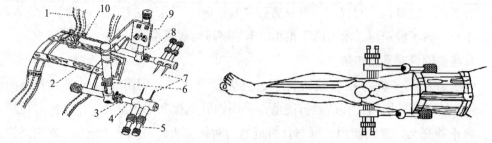

图 7-17 股骨髁部复位固定器固定法

1. 紧缩固定带；2. 支架装置；3. 前后旋转部；4. 牵开回缩装置；5. 进针对挤装置；6. 内外旋转部；
7. 蛇头针；8. 前后升降装置；9. 前后成角旋转装置；10. 支架延长短缩装置

在牵开螺杆下端各装 1 或 2 根针，进针点选在远折端的适当部位，当针进入骨皮质后，深度达于针的台阶部，如法分别调整调节装置，以矫正前、后、内、外及旋转错位，使复位满意，然后锁紧各个螺母。如仍有向内或向外成角畸形者，可将对侧螺杆伸长，或同侧螺杆缩短以矫正之。如仍有向前或向后成角畸形者，可将两侧调节的装置旋前或旋后以矫正之。若为单髁骨折，可单独调节骨折侧的装置进行矫正。若股骨两髁骨折错位的方向不一致，或相反时，可分别调整两侧调节装置，进行矫正。

牵开螺杆下端，若各装两根针，可更好地防止远折端的旋转错位。

（2）适应证：股骨髁上及髁间骨折。

（3）禁忌证：严重开放骨折，或骨折合并血管损伤及股骨单髁骨折为冠状方向错位者。

（4）注意事项

①双侧进针点应力求对称，不能太偏前或偏后，而且应在远折端对复位和固定所需要的最佳部位为好，如此用力直接，省力省时。

②有重叠错位的骨折，一定要先牵开重叠后，方可使用调节装置，以纠正其他错位。

③双侧钢针进入骨质深度，以针的台阶不进入骨皮质为宜。否则一侧进针太深，会引起对侧针外脱，而影响固定效果。两侧针均进入过深时，则针易松动，影响固定效果。针过浅时，则固定不牢固，易滑脱。

④双侧牵开螺杆的下端，设计两根针的目的在于防止远折端发生旋转错位，一般一根针即可解决问题。

3. 胫骨结节牵引加小腿钳夹固定法

（1）方法与步骤：在股神经阻滞麻醉，X 线透视下进行无菌操作。患者仰卧，肢体置板式牵引架上，膝屈 45°位，以 6 ～ 8kg 重量牵引矫正重叠后，用小腿固定钳夹持两髁矫正分离移位。6 周左右骨折愈合后，可去除牵引扶拐下床活动。待 X 线检查骨折愈合牢固后，再去除钳夹固定（图 7-18）。

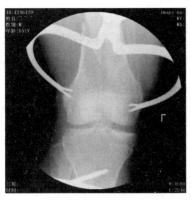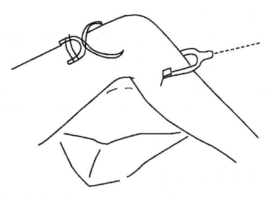

图7-18　股骨髁间骨折胫骨结节牵引加小腿钳夹固定法

（2）适应证：股骨髁上及髁间骨折。

（3）禁忌证：严重开放骨折，或骨折合并血管损伤者。

（4）注意事项

①定期拍片复查，及时调整，确保骨折满意复位。

②穿刺口定期换药，预防感染。

③注意观察肿胀、开放伤口、患肢感觉、患肢活动及末梢血液循环等情况。

【按语】

　　股骨髁部骨折为关节内骨折，易并发创伤性关节炎，一则应力求满意复位，使关节面平整，减少并发症；二则不影响复位稳定的情况下，应注意尽早并循序渐进地进行膝关节活动，使骨折的关节面在活动的磨造中愈合，以降低并发症的发生率。

第六节　髌骨骨折

【概述】

　　髌骨骨折居膝部损伤之首位，多为青壮年，男性多于女性。因累及关节，故常后遗创伤性关节炎、股四头肌力量减退、膝关节屈伸受限等并发症，因此对于髌骨骨折的治疗有着非常重要的意义。

【解剖特点】

　　1.髌骨略呈三角形，尖端向下，被包埋在股四头肌腱部，其后方是软骨面，与股骨两髁之间软骨面相关节，即髌股关节。髌骨后方之软骨面有条纵嵴，与股骨髁滑车的凹陷相适应，并将髌骨后软骨面分为内外两部分，内侧者较厚，外侧者扁宽。髌骨下端通过髌韧带连接于胫骨结节。

2.《素问·骨空论》云："膝解为骸关，侠膝之骨为连骸。"髌骨为人体最大的子骨，呈扁平三角形。《医宗金鉴·正骨心法要旨》云："覆于腱上下两骨之间，内面有筋连属。"指出了髌骨的部位和稳定装置。髌骨位于膝关节之前，有保护股骨两髁，维护膝部浑圆外形及加强膝关节伸直的作用，尤其对膝关节伸直的最后 15°～ 30°范围更为重要。

【损伤机理与特点】

1. 损伤机理

直接外力引起者，为膝部直接遭受外力打击，如踢伤或跌倒时膝部直接碰撞于硬物等。间接外力引起者，多为步行膝关节处于半屈曲时跌倒引起。因该体位下髌骨正处于股骨滑车面的顶点，位置比较固定，股四头肌为维持身体平衡免于跌倒而急骤收缩将髌骨拉断。故跳跃运动由高坠落或失足跌倒而引起骨折时，多不是髌骨与地面直接碰撞所致，实际在患膝着地前，髌骨即已折断，继而患膝无力而跌倒跪地。

2. 损伤特点

（1）髌骨部位表浅，一旦遭受外力则首当其冲，易发生骨折，骨折好发于青壮年男性。

（2）髌骨骨折系关节内骨折，易伴发关节病变，易发生创伤性关节炎，长期疼痛不愈而影响关节功能。

【平衡辨证】

1. 力学辨证

髌骨骨折多为直接暴力和肌肉强力收缩所致。直接暴力多因外力直接打击在髌骨上，如撞伤、踢伤等，骨折多为粉碎性，其髌前腱膜及髌骨两侧腱膜和关节囊多保持完好，骨折移位小，亦可为横断形骨折、边缘骨折或纵行劈裂骨折。肌肉强力收缩者，多由于股四头肌猛力收缩所形成的牵拉性损伤。因该体位下髌骨正处于股骨滑车面的顶点，位置比较固定，股四头肌为维持身体平衡免于跌倒而急骤收缩将髌骨拉断。髌骨骨折属于关节内骨折，在治疗时必须达到解剖复位并修复周围软组织损伤，才能恢复伸膝装置的完整，避免创伤性关节炎的发生。固定牢固后，应早期进行股四头肌收缩功能锻炼，防止膝关节粘连强直、功能障碍等后遗症。

2. 气血脏腑辨证

膝为"筋"之府，又因髌骨独特的解剖特点，损伤后必伤及气血经络，造成气血失衡，经络受阻。临床上损伤轻者瘀滞于膝关节内则出现局部血肿、疼痛、活动受限。若失血过多则可造成气随血脱，气血双亡，影响预后。气为血之帅，血为气之母，气血互根同源，互相影响。临床治疗与固定时，均应辨明气血损伤程度与性质，急则治其标——临时固定，先救其气血亡脱，挽救肢体；并根据瘀滞经络之轻重，选择固定物，并适时调节固定物的松紧等。缓则治其本——回复筋骨平衡，同时选择有效方药直达病所，恢复气血平衡，促进患者康复。

脏腑是化生气血、通调经络、濡养皮肉筋骨、主持人体生命活动的主要器官。损伤后气滞血瘀，经络阻塞，必累及脏腑，使之不和，尤其是肝脾肾三脏，易造成肝郁气滞，脾胃运化失常，进而导致气血精微化生不足，肾精虚、髓不充、筋骨失养。临床治疗与固定时，应辨明脏腑主证，急则治其标，行气祛瘀，消肿止疼，顾护脏腑，调节筋骨平衡，恢复脏腑气血平衡，促进患者康复。

【固定原则与机理】

髌骨骨折属于关节内骨折，在治疗时必须达到解剖复位并修复周围软组织损伤，才能恢复伸膝装置的完整，防止创伤性关节炎的发生。

【固定方法】

对无移位的粉碎性骨折和纵形骨折，不需手法整复。对有移位的大块粉碎型、纵形骨折或分离移位的横断形骨折，可采用推挤手法复位。一助手固定大腿中段，一助手扶持小腿。术者两手拇、食二指捏持上、下或内、外折块，相对推挤复位。

1. 抱膝环固定法

（1）方法与步骤：用铅丝做一个较髌骨略大的圆圈，铅丝外缠以较厚的纱布绷带，并扎上4条布带，后侧板长度由大腿中部到小腿中部，宽13cm，厚1cm。复位满意后，外敷消肿膏，用抱膝环固定，腘窝部垫一小棉垫，膝伸直于后侧板上，抱膝环的4条布带捆扎于后侧板固定，时间一般为4周（图7-19）。

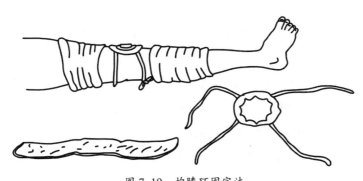

图7-19　抱膝环固定法

（2）适应证：髌骨无移位骨折。

（3）禁忌证：复杂的开放性骨折及不稳定髌骨骨折。

（4）注意事项

本法操作方便，但固定效果不够稳定，有再移位的可能，注意固定期间应定时检查纠正。同时注意布带有否压迫腓总神经，以免造成腓总神经损伤。

2. 石膏固定法

（1）方法与步骤

①将患膝固定于伸直位。

②放置衬垫保护骨隆突部位。

③将石膏绷带卷平放在有 30% ～ 40% 温水桶内，待气泡出净后取出，以手握其两端，挤去多余水分。石膏在水中不可浸泡过久，或从水中取出后放置时间过长，因耽搁时间过长，石膏很快硬固，如勉强使用，各层石膏绷带将不能互相凝固成为一个整体，因而影响固定效果。

④石膏托的应用：将石膏托置于需要固定的部位，关节部为避免石膏皱褶，可将其横向剪开一半或 1/3，呈重叠状，而后迅速用手掌将石膏托抹平，使其紧贴皮肤。对单纯石膏托固定者，按体形加以塑形。此时，内层先用石膏绷带包扎，外层则用干纱布绷带包扎。包扎时一般先在肢体近端缠绕两层，然后再一圈压一圈地依序达肢体的远端。关节弯曲部及石膏边缘部注意勿包扎过紧，必要时应横向将绷带剪开适当宽度，以防造成压迫。对需双石膏托固定者，依前法再做一石膏托，置于前者相对的部位，然后用纱布绷带缠绕二者之外。

⑤包扎石膏的基本方法：环绕包扎时，一般由肢体的近端向远端缠绕，且以滚动方式进行，切不可拉紧绷带，以免造成肢体血液循环障碍。在缠绕的过程中，必须保持石膏绷带的平整，切勿形成皱褶，尤其在第一、二层更应注意。由于肢体的上下粗细不等，当需向上或向下移动绷带时，要提起绷带的松弛部并向肢体的后方折叠，不可翻转绷带。操作要迅速、敏捷、准确，两手互相配合，即一手缠绕石膏绷带，另一手朝相反方向抹平，使每层石膏紧密贴合，勿留空隙。石膏的上下边缘及关节部要适当加厚，以增强其固定作用。

⑥整个石膏的厚度，以不致折裂为原则，一般为 8 ～ 12 层。最后将石膏绷带表面抹光，并按肢体的外形或骨折复位的要求加以塑形。因石膏易于成形，必须在成形前数分钟内完成，否则不仅达不到治疗目的，反而易使石膏损坏。对超过固定范围部分和影响关节活动的部分（不需固定关节），应加以修削。边缘处如石膏嵌压过紧，应适当切开。

⑦最后用色笔在石膏显著位置标记诊断及日期。有创面者应将创面的位置标明，以备开窗（图 7-20）。

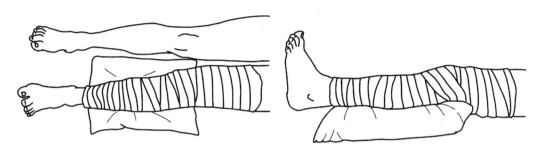

图 7-20　髌骨骨折石膏固定法

（2）适应证：髌骨无移位骨折者。

（3）禁忌证：复杂的开放性骨折及不稳定髌骨骨折。

（4）注意事项

①石膏定型后，可用电吹风或其他办法烘干。在石膏未干以前搬动患者时，注意勿使石膏折断或变形，常用手托起石膏，忌用手指捏压，回病房后必须用软枕垫好。

②注意有无神经刺激现象。

③抬高患肢，注意有无骨突部受压症状，随时观察指（趾）血运、皮肤颜色、温度、肿胀、感觉及运动情况。如果有变化，立即将管型石膏纵向切开。待病情好转后，再用浸湿的纱布绷带自上而下包缠，使绷带与石膏粘在一起，如此石膏干固后不减其固定力。固定后如果肢体肿胀，可沿剖开缝隙将纱布绷带剪开，将剖缝扩大，在剖缝中填塞棉花，并用纱布绷带包扎。

④手术后及有伤口患者，如发现石膏被血或脓液浸透者，应及时处理。

⑤注意冷暖，寒冷季节注意外露肢体保温；炎热季节，对包扎大型石膏患者，要注意通风，防止中暑。

⑥注意保持石膏清洁，勿被尿、便等浸湿污染。翻身或改变体位时，应保护石膏原形，避免折裂变形。

⑦如因肿胀消退或肌肉萎缩致使石膏松动者，应立即更换石膏。

⑧患者未下床前，须帮助其翻身，并指导患者做石膏内的肌肉收缩活动；情况允许时，鼓励其患者扶拐下床活动。

3. 髌骨多根针固定法

（1）方法与步骤：在局部麻醉、X线透视下，用无菌注射器抽出局部瘀血。常规铺巾消毒，进行无菌操作。助手扶持髌骨，术者先用电钻分别于上、下骨折块的适应部位，将针横形打入，至对侧穿出。然后用两手拇、食两指推挤骨折块使复位，保持对位，将两侧外露的两针端紧扎在一起，剪除长余部分。无菌包扎，膝关节微屈，膝下垫枕。

如固定后，折端出现向前成角或错位时，可在上或下骨折块上垂直打入一短钢针，进行撬拨使复位平整，然后将钢针交叉结扎固定。

如一根钢针仍未能很好复位，亦可于上、下骨折块上各垂直打入一短钢针，进行上下撬拨复位。复位后如对位稳定，亦可将垂直的钢针拔出，不稳定者亦可将钢针留置在内，针眼给予无菌包扎。

一般固定1周，即可带固定装置下床活动，3周即可做膝关节小范围的伸屈活动（图7-21）。

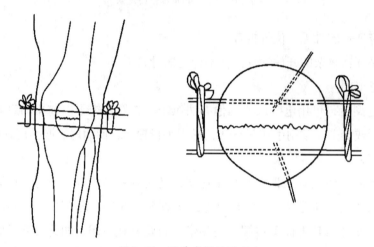

图7-21 髌骨多根针固定法

（2）适应证：髌骨体骨折分离移位。

（3）禁忌证：开放性骨折伴有感染者。

（4）注意事项

①防止针眼感染。

②观察骨折对位。

③如为髌骨下端骨折，下方钢针亦可穿在髌韧带上。

④撬拨的钢针保留时，其深度不能穿过髌关节面，以免影响髌骨滑动。

4. 抱聚器固定法

（1）方法与步骤：在股神经阻滞麻醉、X线透视下进行无菌操作。患者仰卧，先以注射器抽尽膝关节前方和髌骨周围的积血，然后令助手将髌骨下方的皮肤向下推挤。术者先将一针板刺入远端折块下极的非关节面的下方，并向上提拉，再将髌前的皮肤向上推挤后，将上方针板刺入皮肤，扎在近侧折块的前上缘上向下拉。术者一手稳持上、下针板，令助手拧动上下带手柄的螺丝，直至针板与内环靠近。术者另一手的拇指按压即将接触的折端，并扪压推挤内外侧缘，使之复位满意，再将螺丝拧紧，使固定牢固即可（图7-22）。

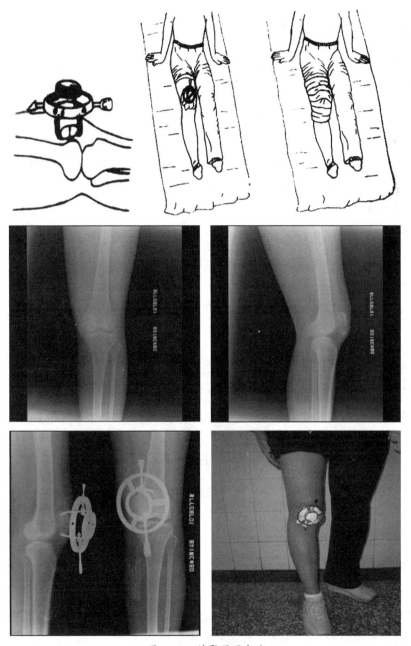

图 7-22　抱聚器固定法

（2）适应证：各种类型的髌骨骨折。

（3）禁忌证：开放性骨折伴有感染者。

（4）注意事项

①由于局部肿胀，或软组织损伤严重，致髌骨下极触摸不清，可利用胫骨结节正对髌骨外缘的解剖标志，在胫骨结节偏内上部位，将抱聚器的下针板钩刺穿皮肤，进入髌骨下极外关节面的下方，并将针板向上提拉。透视下，观察折块活动，以确定是

否抓持牢固。

②如果为远端骨折块向下方翻转，应利用刺入下极针板的直接作用，向前向上提拉，并用拇指配合，向后推挤骨块。同时令助手以两拇指在膝关节两侧，分扯推挤皮肤及皮下组织向后，以矫正向下翻转移位。

③若当术者向后推挤折块的推挤力量去除后，下极折块仍有弹性感，表明折块仍有翻转，此为有软组织嵌夹，阻碍复位。可用骨圆针直接插入折端间，向左右两侧撬拨，使嵌夹的股四头肌的扩张部等软组织缓解，再用以上方法加以矫正翻转。

④若为粉碎性骨折，则根据折块所在的位置，安放针板及螺丝，刺入折块的内、外侧缘上，并进行推挤复位和固定。

⑤利用膝关节伸屈角度不同，髌骨沿股骨髁间窝下滑、髌股关节接触面的变化，进行伸屈膝关节，以纠正骨折的残留成角和侧方移位。在确定折端稳定后，再进一步适当加以加压固定。

⑥因髌骨下极外关节面基本是悬空的，故还需详细观察下极骨折块的固定是否牢固。

⑦术后不用外固定，仅将针眼及抱聚器无菌包扎即可。

⑧术后即开始进行股四头肌收缩锻炼。

⑨术后2天即可持拐下床练习行走，在不负重的情况下，做膝关节最大限度的伸屈活动。

⑩1周内透视复查，根据情况，适当调整固定的松紧度。

⑪3周后即可鼓励患者做上下台阶等活动。

⑫4周后拍片，进行临床检查。证实折端已达临床愈合，即可拆除抱聚器，进行循序渐进的、适当的膝关节功能锻炼。

5. 抓髌器固定法

（1）方法与步骤：在股神经阻滞麻醉、X线透视下进行无菌操作。患者仰卧，先以注射器抽尽膝关节前方和髌骨周围的积血，用双手拇、示指挤压髌骨使其对位。待复位准确后，先用抓髌器较窄的一侧钩刺入皮肤，钩住髌骨下极前缘和部分髌腱。如为粉碎性骨折，钩住其主要的骨块和最大的骨块，然后再用抓髌器较宽的一侧，钩住近端髌骨上极前缘即张力带处。如为上极粉碎性骨折，先钩住上极粉碎性骨折块，再钩住远端骨块。注意抓髌器的双钩必须抓牢髌骨上下极的前侧缘。最后将加压螺旋稍拧紧使髌骨相互紧密接触。固定后要反复伸屈膝关节以磨造关节面，达到最佳复位（图7-23）。

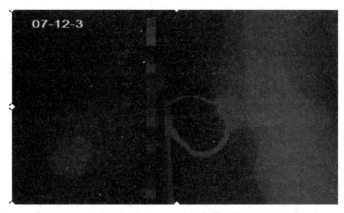

图 7-23 抓髌器固定法

（2）适应证：有分离移位的新鲜闭合性髌骨骨折。

（3）禁忌证：开放性骨折伴有感染者。

（4）注意事项

①防止针眼感染。

②观察骨折对位。

③注意抓髌器螺旋盖压力的调整，因为其为加压固定的关键部位，松则不能有效地维持对位，紧则不能产生骨折自身磨造的效应。

【按语】

1. 该部骨折为关节内骨折，要力争满意复位，使关节面平复，以减少膝关节后遗症。

2. 复位固定肿胀消退后，即可下床活动，让膝关节有小量的伸屈活动，使髌骨关节面得以在股骨滑车的磨造中愈合，以利于关节面的平复。

第七节 胫骨髁间隆突骨折

【概述】

胫骨髁间隆突骨折多为膝关节复合性损伤的一部分，故膝关节部肿胀和关节内瘀血均较明显，浮髌试验多呈阳性。因为多发性损伤，除疼痛和程度不等的膝关节功能障碍外，症状多较复杂。

【解剖特点】

1.胫骨髁间隆突也叫胫骨髁间棘，顶部有两个突起的小峰，位于胫骨两髁关节面之间的非关节处，为膝关节前后交叉韧带的附着部。

2.因位于膝关节内，不易单独发生骨折，多伴发于膝关节其他损伤中，常被忽略。一旦发生骨折，若处理不当，将导致膝关节稳定度降低，影响膝关节功能而产生各种临床症状。

【损伤机理与特点】

1.损伤机理

胫骨髁间隆突骨折为间接外力引起的撕脱性骨折，系膝关节内外翻损伤或过伸损伤的伴发性损伤。如暴力作用于膝关节外侧而致膝关节强力外翻时，则首先引起内侧副韧带损伤或胫骨外髁骨折，继而引起前交叉韧带损伤或将其附着部的胫骨髁间隆突撕脱而形成撕脱性骨折；强力内翻时，则引起胫骨内髁骨折或外侧副韧带损伤，继而引起交叉韧带或胫骨髁间隆突撕脱骨折；当膝关节强力过伸时，则胫骨髁间隆突受交叉韧带的牵拉，亦可引起撕脱性骨折。如一患者骑自行车被迎面汽车碰撞而引起髌骨粉碎骨折，股骨内髁、胫骨内髁和胫骨髁间隆突骨折，显系膝关节前内侧遭受撞击的内翻和胫骨上端后移伤力而引起的多发性损伤。

2.损伤特点

（1）胫骨髁间隆突骨折多为膝关节复合性损伤的一部分，故膝关节部肿胀和关节内瘀血均较明显，浮髌试验多呈阳性。因为多发性损伤，除疼痛和程度不等的膝关节功能障碍外，症状多较复杂。膝关节多有外翻或内翻畸形，多表现为胫骨外髁、股骨外髁或内侧副韧带损伤，或胫骨内髁、股骨内髁及外侧副韧带损伤，或出现膝关节脱位的症状和体征。

（2）该种骨折多为膝关节复合损伤的一部分，又为关节内骨折，易伴发关节病变，易发生创伤性关节炎，常长期疼痛不愈而影响关节功能。

【平衡辨证】

1.力学辨证

（1）如暴力作用于膝关节外侧而致膝关节强力外翻时，则首先引起内侧副韧带损伤或胫骨外髁骨折，继而引起前交叉韧带损伤或将其附着部的胫骨髁间隆突撕脱而形成撕脱性骨折。

（2）强力内翻时，则引起胫骨内髁骨折或外侧副韧带损伤，继而引起交叉韧带或胫骨髁间隆突撕脱性骨折。

（3）当膝关节强力过伸时，则胫骨髁间隆突受交叉韧带的牵拉，亦可引起撕脱性骨折。

该部骨折为关节内骨折，要力争满意复位，使关节面平复，以减少膝关节后遗症。对无移位骨折，可在治疗其他损伤的同时，以托板或石膏托固定膝关节于微屈位，1 个月左右根据其他损伤的愈合情况而去除固定装置扶拐下床活动。移位较大或合并复合损伤时，应尽早进行手术复位应早期进行股四头肌收缩功能锻炼，防止关节粘连及创伤性关节炎的发生。

2. 气血脏腑辨证

膝为"筋"之府，又因胫骨髁间隆突独特的解剖特点，损伤后必伤及气血经络，造成气血失衡，经络受阻。临床上损伤轻者瘀滞于膝关节内则出现局部血肿、疼痛、活动受限。若失血过多则可造成气随血脱，气血双失，影响预后。气为血之帅，血为气之母，气血互根同源，互相影响。临床治疗与固定时，均应辨明气血损伤程度与性质，急则治其标——临时固定，先救其气血双失，挽救肢体；并根据瘀滞经络之轻重，选择固定物，并适时调节固定物的松紧等。缓则治其本——回复筋骨平衡，同时选择有效方药直达病所，恢复气血平衡，促进患者康复。

脏腑是化生气血、通调经络、濡养皮肉筋骨、主持人体生命活动的主要器官。损伤后气滞血瘀，经络阻塞，必累及脏腑，使之不和，尤其是肝脾肾三脏，易造成肝郁气滞，脾胃运化失常，进而导致气血精微化生不足，肾精虚、髓不充、筋骨失养。临床常见患者烦躁易怒，神疲乏力，肢体沉重、肿胀、疼痛，甚至出现脏腑危象。临床治疗与固定时，应辨明脏腑主证，急则治其标，行气祛瘀，消肿止疼，顾护脏腑，并选择适当固定物，调节筋骨平衡，恢复脏腑气血平衡，促进患者康复。

【固定原则与机理】

胫骨髁间隆突骨折多为膝关节复合性损伤的一部分，故多随同其他损伤的治疗而兼顾治疗。

【固定方法】

对无移位骨折，可在治疗其他损伤的同时，以托板或石膏托固定膝关节于微屈位，1 个月左右根据其他损伤的愈合情况而去除固定扶拐下床活动。对移位轻微的骨折，多随其他损伤的处理和畸形体位的矫正而复位，用托板或石膏托固定膝关节于微屈位（图 7-24），1 个月左右根据其他损伤的愈合情况而决定固定的去除和扶拐下床活动。对向上分离移位较大，随着其他损伤的处理和畸形体位的矫正而不能复位者，可采取手术治疗。

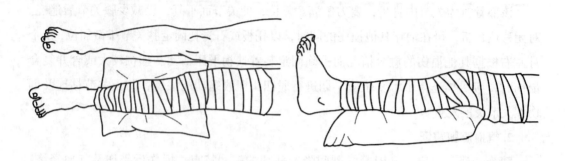

图 7-24 膝关节微屈位石膏外固定法

【按语】

1. 该部骨折为关节内骨折，要力争满意复位，使关节面平复，以减少膝关节后遗症。

2. 固定后当日即应开始股四头肌的紧张性收缩和足踝的背伸跖屈活动；1 周肿胀消减后，即可带固定做伸膝、抬举动作；去固定后，除继续做伸膝抬举动作外，应加做小腿带重物的伸膝抬举动作。后期根据膝关节伸屈功能情况，而酌情开展各项膝关节的主、被动操练和活筋疗法。

第八节　胫骨髁部骨折

【概述】

胫骨髁部骨折也叫胫骨平台骨折，约占各种骨折的 4%，多发于青壮年男性，有单髁和双髁即髁间骨折，以单髁骨折为多见，其中胫骨外髁骨折尤为多见。胫骨内髁和髁间骨折较少见。

【解剖特点】

1. 胫骨古名成骨，又名骭骨。其上端膨大部为内外两髁，两髁中间的突起为胫骨隆突，系非关节部，有前后交叉韧带附着，两髁的关节面比较平坦，叫胫骨平台，与股骨下端的内外髁关节面相对应，构成膝关节。

2. 胫骨平台关节面浅平，虽有半月板部分加深了平台关节面，有助于膝关节的稳定，但其骨性结构的自然稳定性仍较差，其稳定主要依靠肌肉和韧带来维持，特别是股四头肌和内侧副韧带尤为重要，膝交叉韧带和外侧副韧带也起着一定的稳定作用。

3. 胫骨两髁骨质较疏松，不如股骨两髁坚硬粗大，故遭受外力相互冲撞时，胫骨髁较股骨髁骨折机会要多，尤其胫骨外髁骨折更为多见。腓总神经出腘窝后经腓骨颈部绕向前，骨折或固定不当时可引起损伤。

【损伤机理与特点】

1. 损伤机理

胫骨髁部骨折多为间接外力引起。如由高处坠下，一侧足先着地，身躯多向着地侧倾斜而致膝关节强力外翻，则身体重力沿股骨外侧向下传递，胫骨外髁受股骨外髁的冲击挤压发生骨折；膝关节处于伸直位下肢负重状态时，其外侧遭暴力打击或碰撞使膝关节强力外翻时，也可引起胫骨外髁骨折，且其平台后部常压缩较重。

当膝关节内侧遭暴力打击或车辆碰撞，使膝关节强力内翻时，可引起胫骨内髁骨折。因其外力常来于内前侧，故平台的前部常压缩较重。

若在站立位时由高处坠下，足部着地时，身体重力沿股骨向下传递，加之地面的反作用力，则胫骨两髁受股骨两髁的强力冲击，可发生胫骨双髁骨折，或叫胫骨髁间骨折。

2. 损伤特点

（1）胫骨髁部成平台状，以松质骨为主，股骨髁部为圆球形且骨质坚硬，在负重位股骨髁集中应力作用于胫骨平台上易挤压发生骨折，加之膝内外翻应力使得胫骨平台内外髁或髁间骨折，其中外侧平台骨折易合并有内侧副韧带损伤或韧带撕脱骨折，内侧平台骨折易合并垂直压缩骨折，髁间骨折多由单纯垂直挤压所致，胫骨上端显示T型或Y型骨折往往合并侧副韧带损伤。外内侧平台凹陷骨折在正位片上可见双关节面影像。

（2）胫骨平台骨折为关节内骨折，多波及负重关节面，关节面塌陷形成不同程度的膝内外翻，由于外侧平台骨小梁分布密度不及内侧平台密集，故其支撑力相对较弱常发生外侧平台关节面的塌陷骨折，胫骨外侧平台面相对于股骨外髁关节面正常宽出3～5mm，胫骨内侧平台面与股骨内髁平台面是相对整齐的，故在骨折的类型上易产生内侧平台骨折，以整块劈裂或塌陷移位多见，外侧平台骨折以中部塌陷和周围劈裂移位较多见，膝关节遭受侧方应力作用，在骨折的同时，易致膝部的韧带软组织同时损伤。此时临床上应注意，当怀疑有某韧带损伤时，应拍摄应力位X线片，如怀疑有半月板损伤时（急性损伤时）可行MR片进一步检查，如在骨折需行手术治疗时可暂不行MR片的检查，可在手术时明示下探查。

（3）胫骨平台骨折在临床上往往发现实际损伤程度要比X线片显示的更严重，特别对胫骨平台严重性粉碎骨折，只靠X线检查不能反映骨折损伤的具体程度，需借助CT检查才能了解骨折的具体程度，以指导临床制定出较完善的治疗方法。

（4）胫骨髁部骨折为关节内骨折，易发生创伤性关节炎长期疼痛不愈而影响关节功能。

【平衡辨证】

1. 力学辨证

（1）外翻型骨折：本骨折是由膝关节强力急骤外翻所致。由于膝关节外侧易遭外力打击，故该型骨折是胫骨髁部骨折中最多见的类型。当外翻伤力使股骨外髁猛烈撞击胫骨外髁时，股骨外髁可像锤子般将胫骨外侧平台关节面压缩形成塌陷骨折，或使胫骨外髁由髁间隆突斜向外下胫骨外髁基底部骨折，或合并腓骨颈部骨折并向外分离移位，胫骨平台也可被凿子般的股骨外髁锐利的外侧缘劈开而形成劈裂性骨折。

（2）内翻型骨折：本骨折是由膝关节强力内翻所致。由于膝关节内侧受对侧下肢的遮挡，不易遭外力打击，故该型骨折临床较为少见。当内翻伤力使股骨内髁猛烈冲撞胫骨内髁时，也可发生与上述胫骨外髁类似的骨折，即塌陷和由髁间隆突斜向内下胫骨内髁基底部的骨折等。

（3）垂直挤压型骨折：本骨折是站位时由高处坠下，胫骨平台受股骨两髁的猛烈冲撞而发生的胫骨双髁骨折，也叫胫骨髁间骨折。该型骨折临床也较少见。胫骨双髁骨折或称胫骨髁间骨折，又可根据骨折的局部形态和骨折线的走行方向，而分为倒"Y"形和倒"T"形骨折两种。

①倒"Y"形骨折：骨折线是由胫骨髁间隆突向内下和外下斜向两髁基底部的骨折，为直接由股骨两髁的垂直挤压暴力所致。②倒"T"形骨折：骨折线是由胫骨髁间隆突垂直向下劈裂和两髁基底水平的骨折形成，为垂直冲挤暴力首先造成胫骨两髁基底水平骨折后，暴力继续作用，则近折端受远折端尖锐骨折断端的冲击劈裂所致。该骨折损伤机理复杂，属关节内骨折，损伤严重，必须早期解剖复位，应用多种外固定方法，达到筋骨机理平衡、早期功能锻炼、避免关节僵硬和创伤性关节炎发生的目的。

2. 气血脏腑辨证

膝为"筋"之府，又因胫骨髁部独特的解剖特点，损伤后必伤及气血经络，造成气血失衡，经络受阻。临床上损伤轻者瘀滞于皮下筋肉之间则出现局部肿胀、疼痛、活动受限。肿胀严重者，可阻断经脉引起骨筋膜室综合征。若失血过多则可造成气随血脱，气血双亡，影响预后。气为血之帅，血为气之母，气血互根同源，互相影响。临床治疗与固定时，均应辨明气血损伤程度与性质，急则治其标——临时固定，先救其气血亡脱，挽救肢体；并根据瘀滞经络之轻重，选择固定物，并适时调节固定物的松紧等。缓则治其本——回复筋骨平衡，同时选择有效方药直达病所，恢复气血平衡，促进患者康复。

脏腑是化生气血、通调经络、濡养皮肉筋骨、主持人体生命活动的主要器官。损伤后气滞血瘀，经络阻塞，必累及脏腑，使之不和，尤其是肝脾肾三脏，易造成肝郁气滞，脾胃运化失常，进而导致气血精微化生不足，肾精虚、髓不充、筋骨失养。临床常见患者烦躁易怒，神疲乏力，肢体沉重、肿胀、疼痛，甚至出现脏腑危象。临床治疗与固定时，应辨明脏腑主证，急则治其标，行气祛瘀，消肿止疼，顾护脏腑，并选择适当固定物，调节筋骨平衡，恢复脏腑气血平衡，促进患者康复。

【固定原则与机理】

1. 胫骨髁部骨折为关节内骨折，为恢复完好的膝关节功能，既要保持关节面完整，还要保持关节稳定以达到满意的活动范围。要防止由于对位不良、轴向力线的改变和不稳定的单独或协同作用导致创伤性关节炎的发生。其整复较困难且复位要求高，故力求复位满意，以达到骨折复位稳定，阴阳、气血、肌力平衡。

2. 保持良好的生物学固定

①维持骨折端最大限度的稳定，恢复肌力的平衡；②消除不利于骨折愈合的旋转、剪切和成角外力；③固定物要便于调整与检查，其对骨折整复后的残留移位有矫正作用；④副作用小，合并症少；⑤为受损组织创造良好的修复条件；⑥保持损伤处正常血运，使之不影响正常的愈合。

【固定方法】

对无移位或轻度塌陷型胫骨外髁或内髁骨折，无需手法整复。对移位不大的胫骨外髁或内髁骨折，以外髁骨折为例，可采用牵拉推挤复位法。一助手固定大腿部，一助手持小腿下段先顺势牵拉，再逐步内收牵拉。术者两手相扣于膝内侧，向外牵拉，使小腿内收，增大膝关节外侧间隙的同时，两拇指推挤胫骨外髁向内，使移位回复。胫骨内髁骨折复位时，上述手法可反向应用。对移位较轻的胫骨髁间骨折，可在牵引下配合推挤手法复位，即先行牵引矫正重叠，再采用推挤复位法，矫正向两侧的分离移位；对其移位较大者，配合使用外固定法固定。

复位完成后，术者维持骨折对位，根据不同情况施以固定。

1. 钩拉复位固定器固定法

（1）方法与步骤：先将4块夹板固定在大腿上，带直角钢板的一块可根据需要放置在适当的侧位。在局部麻醉或神经阻滞麻醉、X线透视下进行无菌操作。选好进针点，将拉钩尖端缓缓打入，进针点一般选在折块下1/3处，打入深度为折块的2/3，防止穿入非骨折部位。折块较大的用双钩，待拉钩达到适合部位后，把钩柄与直角钢板上螺栓连接在一起，旋转蝶形螺帽，骨折块即被拉向上而复位。

然后用侧方挤压固定器，先将梯形钢针的尾部装入空心螺栓内，根据骨折块的大小和类型，选择进针点和针的数目。单髁骨折，多选用三根针固定，于骨折块的上、下各进一根针，对侧进一根针，形成三点加压。对粉碎性骨折或双髁骨折，选用4根针，在内、外两侧平行对应各进一根针，形成四点对应加压，进针点选在骨折块上端或下端最适当的部位。旋动加压螺栓，推动钢针，顶挤骨折块迫使其复位。复位满意后，固定侧方挤压器，去除钩拉复位器，用酒精纱布包扎针眼。固定3～4个月后，可酌情负重行走（拍X线片复查，骨折线显示模糊，达临床愈合时，再取除挤压固定器，先不负重行走）（图7-25）。

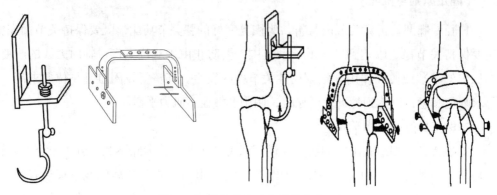

图7-25　钩拉复位固定器固定法

（2）适应证：胫骨平台骨折。

（3）禁忌证：开放性骨折伴有感染者。

（4）注意事项

① 如为外侧胫骨平台骨折，将其关节置于轻度内翻位；如为内侧平台骨折，将其关节置于轻度外翻位。

②因固定较为牢固，早期进行功能锻炼时，每天不少于3个小时；第2周做膝关节小范围屈伸活动，限制在30°以内。无明显韧带损伤者，可持拐下床进行不负重锻炼，但应避免膝关节做内、外翻动作。

③严格执行无菌操作，避开血管、神经进针。进针点以腓骨小头前方最安全，禁止选用腘窝部。

④定期检查固定是否松脱或滑动，以便及时处理。

2. 钳夹固定器固定法

（1）方法与步骤：患者取仰卧位，在硬膜外或股神经阻滞麻醉下，进行无菌操作。先抽尽关节内积血，严格无菌下抽吸干净关节内积血，在屈膝20°左右位置进行复位。两助手分别握持大腿下段和小腿下段进行对抗牵引，术者在牵引下用两手掌大鱼际部合抱胫骨内外侧平台，使骨折复位。在复位后，用鱼嘴钳经皮固定以控制骨折块因劈裂而致的分离移位和防止已复位的骨折片再塌陷，钳夹一侧尖端在骨折块中点，另一端在对侧髁之中点，位置选妥后，扣紧钳夹，使分离的骨折块与主骨扣合严密，最后锁定钳夹。另外应用克氏针交叉固定折块，稳定折端。骨折对位良好后，用无菌辅料包扎钳夹入口，抬高肢体，膝关节置40°左右屈曲位固定。4～6周X线检查骨折愈合后，去除钳夹扶拐下床活动（图7-26）。

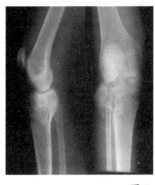 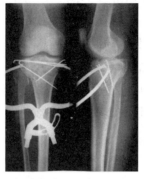 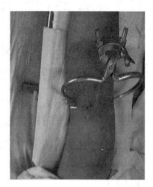

图7-26　胫骨髁骨折钳夹固定器固定法

（2）适应证：对移位较大的胫骨外髁或内髁骨折。

（3）禁忌证：开放性骨折伴有感染者。

（4）注意事项

①定期拍片复查，及时调整，确保骨折满意复位。

②穿刺口定期换药，预防感染。

③注意观察肿胀、开放伤口、患肢感觉、患肢活动及末梢血液循环等情况。

3. 经皮穿针外固定架固定法

（1）方法与步骤：在无菌操作和X线透视下，分别由胫骨内外髁上缘向下各穿入一根钢针，达骨折线前，采用钢针撬拨和手法复位，使骨折对位满意后，将钢针交叉贯穿固定内外髁与骨折近端的对侧皮质，再取第3根钢针将内外髁贯穿固定，无菌敷料包扎后，将针尾用针杆夹固定于连接杆上，再次经C形臂X线机透视确认骨折复位满意后，拧紧螺钉夹，使连接杆距离皮肤约3cm（图7-27）。

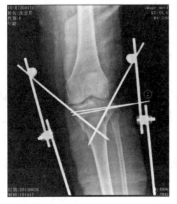 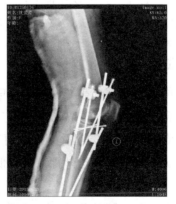

图7-27　胫骨平台骨折经皮穿针外固定架固定法

（2）适应证：经闭合整复或切开复位不稳定的胫骨平台骨折、胫骨平台骨折伴有严重的软组织损伤骨折复位后尚稳定者、开放性骨折清创后无血管神经损伤及筋膜综合征者。

（3）禁忌证：感染性开放性骨折，或无法配合术后康复及护理的患者。

（4）注意事项

①定期拍片复查，及时调整，确保骨折满意复位。

②穿刺口定期换药，预防感染。

③注意观察肿胀、开放伤口、患肢感觉、患肢活动及末梢血液循环等情况。

④注意观察锁钮的松紧度以免影响固定的稳定性。

⑤积极进行康复功能锻炼。

【按语】

1. 该部骨折为关节内骨折，要力争满意复位，使关节面平复，以减少膝关节后遗症。

2. 要指导患者坚持不同时期的股四头肌锻炼，只有强大的股四头肌力量，才能保持稳定有力的膝关节功能。

3. 在不影响骨折稳定的情况下，应尽早开始膝关节的伸屈活动，既可防止关节粘连，又可使平台关节面得以在股骨髁滑车关节面的磨造中愈合，使残留错位进一步平复，以防止和减轻创伤性关节炎的发生。

第九节　胫腓骨骨折

【概述】

胫腓骨骨折是指胫骨和/或腓骨的完整性和连续性中断的骨折。此类骨折临床上很常见，占 10 ～ 15%。其中以胫骨干骨折为最多，胫腓骨干双骨折次之，腓骨骨折少见。各种年龄均可发病，尤以 10 岁以下儿童或青壮年为多。

【解剖特点】

1. 胫骨干中上段横截面呈三棱柱形，前、内、外三棱将胫骨干分成内、外、后三面。胫骨嵴前突并向外弯曲，形成胫骨的生理弧度，其上端为胫骨结节。胫骨干下 1/3 处，横断面变成近似四方形或圆柱形，中下 1/3 处较为细弱，为骨折的好发部位。腓骨细长，下端膨大，形成三角形外踝，外踝低于内踝面。故腓骨下段的骨折易造成外踝的不稳。

2. 正常的踝关节与膝关节是在两个相互平行的轴上运动，如果处理不好胫骨力线及两个轴心平面，易影响功能恢复。

3.胫骨的前缘及前内侧面表浅，仅有皮肤遮盖，股四头肌和腘绳肌分别附着在胫骨上段的前侧和内侧，小腿肌肉主要在胫骨的后面和外面，胫腓骨骨间嵴相对为骨间膜所附着，筋膜间隔较多，影响骨折移位方向和骨折预后，并易发生肌筋膜间隔区综合征。

4.腘动脉在进入比目鱼肌的腱弓后在腘肌下缘分为胫前、胫后动脉。胫前动脉沿胫骨骨间膜及胫骨后骨面紧贴胫骨下行。胫后动脉在起点发出腓动脉，沿腓骨后面下降并发出腓骨滋养动脉营养腓骨，在胫骨后肌上端起始处发出胫骨滋养动脉（86.5%），与胫骨前动脉（13.5%）分支合并滋养动脉营养胫骨。故胫腓骨骨折多有血管损伤并出现局部缺血状态而影响骨折愈合。

5.腓总神经从腓骨小头至腓骨颈外侧绕过下行分支，且多与骨质紧密相贴，腓骨上段骨折可损伤腓总神经，固定时若不注意易造成腓总神经压伤。

【损伤机理与特点】

1.损伤机理

（1）直接暴力：因直接暴力者多为压砸、冲撞、打击致伤，骨折线为横断形或粉碎性，易合并皮肤损伤。骨折移位方向与暴力方向一致，有时两小腿在同一平面折断，软组织损伤常较严重，因胫骨前内侧胫骨表浅，骨折断端可刺破皮肤形成开放性骨折。有时皮肤虽未破，但挫伤严重，血循不良而发生继发性坏死，致骨外露，感染而成骨髓炎。

（2）间接暴力：因间接暴力者多为从高处跌下、跑跳扭伤或滑倒所致的骨折。骨折线常为斜形或螺旋形，胫骨与腓骨多不在同一平面骨折。腓骨多在细弱的上段骨折，胫骨多在细弱的下段骨折。由于胫腓骨之间骨间膜存在，单一骨折时，骨间膜常有限制移位的作用；但也可于胫骨骨折时，暴力沿骨间膜传至腓骨而引起腓骨骨折。故双骨折时腓骨的骨折线较胫骨高。骨折移位的方向取决于外力作用的方向、腓肠肌的收缩和伤肢远段的重力。骨折后常有错位、重叠和成角畸形。如胫骨中段骨折，近段因股四头肌和腘绳肌在胫骨上段的前侧和内侧的附着，向前、向内移位；远段因小腿后外侧肌群肌肉牵拉，常向后、向外方移位，从而发生外旋、成角畸形。儿童有时也可见胫腓骨的"青枝骨折"。

（3）疲劳性骨折：有长途跋涉、长跑、跳跃运动史，多见于长跑运动员、士兵或经常奔走的妇女等。多见于腓骨中下或中上段、胫骨的上段。

2.损伤特点

（1）小腿后侧肌群筋膜间隔较多，骨折易因肿胀压迫血管，引起筋膜间隔综合征。

（2）正常的踝关节与膝关节是在两个相互平行的轴上运动，如果破坏膝关节、踝关节的轴心平行关系，影响行走和负重，也可导致创伤性关节炎。

（3）胫骨前侧、内侧肌肉少，血供差，骨折愈合慢；腓骨承重少，周围有较多肌肉附着，骨折较少，一般较易愈合。

（4）腘动脉在进入比目鱼肌的腱弓后分为胫前、胫后动脉，由胫骨干上 1/3 的后方进入，均紧贴胫骨下行，在致密骨内下行一段时间后滋养动脉进入髓腔。胫骨骨折常损伤血管。

（5）腓总神经从腓骨小头下行分支，腓骨上段骨折可损伤腓总神经。

（6）胫骨内侧紧贴皮下，直接外伤常引起开放性骨折，易合并感染。

（7）胫骨营养血管在骨干后上，胫骨下 1/3 无肌肉附着，而该处骨折最多见，因骨折部供血不足，常发生骨折延迟连接或不连接。

【平衡辨证】

1. 力学辨证

（1）胫骨前内侧直接位于皮下，无肌肉覆盖，而后侧及外前侧肌肉丰富，肌力强大，胫骨外侧有腓骨支撑，这些均为其解剖特点。胫骨骨折时，由于后外侧肌肉收缩，极易造成骨折部向前内成角移位，胫腓骨双骨折时更甚，且易造成局部显性或隐性皮损。在处理胫腓骨骨折固定时，应注意克服向前内成角移位的力量，同时，应注意保护局部皮肤，避免继发性皮损。

（2）胫骨上下两端分别参与膝关节与踝关节的构成，正常情况下，膝踝关节活动轴处于平行状态，骨折后的成角，可使两关节的活动轴发生异常，固定时，应注意保持其活动轴的平行状态，以免日后因活动轴向异常造成关节功能障碍及创伤性关节炎。

（3）近关节部骨折，由于关节活动易影响固定效果，所以固定时应注意适当超关节固定，或施以相对刚性固定，以维持折端的稳定性，使筋骨肌力平衡，促进骨折愈合。

2. 气血脏腑辨证

胫腓骨所在之小腿为足三阴经及足三阳经通行之要道，又因其独特的解剖特点，损伤后必伤及气血经络，造成气血失衡，经络受阻；若损伤严重，可导致亡血气脱之险证。临床上轻者损伤瘀滞于皮下筋肉之间则出现局部肿胀、疼痛、瘀斑和水疱；严重者可形成筋膜间隔区综合征，阻断经脉引起远端肢体坏死。若失血过多则可造成气随血脱，气血双亡，危及生命。气为血之帅，血为气之母，气血互根同源，互相影响。临床治疗与固定时，均应辨明气血损伤程度与性质，急则治其标——临时固定，先救其气血亡脱，挽救肢体和生命；并根据瘀滞经络之轻重，选择固定物，并适时调节固定物的松紧等。缓则治其本——回复筋骨平衡，同时选择有效方药直达病所，恢复气血平衡，促进患者康复。

脏腑是化生气血、通调经络、濡养皮肉筋骨、主持人体生命活动的主要器官。损伤后气滞血瘀，经络阻塞，必累及脏腑，使之不和，尤其是肝脾肾三脏，易造成肝郁气滞，脾胃运化失常，进而导致气血精微化生不足，肾精虚、髓不充、筋骨失养。临床常见患者烦躁易怒，神疲乏力，肢体沉重、肿胀、疼痛，甚至出现脏腑危象。临床治疗与固定时，应辨明脏腑主证，急则治其标，行气祛瘀，消肿止疼，顾护脏腑，并选择适当固定物，调节筋骨平衡，恢复脏腑气血平衡，促进患者康复。

【固定原则与机理】

1.胫腓骨骨折的治疗原则是恢复小腿的长度和负重功能，恢复正常的肌力平衡。临床处理以胫骨骨折为主，其次处理腓骨。达到骨折复位稳定，阴阳、气血、肌力平衡。

2.成角和旋转移位必须完全纠正，膝关节、踝关节的轴心平行关系尽量纠正。重叠、短缩畸形不严重时可不处理。

3.开放性骨折应及时清理伤口，依据情况决定是否进行一期骨折复位并固定，积极进行抗感染处理。

4.应密切观察血管及神经损伤情况，注意预防筋膜间隔综合征，必要时及时调整固定。

5.胫骨下段骨折应尽可能保护骨膜及局部血供，减少骨不连的发生。

6.保持良好的生物学固定

①维持骨折端最大限度的稳定，以恢复肌力的平衡；②消除不利于骨折愈合的旋转、剪切和成角外力；③在保证骨折端稳定的情况下，鼓励进行肌肉舒缩活动及关节活动，这有利于早期功能恢复；④固定物要便于调整与检查，其对骨折整复后的残留移位有矫正作用；⑤副作用小，合并症少；⑥为受损组织创造良好的修复条件；⑦保持损伤处正常血运，使之不影响正常的愈合。

【固定方法】

小腿的主要功能是负重，故胫腓骨骨折的治疗原则首先是恢复其长度和轴线，力争做到良好的复位和对线。应着重处理胫骨骨折，同时尽可能争取腓骨的良好复位，使之有利于支撑和稳定胫骨。

胫腓骨单一骨折以胫骨为多，多无移位，一般无需整复。对有轻度向内前成角者，可用牵拉推挤法复位；青枝骨折、裂纹骨折和胫骨螺旋骨折一般无需整复，对有明显弯曲的青枝骨折可用对挤法复位。

胫腓骨双骨折因失去相互支撑作用，多移位较大，且不稳定，复位后易再错位。对较稳定的横断形和锯齿状骨折，可用折顶、摇摆、推挤法复位，使其槎口相互咬合，而保持骨折端稳定；斜形或螺旋形双骨折多有重叠和断端旋转分离移位，可采用牵拉旋转推挤法复位或持续牵引旋转推挤复位。

复位完成后，术者维持骨折对位，根据不同情况施以固定。

1.塑形夹板固定法

（1）方法与步骤

①中段骨折以小腿塑形小夹板固定：选择小腿塑形夹板1套（夹板的弯曲度应略

小于肢体的生理弧度，夹板的弹性固定下折端稳定不易变位），小带子 4 根。保持骨折处对位状态，依次放置后、后外、后内、前外、前内侧夹板，并以 4 根带子绕夹板 2 周结扎。小腿中立位，膝关节微屈，下垫枕或沙袋，腿两侧挤砖或沙袋固定或放置于板式架上（图 7-28）。

②下段骨折以小腿超踝关节小夹板固定：选择小腿超踝关节塑形夹板 1 套，小带子 4 根。保持骨折处对位状态，依次放置前、后、内、外侧夹板，并依次结扎踝关节以上小腿部 3 根带子，最后结扎足下方的带子，将内、外侧板下段结扎在一起。小腿中立位放置，腿两侧挤砖或沙袋固定或放置于板式架上（图 7-29）。

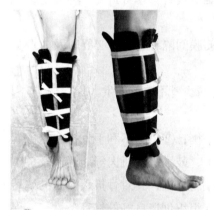
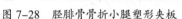
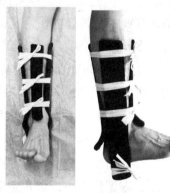

图 7-28 　胫腓骨骨折小腿塑形夹板　　　图 7-29 　胫腓骨下段骨折小腿超踝关节塑形夹板固定法

（2）适应证：儿童青枝骨折、单一胫腓骨骨折、经整复后稳定的胫腓骨下段双骨折、胫腓骨开放性骨折创面小或经处理伤口闭合者、陈旧性胫腓骨骨折运用手法整复后稳定者。

（3）禁忌证：不稳定型胫腓骨双骨折、开放性骨折及合并血管神经损伤者。

（4）注意事项

①适当抬高患肢，有利于患肢消肿。

②密切观察患肢的血运。特别是固定后 3 ～ 4 天内更应注意观察肢端皮肤颜色、温度、感觉及肿胀程度。如发现肢端肿胀、疼痛、温度下降、颜色紫暗、麻木、伸屈活动障碍并伴剧痛者，多是筋膜间隔区综合征的表现，应及时处理。切勿误认为是骨折引起的疼痛，否则有发生缺血坏死之危险。

③注意询问骨骼突出处有无灼痛感，如患者持续疼痛，则应解除夹板进行检查，严防压迫性溃疡的发生。

④注意经常调整夹板的松紧度。一般在 4 日内，局部损伤性炎症反应明显，夹板固定后易形成静脉回流受阻，组织间隙内压有上升的趋势，可适当放松扎带。之后组织间隙内压下降，血循环改善，扎带松弛时应及时调整扎带的松紧度，保持 1cm 的正

常移动度。

⑤定期做 X 线透视或摄片检查。了解骨折是否发生再移位，特别是在 2 周以内要经常检查，如有移位应及时处理。

⑥及时指导患者进行功能锻炼，并将固定后的注意事项及练功方法向患者及家属交代清楚，取得患者的合作，方能获得良好的治疗效果。

2. 石膏固定法

（1）方法与步骤

①将患肢置于功能位（或特殊要求体位）。如患者无法持久维持这一体位，则需有相应的器具，如牵引架、石膏床等，或有专人扶持。

②放置衬垫保护骨隆突部位。

③将石膏绷带卷平放在有 30% ～ 40% 水的温水桶内，待气泡出净后取出，以手握其两端，挤去多余水分。石膏在水中不可浸泡过久，或从水中取出后放置时间过长，因耽搁时间过长，石膏会很快硬固，如勉强使用，各层石膏绷带将不能互相凝固成为一个整体，因而影响固定效果。

④石膏托的应用：将石膏托置于需要固定的部位，关节部为避免石膏皱褶，可将其横向剪开一半或 1/3，呈重叠状，而后迅速用手掌将石膏托抹平，使其紧贴皮肤。对单纯石膏托固定者，按体形加以塑形。此时，内层先用石膏绷带包扎，外层则用干纱布绷带包扎。包扎时一般先在肢体近端缠绕两层，然后再一圈压一圈地依序达肢体的远端。关节弯曲部及石膏边缘部注意勿包扎过紧，必要时应横向将绷带剪开适当宽度，以防造成压迫。对需双石膏托固定者，依前法再做一石膏托，置于前者相对的部位，然后用纱布绷带缠绕二者之外。

⑤包扎石膏的基本方法：环绕包扎时，一般由肢体的近端向远端缠绕，且以滚动方式进行，切不可拉紧绷带，以免造成肢体血液循环障碍。在缠绕的过程中，必须保持石膏绷带的平整，切勿形成皱褶，尤其在第一、二层更应注意。由于肢体的上下粗细不等，当需向上或向下移动绷带时，要提起绷带的松弛部并向肢体的后方折叠，不可翻转绷带。操作要迅速、敏捷、准确，两手互相配合，即一手缠绕石膏绷带，另一手朝相反方向抹平，使每层石膏紧密贴合，勿留空隙。石膏的上下边缘及关节部要适当加厚，以增强其固定作用。

⑥整个石膏的厚度，以不致折裂为原则，一般为 8 ～ 12 层。最后将石膏绷带表面抹光，并按技体的外形或骨折复位的要求加以塑形。因石膏易于成形，必须在成形前数分钟内完成，否则不仅达不到治疗目的，反而易使石膏损坏。对超过固定范围部分和影响关节活动的部分（不需固定关节），应加以修削。边缘处如石膏嵌压过紧，应适当切开。

⑦最后用色笔在石膏显著位置标记诊断及日期。有创面者应将创面的位置标明，以备开窗（图 7-30）

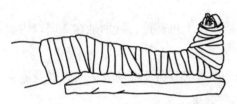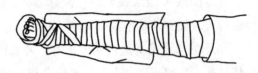

图 7-30　胫腓骨骨折石膏固定法

（2）适应证：单一胫腓骨骨折上段或下端近关节部位骨折、陈旧性胫腓骨骨折仅矫正成角畸形后、小的开放性骨折清创后、胫腓骨复杂性骨折或病理性骨折。

（3）禁忌证：复杂的开放性骨折及不稳定胫腓骨骨折。

（4）注意事项

①石膏定型后，可用电吹风或其他办法将其烘干。在石膏未干以前搬动患者时，注意勿使石膏折断或变形，常用手托起石膏，忌用手指捏压，回病房后必须用软枕垫好。

②注意有无神经刺激现象。

③抬高患肢，注意有无骨突部受压症状，随时观察指（趾）血运、皮肤颜色、温度、肿胀、感觉及运动情况。如果有变化，立即将管型石膏纵向切开。待病情好转后，再用浸湿的纱布绷带自上而下包缠，使绷带与石膏粘在一起，如此石膏干固后不减其固定力。固定后如果肢体肿胀，可沿剖开缝隙将纱布绷带剪开，将剖缝扩大，在剖缝中填塞棉花，并用纱布绷带包扎。

④手术后及有伤口患者，如发现石膏被血或脓液浸透，应及时处理。

⑤注意冷暖，寒冷季节注意外露肢体保温；炎热季节，对包扎大型石膏患者，要注意通风，防止中暑。

⑥注意保持石膏清洁，勿被尿、便等浸湿污染。翻身或改变体位时，应保护石膏原形，避免折裂变形。

⑦如因肿胀消退或肌肉萎缩致使石膏松动者，应立即更换石膏。

⑧患者未下床前，须帮助其翻身，并指导患者做石膏内的肌肉收缩活动；情况允许时，鼓励患者下床活动。

⑨注意畸形矫正。骨折或因畸形做截骨术的患者，X 线复查发现骨折或截骨处对位尚好，但有成角畸形时，可在成角畸形部位的凹面横行切断石膏周径的 2/3，以石膏凸面为支点，将肢体的远侧段向凸面方向反折，即可纠正成角畸形。然后用木块或石膏绷带条填塞入石膏之裂隙中，再以石膏绷带固定。

3. 骨牵引固定法

（1）方法与步骤

①跟骨牵引：取仰卧位，伤肢置于牵引架上，小腿远端垫一沙袋足跟抬高，保持

踝关节中立位。穿刺点在内踝尖于足跟后下缘连续的中点或内踝定点下 3cm 处再向后画 3cm 长垂线的顶点。进行局部麻醉，从内侧进针直达骨质，针与踝关节面呈 15°，进针低，出针高，以恢复胫骨的正常生理弧度为准。成人牵引重量为 4 ～ 6kg，共牵引 3 ～ 4 周左右，小腿夹板外固定（图 7-31）。

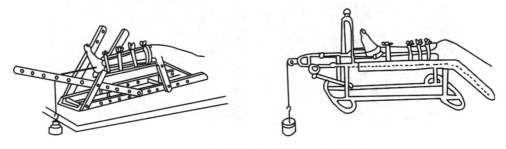

图 7-31　胫腓骨骨折跟骨牵引及夹板固定法

②胫骨内踝上牵引：取仰卧位，伤肢置于牵引架上，小腿远端垫一沙袋足跟抬高，保持踝关节中立位。穿刺点在内踝尖上 2 ～ 3cm。局部麻醉，从内侧进针直达骨质，针与踝关节面平行为准。成人牵引重量为 3 ～ 4 公斤。

（2）适应证：单一胫腓骨骨折肿胀严重者、陈旧性胫腓骨骨折小腿后外肌群挛缩而影响稳定者、开放性胫腓骨骨折术前、胫腓骨骨折畸形严重手法复位困难者，以及斜形、螺旋形、粉碎性等不稳定的胫腓骨折。

（3）禁忌证：筋膜综合征及伴有血管神经损伤者。

（4）注意事项

①胫骨骨折的牵引时间不宜过长，也不宜过重，因胫骨中下 1/3 部供血较差，稍牵拉过度即易发生延迟愈合。

②固定力求确实可靠，如果固定已经 3 个月尚未有多量骨痂连接，应继续坚持固定。

③定期拍片复查，必要时结合小夹板或石膏固定。

④穿刺口定期换药，预防感染。

⑤注意观察肿胀、开放伤口、患肢感觉、患肢活动及末梢血液循环等情况。

4. 钳夹固定法

（1）方法与步骤：局部麻醉或硬膜外麻醉后，透视下牵拉复位，维持牵引下，以一手拇、食指对捏骨折线中部两侧位钳夹的位置，依据骨折移位方向确定钳夹力的方向，局部消毒后，钳夹直接刺入皮肤，直达骨质，应稍进入骨皮质内，做加压固定，以防滑脱，钳夹力应与骨折线垂直。骨折对位良好后，用无菌辅料包扎钳夹入口，再以夹板或石膏托辅助固定患肢，膝关节屈曲 40°，小腿后垫枕，2 ～ 3 周稳定后扶拐非负重下床活动，6 ～ 8 周后拆除钳夹，小腿夹板可继续固定 1 ～ 2 周（图 7-32）。

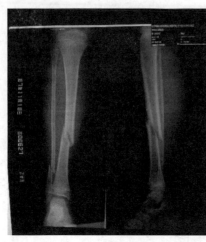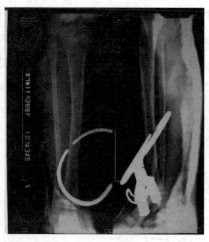

图 7-32　胫腓骨骨折小腿钳夹固定器固定法

（2）适应证：胫腓骨斜形或螺旋形骨折、陈旧性胫腓骨骨折手法复位后不稳定者、小型开放性不稳定胫腓骨骨折清创缝合后。

（3）禁忌证：开放性骨折伴有感染者。

（4）注意事项

①定期拍片复查，及时调整，确保骨折满意复位。

②穿刺口定期换药，预防感染。

③注意观察肿胀、开放伤口、患肢感觉、患肢活动及末梢血液循环等情况。

5. 双针夹板固定法

（1）方法与步骤：局部麻醉或硬膜外麻醉，局部消毒后，由胫骨结节稍下方由外向内打入 1 根钢针，再于踝上方 2～3cm 处，大隐静脉后方由内向外打入 1 根钢针，针眼无菌包扎，透视下牵拉下方钢针复位，以手法整复骨折。保持对位套上内外侧夹板，放置前后侧夹板，依次将 4 根带子绕两周结扎。剪除外露过多的钢针部分，并将针端包裹，以免挂绊。膝关节微屈，膝下垫枕，足中立位放置。6～8 周后拔除钢针，小腿夹板可继续固定 1～2 周（图 7-33）。

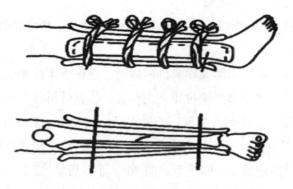

图 7-33　胫腓骨骨折小腿双针小夹板固定法

（2）适应证：胫腓骨斜形或粉碎性不稳定骨折、陈旧性胫腓骨骨折手法复位后不稳定者、小型开放性不稳定胫腓骨骨折清创缝合后。

（3）禁忌证：感染性开放性骨折。

（4）注意事项

①定期拍片复查，及时调整，确保骨折满意复位。

②穿刺口定期换药，预防感染。

③注意观察肿胀、开放伤口、患肢感觉、患肢活动及末梢血液循环等情况。

6. 外固定架固定法

（1）方法与步骤：麻醉生效后，取仰卧位，透视下于胫腓骨骨折远端及近端打入两根史氏针骨穿针，闭合整复或切开复位后，外用调节连接器控制，给予调节锁钮或杠杆作用稳定骨折复位，并可加压融合，撑开延长，稳定复位状态（图7-34）。

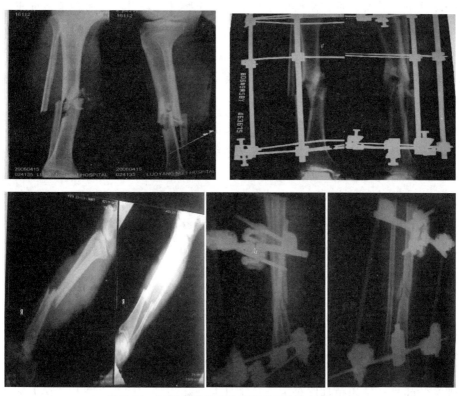

图 7-34　胫腓骨骨折骨外穿针外固定支架固定法

（2）适应证：经闭合整复或切开复位不稳定的胫腓骨骨折、胫腓骨骨折伴有严重的软组织损伤骨折复位后尚稳定者、开放性骨折清创后无血管神经损伤及筋膜综合征者。

（3）禁忌证：感染性开放性骨折，或无法配合术后康复及护理的患者。

（4）注意事项

①定期拍片复查，及时调整，确保骨折满意复位。

②穿刺口定期换药，预防感染。

③注意观察肿胀、开放伤口、患肢感觉、患肢活动及末梢血液循环等情况。

④注意观察锁钮的松紧度以免影响固定的稳定性。

⑤积极进行康复功能锻炼。

【按语】

1. 对单一的胫骨骨折而有明显移位者，多有腓骨的另处骨折；若腓骨又完整者，多有上胫腓关节脱位，且易并发腓总神经损伤，应注意检查而补拍包括膝关节的小腿全长 X 线片，以免漏诊。

2. 单一的腓骨骨折而又移位显著者，多为踝关节损伤的一部分，或有胫骨另处骨折。如踝关节部骨折，多伴发腓骨下段骨折；而腓骨上段骨折，可能有胫骨中下段骨折或踝关节部骨折。若为腓骨颈部骨折，应注意检查有无腓总神经损伤。

3. 对无移位的胫腓骨双骨折，应注意固定保护，不可大意，因其失去了相互支撑，并不稳定；否则将因估计不足，固定治疗失当，使错位愈来愈大。其结果不如治疗以前者，并非少见。

4. 对肿胀严重的小腿部骨折和胫骨上段骨折，应注意血液循环情况，若出现胫前、后动脉减弱或触摸不清，足部发凉，足趾牵引疼痛等，应严密观察紧急处理，以免招致肢体坏死，造成截肢的严重后果。

5. 对疲劳性骨折，因无外伤史，症状又较轻，极易误诊。有被误诊为骨膜炎或硬化性骨髓炎，甚至误认为骨肉瘤而致截肢的惨痛教训，因此应特别注意提高对该病的认识。

第十节　双踝骨折

【概述】

踝关节的骨性结构包括胫骨下端、腓骨下端和距骨三部分。踝关节是人体与地面接触的枢纽，行走、跑步和登高都需要踝关节参与，即使骑自行车或驾驶汽车亦离不开踝关节的协调动作，可以说日常生活中的每一个动作都有踝关节的参与。因而踝关节也是最容易受到损伤的关节之一，踝关节骨折发生率居关节内骨折的首位，青少年、中年及老年人均可发病。

【解剖特点】

1. 踝关节也称胫距关节，是足后半部中最重要的关节，也是站立时人体负重最大的关节。它由胫腓骨的下端和距骨上面的鞍状关节面构成。

2. 胫骨下端前后方的凹形关节面，与距骨上面的鞍状关节面相对应。其内侧向下突出部为内踝，其前后缘呈唇状突起，以后缘为著，称为后踝。其外侧有一腓骨切迹，与腓骨下部构成下胫腓关节，有下胫腓韧带相连接。腓骨下端为外踝，外踝较内踝大而长，稍偏后，内侧三角韧带如扇形，由深浅两层结构组成，深层由前方胫距前韧带及后方胫距后韧带组成，浅层起于内踝，止于距骨、跟骨和舟骨，形成一个连续扇形结构，胫后肌与趾总屈肌的腱鞘和三角韧带相延续。外侧韧带由三部分组成，距腓前韧带类似于踝关节前交叉韧带，防止距骨前移，跟腓韧带防止踝关节内翻，距腓后韧带沿水平和内侧方向行走，防止距骨向后移位和发生旋转性半脱位。且内踝的三角韧带也较外踝的距腓、跟腓韧带坚强，故阻止踝关节外翻的力量，较阻止内翻的力量要大，这就是踝关节易发生内翻性损伤的局部解剖因素。

3. 内、外、后三踝构成踝穴，而距骨位于其中，形成屈戌关节。正常情况距骨与内、外踝形成的踝穴紧密吻合，两踝如同钳子的两翼，从两侧抓住距骨，即所谓的"踝钳"，使其与内、外踝之间的距离保持不变，但是这只有在内、外踝、下胫腓韧带及踝关节内、外侧副韧带完整时，"踝钳"的这种稳定作用才能充分发挥。

【损伤机理与特点】

1. 损伤机理

《医宗金鉴·正骨心法要旨》云："或驰马坠伤，或行走错误，则后跟骨向前，脚尖向后，筋翻内肿，疼痛不止。"多为间接外力损伤。如由高坠堕足跟着地的垂直挤压伤，或下坡、下楼梯、走不平道路时的蹉扭损伤，或侧方挤压，或强力伸屈等均可引起踝部损伤。

2. 损伤特点

（1）距骨前宽后窄，其上部为鞍状关节面或称滑车关节面。当踝关节背伸时，距骨体的前侧宽部进入踝穴，外踝稍向后外分开，腓骨轻微上移、内旋，而踝穴较跖屈时增宽 1.5～2mm，以容纳距骨体，此时胫腓骨下端关节面与距骨鞍状关节面紧密接触，非常稳定，踝关节无内收外旋活动。若损伤易发生骨折，当踝关节跖屈时，距骨体后侧较窄部进入踝穴，而腓骨轻微下移、外旋，踝关节有轻度内收外展活动，稳定性较差，故踝关节跖屈时（下坡或下楼梯）容易发生内、外翻损伤，而损伤多为筋伤。

（2）踝关节周围肌肉薄弱，多移行为腱性组织，一旦损伤，肿胀多较甚；且又位于人体最下部，因重力等因素，肿胀消退也较慢，甚至有些长期肿胀不消；再是因软组织薄，覆盖差，易发生开放性损伤，即使间接外力的踒、扭，也可造成骨折端穿破皮肤而形成开放性损伤。由于其位置低下，当站立等活动时接近地面，皮肤破裂后伤口易遭污染而致伤口久不愈合。

（3）踝部骨折为关节内骨折，易发生创伤性关节炎长期疼痛不愈而影响关节功能。

【平衡辨证】

1. 力学辨证

（1）内翻型骨折：多为由高坠地，足底外缘着地，使足强力内翻；或走不平道路时，足底内缘踩在高凸处，使足骤然内翻；或足于固定位，小腿内下部受暴力撞击，足被迫内翻等，均可造成此类骨折。根据伤力的大小，可出现轻重不同的三种情况。内翻伤力作用于踝部后，首先引起外侧韧带损伤或断裂，或在外踝尖端、中部或基底部骨质被撕脱，或齐关节横断，折片向内错位。因外侧韧带较弱，撕断外踝的情况较少见。若内翻伤力继续作用，则外侧韧带被撕裂后，使距骨强力内翻，撞及内髁将其折断，骨折线多为斜形。典型的内翻型骨折，是自内踝基底部向内上呈垂直折断，此为常见的内翻型单踝骨折。若暴力不缓解，可使外踝骨折后，又使距骨向内侧倾斜或移位而形成双踝骨折。当内翻伤力作用时，踝关节处于跖屈足内收位，则内、外踝骨折后，可发生距骨向后移位。如外力继续作用，距骨向内后移位，撞击后踝则发生后踝骨折及距骨向后脱位。上述三种情况，即形成所谓的一、二、三度骨折。此种骨折下胫腓韧带多保持完整，但形成内翻型半脱位时，距骨顶可发生两种骨折，一种是距骨顶外侧发生软骨下骨的剪切型损伤，另一种是距骨顶内侧发生挤压型骨折，要注意排查。

（2）外翻型骨折：为由高坠下足底内侧缘着地，或足于固定位，外力撞击小腿外下侧，使踝强力外翻引起。由于外力的强弱不同，也可出现轻重不同的三种情况。当外翻伤力作用于踝关节内侧时，由于三角韧带坚强不易断裂常把内踝撕脱，呈横形骨折而向外移位。若外翻力继续作用，外踝受距骨外侧的撞击，由于下胫腓韧带坚强不易撕断，常发生在下胫腓联合上或下方的外踝斜形骨折。骨折线由内下斜向外上而形成双踝骨折，可连同距骨向外移位。若外翻伤力使内踝骨折后，外踝被距骨外侧撞击而下胫腓韧带先被撕裂，外力继续作用可引起下胫腓关节分离，继而引起腓骨下段骨折，距骨可随同向外侧移位，偶尔可引起胫骨后缘骨折，形成三踝骨折，距骨随同向后移位。

（3）外旋型骨折：暴力使足过度外展外旋，或足在固定情况下小腿强力内旋，形成足的外展外旋，均可发生此型骨折。根据外力的大小，可发生下述几种不同的损伤。

当足强力外展外旋时，外踝受距骨外侧面的冲击，若下胫腓韧带首先断裂，则下胫腓联合以上，腓骨下 1/3 细弱部发生斜形或螺旋形、个别可高达颈部的骨折。骨折线由前下斜向后上，无移位时仅在侧位 X 线片上才能看到，若下胫腓韧带未断裂，则可发生外踝由内下斜向外上，经过或不经过下胫腓联合的外踝基底部骨折。若外力继续作用，则距骨向外倾斜，内踝被三角韧带撕脱或三角韧带被撕裂，形成双踝骨折。外力继续作用时，因三角韧带的牵拉力消失，距骨随腓骨向外后旋转移位，胫骨后缘被撞击而形成三踝骨折，使距骨随后踝折块向后移位。

（4）纵向挤压型骨折：由高坠下，足底着地，体重沿下肢纵轴向下传导与地面反作用力相交会而引起本型骨折。若踝关节处于直角位，则胫骨下端关节面受距骨撞击，可被压缩，严重时可发生粉碎骨折或"T"形、"Y"形骨折，外踝亦往往呈横断形或粉碎性骨折。若由高坠下时踝关节处于背伸或跖屈位，则胫骨关节面的前或后缘受距骨体的冲击可发生骨折，骨折片大小不一，有的可占关节面的 1/3 ～ 1/2，距骨也随骨折片向后上或前上移位。

（5）侧方挤压型骨折：踝关节一侧受直接暴力打击而另侧挤于硬物上，或踝关节被挤夹于重物之间，所造成的双踝骨折，多为粉碎性，骨折移位多不大，但常合并有严重的软组织损伤而形成开放性骨折。

（6）强力伸、屈引起的胫骨下关节面前缘骨折：此型骨折可由伸、屈两种相反外力引起。当由高坠下踝关节背伸位足跟着地时，胫骨关节面前唇受距骨上面的撞击而发生大块骨折，腓骨也可随之骨折，距骨可随骨折块向前上移位。此类损伤还可能伴有腰椎和跟骨的压缩骨折，应注意检查，以防漏诊。踝关节强力跖屈位引起者，如足球运动员在足强力跖屈踢球时，胫骨关节面前缘可被踝关节前侧关节囊撕脱而发生骨折（较少见）。

（7）踝部骨骺移位和损伤：此类损伤由旋转外力引起，多发于儿童骨骺未融合前。儿童期胫骨下端骨骺线为一薄弱点，当踝关节遭受和成人相同的外力时，即可引起胫骨下骺连同干骺端一三角形骨片向不同方向移位，腓骨在其下段细弱部发生骨折。这类骨折是在关节外，胫距关节多正常，骨骺也未受挤压，较成人踝关节骨折预后要好。但儿童的内翻性扭伤，胫骨下端内侧骨骺常受挤压，会引起发育障碍，可逐步发生踝关节内翻畸形。

该病损伤机理和骨折类型复杂，伤后应早期进行手法整复。外翻型骨折，内翻位固定；内翻型骨折，外翻位固定；内外翻损伤不明显的骨折，可中立位固定等。以达到筋骨肌力平衡，骨折复位满意，外固定牢靠，早期进行功能锻炼，促使功能康复，避免创伤性关节炎的发生。

2. 气血脏腑辨证

踝关节因其独特的解剖特点，损伤后必伤及气血经络，造成气血失衡，经络受阻。

临床上损伤轻者瘀滞于皮下筋肉之间则出现局部肿胀、疼痛、活动受限。肿胀严重者，可阻断经脉引起患肢远端末梢坏死。若失血过多则可造成气随血脱，气血双亡，影响预后。气为血之帅，血为气之母，气血互根同源，互相影响。临床治疗与固定时，均应辨明气血损伤程度与性质，急则治其标——临时固定，先救其气血亡脱，挽救肢体；并根据瘀滞经络之轻重，选择固定物，并适时调节固定物的松紧等。缓则治其本——回复筋骨平衡，同时选择有效方药直达病所，恢复气血平衡，促进患者康复。

脏腑是化生气血、通调经络、濡养皮肉筋骨、主持人体生命活动的主要器官。损伤后气滞血瘀，经络阻塞，必累及脏腑，使之不和，尤其是肝脾肾三脏，易造成肝郁气滞，脾胃运化失常，进而导致气血精微化生不足，肾精虚、髓不充、筋骨失养。临床常见患者烦躁易怒，神疲乏力，肢体沉重、肿胀、疼痛，甚至出现脏腑危象。临床治疗与固定时，应辨明脏腑主证，急则治其标，行气祛瘀，消肿止疼，顾护脏腑，并选择适当固定物，调节筋骨平衡，恢复脏腑气血平衡，促进患者康复。

【固定原则与机理】

1. 踝关节骨折属关节内骨折，骨折后要求解剖对位，如果关节面稍有不平或关节间隙稍有增宽，则可发生创伤性关节炎。故应力求复位满意、骨折复位稳定，阴阳、气血、肌力的平衡。

2. 保持良好的生物学固定

①维持骨折端最大限度的稳定，恢复肌力的平衡；②消除不利于骨折愈合的旋转、剪切和成角外力；③固定物要便于调整与检查，其对骨折整复后的残留移位有矫正作用；④副作用小，合并症少；⑤为受损组织创造良好的修复条件；⑥保持损伤处正常血运，使之不影响正常的愈合。

【固定方法】

内翻型双踝骨折可采用牵拉推挤法复位；外翻型双踝骨折可采用牵拉推挤内翻法复位；外旋型双踝骨折复位方法与外翻骨折大致相同，有所不同者，即将踝部向内翻时，同时使足内旋，即可复位；纵向挤压型骨折，轻度压缩而移位不大者，可用牵拉推挤按压法整复；侧方挤压型骨折多为粉碎性而移位多不大，若皮肤完整，可采用牵拉推挤屈伸法复位；踝部骨骺移位或损伤的，可采用牵拉推挤提按法复位。

复位完成后，术者维持骨折对位，根据不同情况施以固定。

1. 超踝关节塑形夹板固定法

（1）方法与步骤：选择小腿超踝关节塑形夹板或踝部塑性夹板1套，小带子4根。保持对位状态，依次放置前、后、内、外侧夹板，并依次结扎踝关节以上小腿部3根带子，最后结扎足下方的带子，将内、外侧板下段结扎在一起。小腿中立位放置，腿两侧挤砖或沙袋固定或放置于板式架上。根据骨折的不同类型和治疗需要，可将踝关节固定在中立（图7-35）、内翻（图7-36）或外翻位（图7-37），一般内翻型骨折，外翻固定；外翻型骨折，内翻固定。

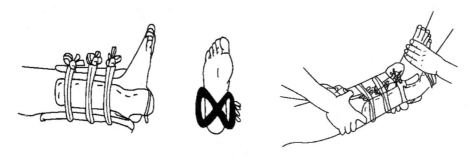

图 7-35　超踝关节塑形夹板中立位固定法

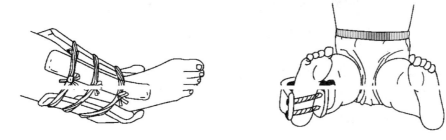

图 7-36　超踝关节塑形夹板内翻位固定法

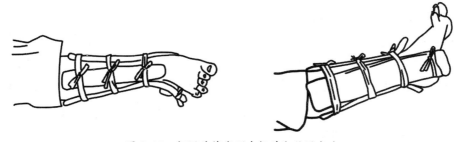

图 7-37　超踝关节塑形夹板外翻位固定法

（2）适应证：内踝骨折、外踝骨折、双踝骨折、三踝骨折或骨折合并脱位、不稳定型踝关节骨折需内翻或外翻固定者。

（3）禁忌证：开放性骨折。

（4）注意事项

①内、外侧板下端的带子，可分别穿两根带子，亦可以一根带子贯穿两块板，将两块板连结在一起。

②根据骨折的不同类型和治疗需要，叮将踝关节固定在内翻或外翻位，灵活运用。

一般内翻型骨折，外翻固定；外翻型骨折，内翻固定。

2. "U"形石膏托固定法

（1）方法与步骤：需固定内翻位者，石膏托安装先由小腿外侧中段开始，经足底拉紧至小腿内侧中段，石膏宽度需达跖骨头部，绷带缠绕成形后，即可维持踝关节于内翻背伸位。需固定外翻背伸位时，与上述操作反向进行即可。3～4周骨折稳定后，踝关节改中立位固定（图7-39）。

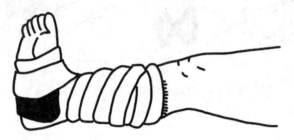

图7-39 踝关内、外翻骨折"U"形石膏托固定法（内翻位固定）

（2）适应证：内踝骨折、外踝骨折、双踝骨折、三踝骨折或骨折合并脱位、不稳定型踝关节骨折需内翻或外翻固定者。

（3）禁忌证：复杂的开放性骨折。

（4）注意事项

①石膏定型后，可用电吹风或其他办法烘干。在石膏未干以前搬动患者，注意勿使石膏折断或变形，常用手托起石膏，忌用手指捏压，回病房后必须用软枕垫好。

②注意有无神经刺激现象。

③抬高患肢，注意有无骨突部受压症状，随时观察指（趾）血运、皮肤颜色、温度、肿胀、感觉及运动情况。如果有变化，立即将管型石膏纵向切开。待病情好转后，再用浸湿的纱布绷带自上而下包缠，使绷带与石膏粘在一起，如此石膏干固后不减其固定力。固定后如果肢体肿胀，可沿剖开缝隙将纱布绷带剪开，将剖缝扩大，在剖缝中填塞棉花，并用纱布绷带包扎。

④手术后及有伤口患者，如发现石膏被血或脓液浸透，应及时处理。

⑤注意冷暖，寒冷季节注意外露肢体保温；炎热季节，对包扎大型石膏患者，要注意通风，防止中暑。

⑥注意保持石膏清洁，勿被尿、便等浸湿污染。翻身或改变体位时，应保护石膏原形，避免折裂变形。

⑦如因肿胀消退或肌肉萎缩致使石膏松动者，应立即更换石膏。

⑧患者未下床前，须帮助其翻身，并指导患者做石膏内的肌肉收缩活动；情况允许时，鼓励下床活动。

⑨根据骨折的不同类型和治疗需要，可将踝关节固定在内翻位或外翻位，根据情况灵活运用。一般内翻型骨折，外翻固定；外翻型骨折，内翻固定。

3. 外固定架固定法

（1）方法与步骤：麻醉生效后，术区常规消毒、铺巾，分别于胫骨下段内侧、跟骨及距骨内侧经皮打入 4 枚自攻螺钉。一助手固定膝部，术者手握踝部，术者在牵引下迅速内翻背伸踝关节，使折端复位。透视下达到折端对位、对线好，踝关节对应关系可。最后选用合适外固定架进行组合固定（图 7-40）。

（2）适应证：经闭合整复或切开复位不稳定的双踝骨折、内外踝骨折伴有严重的软组织损伤骨折复位后尚稳定者、开放性骨折清创后无血管神经损伤者。

（3）禁忌证：感染性开放性骨折，或无法配合术后康复及护理的患者。

（4）注意事项

①定期拍片复查，及时调整，确保骨折满意复位。

②穿刺口定期换药，预防感染。

③注意观察肿胀、开放伤口、患肢感觉、患肢活动及末梢血液循环等情况。

④注意观察锁钮的松紧度以免影响固定的稳定性。

⑤积极进行康复功能锻炼。

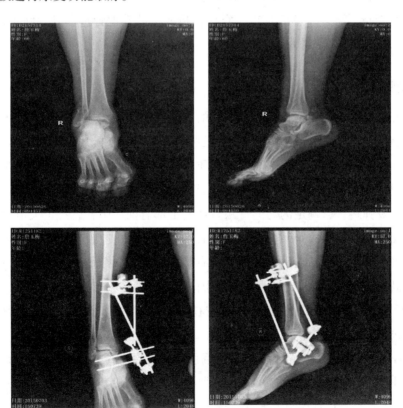

图 7-40　外固定架固定法

【按语】

1. 踝部骨折多为关节内骨折，为预防和减少并发症，在不影响骨折稳定的情况下，应尽早开始踝关节的背伸操练，使残余的轻微错位随距骨的活动磨造而平复，也可通过肌肉的收缩早日消除肿胀，从而减少晚期并发症。

2. 踝部骨折多发于关节周围的非负重部，故在不影响骨折稳定的情况下，应早日下床负重锻炼，以防止因长期固定、制动而引起的骨质废用性脱钙和长期卧床抬高肢体而下床改变体位后长期肿胀不消。

第十一节　跟骨骨折

【概述】

跟骨骨折是指跟骨骨皮质连续性中断的骨折，是跗骨骨折中最常见的，约占全身骨折的 2%，占跗骨骨折的 60%，而跟骨关节内骨折占跟骨骨折的 75%。跟骨骨折多由高处坠落或跳下时足跟着地，跟骨受到压缩暴力和剪切暴力引起，少数为撕脱性骨折，有时为双侧骨折，可合并颅底骨折、脊柱骨折或下肢其他骨折，以青壮年伤者最多，儿童少见。

【解剖特点】

1. 跟骨为足的主要承重骨，是足纵弓的后侧支撑点，它与距骨协同承担足负重量的一半以上。跟骨的形态和位置对维持足的纵弓和负重，有极其重要的意义。

2. 跟骨以松质骨为主，裹以菲薄的皮质骨，可分为体部及跟结节。跟结节为跟腱附着点，跟结节骨折向上移位时，可使腓肠肌松弛，而使踝关节过度背伸，无力用足尖着地站立及弹跳，影响足的功能。跟骨体的上部有前、中、后三个关节面，与距骨相应关节面相对应，构成跟距关节，使足有内翻、外翻、内收、外展的活动，以适应在高低不平道路上行走。在跟骨的前内缘有载距突，为支撑距骨体和颈的一部分，又为坚强的跟舟韧带附着部，支持距骨头承担体重。跟骨前端与骰骨构成跟骰关节。

3. 跟骨结节上缘与跟距关节面成 40°左右的结节关节角，为跟距关系正常与否的一个重要标志。

4. 跟骨内侧壁包括致密的载距突和胫后肌腱，胫后血管神经束与内侧壁关系密切，外侧壁与腓骨长短肌腱相邻。

【损伤机理与特点】

1. 损伤机理

跟骨骨折为足部常见骨折，多发于成年男性。《医宗金鉴·正骨心法要旨》云："若落马坠蹬等伤，以致跟骨扭转向前，足趾向后，即或骨末碎破，而缝隙分离，自足至腰脊诸筋皆失其长度，拳挛疼痛。"跟骨骨折多为间接暴力引起。由高坠下足跟着地，为跟骨骨折的最常见原因。由于坠地时足常不能平衡着地，故可导致不同部位的骨折。如由高坠地，身体重力沿胫骨经距骨向下传导至跟骨，而地面反作用力由跟骨着地点上传至跟骨体，则跟骨可被垂直压缩或劈裂骨折。如由高坠下足踝外翻足跟着地时，则可引起跟骨结节纵形骨折；内翻足跟着地时，则可引起跟骨载距突部骨折；若由高坠下足跖屈着地时，则小腿三头肌骤然收缩，可引起跟骨结节的横形撕脱性骨折。足的强力扭旋，可引起跟骨的前突部骨折。

2. 损伤特点

（1）跟骨骨折时，结节关节角常变小，甚至呈负角，如不矫正，将降低腓肠肌的收缩力，而影响足的功能。

（2）跟骨由软组织覆盖，承受整个体重，除了脂肪垫以外，全部由皮肤和皮下组织包绕，骨折后碎片扩散，造成皮下组织的损伤，手术并发症较多。脂肪垫结构复杂，由脂肪组织和坚韧的纤维组织构成，脂肪垫的损伤与萎缩可导致跟距关节周围晚期疼痛，在诊疗中要加以注意。

（3）跟骨内侧壁包括致密的载距突和胫后肌腱，胫后血管神经束与内侧壁关系密切，外侧壁与腓骨长短肌腱相邻，跟骨变形可导致痉挛性扁平外翻足。

（4）跟骨骨折多由高处坠落或跳下时足跟着地，跟骨受到压缩暴力和剪切暴力引起，少数为撕脱性骨折，有时为双侧骨折，可合并颅底骨折、脊柱骨折或下肢其他骨折，在诊疗中要加以注意。

（5）跟骨骨折多波及关节面，以粉碎性骨折居多，易遗留足跟痛等后遗症。

【平衡辨证】

1. 力学辨证

（1）跟骨为足的主要承重骨，是足纵弓的后侧支撑点，由高坠地，身体重力沿胫骨经距骨向下传导至跟骨，而地面反作用力由跟骨着地点上传至跟骨体，则跟骨可被垂直压缩或劈裂骨折。内翻足跟着地时，则可引起跟骨载距突部骨折；若由高坠下足跖屈着地时，则小腿三头肌骤然收缩，可引起跟骨结节的横形撕脱性骨折。足的强力扭旋，可引起跟骨的前突部骨折。

（2）跟骨参与足纵弓后部构成，正常情况下，维持下肢负重力线的平衡状态，骨折后的变形可使踝关节的活动轴发生异常。固定时，应注意保持其活动轴的平衡状态，以免日后因活动轴向异常造成关节功能障碍及创伤性关节炎。

（3）波及跟距关节面的骨折，由于骨折类型复杂，复位不佳时易影响后期功能活动，固定时，应注意施以相对刚性固定，以维持折端的稳定性，使筋骨平衡，促进骨折愈合。

2. 气血脏腑辨证

跟骨因其独特的解剖特点，损伤后必伤及气血经络，造成气血失衡，经络受阻。临床上损伤轻者瘀滞于皮下筋肉之间则出现局部肿胀、疼痛、瘀斑和水疱。肿胀严重者，可阻断经脉引起患肢远端末梢坏死。若失血过多则可造成气随血脱，气血双亡，影响预后。气为血之帅，血为气之母，气血互根同源，互相影响。临床治疗与固定时，均应辨明气血损伤程度与性质，急则治其标——临时固定，先救其气血亡脱，挽救肢体；并根据瘀滞经络之轻重，选择固定物，并适时调节固定物的松紧等。缓则治其本——回复筋骨平衡，同时选择有效方药达病所，恢复气血平衡，促进患者康复。

脏腑是化生气血、通调经络、濡养皮肉筋骨、主持人体生命活动的主要器官。损伤后气滞血瘀，经络阻塞，必累及脏腑，使之不和，尤其是肝脾肾三脏，易造成肝郁气滞，脾胃运化失常，进而导致气血精微化生不足，肾精虚、髓不充、筋骨失养。临床治疗时，应行气祛瘀，消肿止疼，顾护脏腑，调节筋骨平衡，恢复脏腑气血平衡，促进患者康复。

【固定原则与机理】

1. 跟骨骨折的治疗原则是恢复跟骨的结节关节角，矫正跟骨体横径增宽，达到骨折复位稳定，阴阳、气血、肌力平衡。

2. 跟骨骨折为关节内骨折，易留后遗症及疼痛。筋骨互用平衡，是预防和减轻后遗症的主要措施。骨折整复固定后，在保证骨折端稳定的情况下，即应开始踝关节和足趾的伸屈活动，特别是跖屈的操练，对恢复和维持足的纵弓有重要意义。

3. 对无移位骨折，应早期做无痛范围内的踝关节活动，并可行原地蹬瓶操练，使跟骨得以在磨造中愈合，以利弧形足弓的恢复。去固定后，应加强踝关节的各项自主操练和按摩活筋治疗，以促进关节功能的恢复。

4. 保持良好的生物学固定

①维持骨折端最大限度的稳定，恢复肌力的平衡；②消除不利于骨折愈合的旋转、剪切和成角外力；③固定物要便于调整与检查，其对骨折整复后的残留移位有矫正作用；④副作用小，合并症少；⑤为受损组织创造良好的修复条件；⑥保持损伤处正常血运，使之不影响正常的愈合。

【固定方法】

跟骨骨折的治疗重点是恢复跟距关节的对位关系和结节关节角，并注意矫正跟骨体增宽。

无移位的各型骨折，一般无需整复。对有移位的跟骨结节纵形骨折，可在坐骨神经阻滞麻醉下，用屈膝扣挤推按法复位。跟骨结节横形或称鸟嘴形骨折，用跖屈推挤法复位。跟骨载距突骨折，采用外翻推挤法复位。近跟距关节面的跟骨体骨折，可在坐骨神经阻滞麻醉下，取健侧卧位，髋、膝屈曲足踝悬空于床边，采用牵拉挤压法复位。一助手固定小腿，术者两手交叉相扣，以掌根夹持跟骨两侧相对挤压，矫正侧方移位的同时并向后下牵拉，以矫正向后上移位，恢复结节角。

由于跟骨骨折类型繁多，移位复杂，很难用某一方法固定治疗，可根据移位情况和复位后的稳定程度，选用以下方法固定。

1. 石膏固定法

（1）方法与步骤

①将患肢置于功能位（或特殊要求体位）。如患者无法持久维持这一体位，则需有相应的器具，如牵引架、石膏床等，或有专人扶持。

②放置衬垫保护骨隆突部位。

③将石膏绷带卷平放在有30%～40%温水的桶内，待气泡出净后取出，以手握其两端，挤去多余水分。石膏在水中不可浸泡过久，或从水中取出后放置时间过长，因耽搁时间过长，石膏很快硬固，如勉强使用，各层石膏绷带将不能互相凝固成为一个整体，进而影响固定效果。

④石膏托的应用：将石膏托置于需要固定的部位，关节部为避免石膏皱褶，可将其横向剪开一半或1/3，呈重叠状，而后迅速用手掌将石膏托抹平，使其紧贴皮肤。对单纯用石膏托固定者，按体形加以塑形。此时，内层先用石膏绷带包扎，外层则用干纱布绷带包扎。包扎时一般先在肢体近端缠绕两层，然后再一圈压一圈地依序达肢体的远端。关节弯曲部及石膏边缘部注意勿包扎过紧，必要时应横向将绷带剪开适当宽度，以防造成压迫。对需双石膏托固定者，依前法再做一石膏托，置于前者相对的部位，然后用纱布绷带缠绕二者之外（图7-41）。

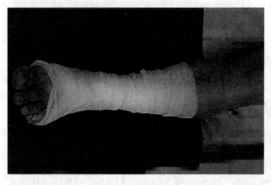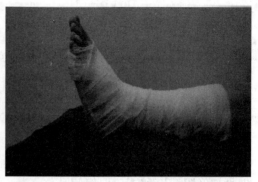

图 7-41 跟骨骨折石膏固定法

（2）适应证：无移位跟骨骨折。

（3）禁忌证：复杂的开放性骨折及不稳定的跟骨骨折。

（4）注意事项

①石膏定型后，可用电吹风或其他办法烘干。在石膏未干以前搬动患者时，注意勿使石膏折断或变形，常用手托起石膏，忌用手指捏压，回病房后必须用软枕垫好。

②注意有无神经刺激现象。

③抬高患肢，注意有无骨突部受压症状，随时观察指（趾）血运、皮肤颜色、温度、肿胀、感觉及运动情况。如果有变化，立即将管型石膏纵向切开。待病情好转后，再用浸湿的纱布绷带自上而下包缠，使绷带与石膏粘在一起，如此石膏干固后不减其固定力。固定后如果肢体肿胀，可沿剖开缝隙将纱布绷带剪开，将剖缝扩大，在剖缝中填塞棉花，并用纱布绷带包扎。

④手术后及有伤口患者，如发现石膏被血或脓液浸透，应及时处理。

⑤注意冷暖，寒冷季节注意外露肢体保温；炎热季节，对包扎大型石膏患者，要注意通风，防止中暑。

⑥注意保持石膏清洁，勿被尿、便等浸湿污染。翻身或改变体位时，应注意保护维持石膏原形，避免折裂变形。

⑦如因肿胀消退或肌肉萎缩致使石膏松动者，应立即更换石膏。

⑧患者未下床前，须帮助其翻身，并指导患者做石膏内的肌肉收缩活动；情况允许时，鼓励患者下床活动。

2. 钳夹固定法

（1）方法与步骤：局部或硬膜外麻醉后，透视下牵拉复位，维持牵引下，以一手拇、食指对捏骨折线中部两侧位钳夹的位置，依据骨折移位方向确定钳夹力的方向，局部消毒后，钳夹直接刺入皮肤，直达骨质，应稍进入骨皮质内，做加压固定，以防滑脱，钳夹力应与骨折线垂直。骨折对位良好后，用无菌辅料包扎钳夹入口，抬高肢体，待2周肿胀消退后，扶拐下床前足着地活动。4～6周后去除钳夹（图7-42）。

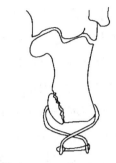

跟骨结节纵形骨折的钳夹固定法

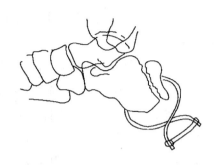

跟骨结节横行骨折的钳夹固定法

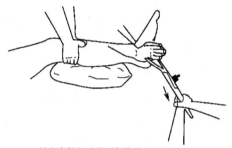

钳夹牵拉相对挤压复位法

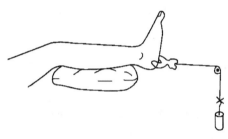

跟骨结节钳夹牵引法

图 7-42 钳夹固定法

（2）适应证：不波及关节面的跟骨周边骨折，如跟骨结节纵形、横形骨折、跟骨载距突骨折和近跟距关节面的跟骨体部骨折。

（3）禁忌证：开放性骨折伴有感染者。

（4）注意事项

①定期拍片复查，及时调整，确保骨折满意复位。

②穿刺口定期换药，预防感染。

③注意观察肿胀、开放伤口、患肢感觉、患肢活动及末梢血液循环等情况。

3. 跟骨反弹固定器固定法

（1）方法与步骤：采用坐骨神经阻滞麻醉或硬膜外麻醉，患者取俯卧或侧卧位，患肢屈膝约 60°，沿跟腱外缘，自跟骨后上缘用骨钻自后外向前内下方向经皮穿入第 1 枚骨圆针（3.5～4.0mm），针走行方向与患足外缘向内倾斜约 15°，与足底呈 60°。在电视荧光屏监视下，将针插入到塌陷的跟骨后关节面骨块的距侧，尽量贴近塌陷的骨块，为防止撬拨时骨块发生旋转，可在此针外侧约 1cm 处平行钻入第 2 枚骨圆针（3.5～4.0mm）。当 2 枚骨圆针均到达上述位置后，助手用力跖屈前足，术者双手四指交叉握紧足跟，同时用拇指基底大鱼际将双针针尾向距侧推挤。借助这种杠杆力量，将塌陷的骨块撬起，使塌陷的跟骨后关节面和距骨下关节面完全对称为止。然后术者用双手掌紧握患足跟内外侧，将跟骨稍内外翻，矫正足内外翻畸形同时用力向中心挤压以恢复跟骨正常宽度，通常可听到清晰的骨折嵌插声，表明骨折已复位。继之用力跖屈前足，术者双手掌继续挤压足跟两侧，并向跖侧牵拉，与此同时术者双手拇指用力向足背顶压跟骨前缘部位，进一步恢复跟骨结节关节角。随后将第 1 枚骨圆针向前推进，使其向前进入跟骨前端骨折块，必要时钻入骰骨体内，再在第 1 枚骨圆针下方合适位置用第 3 枚骨圆针（3.5～4.0mm）将骨折块贯穿固定。固定牢靠后拔出第 2 枚骨圆针（3.5～4.0m），在跟腱外侧自距骨后沿，由后向前水平钻入第 4 枚骨圆针（3.5～4.0mm）至对侧皮质，透视下调节上述 3 枚针的间距，使跟骨结节关节角恢复到最佳位置，最后将上述 3 枚钢针用跟骨反弹器将其锁定，维持跟骨整复后的最佳位置。

术后处理：继续应用抗炎、消肿、止痛药物，24 小时后开始踝关节及足趾功能锻炼，1 周后复查 X 线片，根据骨结节关节角等的情况，调节跟骨反弹器，以维持最佳位置，5～6 周后复查 X 线片，骨折愈合后拆除跟骨反弹器，拔除骨圆针，配合中药熏洗，继续足部功能锻炼，8～12 周开始逐步下地负重行走。

本法在 X 线电视荧光屏监视下进行，用骨圆针将塌陷的跟骨后关节面撬起，为手法整复骨折创造条件，这样易将移位的骨块复位，便于恢复跟距关节面、跟骨结节关节角和跟骨宽度，纠正扁平足畸形，从而恢复跟骨长度，使骨折后跟腱相对松弛的状态尽量恢复，以改善步态和提踵动作。在跟骨反弹器固定下，能够根据复查结果及时地调节钢针的间距，并借助于跟骨周围完整韧带的合页作用，使骨折维持在复位后的最佳位置，并可早期进行患足适当合理的功能锻炼，改善患足血液循环，促进血肿的吸收和骨痂的形成，提高骨折的愈合速度，减少并发症。固定 5～6 周去除钢针及跟骨反弹器后采用舒筋活血汤（伸筋草、透骨草、苏木、桂枝、牛膝、桃仁、红花、乳香、没药、川芎、丹参、葛根、羌活、细辛、续断等）熏洗，根据体质、年龄及病程等随症加减，疼痛重者可加草乌、川乌、延胡索；年老气血亏虚者可加黄芪、党参、当归；骨质疏松者可加熟地黄、龙骨、牡蛎等。水煎，先熏后洗，每次约半小时。熏洗后进行适当的踝关节、跗中关节及足趾关节的主、被动活动，以疏通经络，活利关节，消肿止痛，增强骨代谢，加速组织修复，增加肌腱弹性，防治骨质疏松、肌肉萎缩、关节僵硬，促进康复。

本法操作简单、损伤小、术中不损伤软组织，使骨折在相对完整的软组织包裹下，保持骨折部位损伤后原有的血液供应，既减少了对骨折愈合的干扰，且复位后的骨折易获得稳定的固定。操作中需注意：①应选择 3.5～4.0mm 骨圆针，以免在撬拨和固定过程中折弯，影响治疗效果；②进针点应在跟腱外缘，跟骨后上缘，且方向为后外上向前下偏内方，将针插入到塌陷的跟骨后关节面的跖侧，且尽量贴近塌陷的骨块，以利撬拨复位；③撬拨及前足牵引跖屈的力量要充分，并稍内外翻，以利于恢复跟骨正常解剖结构及足弓，特别是跟骨后关节面和跟骨外侧壁的复位尤为重要。

跟骨骨折复位后再畸形的发生与负重时间密切相关，因此必须提倡早活动、晚负重的原则（图 7-43）。

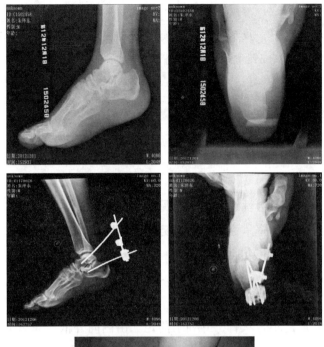

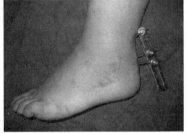

图 7-43　跟骨反弹器固定法

（2）适应证：对波及关节面的跟骨体压缩骨折的固定。

（3）禁忌证：感染性开放性骨折，或无法配合术后康复及护理的患者。

（4）注意事项

①定期拍片复查，及时调整，确保骨折满意复位。

②穿刺口定期换药，预防感染。

③注意观察肿胀、开放伤口、患肢感觉、患肢活动及末梢血液循环等情况。

④注意观察锁钮的松紧度以免影响固定的稳定性。

⑤积极进行康复功能锻炼。

【按语】

1.在不影响骨折稳定情况下，应注意尽早进行足部活动，特别是前足跖屈操练，既有利肿胀消除，又可增强足的屈肌力量，有利于足纵弓的恢复和维持及足部功能的完善恢复。

2.在保持骨折稳定下，应尽早下床不负重活动，以减轻因卧床抬高肢体下床改变体位后的肢体的肿胀，从而缩短功能恢复时间。

第十二节　跖骨骨折

【概述】

跖骨骨折多见于成年男性，是足部常见的骨折之一，本病并不常见，但近年来随着交通事故的增加，发病率呈逐渐上升趋势，治疗时应注意恢复和保持足弓的解剖形状，以便获得足的良好负重功能。

【解剖特点】

1.跖骨为圆柱形的小管状骨，并列于前足。由内向外依次为第 1～5 跖骨，每一跖骨可分为基底、干、颈、头四部分。5 根跖骨并列构成足的横弓。第 1、5 跖骨头构成足的纵弓，又是足三点持重的前部两个支重点。

2.第 1、2、3 跖骨基底部，分别与 1、2、3 楔骨相接；第 4、5 跖骨基底部，与骰骨相接，共同构成微动的跖跗关节。第 1～5 跖骨头分别与第 1～5 趾骨近节骨基底相接，构成跖趾关节。

3.第 1 跖骨较粗大，与内侧的楔骨、舟骨和距骨构成足的柱状部，第一跖楔关节是柱状部的重要组成部分，它既可传导行走时的重力，又对稳定整个跖跗关节起一定作用。第 2～5 跖骨为足的片状部，有保持行走时足的平衡和稳定的作用。

4.第 2 跖楔关节是片形部的重要组成部分，是由第 2 跖骨底向后深入三个楔骨前面的凹形区内相互紧密交锁而成，第 2 跖楔关节的这种结构，使第 2 跖骨基底与跗骨有了坚固的结合，成为跖跗关节的重要稳定因素。这也是跖跗关节脱位容易伴发第 2 跖骨基底部骨折的重要原因。

【损伤机理与特点】

1.损伤机理

跖骨骨折多为直接暴力引起。如重物压砸、车轮碾轧等，可引起多根跖骨骨折，且多为粉碎性或横断骨折，软组织损伤也较严重。间接的扭转外力，也可引起跖骨骨折，且多为斜形骨折，易合并跖跗关节脱位。如足强力内翻时，可引起第 5 跖骨基底或结节部撕脱性骨折；足强力跖屈外翻时，可引起第 1 跖骨基底部的骨折脱位。由高坠落前足着地时，可引起第 1、2 跖跗关节骨折脱位。若由高坠落前足跖屈伴内翻着地时，可发生第 5 跖跗关节向背、外侧的骨折脱位，甚或全跖跗关节向背、外侧的骨折脱位；若由高坠落前足跖屈伴外翻着地时，可发生第 1 跖跗关节向背、内侧的骨折脱位，甚或伴发骨折块向背、外侧的骨折脱位，从而形成分歧性骨折脱位。

2. 损伤特点

（1）按骨折移位程度来说，由于跖骨并相排列，相互支撑，单一或 1 ～ 2 根跖骨骨折，多无移位或移位轻微；第 5 跖骨基底或结节部撕脱骨折，也多无移位；而多发性跖骨骨折，由于失去了互相支撑作用，多移位明显，且多向跖侧突起成角移位，甚或重叠移位。

（2）横断和粉碎性骨折多为重物压砸和车轮砸轧等直接暴力所致，且多为数根跖骨骨折，软组织伤也较严重，容易发生开放性骨折。斜形骨折多为扭转等间接外力所致，软组织损伤也较轻。

（3）按骨折部位来说，以基底部骨折为多，干部骨折次之，颈部骨折较少见。跖骨基底部骨折，常为多发性骨折，且易合并跖跗关节脱位。单一的第 5 跖骨基底或结节部骨折，为内翻伤力腓骨短肌强力收缩引起的撕脱性骨折，多移位不大。第 1 跖骨基底部单一的骨折脱位，则是足跖屈位由高坠落的垂直冲击力量所致。

（4）第 2、3 跖骨干，可因长途跋涉而引起疲劳性骨折。

【平衡辨证】

1. 力学辨证

（1）最常见的第 5 跖骨基底部撕脱骨折，常发生在足跖屈内翻时，常由腓骨短肌强力收缩引起。

（2）跖骨颈骨折由踝跖屈、前足内收引起。少部分也可由直接暴力引起。因该部位血供较差，骨折后愈合缓慢；跖骨颈部还可以发生疲劳骨折，因好发于长途行军的战士，故又名行军骨折。骨骼的正常代谢是破骨和成骨活动基本上处于平衡状态，如果对它施加的应力强度增加及持续更长的时间时，骨骼本身会重新塑性以适应增加了的负荷。当破骨活动超过骨正常的生理代谢速度，而成骨活动又不能及时加以修复时，就可在局部发生微细的骨折，继续发展就成为疲劳骨折。

（3）跖骨骨折任何方向的成角都会出现相应的并发症，如背侧残留成角，则跖骨头部位可以出现顽固性痛性胼胝。跖侧残留成角，可导致临趾出现胼胝，侧方移位则可以挤压跖间神经造成神经瘤。因此，有移位的骨折应尽量纠正。

（4）第 1 与第 5 跖骨头是构成足内外侧纵弓前方的支重点，与后方的足跟形成整个足部的三个负重点。5 根跖骨之间又构成足的横弓，跖骨骨折后必须恢复上述关系，使筋骨平衡，促进骨折愈合，以便获得良好的负重功能。

2. 气血脏腑辨证

跖骨因其独特的解剖特点，损伤后必伤及气血经络，造成气血失衡，经络受阻。临床上损伤轻者瘀滞于皮下筋肉之间则出现局部肿胀、疼痛、瘀斑和水疱。肿胀严重者，可阻断经脉引起患肢远端末梢坏死。若失血过多则可造成气随血脱，气血双亡，影响预后。气为血之帅，血为气之母，气血互根同源，互相影响。临床治疗与固定时，均应辨明气血损伤程度与性质，急则治其标——临时固定，先救其气血亡脱，挽救肢体；并根据瘀滞经络之轻重，选择固定物，并适时调节固定物的松紧等。缓则治其本——回复筋骨平衡，同时选择有效方药直达病所，恢复气血平衡，促进患者康复。

脏腑是化生气血、通调经络、濡养皮肉筋骨、主持人体生命活动的主要器官。损伤后气滞血瘀，经络阻塞，必累及脏腑，使之不和，尤其是肝脾肾三脏，易造成肝郁气滞，脾胃运化失常，进而导致气血精微化生不足，肾精虚、髓不充、筋骨失养。临床常见患者烦躁易怒，神疲乏力，肢体沉重、肿胀、疼痛，甚至出现脏腑危象。临床治疗与固定时，应辨明脏腑主证，急则治其标，行气祛瘀，消肿止疼，顾护脏腑，并选择适当固定物，调节筋骨平衡，恢复脏腑气血平衡，促进患者康复。

【固定原则与机理】

1. 第 1～5 跖骨头为足纵弓三点支重的前部两点，故对该二跖骨骨折，应予以格外重视，力求复位满意。达到骨折复位稳定，阴阳、气血、肌力平衡。

2. 跖骨颈部骨折，短小的远折端多向足底突起成角变位，若矫正不够，日后行走负重将引起该部疼痛，影响足的负重功能。一般跖骨骨折的侧方错位影响不大，上下错位应予矫正，以免影响足的负重功能。

3. 保持良好的生物学固定

①维持骨折端最大限度的稳定，恢复肌力的平衡；②消除不利于骨折愈合的旋转、剪切和成角外力；③固定物要便于调整与检查，其对骨折整复后的残留移位有矫正作用；④副作用小，合并症少；⑤为受损组织创造良好的修复条件；⑥保持损伤处正常血运，使之不影响正常的愈合。

【固定方法】

跖骨基底部骨折合并跖跗关节脱位者，在坐骨神经阻滞麻醉下，患者仰卧位，根据骨折脱位类型，分别选用牵拉推按外翻背伸法和牵拉推按背伸复位法复位。对移位的跖骨干骨折，可用牵拉提按法复位。跖骨颈部骨折，短小的远折端多向外并向足底倾斜成角突起移位，可用牵拉提按屈曲法复位。

复位完成后，术者维持骨折对位，根据不同情况施以固定。

1. 连脚托板趾骨皮牵引固定法

（1）方法与步骤：在保持对位下，先行连脚托板固定，然后于相应的 2～3 个足趾的跖、背侧粘贴胶布条，套以橡皮筋，通过脚板顶端牵拉，保持适当紧张度，用图钉固定橡皮筋于脚板背侧，保持牵引力（图 7-44）。

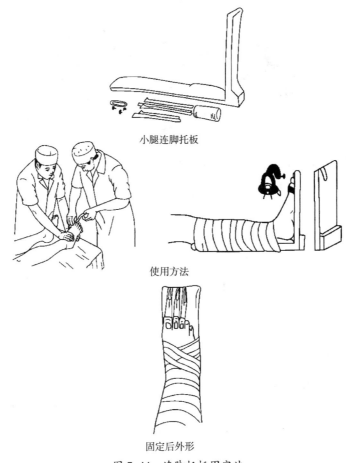

小腿连脚托板

使用方法

固定后外形

图 7-44　连脚托板固定法

（2）适应证：对斜形或骨折复位后不稳定者。

（3）禁忌证：复杂的开放性骨折。

（4）注意事项：密切观察患肢末梢血循环、感觉及运动情况，留意橡皮筋的松紧度。

2. 小腿钳夹固定

（1）方法与步骤：根据骨折脱位类型，选择相应钳夹固定点。操作在 X 线透视或 C 形臂下进行，麻醉后，常规消毒铺巾。若为跖屈内翻型骨折合并全跗跖关节脱位者，可由第 2 或 3 跖骨基底部背、外侧和第 1 楔骨内下缘为钳夹点；若为跖屈内翻型仅外侧四个跖骨的基底部部骨折脱位或跖屈外翻分歧型骨折脱位者，可由第 2 或第 3 跖骨基底部背、外侧和第 1 跖骨基底部内缘为钳夹点。钳夹点确定后，先以钳之一齿经皮刺达第 2 或 3 跖骨钳夹点，再将钳之另一齿经皮刺达第 1 跖骨或第 1 楔骨钳夹点，钳夹固定后去掉钳柄无菌包扎。用后石膏托固定足于功能位。4～6 周后确定骨折愈合后去除外固定器，及时下床活动（图 7-45）。

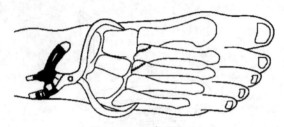

图 7-45　钳夹固定法

（2）适应证：跖骨基底部骨折并跖跗关节脱位者。

（3）禁忌证：开放性骨折伴有感染者。

（4）注意事项

①定期拍片复查，及时调整，确保骨折满意复位。

②穿刺口定期换药，预防感染。

③注意观察肿胀、开放伤口、患肢感觉、患肢活动及末梢血液循环等情况。

【按语】

1. 在不影响骨折稳定情况下，应注意尽早进行足部活动，特别是足趾屈伸操练，既有利肿胀消除，又可增强足的屈伸肌力量，有利于足部功能的完善恢复。

2. 在保持骨折对位稳定下，应尽早下床不负重活动，以减轻因卧床抬高肢体下床改变体位后的肢体的肿胀，从而缩短功能恢复时间。

第十三节　趾骨骨折

【概述】

趾骨骨折多见于成年人，占足部骨折的第二位。足趾具有增强足附着力的功能，可防止人在行走中滑到，并有辅助足的推进与弹跳作用。故对趾骨骨折的治疗，应要求维持跖趾关节活动的灵活性和足趾跖面没有骨折断端突起。

【解剖特点】

1. 趾骨与手指骨近似，除足踇趾为两节外，其余足趾均为三节，每节趾骨可分为基底部、体部、滑车部三部分。

2.第 1 跖趾关节的跖侧面，有内、外两个籽骨，其他各趾间关节也可以出现籽骨。足踇趾的这种籽骨是其重要的负重结构，它可以保护足踇长屈肌腱、保护第 1 跖骨头，吸收应力，减少摩擦，并为足屈拇短肌腱提供作用杠杆。

3.除末节外，每节趾骨都有远近两个关节面，与相应的跖骨头或趾骨头相连接，构成趾跖或趾间关节。

4.末节指骨远端无关节面，有甲粗隆。其中足拇趾较粗大，碰撞、压砸等常会引起骨折。第 1 跖趾关节的跖侧面，有内、外两个小籽骨，直接外力挤压时，可引起骨折疼痛，甚至经久不愈。

【损伤机理与特点】

1.损伤机理

《医宗金鉴·正骨心法要旨》云："趾骨受伤，多与跗骨相同，惟奔走急迫，因而受伤者多。"趾骨骨折，多为直接暴力引起。如重物坠落压砸，或急迫奔走，趾端碰撞于硬物等，均可引起趾骨骨折。

2.损伤特点

（1）第 1 跖趾关节的跖侧面，有内、外两个小籽骨，当直接外力挤压时，可引起骨折疼痛，甚至经久不愈。

（2）横断形骨折和粉碎性骨折多为重物压砸引起；斜形骨折为趾端碰撞于硬物所致；重物压砸于足背后，由于跖骨头与地面的夹挤，可引起足踇趾的籽骨骨折，以内侧籽骨多见，常为粉碎性。

（3）趾骨骨折常合并有皮肤或甲床的损伤，伤后容易引起感染。

【平衡辨证】

1.力学辨证

趾骨骨折，多为直接暴力所致，横断形骨折和粉碎性骨折多为重物压砸引起；斜形骨折为趾端碰撞于硬物所致；重物压砸于足背后，由于跖骨头与地面的夹挤，可引起足踇趾的籽骨骨折，以内侧籽骨多见，常为粉碎性。治疗应要求维持跖趾关节活动的灵活性和足趾跖面没有骨折断端突起。达到骨折复位稳定，筋骨肌力的平衡，恢复足的负重行走正常功能。

2.气血脏腑辨证

趾骨因其独特的解剖特点，损伤后必伤及气血经络，造成气血失衡，经络受阻。临床上损伤轻者瘀滞于皮下筋肉之间则出现局部肿胀、疼痛、活动受限。肿胀严重者，可阻断经脉引起患肢远端末梢坏死。若失血过多则可造成气随血脱，气血双亡，影响预后。气为血之帅，血为气之母，气血互根同源，互相影响。临床治疗与固定时，均应辨明气血损伤程度与性质，急则治其标——临时固定，先救其气血亡脱，挽救肢体；并根据瘀滞经络之轻重，选择固定物，并适时调节固定物的松紧等。缓则治其本——回复筋骨平衡，同时选择有效方药直达病所，恢复气血平衡，促进患者康复。

脏腑是化生气血、通调经络、濡养皮肉筋骨、主持人体生命活动的主要器官。损伤后气滞血瘀，经络阻塞，必累及脏腑，使之不和，尤其是肝脾肾三脏，易造成肝郁气滞，脾胃运化失常，进而导致气血精微化生不足，肾精虚、髓不充、筋骨失养。临床常见患者烦躁易怒，神疲乏力，肢体沉重、肿胀、疼痛，甚至出现脏腑危象。临床治疗与固定时，应辨明脏腑主证，急则治其标，行气祛瘀，消肿止疼，顾护脏腑，并选择适当固定物，调节筋骨平衡，恢复脏腑气血平衡，促进患者康复。

【固定原则与机理】

1. 对趾骨骨折的治疗，应要求维持跖趾关节活动的灵活性和足趾跖面没有骨折断端突起。力求复位满意。达到骨折复位稳定，阴阳、气血、肌力平衡。

2. 保持良好的生物学固定

①维持骨折端最大限度的稳定，恢复肌力的平衡；②消除不利于骨折愈合的旋转、剪切和成角外力；③固定物要便于调整与检查，其对骨折整复后的残留移位有矫正作用；④副作用小，合并症少；⑤为受损组织创造良好的修复条件；⑥保持损伤处正常血运，使之不影响正常的愈合。

【固定方法】

趾骨骨折，多无移位或移位不大，一般无需整复。若有移位，可用牵拉捏挤法复位。助手固定踝部，术者一手拇、食二指捏持患趾末端牵拉，另手拇、食二指于患趾两侧，上下捏挤，即可复位。若有向跖侧成角突起移位者，可用牵拉捏挤屈曲法复位。助手固定患足，术者一手拇指顺置患趾背侧，食指横置患趾跖侧两骨折端，两指夹持顺势牵拉，另手拇、食二指于患趾两侧捏挤矫正侧方移位后，在牵拉下食指向上顶压与拇指相对夹挤的同时，将足趾跖屈，即可复位。

复位完成后，术者维持骨折对位，根据不同情况施以固定。

邻趾固定法

（1）方法与步骤：捏挤复位后，用胶布与相邻足趾缠绕固定。若为向跖侧成角突起错位者，复位后于患趾跖侧加以横置的小纱布卷，再用上述的邻趾法固定（图7-46）。

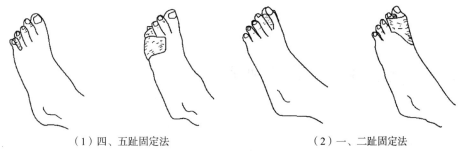

（1）四、五趾固定法　　　　　　　　（2）一、二趾固定法

图 7-46　趾骨骨折邻趾固定法

（2）适应证：对无移位或轻度移位趾骨骨折。

（3）禁忌证：开放性骨折。

（4）注意事项

固定不可过紧，密切观察患肢末梢血液循环、感觉及运动情况，以免发生趾部坏死。

【按语】

1.足部骨折整复固定后，即可做膝关节伸屈活动，肿胀消退后，可扶拐下床足不着地活动。去固定后，做摇足旋转和跖屈提跟操练，特别应加强足和趾的跖屈操练，增强足的屈肌力量，恢复和维持足的纵弓形态，并可做原地蹬瓶活动以增强对足弓的磨造。

2.除自主操练外，可做足的摇摆松筋、牵趾抖动等各项理筋手法和按压跖屈、推足背伸、牵拉旋足、牵趾伸屈等各种活筋手法。

第八章 躯干骨折与损伤外固定法

第一节 下颌骨折

【概述】

下颌骨位居面下 1/3，位置突出，易受到打击致伤，下颌骨骨质坚实，但存在几个解剖薄弱区域，在直接或间接暴力的打击下，这些部位容易发生骨折。由于下颌骨是颌面部唯一能动的大骨，且参与颞下颌关节的构成，因此伤后对咀嚼功能影响较大。

【解剖特点】

下颌骨呈马蹄形，由弯曲的下颌体和双侧的下颌升支构成，在升支内外侧有强有力的咀嚼肌附着。下颌骨骨皮质坚厚，但下颌骨正中联合、颏孔区、下颌角和髁颈部是下颌骨的结构薄弱区，是骨折的好发部位，下颌骨骨折后，骨折段在咀嚼肌的牵拉下发生移位，从而出现咬合错乱、咀嚼功能障碍。

【损伤机理与特点】

1. 损伤机理

本骨折主要为机动车交通事故等直接暴力损伤所致。

2. 损伤特点

（1）急性症状和体征：疼痛、肿胀、皮下瘀斑。

（2）牙龈撕裂和牙齿损伤。

（3）骨折段移位以及异常活动。

（4）咬合紊乱。

（5）功能障碍：张口受限。

（6）感觉异常：损伤下牙槽神经，可引起下唇和颏部麻木。

（7）面部畸形。

【平衡辨证】

1. 力学辨证

下颌骨正中联合、颏孔区、下颌角和髁颈部是下颌骨的结构薄弱区，暴力下致伤下颌骨可损及面部牙齿，也可伤及关节，进而将骨组成关节的重要组织经络损伤。下颌骨所系颅骨，该部位受伤，可致颅面部骨质及关节损伤。在下颌骨骨折的辨证过程中应密切关注筋骨力学平衡状态。

平乐正骨非常重视整体辨证，而筋骨平衡是骨伤科疾病治疗的指导思想之一。"骨为干，筋为刚，肉为墙"，筋骨难分。筋可联络骨骼，维持肢体活动。骨有支持躯体、保护内脏的功能。肢体的运动，虽赖于筋骨，但筋骨离不开气血的温煦。气血化生，濡养充足，筋骨才可健运。而且筋骨又是肝肾的外合，肝血充盈则筋得所养，肾髓充则骨骼劲强。肝肾精气的盛衰，关系到筋骨的成长与衰退。筋骨损伤和疾病可累及气血。损骨能伤筋，伤筋亦可损骨，伤筋损骨还可累及肝肾的精气，肝肾精气充盛的人，筋骨盛长，筋骨损伤后修复较快；肝肾精气衰的人，筋骨衰弱，筋骨损伤后修复迟缓。筋骨损伤之后，如果肝肾得到调养，就能促进损伤筋骨的修复。故临床常见到暴力作用于筋肉，筋肉受损失衡导致骨骼继发损伤，如撕脱性骨折；反之暴力作用于骨骼，骨断而失去支撑及动力平衡，继发周围筋肉的损伤，如骨折并发神经及血管的损伤，膝关节并发韧带及半月板损失等。治疗需筋骨兼顾，补肝肾调气血。伤后应早期复位固定，恢复筋骨肌力平衡，适当功能锻炼，促使功能早日康复。

2. 气血脏腑辨证

中医认为人体是由皮肉筋骨、脏腑、经络、气血、精津液等构成的一个有机整体，这个整体是依靠水谷的补充、气血的奉养、经络的协调、脏腑的功能来维持的，而气血经络脏腑精津液在整体结构上是不可分割的，在生理功能上是相互为用、相互协调的。下颌骨骨折伤在头部，头为诸阳之会，轻者头晕耳鸣、失眠、健忘，重者扰乱神明而出现昏迷。

（1）辨气血失衡态：平乐正骨认为，创伤必伤及气血，气血损伤，或气滞或血瘀，都可以阻塞经络。经络受阻，其运行气血、传递信息、协调机体的正常功能就会受到影响。下颌骨骨折伤及筋骨，涉及气血，或流失体外，或瘀积体内，或滞留脏腑，或阻塞经络，都会使人体阴阳失去平衡，从而引起一系列症状。若亡血过多，气随血脱则出现危象，血瘀脏腑会出现该脏腑的特有症状。血阻经络，瘀于皮下或筋肉之间则形成肿胀，出现疼痛、瘀斑和水疱。

（2）辨脏腑失衡态：脏腑是化生气血、通调经络、濡养皮肉筋骨、主持人体生命活动的主要器官。若脏腑不和，则经络阻塞，气血凝滞，皮肉筋骨失去濡养而引起肢体病变。反之任何脏腑之外的异常亦可继发脏腑的失衡，创伤亦不例外。下颌骨骨折处于头部，除伤筋动骨伤肝伤肾外，可伤及面部及脑髓。《黄帝内经》认为：肾藏精、主骨，有促进骨骼生长发育和滋生骨髓、脑髓的作用。骨髓贮于骨腔，以养骨骼；脊髓上通于脑，以充养脑髓。肾精充足，则骨髓得养、脑髓充盈，人即精力充沛，耳聪目明，记忆力强，骨骼强健，行动轻捷，矫健有力。如肾精亏损则骨髓不充，发育迟缓，囟门迟闭。脑髓失充则记忆力差，或见失眠，眩晕、耳鸣等病证。阐明了"肾主骨"的生理病理机制及骨髓充盈与否均取决于肾气盛衰。故本病的脏腑失衡机理更为复杂，症状更为繁复。

【固定原则与机理】

下颌骨骨折依据临床不同病情变化给予不同的处理及固定方法。大致原则如下：

1. 如伴有颅脑及复合伤者，首先处理颅脑等全身情况，颌面部仅做缝合止血等应急处理。

2. 保持呼吸道通畅，如为中线骨折或双颏孔部骨折，因口底血肿、水肿、骨折片后移所致舌后坠而影响呼吸者，应先做气管切开，保持呼吸道通畅，然后再做软组织和骨组织处理。

3. 对于骨折线上松动牙应拔除，如未松动则保持牙列完整，以利于固定。

4. 髁突骨折

（1）髁突及其颈部骨折无明显移位及张口障碍者，用颅颌强力绷带制动2周即可。髁状突颈部骨折：在做牙合间牵引时需在两侧磨牙后区放置3mm左右的橡皮垫，2日后即可取除。

（2）儿童、囊内骨折以及髁突移位角度不大时宜考虑保守治疗。儿童乳牙列或混合牙列骨折者，可用齿间结扎加颏托固定。

（3）成人髁突囊外骨折，以及髁突骨折角度过大，甚至已突出关节窝时宜行手术治疗。

5. 严重的下颌骨骨折患者可发生呼吸窘迫、呼吸道梗阻等，危及患者生命，需要手术治疗，在术后应该加强护理，预防并发症发生。

6. 对于开放性骨折，在局部麻醉或全身麻醉下行骨折内固定术，用钢板固定或钻洞用钢丝做"8"字形结扎，前者因固定稳固，咬合关系满意，不需再做颌间牵引，后者则必须加做齿间结扎和颌间牵引。对开放性骨折均应做抗感染治疗，局部肿胀予以对症处理，并配合理疗、高压氧等治疗以促进骨折愈合。

7. 闭合性骨折移位不明显者，可用弓形夹板做齿间结扎，并做颌间牵引，即可恢复咬合关系。

8. 粉碎性骨折骨缺损多，无法用上法复位、固定者，如有条件可做立即植骨，无法立即植骨者，需用钢板固定，保持颌间隙，待二期植骨。

9.陈旧性骨折错位者，需切开沿原骨折线凿开（或锯开），用钢丝做"8"字形内固定，再用弓形夹板做齿间结扎和颌间牵引。

【固定方法】

本病的治疗以复位及固定为主，原则如下：①复位是以恢复伤前咬合关系为标准；②骨折线上的牙，原则上应尽量保留，如明显松动、折断或严重龋坏者应拔除；③骨折局部应有足够软组织覆盖。

1. 复位简述

（1）手法复位：适用于早期、单纯线性骨折以及复杂或开放性骨折及错位愈合的陈旧性骨折。

（2）牵引复位：适用于手法复位失败者、多发骨折或已有纤维愈合者，常用分段带钩牙弓夹板通过橡皮圈做颌间弹性牵引。

2. 固定方法

（1）单颌牙弓夹板或树脂贴片夹板固定法

1）方法与步骤：用直径 2mm 的铝丝或成品带钩牙弓夹板，按牙弓形态成形，然后用较细的金属结扎丝穿过牙间隙，将牙弓夹板结扎在骨折线两侧的部分或全部牙齿上（图 8-1），以固定骨折段。

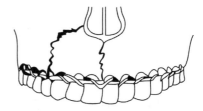

图 8-1　单颌牙弓夹板或树脂贴片夹板固定法

2）适应证：无明显移位的线形骨折，如下颌骨颏部正中线性骨折、局限性牙槽突骨折。

3）禁忌证：不稳定的下颌骨骨折，开放性骨折及伴有牙齿牙龈损伤者，多发性骨折、开放性骨折或错位愈合的陈旧性骨折。

4）注意事项

①定期复查，及时调整。

②密切观察患处的血运。特别是固定后 3 ～ 4 天内更应注意观察牙齿、局部皮肤颜色、温度、感觉及肿胀程度。

③注意询问固定处有无灼痛感，如患者持续疼痛，则应解除夹板进行检查，严防发生意外。

④及时指导患者进行功能锻炼，并将固定后的注意事项及练功方法向患者及家属交代清楚，取得患者的合作，方能获得良好的治疗效果。

（2）颌间弹性牵引复位固定法：颌间固定是在上下颌牙弓上结扎牙弓夹板，然后用橡皮圈将上下颌骨固定在一起，利用上颌完好的牙弓为依据，以恢复咬合关系，从而恢复下颌骨的连续性。

1）方法与步骤：可应用牙弓夹板和橡皮圈做颌间牵引，即在骨折复位后将上下颌牙弓夹板拴结固定。即在上、下颌牙列上结扎、安置带有挂钩的牙弓夹板，然后根据骨折段需要复位的方向，套上橡皮圈，做弹性牵引，使骨折段逐渐恢复到正常的位置（图 8-2）。

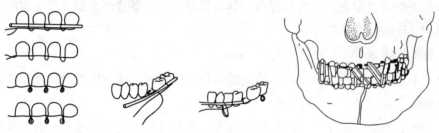

图 8-2　颌间弹性牵引复位固定法

2）适应证：骨折后咬合关系不稳定者，也可应用于手法复位效果不满意，或骨折处已有纤维性愈合，不能手术复位者。

3）禁忌证：开放性感染骨折，及复杂骨折、开放性骨折或错位愈合的陈旧性骨折。

4）注意事项

①定期复查，及时调整。

②密切观察患部的血运。特别是固定后 3 ～ 4 天内更应注意观察牙齿、局部皮肤颜色、温度、感觉及肿胀程度。

③注意询问固定处有无灼痛感，如患者持续疼痛，则应解除夹板进行检查，严防发生意外。

④及时指导患者进行功能锻炼，并将固定后的注意事项及练功方法向患者及家属交代清楚，取得患者的合作，方能获得良好的治疗效果。

（3）分段式牙弓夹板

1）方法与步骤：可采用分段式牙弓夹板，结扎在骨折线两侧的牙列上，套上橡皮圈做牵引。在牵引过程中，应经常检查牵引复位的效果和骨折段移动的方向，并可随时调整橡皮圈牵引的方向和力量（图 8-3）。

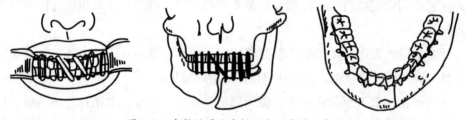

图 8-3　完整性牙弓夹板及分段式牙弓夹板

2）适应证：用于下颌骨体部有明显移位的骨折段。

3）禁忌证：开放性感染骨折，及复杂骨折、开放性骨折或错位愈合的陈旧性骨折。

4）注意事项

①定期复查，及时调整。

②密切观察患处的血运。特别是固定后 3 ～ 4 天内更应注意观察牙齿、局部皮肤颜色、温度、感觉及肿胀程度。

③注意询问固定处有无灼痛感，如患者持续疼痛，则应解除夹板进行检查，严防发生意外。

④及时指导患者进行功能锻炼，并将固定后的注意事项及练功方法向患者及家属交代清楚，取得患者的合作，方能获得良好的治疗效果。

（4）颅颌固定法

1）方法与步骤：用于维持稳定咬合关系的辅助固定，常用弹性绷带做颅下颌缠头固定（图 8-4），以固定骨折段。视骨折情况，一般为 3 ～ 4 周；钛制骨内小型接骨板除儿童因影响颌骨发育需取出外，无感染时成人一般无需取出。

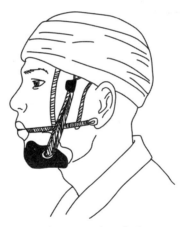

图 8-4　颅颌固定法

2）适应证：无明显移位的线形骨折，如下颌骨颏部正中线性骨折、局限性牙槽突骨折。骨内固定及骨外固定的辅助固定。

3）禁忌证：开放性骨折及伴有牙齿牙龈损伤者及复杂骨折。

4）注意事项

①定期复查，及时调整。

②密切观察患部的血运。特别是固定后 3 ～ 4 天内更应注意观察牙齿、局部皮肤颜色、温度、感觉及肿胀程度。

③注意询问固定处有无灼痛感，如患者持续疼痛，则应解除夹板进行检查，严防

发生意外。

④及时指导患者进行功能锻炼，并将固定后的注意事项及练功方法向患者及家属交代清楚，取得患者的合作，方能获得良好的治疗效果。用于维持稳定咬合关系的辅助固定，常用弹性绷带做颅下颌缠头固定。

（5）带口外支架牙弓夹板颅颌固定法

1）方法与步骤：口外支架及牙弓夹板、颅颌固定的方法（图8-5）。

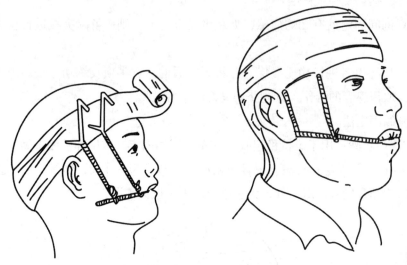

图8-5 带口外支架牙弓夹板颅颌固定法

2）适应证：复杂下颌骨骨折。

3）禁忌证：开放性骨折及伴有牙齿牙龈损伤者及复杂骨折。

4）注意事项

①定期复查，及时调整。

②密切观察面部的血运。特别是固定后3～4天内更应注意观察牙齿、局部皮肤颜色、温度、感觉及肿胀程度。

③注意询问固定处有无灼痛感，如患者持续疼痛，则应解除钢丝进行检查，严防发生意外。

④及时指导患者进行功能锻炼，并将固定后的注意事项及练功方法向患者及家属交代清楚，取得患者的合作，方能获得良好的治疗效果。用于维持稳定咬合关系的辅助固定，常用弹性绷带做颅下颌缠头固定。

（6）邻牙结扎固定法

1）方法与步骤：分别利用骨折线两侧的2个牙，做结扎固定。在每个牙的牙间隙内各穿过一根0.5mm直径的不锈钢丝，先将单个牙拧住，然后将这2个牙的结扎丝相互拧在一起，成为一股较粗的钢丝，然后，用手法将错位的骨折段复位，而后将两侧的两股钢丝再互相拧结在一起，最后将钢丝端剪短，并弯至钢丝下的牙缝中，以防刺伤黏膜。缺点是固定力量较差（图 8-6）。

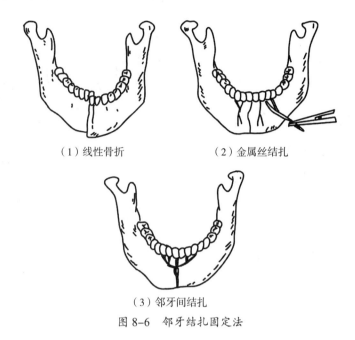

（1）线性骨折　　　　（2）金属丝结扎

（3）邻牙间结扎

图 8-6　邻牙结扎固定法

2）适应证：此法操作简单，适用于错位不大的简单骨折。

3）禁忌证：开放性骨折及伴有牙齿牙龈损伤者及复杂骨折。

4）注意事项

①定期复查，及时调整。

②密切观察局部的血运。特别是固定后 3～4 天内更应注意观察牙齿、局部皮肤颜色、温度、感觉及肿胀程度。

③注意询问固定处有无灼痛感，如患者持续疼痛，则应解除钢丝进行检查，严防发生意外。

④及时指导患者进行功能锻炼，并将固定后的注意事项及练功方法向患者及家属交代清楚，取得患者的合作，方能获得良好的治疗效果。用于维持稳定咬合关系的辅助固定，常用弹性绷带做颅下颌缠头固定。

（7）克氏针固定法

1）方法与步骤：用克氏针穿入骨折线两侧的骨内，使骨折段固定：方法是在相当于下颌骨体下 1/3 或下颌缘的皮肤上做小切口，显露骨面，然后用手钻将克氏针穿入。在穿进钢针时，助手应使骨折端保持在正确的位置上，钢针由骨折线的一侧穿向另侧。如用 2 根钢针由双侧交叉插入，则更为牢固。钢针穿好后，如需于后期拆除，其末端可在皮肤外面留出 1.5cm，以便日后拔出。如不准备拆除，则可剪去骨外钢针多余的部分，缝合创口 1～2 针。克氏针固定一般用于无化脓性感染的骨折，也可加用牙弓夹板或颅颌绷带做辅助固定。本法有创伤小、手术简便的优点（图 8-7）。

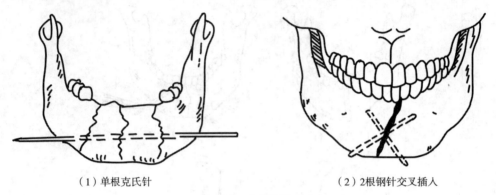

（1）单根克氏针　　　　　　　（2）2根钢针交叉插入

图 8-7　克氏针固定法

2）适应证：下颌骨体前部和颏部的线型骨折。

3）禁忌证：开放性骨折及伴有牙齿牙龈损伤者及复杂骨折。

4）注意事项

①定期复查，及时调整。

②密切观察局部的血运。特别是固定后 3～4 天内更应注意观察牙齿、局部皮肤颜色、温度、感觉及肿胀程度。

③注意询问固定处有无灼痛感，如患者持续疼痛，则应解除固定进行检查，严防发生意外。

④及时指导患者进行功能锻炼，并将固定后的注意事项及练功方法向患者及家属交代清楚，取得患者的合作，方能获得良好的治疗效果。用于维持稳定咬合关系的辅助固定，常用弹性绷带做颅下颌缠头固定。

（8）金属支架外固定法

金属支架外固定是从口外在骨折线两侧的下颌骨近下缘处，钻入骨钉，用金属接头帽连接金属杆和骨钉，在颌骨复位后进行固定。

1）方法与步骤：先在皮肤上标志出骨折线的方向及进骨钉的位置。骨钉应在下颌骨的下 1/3 处钻入，因该处骨质最致密，可使骨钉牢固钻入，又不易损伤下牙槽神经、血管和牙根。骨钉应在离开骨折断端约 1cm 处，骨钉与骨钉之间相距约 1cm。先在局部麻醉下切开拟进钉部位的皮肤，钝性分离至骨面，咬肌前缘要防止损伤面动脉或面前静脉。用手钻将骨钉钻入骨内，开始进入骨密质时，因骨质致密，有一定阻力，进入骨髓腔后，即有落空的感觉，继续钻入，再次感到有阻力时，说明骨钉已进入舌侧骨密质，此时骨钉牢固，即可松开手钻。同法钻入第二根骨钉，但注意骨折线一侧的两骨钉之间应保持 45°角打入，以 2 根骨钉为一组。同样在骨折线的另一侧，也钻入 2

根骨钉。两组骨钉钻好后，在每根骨钉上安置连接螺丝帽，分别将每组骨钉用连接杆相互连接。这2根连接杆上，事先又分别各安置好一个双层螺丝帽。最后，在骨折段复位后，用另一根较长的金属杆，穿过双层螺丝帽的外层，拧紧固定，就可将骨折段固定在复位后的位置上（图8-8）。拧入骨钉的皮肤切口处，用碘仿纱条缠绕保护，防止由此伤口引起继发感染。固定4～6周，即可拆除骨钉和金属支架。上述的金属支架外固定装置又称罗—安支架，是Roger-Anderson提出来的。前苏联学者鲁契柯设计了一种外固定装置，被命名为鲁契柯，其适应证与操作原理与罗—安

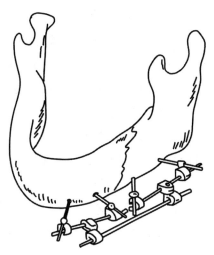

图8-8　罗安支架外固定法

支架大体相同，只是在下颌下缘内外两侧以抓钩方式固定骨折段，而且分别在骨折线的两侧只各固定一个抓钩，就可以获得比较牢固的固定（图8-9）。

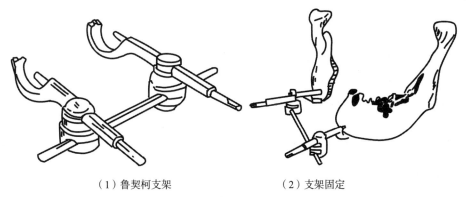

（1）鲁契柯支架　　　　　　（2）支架固定

图8-9　鲁氏支架外固定法

2）适应证：无牙颌骨，或缺牙太多无法利用，或有骨质缺损者。

3）禁忌证：感染骨折及复杂骨折。

4）注意事项

①定期复查，及时调整。

②密切观察患处的血运。特别是固定后3～4天内更应注意观察牙齿、局部皮肤颜色、温度、感觉及肿胀程度。

③注意询问固定处有无灼痛感，如患者持续疼痛，则应解除固定进行检查，严防发生意外。

④及时指导患者进行功能锻炼，并将固定后的注意事项及练功方法向患者及家属交代清楚，取得患者的合作，方能获得良好的治疗效果。

（9）骨钉—自凝塑料外固定法

1）方法与步骤：金属支架外固定法在操作上比较烦琐，金属支架占据较大空间，患者在进食、睡眠时使用很不方便。近年来多已废弃不用，而改用自凝塑料黏固露于

创外的骨钉，将两骨钉间用自凝塑料连
结在一起，达到固定的目的。即用不锈
钢螺钉钻入骨折线两侧的骨质上，使骨
折段复位后，用1mm 直径的不锈钢丝，
缠绕螺钉，然后调拌快凝塑料成干糊状，
涂敷较厚一层于钢丝及螺钉的外面，待
其凝结干固后，即起到强有力的固位作
用（图 8-10）。

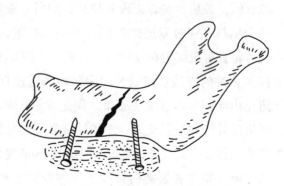

图 8-10　骨钉—自凝塑料外固定法

2）适应证：下颌骨体前部和颏部的
线型骨折。

3）禁忌证：开放性骨折及伴有牙齿牙龈损伤者及复杂骨折。

4）注意事项

①定期复查，及时调整。

②密切观察患部的血运。特别是固定后 3 ～ 4 天内更应注意观察牙齿、局部皮肤颜色、温度、感觉及肿胀程度。

③注意询问固定处有无灼痛感，如患者持续疼痛，则应解除固定进行检查，严防发生意外。

④及时指导患者进行功能锻炼，并将固定后的注意事项及练功方法向患者及家属交代清楚，取得患者的合作，方能获得良好的治疗效果

（10）粘接夹板固定法

1）方法与步骤：20 世纪 70 年代以来，复合树脂粘接材料已应用于颌骨骨折的固定，一般适用于骨折线两侧有牙的单纯线状骨折的病例。有以下 2 种形式：①金属丝—复合树脂夹板固定，是将较粗的不锈钢丝（21 号）压扁，根据下颌牙弓形态弯制成弧形，其长度以能达到骨折线两侧各 2 ～ 4 个牙为宜。如下颌骨骨折断端分离，可先用尼龙丝结扎牙，将分离的颌骨拉拢，做初步固定。然后用小棉球蘸 50% 磷酸对牙面进行酸蚀处理 1 ～ 2 分钟，用水冲洗，用无水酒精或空气使干燥。嘱患者做正中咬合，术者用手压下颌骨，使保持复位状态，然后用复合树脂覆盖骨折线两侧牙的唇颊面，放置弯制好的金属丝，再覆盖一层复合树脂，将金属丝包埋，固化后即成夹板。牙的舌侧面再用复合树脂加固，最后要调整咬合，清除早接触点。②贴钩—尼龙丝—复合树脂夹板固定，用不锈钢丝预先弯制一些"风纪扣"样形态（ıo）的小钩备用。在骨折线两侧各选 2 ～ 4 个较牢固的牙，除去牙面的牙垢，如上法用酸处理牙面，冲

洗、干燥后，在远离骨折线的两侧各选一个健康牙，调拌复合树脂，置于酸蚀过的牙面上，用蘸有托牙水的小棉球将其轻压成均匀薄层，放置金属小钩，钩头向侧方，在选用的其余各牙的唇、颊面上，用复合树脂做成小丘突，其作用为防止尼龙丝滑动。用直径为 0.25 ～ 0.5mm 的尼龙丝，穿过金属钩孔，来回穿绕 2 ～ 4 道，在下前牙唇侧结扎，同时嘱患者做正中咬合，术者用手压下颌骨使复位，在牙面干燥的情况下，再覆盖一层复合树脂，厚 1 ～ 1.5mm，将尼龙丝和贴钩全部包埋于其中，结固后即成固定夹板（图 8-11）。

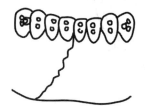 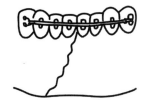 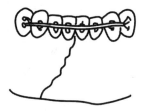

（1）牙面上黏贴金属钩和小丘突　　　（2）尼龙丝穿过金属钩　　　（3）覆盖复合树脂

图 8-11　粘结夹板固定法

2）适应证：下颌骨体前部和颏部的线型骨折。

3）禁忌证：开放性骨折及伴有牙齿牙龈损伤者及复杂骨折。

4）注意事项

①定期复查，及时调整。

②密切观察局部的血运。特别是固定后 3 ～ 4 天内更应注意观察牙齿、局部皮肤颜色、温度、感觉及肿胀程度。

③注意询问固定处有无灼痛感，如患者持续疼痛，则应解除固定进行检查，严防发生意外。

④及时指导患者进行功能锻炼，并将固定后的注意事项及练功方法向患者及家属交代清楚，取得患者的合作，方能获得良好的治疗效果。

（11）颌周结扎固定法

1）方法与步骤：用不锈钢丝环绕下颌骨体，钢丝两端在义齿基托上结扎固定，使骨折端段获得固定的方法。颌周结扎固定的具体操作如下：选用 7 号注射长针头，剪去针柄，将针头弯成弧形。在局部麻醉下，用手法使骨折段复位，戴入原有义齿；如原无义齿，可用印模膏或自凝塑料制作义齿基板状托板，安置于牙床上。然后穿绕不锈钢丝，在骨折线两侧 1 ～ 2cm 处，将针头从下颌下缘处穿入皮肤，沿下颌骨外侧面穿过组织，进入口内前庭沟，将不锈钢丝通过针管引入口内，然后从口内将针头拔除。再用一针头，自口外皮肤上同一穿刺孔刺入，沿下颌骨舌侧面穿透至口内舌侧牙龈与口底的移行部，将上述不锈钢丝的另一端，通过针头引入口内舌侧，再从口内将针头拔除。然后在口内将不锈钢丝的两端夹住，向上提拉几次，使钢丝与下颌骨下缘贴紧，即可在托牙或夹板上拧紧钢丝，结扎固定。在骨折线的另一侧，用同样的方法，向口内引入钢丝，环绕颌骨，结扎固定在托牙或夹板上。这样，就可使无牙颌的颌骨骨折得到固定（图 8-12）。

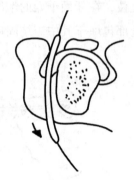
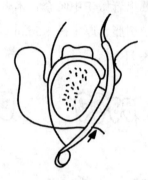

（1）以长针头引导穿过颊侧固定金属丝　　　　（2）按同法引导金属丝通过舌侧

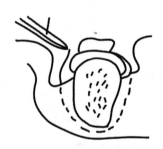
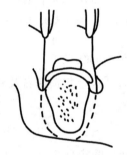
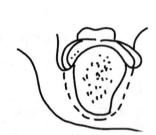

（3）将颊舌侧金属丝与义齿一起结扎固定

图 8-12　颌周结扎固定法

2）适应证：无牙的下颌骨体部骨折，尤其是原来就戴有下颌全口义齿的病例，更为方便。

3）禁忌证：开放性骨折及伴有牙齿牙龈损伤者及复杂骨折。

4）注意事项

①定期复查，及时调整。

②密切观察局部的血运。特别是固定后 3 ～ 4 天内更应注意观察牙齿、局部皮肤颜色、温度、感觉及肿胀程度。

③注意询问固定处有无灼痛感，如患者持续疼痛，则应解除固定进行检查，严防发生意外。

④及时指导患者进行功能锻炼，并将固定后的注意事项及练功方法向患者及家属交代清楚，取得患者的合作，方能获得良好的治疗效果。

（12）颌间结扎固定法

1）方法与步骤：颌间固定是颌骨骨折常用的固定方法。尤其对下颌骨骨折，可利用上颌骨来固定折断的下颌骨，并使上、下颌的牙固定在正常咬合关系的位置上，待骨折愈合后，再恢复咀嚼功能，这也是颌间固定的主要优点。这种固定的缺点是在固定期间不能张口活动，影响咀嚼和进食，也不易进行口腔清洁和保持口腔卫生，一般只能摄入流质饮食，并要加强口腔护理。颌间固定的方法从历史来看是逐渐演变、完善的，属于较早的一种方法，现已较少应用，但如在缺乏器材或人员时，也可参考使用。

①金属丝颌间结扎法：在上、下颌两侧，各选2个健康牙，作为结扎、固定的基牙，一般都是选第2前磨牙及第1磨牙。先用细结扎丝分别扭结在每一个基牙上，然后用手法将骨折段复位，使上、下牙按正常咬合关系对好，即可将两侧上、下颌牙上的结扎丝上下相互拧紧，达到固定的目的（图8-13）。此法最简便，对于简单的线形骨折，只要两侧上、下颌都有牢固的牙，即可采用此法。由于是利用两侧上颌的牙固定下颌骨折段，比单纯结扎邻牙的固定力量大。其缺点是结扎丝所占的体积较大；少数牙负担过大，容易发生损伤；上、下两组钢丝中，只要有一根钢丝拧断，就失去固定作用，需要重新更换钢丝，再做固定。如无牢固的后牙，选用前牙做结扎固定时，应多结扎几个牙，以增强固定力量。

②小环颌间结扎法：选用0.5mm直径的不锈钢丝，长约14cm，将钢丝对折合拢，在对折处扭成一小环。在上、下颌两侧各选2个相邻的牢固牙，作为一个结扎单位。将形成小环的钢丝两末端，从两基牙间的颊侧穿入，自舌侧穿出后，将2根钢丝分开，分别绕过前、后邻牙的牙颈部，从舌侧穿至颊侧，并使后端的钢丝穿过小环孔，与前端的钢丝扭紧结扎。这样就在两牙之间的颊面形成一个眼孔状小环。使上、下颌所形成的小环彼此相对，然后用另一根结扎丝，穿过上、下相对的2个小环，将两端互相扭结起来，使上、下颌牙在正常咬合关系的位置上得到固定。每个患者要用几对小环，应根据骨折的情况而定，以能达到可靠的固定为原则，一般在骨折线每侧做1～2对小环即可（图8-14）。

此法简单可靠，只需一种金属丝，不需其他特殊器材，就可做颌间固定。此法较上法的优点是，如在拧紧颌间结扎丝时发生断裂，只需更换一根结扎丝，而不必做上、下一组的更换。采用此法时，骨折线两侧上、下颌都应有2个以上稳固的牙，否则不宜采用此法。乳牙或恒牙有间隔缺失者，也不适用此法。在形成小环前，有人在钢丝上先穿入一个小纽扣，这样还可用橡皮圈套在上、下颌的纽扣上，起牵引固定的作用（图8-15）。

③连续小环结扎法：用一根较长的金属丝，在一排牙上做连续结扎，使每2个邻牙间的颊侧，都形成一个小环，因此可形成多数小环，以备做颌间固定用。此法的特点是利用较多的牙做结扎，即使有些牙不很牢固，也可加以利用而只承受一部分力量

（图 8-16 ）。

④牙弓夹板颌间固定法：牙弓夹板除可做单颌固定外，也可用做颌间固定。即在上、下颌牙列的唇、颊侧，均结扎牙弓夹板。然后用结扎丝在不同的部位穿过上、下颌的牙弓夹板，将上、下颌牙结扎固定于正常的咬合关系位置上。此法的优点是将固定力量分散在多数牙上，防止少数牙负担太大。但只适用于已复位或易复位的简单骨折，不能做牵引复位固定。

⑤带钩牙弓夹板颌间固定法：就是在牙弓夹板上带有突起的挂钩，以便悬挂小橡皮圈，做颌间牵引固定。这种带钩牙弓夹板，可用铝丝弯制，也有各种成品带钩夹板，供临床选用（图 8-17 ）。

铝丝质轻而软，容易弯制，且取材方便。弯制的方法是取一根直径 1 ～ 2mm、长 20cm 的铝丝，用尖嘴钳在每相距 1 ～ 1.5cm 将铝丝弯制出高约 0.5cm 的挂钩，共弯制 6 ～ 7 个挂钩。每一患者弯制 2 根带挂钩的铝丝备用。将此夹板安置到患者牙弓上去的具体步骤是：根据患者上、下牙弓的大小，确定所用带钩铝丝的长度，剪去多余部分；将其弯曲成弓形，使能与每个牙的唇、颊侧牙面贴附，将两末端用平钳夹扁，弯成钩状，使其与两侧最后一牙的远中面相贴。然后将挂钩向前弯，使其与牙面呈 30°～ 40°角，而与牙龈间保持一定距离，以免压伤牙龈。最后用 0.5mm 直径的不锈钢丝，将弯制好的夹板分别结扎、固定到上、下颌的牙上。应将每个牙上结扎丝的末端剪短，并弯成环形，并弯向牙间隙或贴附于夹板下，防止刺伤唇、颊黏膜。拧紧结扎丝时，应养成习惯，一律朝顺时针方向，以便在治疗过程中加固或拆除。安置好带钩牙弓夹板后，用小橡皮圈（一般为输液用乳胶管剪成）根据需要牵引下颌的方向，套在上、下颌牙弓夹板的挂钩上，即可起到牵引、复位和固定的作用。如骨折段错位明显，一时又难以复位，无法在下颌牙列上安置一个完整的牙弓夹板时，可将铝丝夹板在相当于骨折错位处剪断，分别结扎固定在骨折线两侧的牙上，然后套上橡皮圈，行弹性牵引复位。术后应及时观察，调整橡皮圈的方向和力量，直至恢复正常的咬合关系，并继续固定一段时间。必要时可换置一个完整的牙弓夹板完成固定。下颌骨骨折如有骨质缺损，可以采用有间隔弯曲的牙弓夹板，以保持复位后留下的缺损间隙，防止因肌牵引或瘢痕挛缩而发生移位。无论安置哪一种牙弓夹板，其结扎固定的方法都是相同的，即用金属结扎丝，将牙弓夹板分别结扎固定在上、下颌每个牙上，操作烦琐、费时。为了缩短操作时间，减少患者痛苦，第四军医大学介绍了一种改进的方法：先用一根长结扎丝，根据牙间隙数目，弯成一些连续的"V"形反折，用止血钳逐个夹持其尖端，由牙间隙的舌侧穿至唇、颊侧，穿出长度以 3cm 左右为宜。然后将从每个牙间隙穿出的结扎丝套，间隔分开为上、下两组，将事先制备好的牙弓夹板安置在上、下两组结扎丝套之间，贴附于牙面后，即可逐个剪开结扎丝摺套，进行结扎固定。此法的优点还在于用钝头结扎丝折套穿过牙间隙，不仅易于通过，而且不易刺伤牙龈。

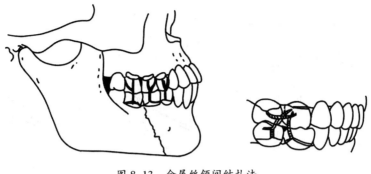

图 8-13　金属丝颌间结扎法

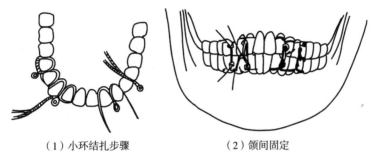

（1）小环结扎步骤　　　　　　（2）颌间固定

图 8-14　小环颌间结扎法

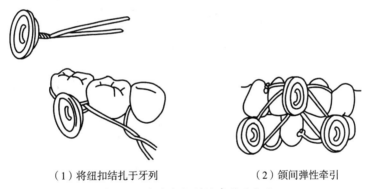

（1）将纽扣结扎于牙列　　　　　　（2）颌间弹性牵引

图 8-15　纽扣颌间弹性牵引固定法

　　铝丝带钩牙弓夹板制作简便，不需特殊的技工设备，又可获得良好的固定效果，所以应用较普遍。

　　颌间固定时不能张口，如发生呕吐，可因影响呼吸道通畅而发生意外。在这种情况下，应立即剪断连接上、下颌之间的钢丝或橡皮圈。对于用橡皮圈做颌间牵引固定者，如在每侧所悬挂的橡皮圈中各穿过一根粗丝线，将线的两头用胶布固定在面颊部，如遇呕吐或窒息等紧急情况时，可用力牵拉粗丝线，即可将橡皮圈快速全部拉脱，立即解除颌间固定，不影响张口。

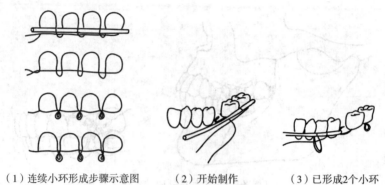

（1）连续小环形成步骤示意图　　　（2）开始制作　　　（3）已形成2个小环

图 8-16　连续小环颌间结扎法

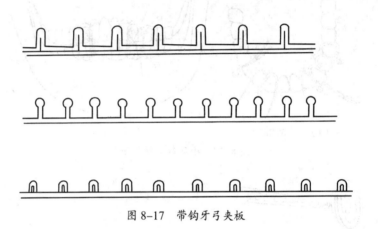

图 8-17　带钩牙弓夹板

2）适应证：无牙的下颌骨体部骨折，尤其是原来就戴有下颌全口义齿的病例，更为方便。

3）禁忌证：开放性骨折及伴有牙齿牙龈损伤者及复杂骨折。

4）注意事项

①定期复查，及时调整。

②密切观察局部的血运。特别是固定后 3～4 天内更应注意观察牙齿、局部皮肤颜色、温度、感觉及肿胀程度。

③注意询问固定处有无灼痛感，如患者持续疼痛，则应解除固定进行检查，严防发生意外。

④及时指导患者进行功能锻炼，并将固定后的注意事项及练功方法向患者及家属交代清楚，取得患者的合作，方能获得良好的治疗效果。用于维持稳定咬合关系的辅助固定，常用弹性绷带做颅下颌缠头固定。

⑤在下颌骨骨折固定过程中，为了增进局部血液循环，促进骨折早期愈合，可提前让颌骨有适当活动。也就是遵循动静结合的原则。可根据患者骨折的情况，在牵引固定 2 周后，在进食时减少橡皮圈数量，直至全部取下橡皮圈，进一些半流质饮食或

软食，使下颌骨有适当的运动，食后经口腔清洁后再挂上橡皮圈。尤其在骨折处已有纤维性愈合时，这种短暂的轻微活动，不致发生移位。也可提前拆除橡皮圈，改为单颌固定。下颌骨骨折的固定时间应比上颌骨骨折时长一些，一般应固定 4～6 周；双发或多发骨折时，活动应较晚开始，一般需固定 6～8 周。

【按语】

下颌骨骨折是头面部常见骨折，涉及口腔、鼻腔等重要器官，临床治疗难度较大，其中外固定方法在临床上常用。本节主要述及上述 12 种方法，可依据骨折特点、年龄、部位等不同选择使用。

第二节　颈椎骨折

【概述】

颈椎骨折是发生在颈椎部的骨折，颈椎损伤可发生在任何年龄段，以青壮年居多，多数由间接暴力造成，最常见的致伤原因为车祸、高处坠落及重物打击致伤等。伤后患者常用两手托住头部，局部压痛、肿胀、畸形。以头、颈痛，颈部筋肉紧张，活动受限，但后凸畸形不甚明显为主要表现。

【解剖特点】

1. 椎体

颈椎共 7 节，第 1、2、7 节属特殊颈椎，第 3、4、5、6 颈椎成为普通颈椎。普通颈椎每节均由椎体、椎弓和突起三部分组成。$C_2 \sim C_6$ 椎体逐渐增大，椎体横径约 2 倍于矢径，上面略小于下面，后缘略高于前缘（图 8-18）。

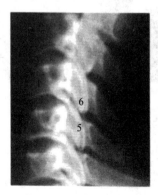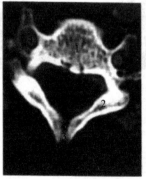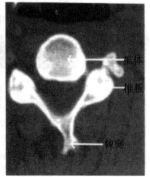

图 8-18　正常颈椎椎体

1.椎体；2.椎板；3.棘突；4.横突孔；5.上关节突；6.下关节突

2. 椎弓

椎弓呈弓状从椎体侧后方发出，由椎弓根与椎板相连。椎弓根短而细，上、下缘各有一较狭凹陷，为颈椎椎骨上、下切迹，相邻两椎骨上、下切迹形成椎间孔，有脊神经和伴行血管通过。

3. 突起

突起包括横突、上、下关节突和棘突。

4. 第 1 颈椎（寰椎）

第 1 颈椎由前后两弓及两侧块相连呈环状（图 8-19），上与枕骨髁、下与枢椎构成关节。前弓连接两侧块，中央小结节（前结节）为前纵韧带附着部，后方与齿突构成寰齿关节；后弓与侧块后方相连，后面正中的后结节，为左右后小直肌附着点。

5. 第 2 颈椎（枢椎）

齿突原属寰椎体，发育中分离，6 岁时与枢椎椎体完全融合。椎弓根短而浅，其上方浅沟与寰椎下浅沟形成椎间孔，其下关节突与第 3 颈椎上

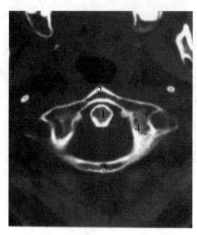

图 8-19

1. 齿突；2. 寰椎前结节；3. 寰椎后结节；
4. 寰椎侧块

关节突构成关节，关节的前方为枢椎下切迹与第 3 颈椎上切迹形成椎间孔，横突较短小，有斜行横突孔。椎板呈棱柱状，较厚。棘突粗大（图 8-20）。

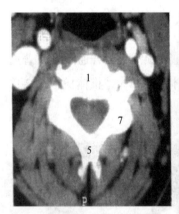 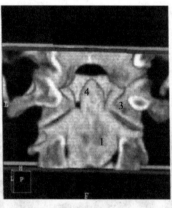 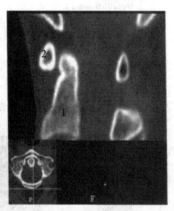

图 8-20

1. 枢椎椎体；2. 寰椎前结节；3. 寰椎侧块；4. 齿突；5. 枢椎棘突；6. 寰椎后结节；7. 枢椎椎板

6. 第 7 颈椎（又称隆椎）

第 7 颈椎的大小与外形介于普通颈椎与胸椎之间，棘突长而粗大，末端不分叉呈结节状（图 8-21）。

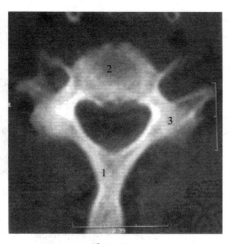

图 8-21

1.棘突；2.椎体；3.椎板

【损伤机理与特点】

1.损伤机理与特点

（1）上颈椎损伤：指寰椎和枢椎骨折脱位。

①寰椎前后弓骨折：又称 Jefferson 骨折。由于头部受垂直暴力致使枕骨髁撞击寰椎引致寰椎侧块与前、后弓交界处发生骨折（图 8-22、图 8-23）。此骨折向椎孔四周移位，不压迫颈髓，不产生脊髓受压症状。故患者仅有颈项痛，偶有压迫枕大神经引起致该分布区域疼痛。

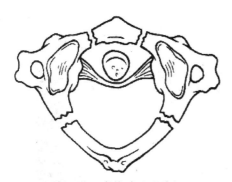

图 8-22　寰椎前后弓骨折

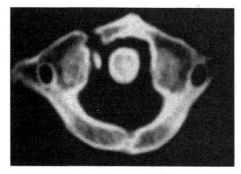

图 8-23　CT 示 Jefferson 骨折寰椎前弓骨折并寰枢椎脱位

②寰枢椎脱位：寰枢椎无骨折，但因寰枢横韧带、翼状韧带、齿突尖韧带断裂，而致枢椎齿突与寰椎前弓间发生脱位，此可压迫或不压迫颈髓引起症状。此种脱位属不稳定型损伤，故需在牵引下复位后行寰枢椎融合术（图 8-24、图 8-25、图 8-26）。

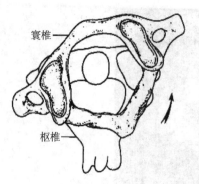

图 8-24 寰枢椎脱位

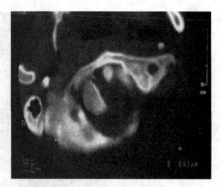

图 8-25 CT 示寰枢椎旋转脱位

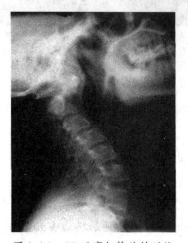

图 8-26 CT 示寰枢椎旋转脱位

③齿突骨折：枢椎齿突骨折可分为三型。Ⅰ型为齿突尖部骨折，Ⅱ型为齿突基底部与枢椎体交界处骨折，Ⅲ型为齿突骨折延伸及枢椎体部（图 8-27、图 8-28）。

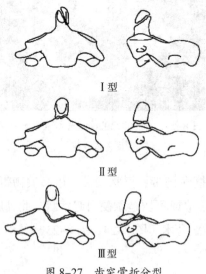

Ⅰ型

Ⅱ型

Ⅲ型

图 8-27 齿突骨折分型

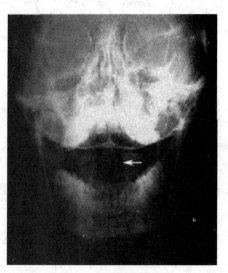

图 8-28 齿突骨折Ⅱ型

④枢椎椎弓骨折：枢椎椎弓骨折又称绞刑者骨折，骨折后枢椎椎弓向后移位，而椎体向前移位，故称之为枢椎创伤性滑脱（图8-29、图8-30）。

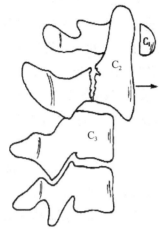

图8-29　枢椎椎弓骨折并创伤性滑脱

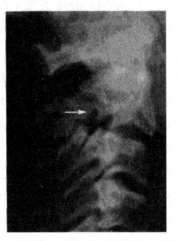

图8-30　枢椎椎弓骨折并枢椎椎体向前移位

（2）下颈椎损伤：指 $C_3 \sim C_7$ 骨折脱位。

①屈曲压缩性骨折：最常见于 $C_4 \sim C_5$ 或 $C_5 \sim C_6$ 节段。从高处坠落时头枕部触地颈椎前屈，使颈椎椎体前半部受到上下位椎体、椎间盘的挤压而发生压缩骨折。

②爆裂骨折：为垂直压缩暴力或屈曲压缩暴力所致，呈严重的楔形骨折或粉碎性骨折，常累及椎管，并造成神经损伤。

③关节突关节脱位：从高处坠落时头枕部触地颈椎前屈，使颈椎椎体前半部受到上下位椎体、椎间盘的挤压而发生压缩骨折，其后部的棘上韧带、棘间韧带、关节突关节囊收到牵张应力而断裂，上位椎体向前下方移位，引起半脱位，甚至双侧关节突跳跃脱位（图8-31）。

④颈椎后结构骨折：指颈椎椎板、椎弓根、关节突和棘突骨折。

⑤颈椎过伸性损伤：骑车摔倒头面部触地或急刹车乘客头面部撞击挡风玻璃或椅背，使颈椎过度伸展致前纵韧带断裂、上位椎体向后移位产生损伤。

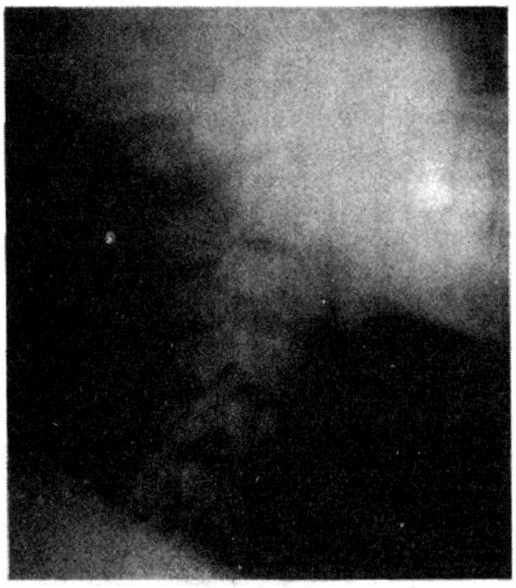

【平衡辨证】

图8-31　X线片示 $C_5 \sim C_6$ 关节突关节脱位

1. 力学辨证

颈部是脊柱中运动最灵活的区域，50%以上的颈部运动由寰枕关节和寰枢关节完成，剩余的 50% 的颈部运动均匀的分部于 C₃ ～ C₇。

有许多力学系统原因可以引起颈部疼痛。7 块颈椎间有 14 个关节突关节（即常说的小关节）和 5 对 Luschka 关节（即钩椎关节），并且肌肉和韧带结构不但受第 11 对颅神经的支配，同时还受位于两侧的 8 对颈神经的支配。肌肉和韧带的撕裂伤是颈部疼痛的最常见原因，但也可能同时存在其他病理改变。小关节和钩椎关节间是滑膜连接，同其他滑膜关节有相同的炎性致痛病理过程。颈椎间盘吸收脊柱的轴向压力，起着"震荡吸收器"的作用。椎间盘的破裂和退行性变或纤维撕裂都可以引起严重的、难以诊断和治疗的局部疼痛。骨性结构本身可以因骨质疏松、代谢或其他过程而退变，导致病理性骨折和疼痛。

颈椎损伤可发生在任何年龄段，以青壮年居多，多数由间接暴力造成，最常见的致伤原因为车祸、高处坠落及重物打击致伤等。伤后筋骨损伤或脱位，表现为局部肿胀、疼痛、畸形，活动受限，严重者可并发脊髓神经损伤，引起四肢瘫痪不用。必须早期进行手法复位，固定稳妥，恢复筋骨肌力平衡，达到原有的解剖关系，以促进功能康复。若合并严重脊髓神经损伤，四肢瘫痪不用者，应及时手术减压，内固定，以免遗留后遗症。

2. 气血脏腑辨证

五脏六腑之精气上注者，必经颈项。颈部上撑头颅、下连躯体，前有食管、气管，后有颈髓、血管，实为经脉所过之要道、头身气血相贯之要冲，乃气血、经脉、筋骨、肌肉等综合之枢纽。

《灵枢·经脉》指出："骨为干、脉为营、筋为刚、肉为墙。"说明骨脉筋肉是构成人体形态和运动的主要结构，这些结构的正常又赖于脏腑功能旺盛和经脉气血的通调，即所谓"肾主骨藏精、精生髓，故肾亏则骨萎；肝主筋，筋附骨，肝血不足则筋失所养"。颈椎病，多以筋骨为患，病情迁延，精血耗伤，因而肝肾受累最著，常出现肝肾不足的病变。肝肾不足又以阴血不足为著，阴虚则热，热则"胆泄口苦，筋膜干则筋急而挛，发而筋痿"，"肾气热则腰脊不举，骨枯而髓减，发为枯痿"，因此临床上可见到头晕、眼花、腰膝酸软、肢体瘫痪、筋脉拘挛等症状。

【固定原则与机理】

1. 压缩或移位较轻者，用颌枕吊带在卧位牵引复位。牵引重量 3 ～ 5kg。复位后随即用头颈胸石膏固定，固定时间约 12 周。石膏干硬后即起床活动。寰枢前后弓骨折、屈曲压缩骨折均可采用此方法（图 8-32）。

2. 有明显压缩或移位，或有脱位者，用持续颅骨牵引复位。牵引重量 3 ～ 5kg，必要时可增加 6 ～ 10kg。及时摄 X 线片复查，如已复位，即用头颈胸石膏固定，固定时间同前。

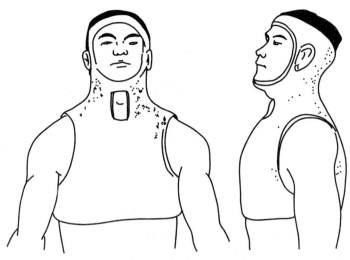

图 8-32　头颈胸石膏固定

3. 颈椎骨折脱位有关节突交锁者，病情较复杂，危险性较大。需行闭合或切开复位，但要特别谨慎。寰枢椎脱位属不稳定损伤，故需在牵引下复位后行寰枢椎融合术。枢椎创伤性滑脱，需行颅骨牵引复位、内固定、植骨融合。爆裂骨折应行前路手术、骨折椎体切除、内固定植骨融合。

4. 齿突骨折

Ⅰ型骨折罕见，可用颈围固定 6～8 周。Ⅱ型骨折行颅骨牵引解剖复位后，齿突螺钉固定或 Halo 背心固定 12 周。Ⅲ型骨折行 Halo-vest 支架固定 12 周（图 8-33）。

5. 颈椎过伸性损伤

对于无移位的过伸性损伤，可用颈围领或支具固定 8 周（图 8-34）。若示有明显移位者，此为不稳定性损伤，应予手术复位，内固定植骨融合。

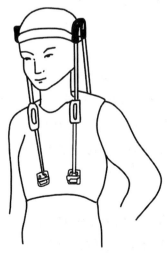

图 8-33　Halo-vest 支架

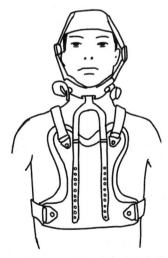

图 8-34　头颈胸支具固定法

【固定方法】

患者平卧位，肩下垫软枕，助手双手固定患者双肩，反向牵引。术者左手托住枕颈部，右手持颅骨牵引弓，保持水平方向牵引，逐渐增加牵引力量，并缓缓屈曲颈部，不要超过45°，C臂监视，交锁上下关节突达到"顶对顶"时，维持纵向牵引力，并使颈逐步后伸，可听到或感触复位时的弹响，提示复位成功。

1. 固定方法

（1）方法与步骤

第1步：拔伸牵引。患者仰卧床上，局部麻醉下行头环颅骨牵引。床头抬高，用踝套或骨盆牵引带保持对抗牵引。牵引开始时，颈椎取中立位或轻度屈曲位（约20°），不可过屈，严防过伸。起始重量按每一椎体牵引重量约2.5kg估算，通常选择10～15kg，不低于7kg，严密观察生命体征及四肢活动情况，在不加重神经症状条件下，逐步增加重量，每次2～4kg，每隔20～30分钟拍摄1次颈椎侧位片，了解绞锁关节突牵开情况。

第2步：端提按压。若关节突已牵开或处于对顶状态，椎体未复位，依以下手法试行复位：术者立于患者右侧，将气管推向左侧，双手拇指抵于脱位椎体之前下缘向后下方用力，产生矢状位旋转力，同时，置于颈部后侧脱位椎体下位颈椎棘突的双手其余四指向前端提。听到弹响或患者自觉有弹跳复位感，触摸颈部台阶样改变消失，提示复位成功。

第3步：旋转复位。若摄片证实未复位或仅一侧复位，则施行旋转手法：术者握住头环两侧，在持续牵引下将头部向一侧侧屈并缓慢旋转30°～45°，复位时往往听到响声。同法，复位另一侧。遇有阻力，立即停止旋转，否则可能导致关节突骨折和神经损伤。摄片证实复位成功后，调整牵引为轻度后伸位，减重至3～5kg维持。

（2）适应证：新鲜骨折脱位、无椎间盘脱出或骨块明显后移导致椎管狭窄，伴有小关节突绞锁等病例，不能耐受大重量颅骨牵引者。

（3）禁忌证：如果存在颈椎多节段损伤，伴小关节单侧或双侧交锁，或伴关节突骨折，则复位困难，可列为禁忌证，不必再尝试闭合复位，其效果差，反而增加风险。存在损伤椎间盘突出、脱出或游离骨折块突入椎管时，复位可能进一步移位加重脊髓损伤，虽然有学者认为出现脊髓损伤的概率很小，但我们还是建议要慎重，将其列为禁忌证。

2. 注意事项

（1）动作要轻柔，切忌暴力。特别是初学者，先期复位失败是很正常的，随着经验的增多，成功率会逐步增加。不要追求成功率而反复复位，加重脊髓损伤。我们的经验是最多不超过两次。初学可以先从脱位伴完全四肢瘫的患者开始，积累复位的经验。

（2）尝试复位时，保护脊髓是关键，一手托住枕颈部非常重要，它可以在牵引弓意外脱落时保护颈椎，防止医源性损伤。

第三节　肋骨骨折

【概述】

肋骨骨折在胸部损伤中占61%～90%。不同的外界暴力作用方式所造成的肋骨骨折病变可具有不同的特点。作用于胸部局限部位的直接暴力所引起的肋骨骨折，断端向内移位，可刺破肋间血管、胸膜和肺，产生血胸或（和）气胸。间接暴力如胸部受到前后挤压时，骨折多在肋骨中段，断端向外移位，刺伤胸壁软组织，产生胸壁血肿。枪弹伤或弹片伤所致肋骨骨折常为粉碎性骨折。在儿童，肋骨富有弹性，不易折断，而在成人，尤其是老年人，肋骨弹性减弱，容易骨折。

【解剖特点】

肋骨共12对，平分在胸部两侧，前与胸骨、后与胸椎相连，构成一个完整的胸廓。胸部损伤时，无论是闭合性损伤还是开放性损伤，肋骨骨折最为常见，约占胸廓骨折的90%。在儿童，肋骨富有弹性，不易折断，而在成人，尤其是老年人，肋骨弹性减弱，容易骨折。

【损伤机理与特点】

1. 损伤机理

（1）肋骨骨折一般由外来暴力所致，直接暴力作用于胸部时，肋骨骨折常发生于受打击部位，骨折端向内折断，同时对胸内脏器造成损伤。

（2）间接暴力作用于胸部时，如胸部因暴力受到挤压，肋骨骨折发生于暴力作用点以外的部位，骨折端向外，容易损伤胸壁软组织，产生胸部血肿。

（3）开放性骨折多见于火器或锐器直接损伤，此外，当肋骨在病理性改变如骨质疏松、骨质软化或原发性和转移性肋骨肿瘤的基础上发生骨折，称为病理性肋骨骨折。

2. 损伤特点

（1）在着力点处。

（2）胸腔受前后压力压迫时。

（3）受到来自侧方的力压迫时。

（4）受左右交错的压力压迫时。

偶尔由于剧烈的咳嗽或喷嚏等，胸部肌肉突然强力收缩而引起肋骨骨折，称为自发性肋骨骨折，多发生在腋窝部的第 6～9 肋。当肋骨本身有病变时，如原发性肿瘤或转移瘤等，在很轻的外力或没有外力作用下亦可发生肋骨骨折，称为病理性肋骨骨折。

肋骨骨折多发生在第 4～7 肋；第 1～3 肋有锁骨、肩胛骨及肩带肌群的保护而不易伤折；第 8～10 肋渐次变短且连接于软骨肋弓上，有弹性缓冲，骨折机会减少；第 11 和 12 肋为浮肋，活动度较大，甚少骨折。但是，当暴力强大时，这些肋骨都有可能发生骨折。

仅有 1 根肋骨骨折称为单根肋骨骨折。2 根或 2 根以上肋骨骨折称为多发性肋骨骨折。肋骨骨折可以同时发生在双侧胸部。每肋仅一处折断者称为单处骨折，有两处以上折断者称为双处或多处骨折。序列性多根多处肋骨骨折或多根肋骨骨折合并多根肋软骨骨骺脱离或双侧多根肋软骨骨折或骨骺脱离，则造成胸壁软化，称为胸壁浮动伤，又称为连枷胸。肋骨骨折亦可并发闭合性气胸、开放性气胸及张力性气胸、血胸等症状。

【平衡辨证】

1. 力学辨证

平乐正骨非常重视整体辨证，而筋骨力学平衡是骨伤科疾病治疗的指导思想之一。"骨为干，筋为刚，肉为墙"，筋骨难分。损骨能伤筋，伤筋亦可损骨，同时亦可伤及经络。肋骨骨折因直接暴力作用时，受打击部位骨折端向内折断，同时对胸内脏器造成损伤。间接暴力作用于胸部时，如胸部受到挤压，肋骨骨折发生于暴力作用点以外的部位，骨折端向外，容易损伤胸壁骨外筋肉，产生胸部血肿。根据损伤情况，早期手法复位，采用多种固定方法使骨折稳定，达到肌力筋骨平衡，促使功能恢复。若合并气血胸者应早期积极治疗，避免后遗症的发生。

2. 气血脏腑辨证

中医认为人体是由皮肉筋骨、脏腑、经络、气血、精津液等构成的一个有机整体，这个整体是依靠水谷的补充、气血的奉养、经络的协调、脏腑的功能来维持的，而气血经络脏腑精津液在整体结构上是不可分割的，在生理功能上是相互为用、相互协调的。因此一个健康人的机体平常处于阴阳相对平衡的状态之中。机体在受到外在因素作用或内在因素影响而遭受损伤后，气血、筋骨、脏腑、经络之间的功能就会失调，之前的平衡就被打破，一系列的症状便随之产生。人体机体状态中，筋可联络骨骼，维持肢体活动；骨有支持躯体、保护内脏的功能；肢体的运动，虽赖于筋骨，但筋骨离不开气血的温煦；气血化生，濡养充足，筋骨功能才可健运；而且筋骨又是肝肾的外合，肝血充盈则筋得所养，肾髓充则骨骼劲强。所以，肝肾精气的盛衰，关系到筋骨的成长与衰退。筋骨损伤和疾病可累及气血、内脏。

（1）气血辨证：平乐正骨认为，创伤必伤及气血，气血损伤，或气滞或血瘀，都可以阻塞经络。经络受阻，其运行气血、传递信息、协调机体的正常功能就会受到影响。不同的损伤部位有不同的临床表现。气血伤，或流失体外，或瘀滞于皮肉筋骨、或滞于脏腑，或阻塞经络，都会使人体阴阳失去平衡，从而引起一系列症状。若亡血过多，气随血脱则出现危象，血瘀脏腑会出现该脏腑的特有症状。血阻经络，瘀于皮下或筋肉之间则形成肿胀，出现疼痛、瘀斑和水疱；严重者会阻断经脉引起远端肢体坏死。"气血损伤"、"瘀血为患"乃是创伤病机的核心。所以古人有"损伤一症，专从血论"之说。气血损伤的基本病理变化是气滞血瘀或亡血过多，其表现或以血瘀为主，或以气滞为主，或以亡血为主，但气和血不能截然分开。临床应根据病因、病机、部位、性质，以及全身与局部的症状表现，应用气血理论辨别是伤气或是伤血，是气血俱伤或为亡血过多。辨证明确，才能确定治疗，或以治气为主，或以治血为主，或气血兼治。

（2）脏腑辨证：脏腑是化生气血、通调经络、濡养皮肉筋骨、主持人体生命活动的主要器官。若脏腑不和，则经络阻塞，气血凝滞，皮肉筋骨失去濡养以致引起肢体病变。反之任何脏腑之外的异常亦可继发脏腑的失衡，创伤亦不例外。肋骨骨折最先损及肺脏，导致肺气血瘀滞，进而引起津液输布失调，可伴有气胸、血胸和胸腔内积液。其后可引起心、脾、脑等各脏腑失调，产生肋骨骨折多种并发症。《灵枢·本脏》曰："经脉者，所以行气血而营阴阳，濡筋骨，利关节者也。"指出了经络是运行气血的通路，它内联脏腑，外络肢体，沟通表里，贯穿上下，调节人体各部功能。肋骨者与心肺及脊柱密切相关，肋骨骨折可伤及内脏。

【固定原则与机理】

治疗肋骨骨折的主要原则是止痛、固定和预防肺部感染。可口服或必要时肌内注射止痛剂。肋间神经阻滞或痛点封闭有较好的止痛效果，且能改善呼吸和增强有效咳嗽功能。肋间神经阻滞可用 0.5% 或 1% 普鲁卡因 5mL 注射于脊柱旁 5cm 处的骨折肋骨下缘，注射范围包括骨折肋骨上、下各一根肋骨。痛点封闭是将普鲁卡因直接注射于肋骨骨折处，每处 10mL。必要时阻滞或封闭可 12 ~ 24 小时重复一次，也可改用长效止痛剂。注意穿刺不可过深，以免刺破胸膜。固定多采用胶布、多头胸带或弹力束胸带，依据患者年龄、环境及伤情具体采用。预防肺部并发症主要在于鼓励患者咳嗽、经常坐起和辅助排痰，必要时行气管内吸痰术。适量给予抗生素和祛痰剂。

对于连枷胸的处理，除了遵循上述原则以外，尤其应注意尽快消除反常呼吸运动、保持呼吸道通畅和充分供氧、纠正呼吸与循环功能紊乱和防治休克。当胸壁软化范围小或位于背部时，反常呼吸运动可不明显或不严重，可采用局部夹垫加压包扎。但是，当浮动幅度达 3cm 以上时可引起严重的呼吸与循环功能紊乱，当超过 5cm 或为双侧连枷胸（软胸综合征）时，可迅速导致死亡，必须进行紧急处理。首先暂时予以夹垫加压包扎，然后进行肋骨牵引固定，目前也有牵引器或外固定架使用。在需行开胸手术的患者，可同时对肋骨骨折进行不锈钢丝捆扎和缝扎固定或用克氏针做骨髓内固定。目前已不主张对连枷胸患者一律应用控制性机械通气来消除反常呼吸运动（呼吸内固定法），但对于伴有严重肺挫伤且并发急性呼吸衰竭的患者，及时进行气管内插管或气管切开后应用呼吸器治疗，仍有其重要意义。

【固定方法】

1. 复位简述

单一肋骨骨折无需复位及固定，骨折处贴接骨止疼膏药，4 周左右愈合；多发肋骨骨折以胶布及弹力胸带等复位并固定；多发多段肋骨骨折多以肋骨牵引方法复位固定。同时注意处理血气胸。

2. 胶布固定法

半环式胶布固定具有稳定骨折和缓解疼痛的功效，方法是用 5 ～ 7cm 宽的胶布数条，在呼气状态下自后而前、自下而上做叠瓦式粘贴胸壁，相互重叠 2 ～ 3cm，两端需超过前后正中线 3cm，范围包括骨折肋骨上、下各一根肋骨。

（1）方法与步骤

①准备胶布条：胶布条宽 7cm，长以两端能超出前后中线各 5cm 为宜。

②扶患者坐位，两臂外展，当患者处于呼气之末时，将准备好的第一条胶布贴在骨折中心部位。接着以叠瓦状（重叠约 1/2）在第一条胶布上下各增加数条，直至跨越上下各两条健康肋骨为止（图 8-35）。

（2）适应证：单纯多发肋骨骨折，胶布无过敏，且骨折线较为整齐者。

（3）禁忌证：本方法不利于呼吸、咳嗽和排痰，对胶布过敏者不宜采用。

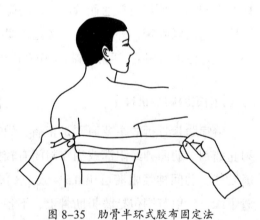

图 8-35　肋骨半环式胶布固定法

（4）注意事项

①注意固定皮肤情况。

②密切观察生命体征。

③注意定期拍片复查，了解肋骨固定的稳定性。

④及时指导患者进行功能锻炼，并将固定后的注意事项及练功方法向患者及家属

交代清楚，取得患者的合作，方能获得良好的治疗效果。

3. 半侧弹力胸带固定法

本法是胶带半环固定方法的改进固定方法。

（1）方法与步骤

①弹力胸带的准备：半侧弹力胸带分为固定部分、接合部分、三条弹力带和两条肩带。固定部分（非弹力部分）：可用双层通气良好的布料或人造革，长度以超过患者胸围一半为度，一半长45～50cm，宽20cm。三条弹力带：每条长20～25cm，宽6cm。接合部：采用尼龙粘合带，长约15cm，宽3cm。两条肩带：长约45cm，宽3cm。可多备尺寸和型号（图8-36）。

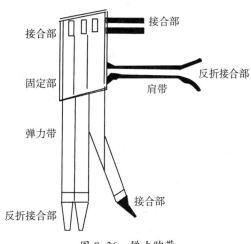

图 8-36　弹力胸带

②扶患者坐位，两臂外展，当患者处于呼气之末时，取弹力胸带，将固定部分放置在伤侧，把三条弹力带平行拉紧绕过健侧返回，将末端的尼龙粘合带固定在结合部。两条肩带经过肩部，亦与接合部粘合。

（2）适应证：

本方法能够对肋骨骨折起到有效的固定，减轻疼痛，克服胶布固定的弊端。适用于单纯多发肋骨骨折，伴有呼吸、咳嗽及排痰不适或胶布过敏者。

（3）禁忌证：开放性及不稳定肋骨骨折，或伴有严重的气胸及血胸者。

（4）注意事项

①注意固定皮肤情况。

②密切观察生命体征。

③注意定期拍片复查，了解肋骨固定的稳定性。

④及时指导患者进行功能锻炼，并将固定后的注意事项及练功方法向患者及家属交代清楚，取得患者的合作，方能获得良好的治疗效果。

⑤注意弹力部分的舒缩，及时调节松紧度。

4. 成品胸带固定法

（1）方法与步骤：扶患者呈坐位，两臂外展，当患者处于呼气之末时，取肋骨固定胸带，将固定部分放置在伤侧，平行拉紧绕过健侧返回，将末端的尼龙粘合带固定在结合部。有肩带者经过肩部，亦与接合部粘合（图8-37）。

（2）适应证：本方法能够对肋骨骨折起到有效的固定，减轻疼痛，克服可胶布固定的弊端。适用于单发或多发肋骨骨折，伴有呼吸、咳嗽及排痰不适或胶布过敏者。

（3）禁忌证：开放性及不稳定肋骨骨折，或伴有严重的气胸及血胸者。

（4）注意事项

①注意固定皮肤情况。

②密切观察生命体征。

③注意定期拍片复查，了解肋骨固定的稳定性。

④及时指导患者进行功能锻炼，并将固定后的注意事项及练功方法向患者及家属交代清楚，取得患者的合作，方能获得良好的治疗效果。

⑤注意胸带的舒缩，及时调节松紧度。

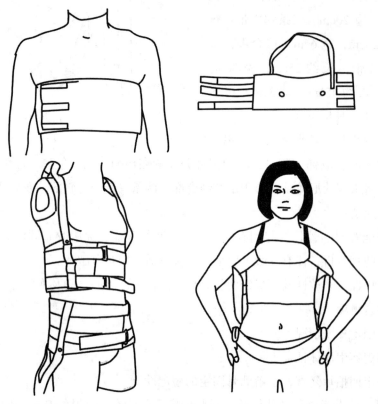

图 8-37　各种肋骨固定胸带

5. 肋骨牵引固定法

（1）方法与步骤：取仰卧位，严格执行无菌操作。在浮肋胸壁的中央区，选择1～2根肋骨，在其上下缘行局部麻醉后，用持巾钳夹住内陷的肋骨，通过滑轮牵引装置，消除胸壁的浮动，矫正胸廓的畸形，改善呼吸机能，预防呼吸窘迫及低氧血症的发生。牵引重量1～2kg，牵引时间为3～4周（图8-38）。

（2）适应证：胸壁软化范围大，凹陷畸形严重，呼吸极度困难的多发多段肋骨骨折。

（3）禁忌证：轻度肋骨骨折。

（4）注意事项

①注意固定皮肤情况。

②密切观察生命体征。

③注意定期拍片复查，了解肋骨固定的稳定性。

④及时指导患者进行功能锻炼，并将固定后的注意事项及练功方法向患者及家属交代清楚，取得患者的合作，方能获得良好的治疗效果。

⑤注意预防感染

⑥注意预防肋软骨及肋神经的损伤。

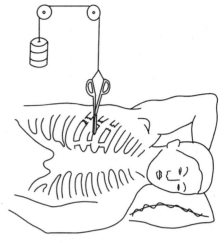

图 8-38　肋骨牵引固定法

6. 衬垫胶布固定法

（1）方法与步骤：取仰卧位，先于凹陷处衬垫上敷料，再用胶布固定，胶布固定方法见上述胶布固定法（图 8-39）。

（2）适应证：胶布接触范围较小，衬垫可按压高突畸形处，胶布带可牵拉凹陷处，对凹陷畸形和症状较轻的多发多段肋骨骨折。

（3）禁忌证：胶布过敏及病情严重者。

（4）注意事项

①注意固定皮肤情况。

②密切观察生命体征。

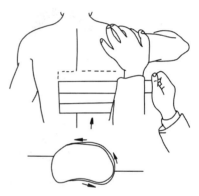

图 8-39　衬垫胶布固定法

③注意定期拍片复查，了解肋骨固定的稳定性。

④及时指导患者进行功能锻炼，并将固定后的注意事项及练功方法向患者及家属交代清楚，取得患者的合作，方能获得良好的治疗效果。

7. 闭合胸腔引流并肋骨固定法

（1）方法与步骤

①胸腔穿刺术：患者半卧位，以抽气为目的者，取患侧锁骨中线第 2 肋间处；以抽血为目的者，取患侧腋中线与腋后线之间第 7、8 肋间处；以排气排液为目的者，取患侧腋中线第 4、5 肋间处。以穿刺点为中心，用碘酒、酒精消毒。术者戴好无菌手套，给患者铺无菌巾，用利多卡因等局部麻醉药物在穿刺点逐层浸润麻醉，经肋骨上缘直达胸膜，边推药边进针，针头穿过胸膜时有落空感，抽到积气或积血即可。穿刺针方向：抽血穿刺针垂直或稍向上方不能偏下或过低，以免穿过膈肌损伤腹内脏器；抽气应注意心脏位置，以免损伤大血管。吸出较多积气、积血时需换较粗针头，针尾接胶

管或三通管接头，接较大容量注射器，反复抽吸气体或液体至治疗量，拔出穿刺针，用酒精棉球按压针眼片刻，无菌敷料覆盖，胶布固定。

②胸腔闭式引流：选择较粗穿刺针，或切开扩大穿刺口，建立针道，用血管钳将一根具有侧孔的引流管颈切口及针道插入胸腔内 4～5cm，确定插入胸腔内的深度合适后，缝合管口一侧皮肤切口固定引流管并缝合切口，无菌敷料包扎胶布固定，引流管远端连接水封瓶（引流瓶），水封瓶低位放置（低于患者胸腔 30～45cm），注意观察水封瓶内玻璃管水柱是否有波动，记录水封瓶内的液体量。至水封瓶内无气体溢出或每日引流量少于 50mL，经床头拍片提示肺部膨胀良好时，可拔出引流管。拔除引流管方法：揭去无菌纱布，消毒切口处皮肤，剪掉固定胶管的缝线，让患者深吸一口气屏住呼吸，拔出引流管，迅速用凡士林纱布和无菌敷料封盖伤口，胶布固定，皮肤缝线术后 7 天拆除（图 8-40）。

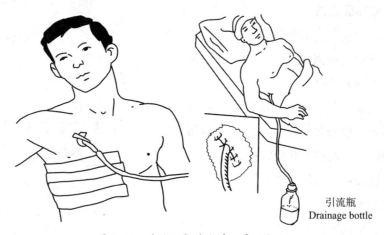

引流瓶
Drainage bottle

图 8-40　胸腔闭式引流并肋骨固定法

（2）适应证：肋骨骨折伴有血气胸者。

（3）禁忌证：轻微血气胸者。

（4）注意事项

①注意固定皮肤情况。

②密切观察生命体征。

③注意定期拍片复查，了解肋骨固定及肺部积血、积气等情况。

④及时指导患者进行功能锻炼，并将固定后的注意事项及练功方法向患者及家属交代清楚，取得患者的合作，方能获得良好的治疗效果。

⑤注意观察引流量及水封瓶内的排气情况。

8. 外固定架固定法

（1）方法与步骤：麻醉生效后，患者取仰卧位，对多根单折肋骨，不做皮肤切口，在骨折断端的两侧于肋骨的上下两端直接插入肋骨后端胸膜上方后，用固定螺丝加压固定，调节上方的螺丝将骨折两端正常对位，对有明显错位的可从任意角度四个方向同时固定，通过调节螺丝使患者能正常呼吸解除病痛，基本达到解剖复位。对多根多段骨折先将中间一个骨折用钳固定，消除反常呼吸，如患者条件允许可将骨折的肋骨逐一固定（图8-41）。

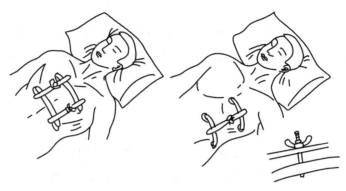

图 8-41　胸壁外固定肋骨牵引固定法

（2）适应证：多发多段肋骨骨折。

（3）禁忌证：开放性骨折局部皮肤感染的肋骨骨折。

（4）注意事项

①注意固定皮肤情况。

②密切观察生命体征。

③注意定期拍片复查，了解肋骨固定及肺部积血、积气等情况。

④及时指导患者进行功能锻炼，并将固定后的注意事项及练功方法向患者及家属交代清楚，取得患者的合作，方能获得良好的治疗效果。

⑤注意针道换药，预防感染。

【按语】

肋骨骨折在胸部伤中所占比率较高，肺部并发症也比较多。在儿童，肋骨富有弹性，不易折断，而在成人，尤其是老年人，肋骨弹性减弱，容易骨折。肋骨骨折应注意暴力不同作用方式，作用于胸部局限部位的直接暴力所引起的肋骨骨折，断端向内移位，可刺破肋间血管、胸膜和肺，产生血胸或（和）气胸，而间接暴力如胸部受到前后挤压时，骨折多在肋骨中段，断端向外移位，刺伤胸壁软组织，产生胸壁血肿。枪弹伤或弹片伤所致肋骨骨折常为粉碎性骨折。肋骨骨折外固定的方法有上述胶布、半侧弹力带、胸带、牵引、外固定等方法。本病注意监测生命体征，注意防治气血胸。本病预后较好。

第四节　腰椎压缩骨折

【概述】

腰椎压缩骨折，古称"腰骨损断"，是指以椎体纵向高度被"压扁"为主要表现的一种脊柱骨折，也是脊柱骨折中最多见的一种类型。老年人由于骨质疏松的缘故，发生率更高。

【解剖特点】

腰椎位于脊柱下部，具有运动、负荷和保护功能。其上接胸椎，下连骶椎。腰椎前部由椎体借助椎间盘和前纵韧带连接而成；后部由椎弓、椎板、横突和棘突构成（图 8-42），其间借助关节、韧带和肌肉等连接。腰椎的前后结构间围成椎孔，各椎节依序列连成椎管，其间容纳脊髓下端、圆锥和马尾神经根。

1. 椎体

椎体内为骨松质，外层为一薄层骨密质。腰椎体大而肥厚，椎体的横径大于矢状径；第 1 腰椎横径和矢状径最小，第 4、5 腰椎横径和矢状径最大。

2. 椎弓

椎弓根为椎弓起始部，椎弓自腰椎体后上方垂直向后发出，较粗大。椎弓向后延伸成椎板、上下关节突、横突和棘突。

3. 椎板

椎板系椎弓向后方连续所形成短宽且较厚的板状结构。

4. 关节突及关节突关节

上关节突自椎弓根后上方发出，斜向后外方；下关节突由椎板下外方发出，凸向前外方，上下关节突相对应并构成关节突关节。

5. 横突

横突是由椎弓外后侧横向生长的骨性突起。腰椎横突前后位扁平且较薄，从第 2 腰椎起逐渐增长，第 3 腰椎最长，但第 5 腰椎横突通常较粗壮，一侧或两侧增大，很少对称，多有畸形。

6. 棘突

两侧椎板在后中线交融而成棘突基底部。棘突为长扁平板状向后方延伸，垂直略下。腰椎棘突并非在同一纵轴上，约 1/2 棘突左右偏斜。第 5 腰椎棘突常有畸形或发育异常，椎板骨化时未闭合，棘突缺如而成为隐裂，也可能为游离棘突及浮棘，还可能为浮棘合并隐裂。

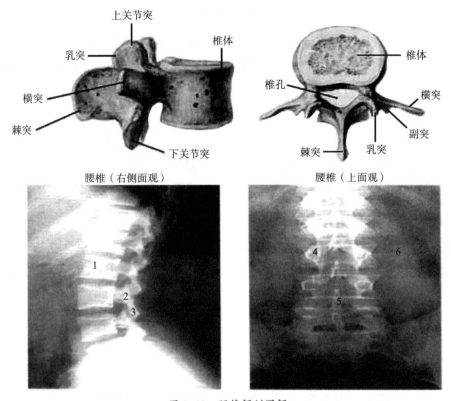

图 8-42　腰椎解剖图解

1.椎体；2.上关节突；3.下关节突；4.椎弓根；5.棘突；6.横突

【损伤机理与特点】

1. 损伤机理

（1）屈曲型损伤：从高处坠落时臀部触地躯干前屈，使脊柱相应部位椎体前半部受到上下位椎体、椎间盘的挤压发生压缩性骨折，其后部的棘上韧带、棘间韧带、关节突关节囊受到牵张应力而断裂，上位椎体向前下方移位，引起半脱位，但椎体后方皮质完整（图 8-43）。

（2）过伸型损伤：当患者从高处仰面摔下，背部或腰部撞击木架等物体，被冲击的部位形成杠杆支点，两端继续运动，使脊柱骤然过伸，造成前纵韧带断裂，椎体前下或前上缘撕脱骨折，下位椎体向后移位，棘突椎板向后挤压而断裂（图 8-44）。

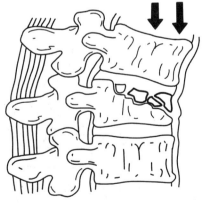

图 8-43　腰椎屈曲型损伤

（3）垂直压缩型损伤：高处掉落的物体纵向打击头顶，或跳水时头顶垂直撞击地面，以及人从高处坠落时臀部触地，均可使椎体受到椎间盘挤压而发生粉碎性骨折，骨折块向四周"爆裂"移位，尤其是椎体后侧皮质断裂，骨折块突入椎管造成椎管狭窄，脊髓损伤（图8-45）。

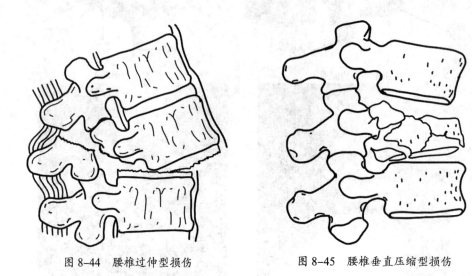

图 8-44　腰椎过伸型损伤　　　　　　　图 8-45　腰椎垂直压缩型损伤

（4）侧屈型损伤：高处坠落时一侧臀部触地，或因重物砸伤使躯干向一侧弯曲，而发生椎体侧方楔形压缩骨折，其对侧受到牵张应力，引起神经根或马尾神经牵拉性损伤。

（5）屈曲旋转型损伤：脊柱受到屈曲和向一侧旋转的两种复合暴力作用，造成棘上、棘间韧带牵拉损伤，旋转轴对侧的小关节囊撕裂，关节突关节脱位，椎管变形，脊髓损伤（图8-46）。

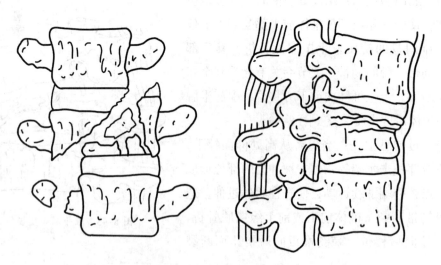

图 8-46　腰椎屈曲旋转型损伤

（6）水平剪切力损伤：又称安全带损伤，多为屈曲分离性剪力损伤。高速行驶的汽车在撞车瞬间患者下半身被安全带固定，躯干上部由于惯性而急剧前移，以前柱为枢纽，后、中柱受到牵张力而破裂张开，造成经棘上棘间韧带－后纵韧带－椎间盘水平断裂，或经棘突－椎板－椎体水平骨折，往往脊髓损伤常见（图8-47）。

（7）撕脱型损伤：由于肌肉急骤而不协调收缩，造成棘突或横突撕脱性骨折，脊柱的稳定性不受破坏，骨折移位往往较小。

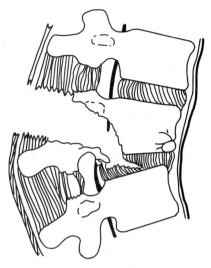

图 8-47　腰椎水平剪切力损伤

2. 损伤特点

腰椎压缩骨折按形成原因分为外伤性和自发性（或病理性）两类。前者是指遭受纵向压缩力（人体直立坠落或重物垂直砸伤）或铰链折力（脊柱极度屈、伸）等间接暴力作用所致的腰椎压缩性骨折；后者是指因骨质疏松、退行性变、感染、肿瘤等病理性原因引起腰椎椎体自发性或在轻微暴力作用下形成的压缩性骨折。

腰椎压缩骨折多有明确的外伤史；胸腰局部肿痛，外观可有后突畸形，局部有压痛及叩击痛，腰部活动不利；伴有骨髓损伤者可有不同程度的功能障碍；X线摄片可明确骨折的类型和程度；CT和MRI检查可明确脊髓受压的程度。

【平衡辨证】

1. 力学辨证

正常腰椎的稳定性由椎间盘、椎间小关节和韧带共同维持，并受周围神经、肌肉、腹压等因素影响。①在腰椎运动过程中，椎体间活动范围取决于椎间盘，而活动的方向取决于椎间小关节。小关节接近矢状位，椎体易发生前方移位；而小关节与水平面的靠近，将增加腰椎背伸旋转范围。椎间盘，特别是纤维环的弹性强度是制约椎体终板间异常活动的重要因素。在椎体受挤压负荷的情况下，纤维环将受到4～5倍的牵张负荷。韧带有助于防止椎体屈曲旋转或前方移位，黄韧带在中和位时对椎间盘施加预应力，可协助脊柱的内在支持，而小关节则在防止后伸旋转及前方移位中起重要作用。②屈伸剪切及扭旋负荷在椎间盘上产生的应力，要比轴向挤压所产生的负荷大，且易致小关节退变和增生。椎旁肌在防止最大伸张时椎体的压缩中起重要作用，在退变、损伤、劳损时，可导致腰椎"自损伤"的发生。③腰椎的节段性运动包含六个不同程度的自由活动，其运动范围是一个共同活动量的表现。由于受到运动节段后部的引导作用，腰段具有较大的侧弯活动，而腰骶段具有较多的旋转运动。屈曲运动的前

$50°\sim 60°$发生于腰椎，此后则主要是骨盆的前倾。人体正常重力线位于 L_4 椎体前方，因此，腰椎各节段的运动、骨盆倾斜度的改变，都将导致腰椎负荷的变化。如果将直立位椎体负荷定为 100，则平卧时为 50，直坐 150，松弛 180，在屈髋、牵引的状态下，腰椎所受的负荷最小，而行走、搬举重物及功能锻炼时负荷将增加。

该病损伤机理复杂，多由间接或直接暴力引起。伤后局部肿痛，活动受限，功能障碍，有严重的骨折、脱位，可并发脊髓神经损伤，出现下肢瘫痪不用，或有二便失禁等。必须早期牵引，以推按手法复位，固定牢固，配合功能锻炼，达到筋骨肌力平衡，促进功能早日恢复。若合并严重脊髓神经损伤者，手法复位后神经损伤不能缓解者，应早期进行手术减压复位、内固定，以提高截瘫恢复率，避免后遗症的发生。

2. 气血脏腑辨证

中医学认为骨折必然要伤及气血，出现气滞血凝现象。伤气必影响到血，伤血也必影响到气。气的病理现象有气滞和气虚的不同：气滞者当用理气药物，气虚者应当用补气药物，否则会起到相反的效果。

此病多由外伤引起，伤在督脉，督脉受损，阳气受阻郁滞于伤部，同时损伤后血脉受损而血溢脉外，血瘀加重了气滞，气滞加剧了瘀血，造成局部剧痛。以内外来分，筋骨皮肉脉属于体表组织（脉属半内半外），心肝脾肺肾属于内脏组织。人体内外是有着不可分割的联系。通过经络的道路，体表组织受病，会反映于体内，体内组织受病也同样会反映于体外。因此，骨折患者皮肉筋脉亦会遭致损伤，所以会出现全身的脏腑症状。

【固定原则与机理】

椎体压缩骨折常见的畸形有三个：一是背侧成角；二是椎体楔形变；三是上位椎体前滑脱。向背侧成角是一种屈曲型损伤，固定的原则是屈则伸之，利用三点加压的方法操作。纠正脊椎前滑脱使用的是提按手法，利用两点加压的方法操作，按其高突，提其下陷，使向前滑脱的上位椎体复位。背部的作用点是非常重要的，若作用于骨折脊椎的棘突就可使前滑脱的上位脊椎复位；若作用于骨折脊椎的上位脊椎的棘突，必然加重滑脱而伤及脊髓或马尾。纠正椎体楔形变是利用杠杆的原理进行操作，在脊柱过伸的过程中，以骨折脊椎的中后柱为支点，以胸部上端为力点，以压缩椎体的前上缘为中点，在前纵韧带的牵拉下，将压缩的椎体牵开，此为省力杠杆；对于中后柱也有骨折的患者，支点即消失了，不能使用此法。

【复位固定方法】

1. 复位固定简述

利用患者背伸肌力加上牵引外力使脊柱尽量过伸，加大前纵韧带张力，借助于前纵韧带和纤维环的张力，迅速恢复被压缩的椎体，尽快清除后凸畸形，促进骨折愈合，利于保持脊柱功能。

（1）牵引过伸按压法：伤者取俯卧位，两名助手站在床尾分别牵拉两下肢的踝关节部，另两名助手站在床头分别拉患者两腋下向患者头端牵拉，做对抗牵引。术者则站在床边对准压缩的椎体，然后均匀用力地向下按压。用力的时候嘱患者尽量放松机体配合复位操作。如果是椎体左侧压缩较右侧多，则术者应站在左侧，按压用力方向略偏向右下；若是右侧压缩较多，则方法反之。术者在向下按压的同时，四个助手必须同时用力维持牵引，不能放松。只要在四个助手维持牵引的情况下，按压复位位置准确，那么本按压复位方法是安全可靠的。

（2）垫枕腰背肌功能锻炼复位法：早期腰背肌肌肉锻炼可以促进血肿吸收，以骨折处为中心垫软枕枕高 5 ～ 10cm，致腰椎呈过伸位牵拉，使得椎体压缩而皱折的前纵韧带重新恢复原有张力，并牵拉椎体前缘张开，达到部分甚至全部复位，同时后侧关节突关节也得到复位。待患者疼痛能忍受时，尽早行腰背肌功能锻炼，于仰卧位用头部、双肘及双足作为支撑点，使背、腰、臀部及下肢呈弓形撑起（五点支撑法锻炼），一般在伤后 1 周内要达到此练功要求；逐步过渡到仅用头顶及双足支撑，全身呈弓形撑起（三点支撑法），在伤后 2 ～ 3 周内达到此要求；以后逐步改用双手及双足支撑，全身后伸腾空如拱桥状（四点支撑法），此时练功难度大，应注意安全，防止意外（图8-48）。

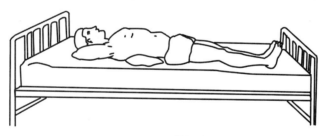

图 8-48　垫枕法

（3）二桌复位法：用高低不等的二桌，高低差为 25 ～ 30cm，平排在一起，将患者置于桌上，患者头部朝向高桌，然后将高桌边逐渐移至上臂内侧与颏下处，将低桌渐移至大腿中段处，借助患者体重，使胸腰部悬空。此时术者可用手掌或另加一桌托住患者的腹部，躯体慢慢下沉，以减轻疼痛，达到脊柱过伸的目的，2 ～ 5 分钟后，脊柱的胸腰部明显过伸，立即给予石膏背心或胸腰过伸支具固定（图 8-49、图 8-51、图8-52）。

（4）两踝悬吊复位法：患者俯卧于复位床上，将两踝悬空吊起，徐徐悬空，使胸腰段脊柱过伸复位。复位后应注意使用过伸夹板维持复位效果，并注意腰背肌功能锻炼，以防晚期脊柱关节僵硬挛缩及肌肉萎缩（图 8-50）。

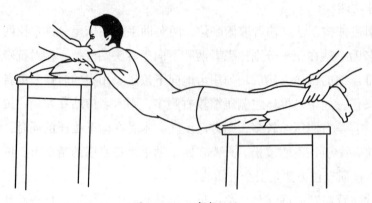

图 8-49　二桌复位法

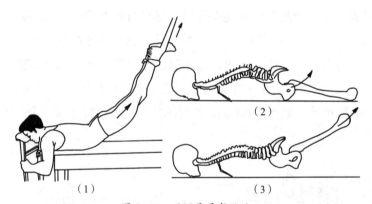

（1）　　　　　　　　　　（3）

（2）

图 8-50　两踝悬吊复位法

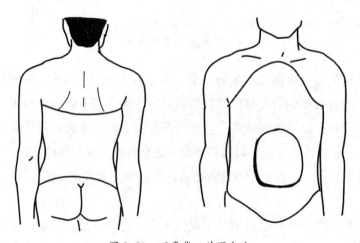

图 8-51　石膏背心外固定法

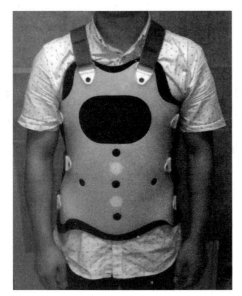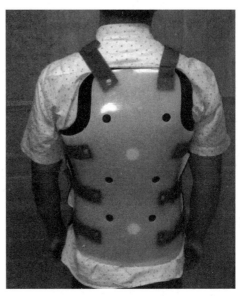

图 8-52 胸腰过伸支具固定法

2. 适应证

腰椎骨折的治疗选择主要取决于损伤后骨折类型、神经系统功能状态及其他系统的损伤情况。脊柱骨折后，应当明确骨折是否合并椎管受压并伴有脊髓或神经损伤，是否存在脊柱不稳定性。对于脊柱稳定性或不稳定性的概念一直以来都存在较大争议。目前普遍接受的观点是脊柱中柱是维持脊柱稳定性的关键，三柱结构中有两柱受损即存在不稳定性。一般认为非手术治疗适用于椎管无压迫或有轻度压迫，而无神经损伤的稳定性骨折或相对稳定性骨折。

3. 禁忌证

对压缩骨折超过 1/3 的患者，复位前后宜行 CT 检查，可清晰显示椎体骨块向椎管移位情况，对指导治疗和判断预后有重要价值，如游离骨块对硬膜囊 – 脊髓有压迫倾向时，不宜采用本法。

4. 注意事项

（1）腹胀时因腹部紧张，在术中会妨碍呼吸和限制脊柱后伸，影响复位效果。可在术前给予新斯的明注射，或腹部热敷及做肛管排气等处理。

（2）选择复位时机。对后腹膜出血较少，无腹胀、腹痛者，即可复位。对出血较多，腹痛、腹胀严重者，待其出血稳定，腹痛、腹胀减轻后再复位，为 4～5 天，因为即使复位也常加重损伤，出血更多，术后腹胀、腹痛更为严重，影响效果。术中应随时关注双下肢神经有否出现传导阻滞情况。

（3）术中复位应缓慢，同时注意双下肢感觉是否异常。若出现神经症状，应停止继续复位或调整复位位置。以免神经受到医源性损伤。

【按语】

由于腰椎压缩骨折的受伤机制比较复杂，及暴力大小和作用方面的不同，产生了不同类型的骨折；又由于脊柱受累的范围不同，对其稳定性的影响各异，骨折块及椎间盘组织后突，造成椎管受压的程度不同，所致的神经损害轻重不一，也就决定其治疗方案及预后存在差异。所以，全面了解受伤情况，综合分析影像学表现，准确进行损伤分类，选择正确的治疗方法是决定腰椎压缩骨折预后的关键。

第五节　骨盆骨折

【概述】

骨盆骨折是一种严重外伤，多由直接暴力挤压骨盆所致。常见于交通事故和塌方，战时则为火器伤。由于骨结构坚固以及盆内含有脏器、血管与神经等重要结构，因此骨盆骨折的发生率较低，但半数以上伴有合并症或多发伤。最严重的是创伤性失血性休克，及盆腔脏器合并伤，如救治不当有很高的死亡率。人群中的骨盆骨折发生率为20/10 万～ 37/10 万，占所有骨折的 0.3%～ 6%。未合并软组织或内脏器官损伤的骨盆骨折的病死率为 10.8%，复杂的骨盆创伤病死率为 31.1%。

【解剖特点】

骨盆是一完整的闭合骨环，由骶尾骨和两侧髋骨（耻骨、坐骨和髂骨）构成。两侧髂骨与骶骨构成骶髂关节，并借腰骶关节与脊柱相连；两侧髋臼与股骨头构成髋关节，与双下肢相连。因此骨盆是脊柱与下肢间的栋梁，具有将躯干重力传达到下肢，将下肢的震荡向上传到脊柱的重要作用。

骨盆的两侧耻骨在前方由纤维软骨连接构成耻骨联合（有 4 ～ 6mm 间隙）；骶髂关节间隙为 3mm，关节韧带撕裂时此间隙增宽。骨盆呈环状，其前半部（耻、坐骨支）称为前环，后半部（骶骨、髂骨、髋臼和坐骨结节）称为后环。骨盆负重时的支持作用在后环部，故后环骨折较前环骨折更为重要；但前环是骨盆结构最薄弱处，故前环骨折较后环骨折为多。

骨盆对盆腔内脏器、神经、血管等有重要的保护作用。当骨折时，也容易损伤这些器官，盆腔内脏器，虽男女不同，但其排列次序基本一致，由前至后为泌尿、生殖和消化三个系统的器官。

【损伤机理与特点】

1. 损伤机理

骨盆骨折多为直接暴力、挤压暴力及高处坠落冲撞所致。骨盆运动时突然用力过猛，起于骨盆的肌肉突然猛烈收缩，亦可造成其起点处的骨盆撕脱骨折。低能量损伤所致的骨折大多不破坏骨盆环的稳定，治疗上相对容易；中、高能量损伤，特别是机动车交通伤多不仅限于骨盆，在骨盆环受到破坏的同时常合并广泛的软组织伤、盆内脏器伤或其他骨骼及内脏伤。多发伤中有骨盆骨折者为20%，机动车创伤中有骨盆骨折者为25%～84.5%。骨盆骨折是机动车事故死亡的三大原因之一，仅次于颅脑伤和胸部损伤。损伤后的早期死亡主要是由于大量出血、休克、多器官功能衰竭与感染等所致。在严重的骨盆创伤的救治中防止危及生命的出血和及时诊断治疗合并伤，是降低病死率的关键。

2. 损伤特点

（1）多伴有广泛的软组织伤或其他骨骼伤，如股骨骨折、肋骨骨折等。

（2）常伴有大量失血，形成腹膜后血肿，最严重者导致创伤性失血性休克。

（3）易合并盆腔内脏器伤或其他内脏伤，如肾脏损伤、脾脏损伤、尿道损伤、膀胱损伤、生殖系统损伤等。

（4）神经损伤少见，容易漏诊。主要神经包括坐骨神经及股神经。

（5）致死率及致残率高。

【平衡辨证】

1. 力学辨证

骨盆侧方受到撞击致伤，例如机动车辆撞击骨盆侧方，或人体被摔倒侧位着地，夜间地震侧卧位被砸伤等，骨盆受到侧方砸击力时，先使其前环薄弱处耻骨上下支发生骨折，应力的继续作用下使髂骨翼向内压（或内翻），而后环骶髂关节或其邻近发生骨折或脱位，侧方的应力也使骨盆向对侧挤压并变形，耻骨联合常向对侧移位，髂骨翼向内翻，骨盆为环状伤，侧骨盆向内压、内翻使骨盆环发生向对侧扭转变形；骨盆受到前后方向的砸击或两髋分开的暴力，例如摔倒在地，俯卧位骶部被砸压，或俯卧床上骶骨后方被建筑物砸压，两髂前部着地，两侧髂骨组成的骨盆环前宽后窄，反冲力使着地的一侧髂骨翼向外翻，先使前环耻、坐骨支骨折或耻骨联合分离，应力的继续作用下使髂骨更向外翻，使骶髂关节或其邻近发生损伤，骨盆环的变形是伤侧髂骨翼向外翻或扭转，而与对侧半骨盆分开，故称分离型或开书型骨折。由于髂骨外翻使髋关节处于外旋位，或中间受力使骨盆前后环发生骨折或脱位，但骨盆无扭转变形。

2. 气血脏腑辨证

平乐正骨认为创伤必伤及气血。气血损伤，或气滞或血瘀，都可以阻塞经络。经络受阻，其运行气血、传递信息、协调机体的正常功能就会受到影响。《灵枢·邪气脏腑病形》曰："有所堕坠，恶血留内；若有所大怒，气上而不下，积于胁下，则伤肝。有所击仆，若醉入房，汗出当风，则伤脾。有所用力举重，若入房过度，汗出浴水，则伤肾。"；《外科正宗·杂疮毒门》曰："从高坠堕而未经损破皮肉者，必有瘀血流注脏腑。"此外，朱丹溪曰："凡损伤专主血论。肝主血，不论何经所伤，恶血必归于肝，流于胁，郁于腹而作胀痛。"所有这些论述，都说明损伤瘀血可作用于脏腑而引起病候。骨盆骨折时，骨折断端的出血及后方结构损伤可造成骶前静脉丛破裂，这是造成骨盆骨折休克的主要原因。骨盆各组成骨主要为松质骨，盆壁肌肉多，邻近又有许多动脉丛和静脉丛，血液供应丰富，盆腔与后腹膜的间隙又是疏松结缔组织构成，有巨大空隙可容纳出血，因此骨折后可引起广泛出血。巨大腹膜后血肿可蔓延到肾区、膈下或肠系膜。患者除休克外，并可有腹痛、腹胀、肠鸣减弱及腹肌紧张等腹膜刺激的症状。为了与腹腔内出血鉴别，可进行腹腔诊断性穿刺，但穿刺不宜过深，以免进入腹膜后血肿内，被误认为是腹腔内出血。故必须严密细致观察，反复检查。骨盆骨折的患者应经常考虑下尿路损伤的可能性，尿道损伤远较膀胱损伤为多见。患者可出现排尿困难、尿道口溢血现象。双侧耻骨支骨折及耻骨联合分离时，尿道膜部损伤的发生率较高。直肠损伤并不是常见的合并症，只有当骨盆骨折伴有阴部开放性损伤时才可能会出现直肠损伤，直肠破裂如发生在腹膜反折以上，可引起弥漫性腹膜炎；如发生在反折以下，则可发生直肠周围感染（常为厌氧菌）。骶骨骨折时，组成腰骶神经干的 S1 及 S2 最易受损伤，可出现臀肌、腘绳肌和小腿腓肠肌群的肌力减弱，小腿后方及足外侧部分感觉丧失。骶神经损伤严重时可出现跟腱反射消失和功能障碍。

【固定原则与机理】

1. 对于已伴有休克的骨盆骨折患者，应根据全身情况，首先对休克及各种危及生命的合并症进行处理。

2. 对于合并膀胱破裂者，应进行膀胱修补，同时做耻骨上膀胱造瘘术。对尿道断裂者宜先放置导尿管，防止尿外渗及感染，一般应留置导尿管直至尿道愈合。若导尿管插入有困难时，可进行耻骨上膀胱造瘘术及尿道会师术。

3. 对于合并直肠损伤者，应及时进行剖腹探查，做结肠造口术，使粪便暂时改道，缝合直肠裂口，直肠内放置肛管排气。

4. 对于骨盆边缘性骨折，只需卧床休息。卧床休息 3～4 周即可。

5. 对于骨盆单环骨折有分离时，可用骨盆兜带悬吊牵引固定。5～6 周后换用石膏短裤固定。

6.对于骨盆双环骨折有纵向错位者，可在麻醉下行手法复位。复位后患者骶部和髂嵴部垫薄棉垫，用胶布条环绕骨盆予以固定。同时患肢做持续骨牵引。3周后去骨牵引，6～8周后去除固定的胶布。固定期间行股四头肌收缩和关节活动的锻炼。3个月后可负重行走。

7.对于有移位的骶骨或尾骨骨折脱位者，可在局部麻醉下，用手指经肛门内将骨折向后推挤复位。对于陈旧性尾骨骨折疼痛严重者，可在局部做强地松龙封闭。

8.对于髋关节中心性脱位者，除患肢行骨牵引外，于大粗隆处宜再做一侧方牵引，予以复位。

9.对于累及髋臼的错位性骨折者，手法不能整复时，应予以开放复位内固定，恢复髋臼的解剖关节面。

【固定方法】

1.复位简述

（1）检查要求：①骨盆环的检查方法有骨盆挤压分离法、合拢挤压法，同时也要行"4"字试验、双下肢等长等检查，看髋关节有无压痛及畸形等，不要遗漏髋、膝关节及股骨的并发问题。②了解骨盆骨折后骨盆有无移位，检查方法是测量脐与髂前上棘间的距离和检查髂后上棘有无移位。③测定内出血情况：需做腹腔穿刺以确定有无合并内出血。④肛指检查：可了解骶骨骨折的尾骨脱位情况，并检查有无直肠损伤，指套有无血迹，女性观察有无阴道流血。⑤伤后能否自排小便或尿道口有无血迹及血尿。必须留置导尿管时，导尿管放不进尿道内或有血性液体流出，都说明可能有膀胱、尿道损伤。⑥神经系统检查：膝是否伸直（检查股神经）、下肢能否内收（检查闭孔神经）和足能否背曲（检查坐骨神经）。

（2）复位简述：对于稳定性骨折如单纯前环耻骨、坐骨分支骨折，或撕脱性骨折，一般无需手法复位，稳定性骶椎骨折采用肛内及骶骨对压复位。

对于不稳定骨折如单纯耻骨联合左右分离，采用侧方对挤法复位，或布兜悬吊，或环形胶布，或多头带缠绕等方法维持复位；骶髂关节脱位合并附近髂骨翼骨折或骶骨骨折，半侧骨盆向上移位而无髂骨翼内翻或外翻变位者，进行纵向牵引，配合同侧大重量牵引维持，术者向远侧推使骶髂关节复位。

手法复位步骤简介：先行伤侧股骨髁上牵引，备好牵引装置；再行水平位纵向牵引复位，助手4人，健侧两人者一人持踝、一人用布袋经健侧会阴部兜住髋部向头侧牵引；患侧两人者一人握踝、一人固定两腋窝，术者站于患侧，两掌相叠按住髂脊。在助手徐徐对抗牵引后术者用力推髂脊向下复位。挂上牵引装置，重量为10～15kg，接替人的牵引维持复位至少8周。

骶髂关节脱位合并髂骨翼骨折外翻变位者（分离型），行上述牵引，术者双掌从髂骨翼的外上方向内下方推挤并进行侧方对挤复位，同时需配合骨盆悬吊牵引及双下肢维持牵引；骶髂关节脱位并髂骨翼骨折内翻变位者（压缩型），行上述牵引，术者用手掌自患侧髂骨翼的前内方向外下方推压使之复位，同侧下肢维持牵引。

2. 骨盆兜及骨盆夹固定法

（1）方法与步骤：患者取仰卧位，手法复位后，骨盆兜挤压固定（图 8-53），或骨盆夹固定，起到固定作用，骨盆夹用宽长大于髂骨的木板，内衬以厚垫，后方用帆布连接两侧木板，前方用弹性带结扎调节松紧度（图 8-54）。

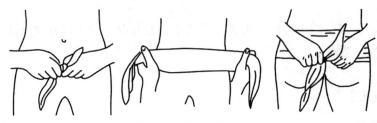

图 8-53 骨盆兜固定法

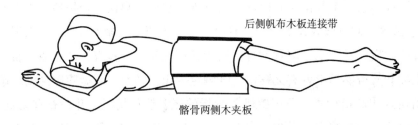

后侧帆布木板连接带

髂骨两侧木夹板

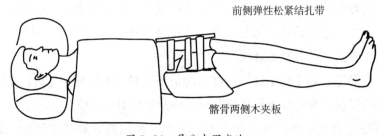

前侧弹性松紧结扎带

髂骨两侧木夹板

图 8-54 骨盆夹固定法

（2）适应证：髂骨翼骨折外翻变位并耻骨联合左右分离，骶髂关节无后上脱位者。

（3）禁忌证：不稳定骨盆骨折并内脏损伤及褥疮等。

（4）注意事项

①注意固定皮肤情况。

②密切观察生命体征。

③注意定期拍片复查，了解骨盆骨折的稳定性及腹盆腔内脏等情况。

④及时指导患者进行功能锻炼，并将固定后的注意事项及练功方法向患者及家属交代清楚，取得患者的合作，方能获得良好的治疗效果。

⑤注意预防褥疮、尿路感染等并发症。

3. 布兜骨盆悬吊牵引固定法

（1）方法与步骤：仰卧位手法复位后，骨盆处给予布兜并悬吊牵引固定（图8-55）。

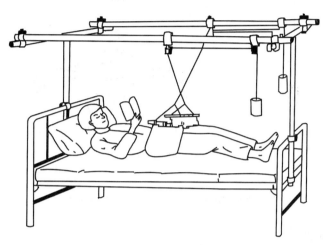

图 8-55　骨盆布兜悬吊牵引固定法

（2）适应证：耻骨联合分离及其他类型骨折伴有耻骨联合分离者。

（3）禁忌证：骶髂关节脱位合并髂骨翼内翻变位（压缩型）者。

（4）注意事项

①注意固定皮肤情况。

②密切观察生命体征。

③注意定期拍片复查，了解骨盆骨折的稳定性及腹盆腔内脏等情况。

④及时指导患者进行功能锻炼，并将固定后的注意事项及练功方法向患者及家属交代清楚，取得患者的合作，方能获得良好的治疗效果。

⑤注意预防褥疮、尿路感染等并发症。

4. 骨穿针交叉悬吊固定法

（1）方法与步骤：在骨折复位后，髂骨翼处消毒铺巾，于两侧髂骨翼外侧穿斯氏针，使之呈半环，系绳做交叉悬吊固定（图8-56）。

（2）适应证：骨盆陈旧性骨折并骶髂关节脱位。

（3）禁忌证：局部皮肤感染及稳定性骨盆骨折。

（4）注意事项

①注意固定皮肤情况。

②密切观察生命体征。

③注意定期拍片复查，了解骨折复位情况。

④及时指导患者进行功能锻炼，并将固定后的注意事项及练功方法向患者及家属交代清楚，取得患者的合作，方能获得良好的治疗效果。

⑤注意针道换药，预防感染。

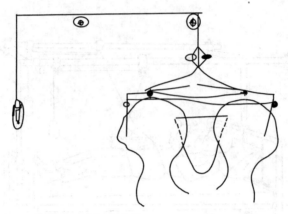

图 8-56　两侧髂骨翼斯氏针交叉悬吊固定法

5. 骨牵引固定法

（1）方法与步骤：股骨髁上牵引，取仰卧位，伤肢侧消毒，穿刺点在髌骨上缘 2cm，或内收肌结节上 2 横指处，局部麻醉，铺巾，由内向外进针防止损伤股动脉，针与膝关节平面平行，牵引重量约为体重的 1/7。并行"T"型鞋纠正髋内翻畸形，取髋关节外展约 30°位，将肢体安置在带有屈曲附件的布朗氏架上，行下肢平衡牵引（图 8-57）

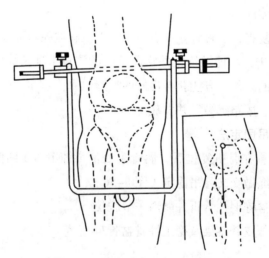

图 5-57　骨牵引骨盆复位固定法

（2）适应证：严重的稳定性骨盆骨折或不稳定性骨盆骨折的复位及固定。

（3）禁忌证：股骨髁部皮肤感染或局部已伴有血管神经损伤者。

（4）注意事项

①牵引时间不宜过长，也不宜过重，否则容易并发膝关节僵直。

②固定力求确实可靠，如果固定已超过3个月，则应间断牵引，恢复膝、髋关节功能。

③定期拍片复查，了解骨盆骨折复位的稳定性及骨折骨痂生长情况。

④穿刺口定期换药，预防感染。

⑤注意观察肿胀、开放伤口、患肢感觉、患肢活动及末梢血液循环情况等。

6. 骨盆外固定架固定法

（1）方法与步骤：麻醉生效后，患者取仰卧位，术者仔细触摸确定髂嵴和髂前上棘的骨性标志，消毒铺巾。经皮沿髂骨外侧壁插入克氏针，判明髂嵴向下、向内的倾斜度，以便在髂骨内外板之间穿固定针。每侧髂嵴各穿放3根直径3mm克氏针，各平行成一排。在髂前上棘后方2cm处，用尖刀在进针点皮上开一5mm小口，经切口在髂嵴正中穿针进入髂骨内外板间的髓腔，必须注意保持钢针与躯干矢状面成15°～20°角，向内与向下，指向髋臼，使其在深5～6cm处牢固就位。进针时宜先将钢针钻入髂嵴数毫米，然后用锤轻击针尾向髓腔内推进，可避免钢针穿入盆腔或穿出髂骨外板。同样方法并排穿入第2、3枚克氏针，针距1.5cm，体外针尾长度为5cm。对侧髂嵴穿针方法同前（图8-58）。

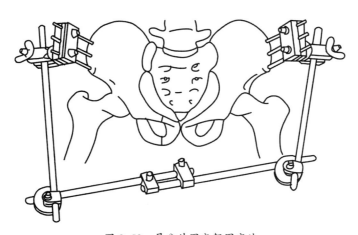

图8-58　骨盆外固定架固定法

（2）适应证：骨盆稳定骨折。

（3）禁忌证：感染性开放性骨折，或无法配合术后康复及护理的患者，或危急患者。

（4）注意事项

①定期拍片复查，及时调整，确保骨折满意复位。

②穿刺口定期换药，预防感染。

③注意观察生命体征

④注意观察患侧肢体感觉、活动及末梢血液循环等情况。

⑤注意观察外固定架各部位锁钮的松紧度以免影响固定的稳定性。

⑥积极进行康复功能锻炼。

【按语】

骨盆骨折是骨科常见的危、急、重的骨伤科疾病，其主要并发症是大量失血及内脏损伤。伤后应早期进行手法整复，根据损伤不同类型采用多种固定方法，达到筋骨、肌力平衡，促使功能康复，若有严重合并症应积极早期治疗，避免后遗症的发生。处理时注意补血及严防漏诊。对于骨盆骨折，外固定治疗具有廉价、微创、有效、避免二次手术的优势，值得推广。

第九章　骨骺及骺板损伤外固定法

骨骺及骺板损伤是小儿最为典型的骨折类型。按照西医分型（Salter-Harris），分为Ⅰ～Ⅴ型（图9-1），各有其特点。共同特点是骨折线不同程度和方向的损伤骺板软骨。受伤机理多是由于受伤后暴力向上传导或旋转剪切力致关节面压力骤增所致。骨折因程度和分型不同而治疗方法不同，但多数需要解剖复位，恢复骺板的连线性和骨骺和干骺端的相对解剖位置，防止骺板损伤所致的关节发育畸形。这一点一定要对家长反复说明。

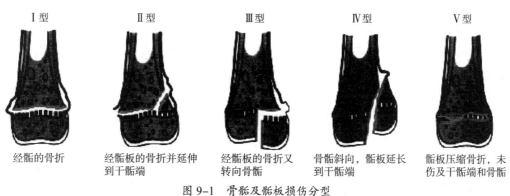

Ⅰ型	Ⅱ型	Ⅲ型	Ⅳ型	Ⅴ型
经骺的骨折	经骺板的骨折并延伸到干骺端	经骺板的骨折又转向骨骺	骨骺斜向，骺板延长到干骺端	骺板压缩骨折，未伤及干骺端和骨骺

图9-1　骨骺及骺板损伤分型

第一节　肱骨远端骨骺滑脱

【概述】

肱骨远端骨骺滑脱，也叫肱骨远端经骺板骨折，发病年龄为新生儿至7岁，最多见于新生儿和小婴儿，由于不能正确认识其X线片特征，经常发生误诊（比如多数误诊为肘关节脱位），从而导致严重的后果。

本骨折多是由于旋转剪力所致，多见于难产和虐待伤，大龄段孩子常由于间接暴力所致。骨折线（改为 远端）经过骺板多向后向内滑脱。损伤严重，致肿胀剧烈，故复位和固定均困难，预后亦欠佳，往往严重影响功能。但如果处理得当，如良好的手法复位、有效的固定、合理的辨证内服、外用中药及早日的功能锻炼，治疗效果尚为满意。早期如果处理不当，易发生肘关节畸形及活动受限。

【解剖特点】

该型损伤中，骨骺经过骺板自干骺端完全分离，生发层细胞留在骨骺一侧，钙化层留在干骺端一侧。如果骨折周围骨膜保持完整，骨折断端移位可很小，如骨膜已经断裂，则移位较大，但容易复位。该型骨折要和骺板压缩所致的"V"型骨折相鉴别。在肱骨髁内、前方有肱动脉、正中神经，前外侧有桡神经经过，在神经血管束的浅面有坚韧的肱二头肌腱膜，后方为肱骨，一旦发生骨折，神经血管容易也可能受到损伤。

【损伤机理与特点】

1. 损伤机理

本骨折多系直接暴力所致，也可见于产伤和隐匿型的家庭虐待伤。受伤时，肘关节处于伸直位或半屈曲位，暴力沿前臂向后上传递，使肱骨干和肱骨髁部交界处发生骨折。由于挤切力较重，加之内、外髁上屈、伸肌总腱的牵拉，使骨折向后移位，称伸展型，此型骨折较多见。

如暴力较小，可致成无移位骨折。如果在跌倒时同时遭受侧方暴力，可发生尺侧或桡侧移位。

2. 损伤特点

肘部经间接暴力作用后，患儿哭闹不止，肘部出现肿胀、皮下瘀斑、压痛，肘部向后凸起，并处于半屈位，畸形显著，功能高度障碍，有时起有水疱。一般分两型，伸直型和屈曲型，前者多见。按侧方移位情况又分尺偏型（多见）和桡偏型，移位明显者，可查知骨擦音、骨擦感及假关节活动。伸直型远端骨骺滑脱肘前方可扪及骨折断端，肘后三角关系正常，易损伤神经、血管。屈曲型骨折少见。

【平衡辨证】

1. 力学辨证

肱骨远端骨骺滑脱多系间接暴力所致，伤后暴力沿前臂向上传递，身体向前倾，自上向下形成剪式应力，使肱骨远端干骺端和骨骺交界处滑脱移位导致骨折。伤后应早期进行手法复位，固定牢靠，恢复筋骨肌力平衡，促使功能早日康复，避免引起肘内外翻畸形。

2. 气血脏腑辨证

骨折后筋骨脉络损伤，血溢脉外而出血，经络受阻而疼痛，人体一切筋伤病的发生、发展无不与气血有关，气血调和能使阳气温煦，阴精滋养。若气血失和，便会百病丛生。《素问·调经论》中指出："五脏之道，皆出于经隧，以行血气，血气不和，百病乃变化而生，是故守经隧焉。"又如《杂病源流犀烛·跌仆闪挫源流》中所说："跌仆闪挫，卒然身受，由外及内，气血俱伤病也。"损伤后气血的循行不流畅，则体表的皮肉筋骨与体内的五脏六腑均将失去濡养，以致脏器组织的功能活动发生异常，而产生一系列的病理变化。

【固定原则与机理】

1. 肱骨远端骨骺滑脱是最严重的骺板、骨骺损伤之一，一般治疗要达到解剖复位的标准，恢复肱骨滑车关节面。对小儿远端骨骺滑脱的患者，应考虑到肱骨髁的骨骺发育问题，并告知家长有后期出现肘关节畸形的可能。

2. 开放性骨折应及时清理伤口，依据情况决定伤口与骨折端是否一起复位固定，进行抗感染治疗。

3. 肱骨髁部骨突较多，注意防止外固定物对局部皮肤的压伤。

【固定方法】

对于受伤时间短、轻度移位、局部肿胀不明显、没有血循环障碍的患儿，可在臂丛麻醉下试行手法复位并固定。

复位注意患儿特点，最好在麻醉下进行。尺偏旋转伸直型骨折患者取仰卧，臂外展70°左右，一助手固定上臂，一助手牵腕关节上方，顺势向远端牵拉，并使前臂稍旋后。术者站于患侧，以两手握持内外两髁。待助手缓缓牵开折端后，以一手拇指推按外髁向内向后，其余四指提扳内髁向外向前，另一手握推肱骨干向内向后，同时令牵前臂的助手，在牵拉的情况下，使前臂外展，即可矫正远折端的尺偏移位及内外折块在冠状面上的内、外旋转和分离移位。术者再以两手虎口扣紧内外两髁，并压肱骨近折端向后，其他四指提拉远折端向前。同时，牵加（前）臂的助手在牵拉的情况下，使患者肘关节屈曲到90°即复位。旋转屈曲型骨折患者，仰卧，臂外展70°～80°。一助手固定上臂，一助手牵腕关节上方，顺势缓缓向远端牵拉。术者站于患侧，以两手握持肱骨内外两髁，当骨折端牵开后，以两手掌推外髁向内向上挤内髁向外向下。当两髁分离旋转移位矫正后，以一手固定两髁，一手提肱骨干向前，以矫正前后移位，如复位后折端稳定，可将肘关节屈曲90°；如不稳定，可使肘关节屈曲30°～40°（看何种角度稳定，就维持在那种角度）。

1. 夹板固定

一般均采用上臂超肘夹板固定法，患者肘关节屈曲90°，腕颈带悬吊（参见肱骨髁上骨折超肘夹板外固定法）。尺偏型不稳定者，可用撬式架或弹簧夹板固定4周左右。屈曲型骨折屈肘固定不稳定者，可将肘关节固定于半伸直位，以肘关节塑形夹板固定10日后，再改为肘关节屈90°固定。个别骨槎在复位后不稳定者，可在相应部位加棉垫以控制，固定4周左右。

2. 石膏固定

由于石膏具有可塑形性好、维持复位效果可靠等特点而被广泛应用。骨折后，应根据骨折移位和复位情况，采取灵活的石膏固定方法。若移位较轻或无移位，或肿胀不明显，可石膏固定于肘关节功能位。移位明显者，复位后进行前后托固定，固定 4 周即可。

3. 穿针固定

肱骨内、外髁是前臂伸屈肌总腱的起始附着点，采用闭合穿针固定治疗肱骨远端骨骺滑脱，既可协助对位，又可保持固定，效果满意。其方法为臂丛麻醉后，患者仰卧于透视整复床上，进行肘部常规消毒，铺无菌巾，先采用以上正骨手法使骨折基本复位，用直径 1.5mm 克氏针经肱骨外髁外下侧钻入，经折端到达内上侧皮质并穿过，再用 1 枚 1.5mm 克氏针分别从内上髁进针，过折端到达近折端外上侧皮质并穿透（参见肱骨髁上骨折经皮穿针固定法）。

【按语】

骨折复位固定后，严密观察肢体血液循环及手部感觉、运动功能情况。抬高患肢，早期进行牵肩及腕手部关节的伸屈活动锻炼，这有利于减轻水肿。4 周后可进行肘关节屈伸活动，并逐日加大活动量和活动范围、时间和次数。

解除固定后要教给家长详细锻炼方法，并随时加以指导。注意避免被动的强力屈伸肘关节。只要锻炼方法恰当，持之以恒，大多数患儿均能获得意想不到的功能恢复效果。操作中需注意以下几点：

1. 在整复过程中，上下牵拉时应以两手握持肱骨内外髁，防止加大畸形。

2. 当折端牵开后，维持牵拉力要适度。如大力牵拉时，折端反而不易复位。

3. 肱骨远端骨骺滑脱整复是关键，固定是整复的继续，穿针可防止骨折再移位，且以针代指有利于撬拨复位。肘关节功能恢复正常是治疗的目的，所以要尽早进行自主活动，它不仅可以矫正残余移位，也有利于关节面的模造。

4. 对手法不能准确对位、开放性骨折、有神经血管损伤者，可切开探查、复位、交叉克氏针内固定。

第二节　桡骨近端骨骺、骺板损伤

【概述】

该损伤多属 I ～ IV 型骨骺损伤，好发于 5 ～ 13 岁儿童。

【解剖特点】

桡骨头呈盘状与肱骨小头相对，桡骨小头在环状韧带内旋转，与尺骨的桡骨切迹构成关节，桡骨近端骨化中心于 5～9 岁时出现，15～18 岁时与骨干融合。

【损伤机理与特点】

1. 损伤机理

本骨折常由于间接暴力引起，一般在跌倒手部撑地时暴力由远及近沿桡骨向肘部传导，当抵达桡骨上端时，桡骨头与肱骨小头撞击，引起桡骨头、桡骨颈或两者并存的骨折。如暴力再大一些，还可出现尺骨鹰嘴或肱骨外髁骨折及脱位等。

2. 损伤特点

按桡骨头移位的程度可分为三度：

轻度移位头向下外倾斜角小于 30°。

中度移位为 31°～60°。

重度移位为 61°～90°。

【平衡辨证】

1. 力学辨证

本骨折常由于间接暴力引起，一般在跌倒手部撑地时暴力由远及近沿桡骨向肘部传导，当抵达桡骨上端时，桡骨头与肱骨小头撞击，引起桡骨头、桡骨颈或两者并存的骨折。伤后应早期进行手法整复，超肘小夹板或石膏托外固定，恢复筋骨肌力平衡，固定 3～4 周，解除外固定，尽早进行功能锻炼，促使肘关节功能康复。

2. 气血脏腑辨证

骨折后筋骨脉络损伤，血溢脉外而出血，经络受阻而疼痛，人体一切筋伤病的发生、发展无不与气血有关，气血调和能使阳气温煦，阴精滋养。若气血失和，便会百病丛生。《素问·调经论》中指出："五脏之道，皆出于经隧，以行血气，血气不和，百病乃变化而生，是故守经隧焉。"又如《杂病源流犀烛·跌仆闪挫源流》中所说："跌仆闪挫，卒然身受，由外及内，气血俱伤病也。"损伤后气血的循行不得流畅，则体表的皮肉筋骨与体内的五脏六腑均将失去濡养，以致脏器组织的功能活动发生异常，而产生一系列的病理变化。

【复位及固定方法】

手法复位

（1）本骨折无移位型关节面倾斜在 15°以下者，不需手法整复及固定，可用石膏托固定于功能位 3～4 周。

（2）本骨折有移位型，在臂丛麻醉下采用牵拉推挤复位法

【固定方法】

先将肘部伸直内收，前臂充分旋后位，由术者一手拇指置于桡骨小头处，向上向尺侧推挤复位，复位后以石膏托固定于肘关节屈曲 90°或肘关节半伸直夹板外固定（参见桡骨小头骨折固定法），前臂中立固定 3 周。复位不佳者，可行桡骨头撬拨复位或开放复位。

【按语】

1. 进行撬拨复位时，要掌握进针方向和进针深度，避免刺伤周围血管和神经。

2. 手法复位失败者，宜尽早手术，但易发生桡骨头缺血坏死和上尺桡连接，所以手术操作和固定应尽量简单。

3. 少数患者可合并桡神经深支损伤，出现拇指外展，伸拇动作的减弱或丧失，多为骨折压迫所致，骨折复位后多可自行恢复。

第三节 桡骨远端骨骺、骺板损伤

【概述】

桡骨远端骨骺、骺板损伤较常见，约占所有骨骺损伤的 35%，好发于 5～15 岁儿童，临床上因骺板软骨骨折线在 X 片上不显影，轻度移位所造成的损伤往往诊断比较困难，易造成漏诊和误诊。因而对腕关节损伤的患儿应首先考虑骨骺损伤的可能，并仔细观察 X 片中骨化核的位置变化，桡背侧骨骺有无轻度的压缩骨折或皮质的成角和皱折等，并通过患儿临床表现对 X 线片加以印证。

儿童桡骨远端骨骺骨折治疗原则是恢复骨骺解剖复位，恢复尺倾角、掌倾角桡骨的腕关节角度，提供并维持骨折部位的稳定，以利于骨折的愈合，同时行早期的关节功能锻炼，恢复患者腕关节正常功能，杜绝迟发性畸形的发生。

【解剖特点】

桡骨下端为凹陷的桡腕关节面，容纳舟骨和月骨，正常人此关节面向掌侧倾斜 10°～15°，称掌倾角；向尺侧倾斜 20°～25°，称尺倾角。桡骨下端桡侧向远端延伸，形成桡骨茎突，有肱桡肌附着其上，并有伸拇短肌和外展拇长肌通过此处的骨纤维腱管；其掌侧面较为光滑，有旋前方肌附着；背侧面稍突，有 4 个骨性腱沟，伸肌腱由此通过；尺侧面较为窄小，前后各有一个结节，中间凹陷，称为尺骨切迹，与尺骨环状关节面构成下尺桡关节。桡骨下端的骨骺一般在 1 岁左右出现，18 ～ 20 岁时与骨干融合。

【损伤机理与特点】

1. 损伤机理

直接暴力和间接暴力均可造成桡骨远端骨骺骨折，但多为间接暴力所致。骨折移位的大小方向、损伤的程度，与暴力的强弱和作用力的方向以及受伤时的姿势和体位有密切关系。

（1）直接暴力若被重物打击，冲撞轧砸等所致者，多为粉碎性骨折，因暴力作用的方向不同，骨折远端可向背侧或掌侧移位。

（2）间接暴力跌倒时，前臂旋前，腕关节处于背伸位，手掌着地，暴力传导到桡骨下端而致骨折。远折端常向桡、背侧移位，近折端向掌侧移位，或向掌侧成角，形成后缘嵌插，称伸展型骨折，较多见。

若跌倒时，腕关节屈曲位，以手背部着地，暴力传导至桡骨远端，致桡骨远端骨骺骨折，远折端向掌侧桡侧移位，向背侧成角，称屈曲型骨折，较少见。

2. 损伤特点

（1）按受伤机制分：①伸展型骨折；②屈曲型骨折。

（2）按骨折程度分：①无移位骨折：所受暴力较轻，骨折后折端无移位，仅存在骨折线，临床较少见。②有移位骨折：暴力来自不同方向和方式，所致骨折呈伸展型或屈曲型，或合并脱位。③粉碎性骨折：所受暴力较大，或直接暴力所致骨折，远折端呈粉碎性，折块在两块以上，常涉及关节面，易造成后遗症。

（3）按局部皮肉损伤程度分：①闭合性骨折：皮肉损伤轻，骨折端与外界不相通。②开放性骨折：皮肉损伤重，致骨折端与外界相通，形成复杂骨折，处理较困难，易引起合并症和后遗症，临床极少见。

（4）按受伤的时间分：①新鲜骨折：伤后 2 周以内者。②陈旧骨折：受伤后 2 周以上者，因时间较长，骨折端已形成骨痂，畸形粘连，软组织挛缩，增加了治疗的困难度，且易留有后遗症，临床上并不少见。

【平衡辨证】

1. 力学辨证

桡骨下端为凹陷的桡腕关节面，容纳舟骨和月骨，直接暴力和间接暴力均可造成桡骨远端骨骺骨折，多为手掌着地并摔伤所致，过伸和旋后的剪力致桡骨远端骨骺发生移位，常带有一块三角形骨片移位，严重时可致桡骨远端骨折和骨骺纵形裂损。桡骨下端膨大，其横断面近似四方形，由骨松质构成，这个部位是松质骨与密质骨的交界处，为解剖薄弱处，一旦遭受外力，易发生骨折。儿童桡骨远端骨骺骨折治疗原则是恢复骨骺解剖复位，达到正常桡骨远端的尺倾角、掌倾角，手法要轻、稳、准，避免粗暴手法加重骨骺损伤。复位满意后用超腕关节夹板外固定，恢复筋骨肌力平衡，以利于骨折的愈合，同时早期进行关节功能锻炼，恢复患者腕关节正常功能，杜绝迟发性畸形的发生。

2. 气血脏腑辨证

骨折后筋骨脉络损伤，血溢脉外而出血，经络受阻而疼痛，人体一切筋伤病的发生、发展无不与气血有关，气血调和能使阳气温煦，阴精滋养。若气血失和，便会百病丛生。《素问·调经论》中指出："五脏之道，皆出于经隧，以行血气，血气不和，百病乃变化而生，是故守经隧焉。"又如《杂病源流犀烛·跌仆闪挫源流》中所说："跌仆闪挫，卒然身受，由外及内，气血俱伤病也。"损伤后气血的循行不流畅，则体表的皮肉筋骨与体内的五脏六腑均失去濡养，以致脏器组织的功能活动发生异常，而产生一系列的病理变化。

前臂下端、腕部肿胀、压痛明显，手和腕部活动受限，损伤严重者，可有瘀血斑、水疱和功能障碍。伸直型骨折有典型的餐叉状和枪刺样畸形，尺桡骨茎突在同一平面，直尺试验阳性。屈曲型骨折畸形与伸直型相反。应注意正中神经有无损伤。桡骨远端骨骺骨折应与腕骨脱位、骨折相鉴别。

【固定方法】

1. 手法复位

（1）伸展型骨折采用推挤提按复位法。患者仰卧或坐位，肩外展90°，助手一手握住拇指，另一手握住其余手指，沿前臂纵轴，向远端牵引，另一助手握住肘下方做反牵引。经充分牵引后，术者双手握住腕部，拇指压住骨折远端向远侧推挤，2～5指顶住骨折近端，加大屈腕角度，纠正成角，然后向尺侧挤压，缓慢放松牵引，在屈腕、尺偏位检查骨折对位对线情况及稳定情况。

屈曲型骨折则方法相反，其步骤为伸肘、前臂旋后、牵引、托提、背屈、尺偏、外旋。此法为整复桡骨远端骨骺骨折的最佳方法。

2. 固定

用超腕关节塑形小夹板固定或石膏夹板固定2周，水肿消退后，在腕关节中立位继续用小夹板或改用前臂管型石膏固定（图9-2、图9-3）。

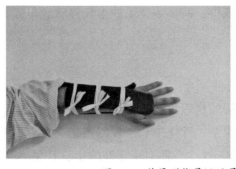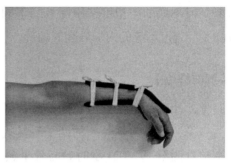

图 9-2　伸展型桡骨远端骨骺损伤掌屈夹板外固定法

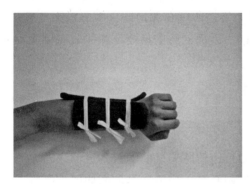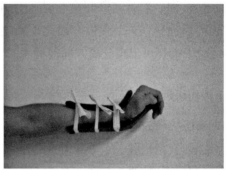

图 9-3　屈曲型桡骨远端骨骺损伤背伸夹板外固定法

【按语】

1. 此类骨折采用上述手法复位最为有效。只要运用得法，可以使各种类型的骨折均可得到满意的复位，故不多做其他方法的介绍。

2. 在固定期间，应避免腕关节向桡偏活动。应嘱咐患者在伸屈手指时避免桡偏活动。

3. 腕部塑形夹板的屈部应置于桡骨远端，目的是控制远端的对位稳定。

第四节　股骨远端骨骺骨折

【概述】

股骨远端骨骺骨折，临床比较少见，好发于青少年。占全身骨骺损伤的 1%～3.8%，这种损伤与儿童的肱骨髁上骨折相类似。凡可引起成人膝关节脱位或股骨髁上骨折的伤因，均可引起该年龄阶段患者的骨骺骨折。其可引起腘窝血管、神经损伤的危险性与成人股骨髁上骨折相同，所不同的是伸展型多见而屈曲型少见，且伸展型易压迫血管、神经，这恰与成人股骨髁上骨折相反。其复位也较成人股骨髁上骨折容易。但不同的类型可挤压骺板的不同部位，而导致骨骺的生长停滞或早期融合，引发膝关节程度不等的内、外翻等畸形。

【解剖特点】

股骨远端骨骺是关节内骨骺，股骨下端的次级骨化中心早在胚胎第 9 月即出现，一般为一个，但可为不等大的两个。其规律是：骨化中心出现的愈早，愈合也愈迟。股骨下端骨骺至 19 ～ 21 岁时始与骨干愈合，这个骨骺对于下肢的生长有关。股骨下端骺线横行，前面在滑车的上缘，后面在髁间线之间，内侧至收肌结节，恰好将股骨两髁、两下髁、髌骨与髁间窝与骨干分开。虽然骺线在侧面距关节囊尚有一段距离，但前面与后面皆在关节囊内，因此干骺端前、后面的感染易波及膝关节而侧面不易波及，股骨下端还可出现分离并向前滑脱。

【损伤机理与特点】

1. 损伤机理

（1）伸直型：膝关节处于伸直位，暴力打击使膝关节前侧致其过伸，外力通过骨骺线的薄弱部，使骨骺脱离干骺端而向前倾斜移位，形成较多见的伸展型股骨下骺移位。该型骨折由于腓肠肌的牵拉，骨骺绞锁于干骺端之前不易变动。腘动脉受向后移位的干骺端后缘顶压牵拉，可引起血管痉挛而发生缺血性挛缩，甚或形成血栓而引起肢体坏死的严重后果（图 9-4）。

（2）屈曲型：屈曲型股骨下骺移位为膝关节呈屈曲位由高处坠下，膝部着地或屈膝位外力直接作用于骨骺之前或干骺端之后，使骨骺与干骺端分离而移位于干骺端之后，此型临床较少见（图 9-5）。

（3）外展型：外展型股骨远端骨骺移位为由高处坠下膝外侧部着地或外力直接作用于骨骺外侧，使骨骺与干骺端分离而移位于干骺端之外，临床较少见（图 9-6）。

（4）内收型：内收型股骨远端骨骺移位为由高坠下，膝内侧部着地或外力直接作用于骨骺内侧，使骨骺与干骺端分离而移位于干骺端之内，临床较少见（图 9-7）。

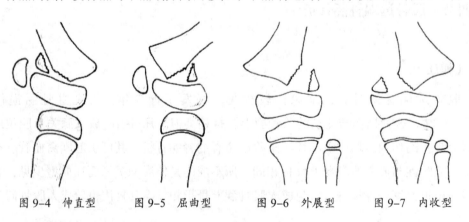

图 9-4　伸直型　　　　图 9-5　屈曲型　　　　图 9-6　外展型　　　　图 9-7　内收型

2. 损伤特点

股骨远端骨骺骨折，好发于 8 ～ 15 岁的青少年，多为间接外力引起，间接或直接暴力损伤。如暴力作用于膝关节前侧迫使膝关节过伸，则可使骨骺与干骺端分离而移位于干骺端之前。或由高坠下，膝部或膝关节处于屈曲位时，外力直接作用于骨骺之前或干骺端之后，均可使骨骺脱离干骺端而移位于干骺端之后。伤后患肢肿痛，患者不能站立和行走，膝关节呈伸直或微屈位，肿胀多较严重，膝上部凹陷或高凸，浮髌试验多呈阳性，局部压痛和骨软均明显，可触到前移骨骺或干骺端的棱形凸起。应仔细检查足踝运动、感觉和温度变化，以及胫前、胫后动脉的搏动情况。

【平衡辨证】

1. 力学辨证

股骨远端骨骺骨折为青少年患者常见病，由于股骨远端未发育完全，骨强度与硬度减少，从而在最弱的部位增加了骨折的可能性。在患者跌倒过程中，股骨远端承受了较大的暴力，同时由于软组织不能恰当吸收或传递能量以及骨结构强度不足，剩余的应力在股骨远端骨骺释放，造成应力集中区的骨折。好发于青少年。占全身骨骺损伤的 1% ～ 3.8%，这种损伤与儿童的肱骨髁上骨折、肱骨远端骨骺滑脱相类似。一般伸直型多见，屈曲型少见。伤后出现局部肿痛、畸形、功能障碍，必须早期进行手法复位，牢固外固定，恢复筋骨肌力平衡，然后早期进行功能锻炼，预防膝内、外翻发育畸形。

2. 气血脏腑辨证

股骨远端骨骺骨折为青少年患者常见病，损伤后必伤及气血经络，造成气血失衡，经络受阻。临床上损伤轻者瘀滞于皮下则出现局部血肿、疼痛、活动受限，重者因疼痛可出现失血和创伤性休克等严重的全身反应，致气随血脱，气血双亡，影响预后。气为血之帅，血为气之母，气血互根同源，互相影响。临床治疗与固定时，均应辨明气血损伤程度与性质，急则治其标——临时固定，先救其气血亡脱；并根据瘀滞经络之轻重，选择固定物，并适时调节固定物的松紧等。缓则治其本——回复筋骨平衡，同时选择有效方药达病所，恢复气血平衡，促进患者康复。

脏腑是化生气血、通调经络、濡养皮肉筋骨、主持人体生命活动的主要器官。损伤后气滞血瘀，经络阻塞，必伤及脏腑，使之不和，尤其是肝脾肾三脏，易造成肝郁气滞，脾胃运化失常，进而导致气血精微化生不足，肾精虚、髓不充、筋骨失养。临床常见患者烦躁易怒，神疲乏力，肢体沉重、肿胀、疼痛，甚至出现脏腑危象。临床治疗与固定时，应辨明脏腑主证，急则治其标，行气祛瘀，消肿止疼，顾护脏腑，并选择适当固定物，调节筋骨平衡，恢复脏腑气血平衡，促进疾病康复。

【固定原则和机理】

股骨远端骨骺骨折治疗的目的是防止发生骨骺损伤，引起发育畸形；不论是哪一种类型，多能顺利愈合，但固定不宜去除过早，一般不能少于8周。即使无移位骨折，也不宜过早下床。

【固定方法】

股骨远端骨骺骨折的复位手法有仰卧牵拉提按整复法、俯卧牵拉推按整复法、俯卧牵拉推按法，固定方法有牵引加超膝小夹板固定法、石膏托固定法、股骨髁部复位固定器固定法、经皮钢针交叉固定法，临证可根据情况辨证选用。

仰卧牵拉提按整复法：患者仰卧位，一助手固定大腿上部，一助手持小腿顺势牵拉。克服两断端绞锁后，术者两拇指置移位骨骺之前，余指置干骺端之后前提干骺端使膝关节屈曲的同时，两拇指向后推按前移之骨骺，即可复位。

俯卧牵拉推按整复法：患者俯卧位，一助手固定大腿上段，一助手持小腿顺势牵拉，术者两手四指置干骺端之后向前按压使膝关节屈曲的同时，两拇指向后推按前移之骨骺，即可复位。以上两种复位方法适用于伸直型股骨远端骨骺骨折。

俯卧牵拉推按法：患者俯卧位，一助手固定大腿上段，一助手将膝关节屈曲90°位，然后一手持小腿保持体位，以另一前臂置小腿上段后侧攀拉牵引矫正重叠后，术者两手四指置干骺端之前扶持，两拇指向前推按后移之骨骺复位。此法适用于屈曲型股骨远端骨骺骨折。

1. 牵引加超膝小夹板固定法

（1）方法与步骤：保持对位下，肢体置板式牵引架上，膝关节屈曲45°～60°位，以大腿小夹板两侧超膝关节固定，小腿部以皮肤牵引2kg重量维持4周。

（2）适应证：伸展型股骨下骺移位复位后不太稳定者。

（3）禁忌证：合并开放骨折、血管神经损伤者。

（4）注意事项

①适当抬高患肢，有利于消肿。

②密切观察患肢血液循环情况。发现患肢肿胀、疼痛、温度下降、颜色紫暗、麻木等表现时，应及时对症处理。

③注意询问骨骼突出处有无灼烧感，如出现应立即解除夹板检查，预防压迫性溃疡的发生。

④注意经常调整夹板松紧度。肢体消肿后及时调整扎带的松紧度，保持1cm的正常移动度。

⑤定期做 X 线透视检查，了解骨折端是否存在移位情况，两周内经常检查。

⑥及时指导患者做功能锻炼，并将固定后的注意事项及锻炼方法向患者及其家属交代清楚。

2. 石膏托固定法

（1）方法与步骤

① 先将肢体置于功能位，用器械固定或专人扶持，并保持该位置直至石膏包扎完毕、硬化定型为止。扶持石膏时应用手掌，禁用手指。

②缠绕石膏时要按一定方向沿肢体表面滚动，切忌用力抽拉绷带，并随时用手抹平，使各层相互粘合。

③在关节部位应用石膏条加厚加固，搬动时要防止石膏折断，过床后要用枕头或沙袋垫平。

④石膏包扎后应注明日期及诊断。

⑤石膏未干固以前，注意凸出部勿受压，以免凹陷压迫皮肤，引起压迫性溃疡。

⑥为加速石膏凝固，可在温水中加放少许食盐，天气潮湿可用电炉、电吹风等方法烘干。

⑦术后应密切观察，尤其最初 6 个小时。如有下列情况，应及时切开或拆除石膏：肢体明显肿胀或剧痛；肢体有循环障碍或神经受压；不明原因的高热，疑有感染可能的病例。

⑧石膏松动、变软失效，应及时更换。

⑨应鼓励患者活动未固定的关节，固定部位的肌肉应做主动收缩、舒张的锻炼，以促进血液循环，防止肌肉萎缩及关节僵硬。

（2）适应证：石膏托固定法适于伸展型股骨下骺移位，复位后稳定者。

（3）禁忌证：合并开放骨折、血管神经损伤者。

（4）注意事项

①严格遵守三点固定的原理。

②充分做到良好的塑形。

③掌握合理的关节固定位置。

④防止压疮。

⑤严密观察。

3. 手法整复闭合穿针固定术

（1）方法与步骤：针对不同类型骨折，采用前文提到的不同整复方法，在损伤分离骨骺侧方穿 1 枚克氏针撬拨复位，使已错位骨骺基本达到解剖复位，关节面光整，用力缓慢穿入克氏针达股骨近端对侧骨皮质，再用 1 枚克氏针平行穿过骨骺达股骨近端对侧皮质，针尾留于皮肤外约1cm折弯，剪除多余部分。选择的克氏针直径≤2.5mm，表面光滑，穿过骨骺时尽可能位于骨骺中心，不要影响骨骺边缘。术者活动患儿膝关节，固定稳定者结束手术，不稳定者或不合作患儿应用长腿石膏托屈膝15°～20°外固定。

（2）适应证：各型股骨下骺移位复位后不太稳定者。

（3）禁忌证合并开放骨折、血管神经损伤者。

（4）注意事项

①适当抬高患肢，有利于消肿；密切观察患肢血液循环情况。发现患肢肿胀、疼痛、温度下降、颜色紫暗、麻木等表现时，应及时对症处理。

②定期做X线透视检查，了解骨折端是否存在移位情况，两周内经常检查。

③及时指导患者做功能锻炼，并将固定后的注意事项及锻炼方法向患者及其家属交代清楚。

4. 手法整复外固定架固定术

（1）方法与步骤：下肢持续牵引状态下复位骨折端，做到透视下见骨折对位对线可，力线良好。于股骨骨折远近端分别打入3根上肢外固定针，注意要超过对侧骨皮质。在透视导航下对骨折远端进行精确定位，透视见钢针把持较多骨质后往内进针2根。再以上述同法于膝下胫骨近端打入2枚钢针，安装横连，使外固定支架形成牢固三角固定。

（2）适应证：各型股骨下骺移位复位后不太稳定者。

（3）禁忌证：合并血管神经损伤者。

（4）注意事项

①适当抬高患肢，有利于消肿；密切观察患肢血液循环情况，发现患肢肿胀、疼痛、温度下降、颜色紫暗、麻木、针孔红肿热痛并伴有渗出等表现时，应及时对症处理。

②定期做X线透视检查，了解骨折端是否存在移位情况，两周内经常检查。

③及时指导患者做功能锻炼，并将固定后的注意事项及锻炼方法向患者及其家属交代清楚。

【按语】

1. 股骨远端骨骺损伤复位后用夹板或石膏固定容易引起再移位；膝关节运动恢复较慢，可能永久不能恢复。

2. 骨骺发育障碍的可能性，一般认为Salter-Harris（SH）分类Ⅰ型、Ⅱ型不易发生骨骺线早期闭合，Ⅲ型、Ⅳ型易发生；但主要和患者的年龄、外力的剧烈程度、移位的严重性和复位状况都与预后相关联。年龄越小，下肢不等长概率越大。

第五节　胫骨近端骨骺骨折

【概述】

胫骨近端骨骺分离，临床少见，占儿童下肢损伤的 3%。凡可引起成人膝关节脱位或胫骨上段骨折的伤因，均可引起该年龄阶段患者的骨骺骨折。其造成腘窝血管、神经损伤的危险性与成人胫骨上段骨折相同，所不同的是伸展型多见而屈曲型少见，且伸展型易压迫血管、神经，这恰与胫骨上段骨折骨折相反。其复位也较成人股骨髁上骨折容易，但不同的类型可挤压骺板的不同部位，而导致骨骺的生长停滞或早期融合，引发膝关节程度不等的内、外翻等畸形。

【解剖特点】

胫骨上端的骨化中心出现很早，约在出生以前，但迟至 20 岁始与骨干愈合。胫骨上端的骨化中心经过骨化形成两髁及胫骨粗隆。胫骨上端骺软骨板距关节面甚近，骺的前部伸向下方如小舌，包括胫骨粗隆，内侧在半膜肌腱沟之下，外侧横过腓骨关节小面。近端骨骺线对下肢生长起着次重要的作用。

【损伤机理与特点】

1. 损伤机理

胫骨近端骨骺分离多为过度伸展和外展等间接外力所致，还有少数报道为分娩性损伤。

（1）伸直型：膝关节伸直位，暴力打击于膝关节前侧使其过伸，外力通过骨骺线的薄弱部，使骨骺脱离干骺端而向前倾斜移位，干骺端向后移位，形成较多见的伸展型胫骨近端骨骺移位。该型由于腓肠肌的牵拉，骨骺绞锁于干骺端之前不易变动。腘动脉受向后移位的干骺端后缘顶压牵拉，可引起血管痉挛而发生缺血性挛缩，甚或形成血栓而引起肢体坏死的严重后果。

（2）屈曲型：屈曲型胫骨近端骨骺移位为膝关节屈曲位由高坠下，膝部着地或屈膝位外力直接作用于骨骺之前或干骺端之后，使骨骺与干骺端分离而移位于干骺端之后，此型临床较少见。

2. 损伤特点

胫骨近端骨骺骨折，从外观上看，膝伸直位前侧可触及凹陷为伸展型，远端骨折片向后侧移位。此外，膝外翻为外展型，肿胀非常严重，有关节出血症、严重运动性疼痛，可合并腘动脉损伤，如果腘动脉有循环障碍，立即行血管彩超检查或血管造影检查，明确损伤程度，行手术复位固定及血管修复，而不能等待择期手法复位固定。同时，腓神经易受损伤，可出现足下垂，此外要注意是否有韧带损伤，特别是合并前交叉韧带损伤，必要时行 MRI 检查。

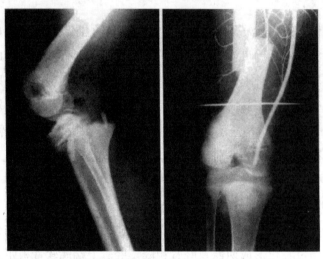

图 9-8　胫骨近端骨骺骨折伴腘动脉损伤，合并股骨干骨折

1. 按 Salter–Harris（SH）分型

SH- Ⅰ型：半数症状无移位，轻度移位不必介意游离骨折片。远端骨折片向后侧明显移位时，骨折片后侧人字形绷带易导致血运障碍。SH- Ⅱ型：移位频率高，干骺端骨折片向外侧移位，运端骨折片向内侧移位，多有外翻畸形。Roberts 和 Beaty 等人报道Ⅱ型均占 43%。SH- Ⅲ型很少见。SH- Ⅳ型亦很少见。SH- Ⅴ型出现骨骺早期闭合时才发现，但受伤时无症状。

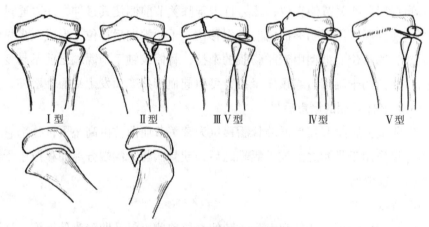

图 9-9　Ⅰ型Ⅱ型的侧位像

2. 按移位分型

a：伸展型远端骨折片向后侧移位；b：屈曲型前凸畸变；c：外展型远端骨折片向内侧移位，膝外翻；d：内收型膝内翻。伸展型应注意循环障碍。

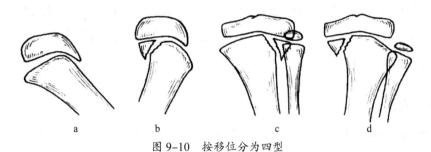

图 9-10　按移位分为四型

Ⅵ型好发于 8～15 岁的青少年，多为间接外力引起，偶有直接暴力损伤。如暴力作用于膝关节前侧迫使膝关节过伸，则可使骨骺与干骺端分离而移位于干骺端之前。或由高处坠下，膝部或膝关节处于屈曲位时，外力直接作用于骨骺之前或干骺端之后，均可使骨骺脱离干骺端而移位于干骺端之后。伤后患肢肿痛不能站立和行走，膝关节呈伸直或微屈位，肿胀多较严重，膝下部凹陷或高凸，浮髌试验多呈阳性，局部压痛和骨软均明显，可触到前移骨骺或干骺端的棱形凸起。应仔细检查足踝运动、感觉和温度变化，以及胫前、胫后动脉的搏动情况。

【平衡辨证】

1. 力学辨证

胫骨近端骨骺骨折为青少年患者常见病，由于胫骨近端未发育完全，骨强度与硬度减少，从而在最弱的部位增加了骨折的可能性。在患者跌倒过程中，胫骨近端承受了较大的暴力，同时由于软组织不能恰当吸收或传递能量以及骨结构强度不足，剩余的能量在胫骨近端骨骺释放，造成应力集中区的骨折。伤后应早期进行手法复位，固定稳定，恢复筋骨肌力平衡，然后适当早期进行功能锻炼，促使功能恢复，避免后遗症的发生。

2. 气血脏腑辨证

骨折后筋骨脉络损伤，血溢脉外而出血，经络受阻而疼痛，人体一切筋伤病的发生、发展无不与气血有关，气血调和能使阳气温煦，阴精滋养。若气血失和，便会百病丛生。损伤后气血的循行不流畅，则体表的皮肉筋骨与体内的五脏六腑均失去濡养，以致脏器组织的功能活动发生异常，而产生一系列的病理变化。

膝部肿胀、压痛明显，活动受限，损伤严重者，可有瘀血斑、水疱和功能障碍。

【固定原则和机理】

骨折类型和移位程度对治疗原则有很大影响。SH–Ⅰ型、Ⅱ型轻度移位可直接外固定，有移位者（前、后凸畸形超过10°，内外侧凸畸形超过5°）可手法复位外固定或经皮内固定。Ⅰ、Ⅱ型骨折很不稳定，应考虑经皮钢针固定。手法复位无法恢复者可考虑进行切开复位内固定。

【固定方法】

胫骨近端骨骺骨折的固定方法，有牵引加超膝小夹板固定法、石膏托固定法、胫骨髁部复位固定器固定法、经皮钢针交叉固定法，临证可根据情况辨证选用。

伸展型：需麻醉下进行手法复位。如果要以伸展位长轴牵引复位，附着在远端骨折片内侧的腘绳肌紧张可能导致移位增加，这种方法不可取。复位的要领是把向后侧移位的远端骨折片向前推，膝屈曲50°～60°，两手从小腿的后上方将远端骨折片向前推进行复位。利用透视或X线进行复位，经常检查足背动脉的波动，透视下观察其稳定性，以稳定的体位从大腿到足尖用石膏固定。膝周围用绵纱布包扎可防压迫血管致血循障碍。固定后第2天、1周后分别进行X线检查，如果有再移位需再复位和经皮克氏针固定。无再移位倾向时固定2～3周后，逐渐减少膝屈曲角度，4～6周后去除石膏。摘除石膏的标准应以骨痂的生成作为参考。

1. 石膏托固定法

（1）方法与步骤

①先将肢体置于伸展位，从大腿到足尖用石膏固定，有肿胀时用夹板固定至肿胀消退，固定时间为6周左右。用器械固定或专人扶持，并保持该位置直至石膏包扎完毕、硬化定型为止。扶持石膏时应用手掌，禁用手指。

②缠绕石膏时要按一定方向沿肢体表面滚动，切忌用力抽拉绷带，并随时用手抹平，使各层相互粘合。

③在关节部位应用石膏条加厚加固，搬动时要防止石膏折断，卧床后要用枕头或沙袋垫平。

④石膏包扎后应注明日期及诊断。

⑤石膏未干固以前，注意凸出部勿受压，以免凹陷压迫皮肤，引起压迫性溃疡。

⑥为加速石膏凝固，可在温水中加放少许食盐，天气潮湿可用电炉、电吹风等方法烘干。

⑦术后应密切观察，尤其最初6个小时。如有下列情况，应及时切开或拆除石膏：肢体明显肿胀或剧痛；肢体有循环障碍或神经受压；不明原因的高热，疑有感染可能

的病例。

⑧石膏松动、变软失效，应及时更换。

⑨应鼓励患者活动未固定的关节，固定部位的肌肉应做主动收缩、舒张的锻炼，以促进血液循环，防止肌肉萎缩及关节僵硬。

（2）适应证：石膏托固定法适于伸展型胫骨近端骨骺移位，复位后稳定者。

（3）禁忌证：合并开放骨折、血管神经损伤者。

（4）注意事项

①严格遵守三点固定的原理。

②充分做到良好的塑形。

③掌握合理的关节固定位置。

④防止压疮。

⑤严密观察。

2. 经皮钢针固定法

胫骨近端骨骺骨折手法复位后，若不稳定，应行经皮钢针固定。方法为：麻醉生效后，常规消毒、铺巾，胫骨大腿下段、小腿中上段对对抗牵引，手法逆损伤机制复位，自胫骨前内侧或胫骨嵴外侧交叉钻入钢针，钢针原则上直径不超过 2.5mm，断端稳定后，辅以石膏托固定。

3. 外固定架固定法

胫骨近端骨骺骨折手法复位后，若不稳定，应行经皮外固定架固定。方法为：麻醉生效后，常规消毒、铺巾，胫骨近端骨骺近远端对抗牵引，手法逆损伤机制复位，自股骨下段外侧、胫骨上段内侧分别钻入外固定针，安装外固定架固定。

【按语】

1. 需向家属说明的事项：①血运障碍的危险性（四肢中最易发生坏死的部位）；②复位的必要性和其预后处置要领（手法复位效果不佳需手术治疗，固定不稳需经皮固定，有可能再移位和再复位）；③可能出现生长障碍（SH-Ⅴ型不可预防）。

2. 有血管、神经受压现象者，应紧急采用柔和手法牵拉复位，并严密观察，若症状不缓解者，应及时行手术探查。

3. 胫骨上端骨骺移位行手法复位固定后，也应严密观察，若出现血管、神经受压征象者，应及时调整固定和膝关节伸屈体位。

4. 骨折愈合后，还应定时做 X 线检查，若发现骨骺发育障碍，应及时采取措施处理。

第六节　胫骨结节撕脱骨折

【概述】

胫骨结节是髌韧带的附着部，为股四头肌止点的中央部，常承受股四头肌的牵拉力，但由于肌止点的范围广阔，很少见肌腱的完全撕裂。胫骨结节撕脱骨折青少年多见。

【解剖特点】

成年人胫骨结节有宽广的基底与胫骨牢固融合，不易发生骨折。但在青少年期，胫骨结节为一骨骺，它可能是胫骨上骺的舌状延伸部，或为一单独的骨化中心，8～14岁出现二次性骨化中心，正常在18岁时与胫骨融合。在与胫骨未牢固融合前，骨骺线为膝关节伸展功能上的薄弱点，当股四头肌强力收缩，伸膝受阻时，可将其自胫骨上撕脱。

【损伤机理与特点】

胫骨结节骨折，多由间接外力引起。当股四头肌强力收缩时，被膝关节突然屈曲限制，即可引起胫骨结节骨骺薄弱部撕脱，或膝关节强力伸展踢物时受阻，也可引起胫骨结节骨骺撕脱。如一位14岁男孩，跳高落入沙坑时，身后仰跌下，坐于沙坑内而引起胫骨结节撕脱骨折。这是由于股四头肌强力收缩时，被膝关节的强力屈曲所阻而致。另外，当18岁前青少年大腿部损伤而采用胫骨结节牵引时，亦可引起胫骨结节撕脱。成人患者膝关节伸直性僵硬，而采用强力手法屈曲时，偶可引起胫骨结节撕脱性骨折。

根据骨折后的局部形态和部位及移位情况，本骨折有下述几种类型：可仅为胫骨上骺之舌状延伸部被掀起而向上翘，或可自舌状延伸基底部折断而向上分离移位，或仅为舌状延伸部尖端折断向上分离移位，或可形成碎裂小片。分型多采用 Ogden 分型法（图 9-11）。

症状：伤后疼痛，膝关节伸屈受限，局部有轻或中度肿胀，甚或有皮下瘀斑，局部压痛明显，可有骨块异常活动，被动伸屈膝关节可加剧疼痛。

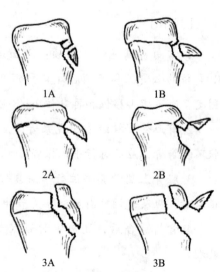

图 9-11　胫骨结节撕脱骨折 Ogden 分型法

诊断：根据外伤史和临床症状即可确诊。正、侧位的 X 线片检查可进一步明确诊断和移位情况。成年人的陈旧损伤，若 X 线片显示骨骺未融合者，多为青年期的损伤未进行有效治疗之故。

【平衡辨证】

1. 力学辨证

因胫骨结节与胫骨干在青少年时由骨骺相连，成人局部为松质骨，均为应力薄弱区，当股四头肌强力收缩时，被膝关节突然屈曲限制，即可引起胫骨结节骨骺薄弱部撕脱，或膝关节强力伸展踢物时受阻，也可引起胫骨结节骨骺撕脱。采用胫骨结节牵引时，亦可引起胫骨结节撕脱。成人患者膝关节伸直性强硬，对其采用强力手法屈曲时，偶可引起胫骨结节撕脱性骨折。

2. 气血脏腑辨证

骨折后筋骨脉络损伤，血溢脉外而出血，经络受阻而疼痛，人体一切筋伤病的发生、发展无不与气血有关，气血调和能使阳气温煦，阴精滋养。若气血失和，便会百病丛生。损伤后气血的循行不流畅，则体表的皮肉筋骨与体内的五脏六腑均失去濡养，以致脏器组织的功能活动发生异常，而产生一系列的病理变化。膝前部肿胀、压痛明显，活动受限，损伤严重者，可有瘀血斑、水疱和功能障碍。

【固定原则和机理】

胫骨结节骨折或骨骺分离，因有股四头肌宽广的附着部保护，多移位不甚，治疗也较容易，但要加以重视，以免漏诊。股四头肌的反复牵扯伤力对胫骨结节造成慢性损伤，使其外形增大，甚或骺线与胫骨不融合而反复出现临床症状。

对有轻度移位或胫骨上骺之舌状延伸部被掀起上翘者，可用推挤按压法复位。即两拇指重叠沿髌韧带向下推挤按压，即可复位；对撕脱骨片向上回缩移位较多，采用上述手法不能满意复位者，可伸膝固定后反复多次施行上述推挤按压手法，逐步使其复位。若为粉碎性或手法无法复位者，可行切开复位固定。

【固定方法】

复位后外贴活血接骨止痛膏，膝关节微屈位固定于托板上，经 4～6 周局部压痛完全消失后，即可解除固定，逐步增加膝关节活动。若骨折片向上回缩移位，手法难以复位者，可于无菌、局部麻醉和 X 线监视下，用直径 2mm 钢针经皮向下撬拨复位后，直接固定于胫骨上，剪短针尾捏弯埋于皮下或留置皮外，无菌包扎，并用长托板固定膝关节于 15°～20°微屈位，经 4～6 周骨折愈合后，去除钢针及托板，进行膝关节伸屈活动练习。

胫骨结节骨折，多为股四头肌牵拉引起，故不宜过早做股四头肌收缩活动，只宜做足踝的背伸跖屈活动。骨折愈合后，可行前述的膝关节各项主、被动功能活动。

【按语】

胫骨结节撕脱骨折几乎未见有膝关节过伸等生长障碍，但部分患者会出现下肢不等长，可以过度生长，亦可生长延迟，故需要长期观察。保守治疗时断端再移位概率较大，故要经常复查，若出现再移位，必要时手术治疗。部分成人患者会出现不愈合现象。

第七节　胫骨远端骨骺骨折

【概述】

胫骨远端骨骺骨折，临床常见，凡可引起成人胫骨远端骨折的伤因，均可引起该年龄阶段患者的骨骺骨折。其复位也较成人胫骨远端骨折容易。但不同的类型可挤压骺板的不同部位，而导致骨骺的生长停滞或早期融合，引发踝关节程度不等的内、外翻等畸形。

【解剖特点】

胫腓骨的纵向生长是由于两端承受压力的盘状骺板增殖发育，其固有生长潜力大，一旦功能受损害将严重影响骨骼发育，导致肢体短缩或关节畸形。为正确处理这类损伤，应对其生长有个基本了解。

胫骨远端负重部的骨骺在出生后 6 个月出现，正位可见小骨核，呈卵圆形，水平位排列偏向内侧。以后骨核高度增加，向周围扩大，而且始终偏向内侧。女性至第 4 年，男性至第 5 年，骨核内侧部分向上隆起，干骺端与之相应形成凹陷。骨骺最大隆起部位可成为胫骨远端骨骺损伤时的支点，骨骺的纵向骨折线常发生在此隆起的内、外或后面。在 5～6 岁前，骨骺与干骺的连接不甚牢固，常可发生单纯骨骺分离，常伴干骺端部分骨折。内踝部分骨骺，是胫骨负重部分的骨骺向下延伸所形成。女性 6 岁，男性 7 岁前，内踝部分仅由软骨组成，骨骺干 15 岁时骨化，才延伸至内踝下端。胫骨远端骨骺与干骺端融合时间男性与女性不同。女性在 16 岁时融合，渐向内侧延伸，最后才是骨骺外侧部分融合，在骨骺的中部及内侧部分融合后，外侧部分骨骺还要迟 18 个月才融合。此时，前外部分骨骺，可因外旋暴力产生撕脱骨折。此损伤有别于胫骨结节撕脱骨折。胫骨远端骨骺位于关节外，因而骨骺分离不致关节内积血，而当骨骺骨折时，则骨折线进入关节损伤后踝关节内可有出血。

【损伤机理与特点】

1. 损伤机理

直接暴力或压缩暴力可造成胫骨远端骨骺损伤，但多数为间接暴力造成，腓骨骺损伤多为外翻使三角韧带撕裂，距骨向外推挤外踝所致。

2. 损伤特点

骨骺损伤的分型方法较多，Poland、Webdr、Oqden 和其他学者均对骨骺损伤进行了分型，但最常用的却是 Salter 和 Harris 的分型方法（图 9-12），其分型特点分述如下：

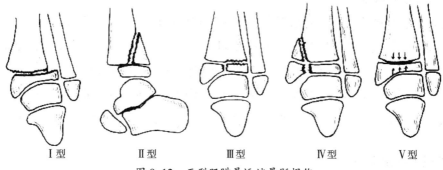

图 9-12　五型胫腓骨远端骨骺损伤

Ⅰ型：骨折线通过骺板软骨成熟区的细胞退化层，此层软骨强度最强。

Ⅱ型：与Ⅰ型损伤相似，骨折线主要通过骺板软骨细胞退化层，到达骺板边缘前折向干骺端，分离的骨骺内侧带有小块干骺端骨片，骨片侧内软组织铰链所在。

Ⅲ型：为关节内骨折，骨折线从关节面开始通过骨骺进入骺板生长区与成熟区，然后 90°转变沿骺板软骨细胞退化层直达骺板边缘。此型损伤较少见，好发于胫骨两端骨骺。

Ⅳ型：亦为关节内骨折，骨折线开始于关节面，经骨骺或骺软骨、骺板全层、干骺端三部分。此型骨折不稳定，复位不良，容易产生并发症。

Ⅴ型：乃垂直挤压暴力引起的骺板软骨压缩骨折，好发于踝部骨骺，X线检查尚无阳性发现，早期诊断困难，若与健侧对比可能发生骺板厚度减小。由于软骨生长层细胞严重破坏和来自骨骺营养血管广泛损伤，常导致骨骺生长功能丧失，提前闭合。

Ⅵ型：此为骺板软骨膜环或 Ranvier 软骨膜沟损伤，常见于踝部割草机伤或股骨髁部韧带撕脱骨折，X线检查显示骺板边缘骨折或缺损，骨折常涉及邻近骨骺和干骺端，处理不当局部容易形成骨桥，继发畸形。

【平衡辨证】

1. 力学辨证

胫骨远端骨骺骨折为青少年常见病，由于胫骨远端未发育完全，骨强度与硬度减少，从而在最弱的部位增加了骨折的可能性。儿童易动，跌伤概率大，在患者跌倒过程中，胫骨远端承受了较大的暴力，同时由于软组织不能恰当吸收或传递能量以及骨结构强度的不足，剩余的能量在胫骨远端骨骺释放，造成应力集中区的骨折。伤后应早期进行手法复位，固定稳定，恢复筋骨肌力平衡，然后适当早期进行功能锻炼，促使功能恢复，避免发生骨骺早期闭合引起踝关节内、外翻畸形。

2. 气血脏腑辨证

骨折后筋骨脉络损伤，血溢脉外而出血，经络受阻而疼痛，人体一切筋伤病的发生、发展无不与气血有关，气血调和能使阳气温煦，阴精滋养。若气血失和，便会百病丛生。损伤后气血的循行不流畅，则体表的皮肉筋骨与体内的五脏六腑均失去濡养，以致脏器组织的功能活动发生异常，而产生一系列的病理变化。伤后踝部肿胀、畸形压痛明显，活动受限，损伤严重者，可有瘀血斑、水疱、功能障碍。

【固定原则和机理】

骨骺损伤的处理原则

（1）Ⅰ、Ⅱ型损伤的治疗主要为闭合复位，仅个别不稳定骨折或因软组织嵌入断端而致复位失败者需要手术治疗。儿童骨骼塑形能力强，不必强求解剖复位，随着生长发育大多数能自发矫正。Ⅲ、Ⅳ型损伤为关节内骨折，要求恢复关节面平整和骺板对位，常需手术治疗。原始移位较轻的Ⅲ型损伤可试行手法复位，骨折稳定则不手术。Ⅴ型损伤早期诊断困难，对可疑病例应局部制动3～4周，患肢避免负重1～2个月。

（2）闭合复位应在全身麻醉下进行，使肌肉完全放松，使重叠移位骨端得以充分牵开。复位方法要轻柔，忌用暴力挤压骺板复位，以免造成医源性骺板损伤，对难以完全克服断端重叠移位者应采用"折顶"方法复位。

（3）整复骨折越早越好，时间拖延会增加复位困难。损伤超过7～10天者不宜强行手法复位，尤其是Ⅰ、Ⅱ型损伤，留待以后截骨矫形更为可取。超过两周以上的陈旧骨折，即使切开复位也有损伤骺板危险，因此Ⅰ、Ⅱ型损伤尽量进行二期手术矫形，Ⅲ、Ⅳ形损伤则尽可能切开复位。

（4）切开复位不要剥离骺板周缘的软骨膜，以免损伤 Ranvier 区软骨细胞及血液循环，禁用器械撬压骺板复位。内固定用克氏针为宜，层叠垂直骺板插入，切莫横向穿越骺板。螺丝钉只能用于固定干骺端或体积较大的二次骨化中心，不应空过骺板，否则取钉后局部腔隙可形成骨桥，遏制局部骨增大。骨愈合后应及时取出内固定物。

（5）骺板骨折愈合速度与干骺端相似，为3～4周，只需同一骨骺骨干愈合时间的一半左右，Ⅳ型骨折愈合不稳定，容易延缓愈合或不愈合，须拍片证实骨折愈合才能去除固定，下肢骨折去除固定后先进行关节活动练习，负重适当延后。

（6）治疗医师应告诫患儿家属此损伤可能导致骨骼生长障碍，需1～2年后才能下最终结论，应长期随诊。

【固定方法】

胫骨远端骨骺骨折的固定方法有超踝小夹板固定法、石膏托固定法、外固定器固定法、经皮钢针交叉固定法，临证可根据情况辨证选用。

1. Ⅰ型骨骺分离

发生在钙化区，骨骺发生移位，既无骨骼本身骨折，也无干骺端骨折，常见胫骨远端骨骺分离。胫骨远端骨骺向外向后移位。分离区域与关节腔交通，故关节内可有积血，有时移位骨骺可自然复位，X线片不能显示移位，但胫骨远端有持续压痛，应力摄片有助于诊断，在小腿石膏固定3周时，摄片可见胫骨干骺端存在骨膜下新生骨。胫骨的骨骼移位、复位并不困难，只要将足跟拉向前，同时患足内旋即可。

石膏需固定6周。由于生长软骨板未受损伤，因此对胫骨的生长无影响。

另一类胫骨远端骨骺的Ⅰ型损伤，因遭严重外旋伤力，胫骨下端骨骺外旋，伴随腓骨远端外旋和移位，而腓骨不一定骨折，但骨间韧带可撕裂，而下胫腓联合是前后韧带仍完整，将胫骨远端骨骺牢牢绷于腓骨，类似成人Bosworth骨折，故又称胫骨下端Bosworth旋转骨折，摄片应包括膝关节、整个胫骨和踝关节。片中显示患足外旋90°，腓骨远端骨骺也向后移位，复位时将足内旋，复位后石膏固定5周。

2. Ⅱ型骨骺分离

多数发生在胫骨远端骨骺，故为关节外损伤，位于远侧移位的骨骺常伴有干骺端三角形骨折片。由外展和跖屈引起，外展伤力使移位骨骺向外，跖屈使移位骨骺向后，许多病例伴有腓骨青枝骨折。

在Ⅱ型损伤中，移位侧骨膜自干骺部分离，但未破裂，而对侧骨膜则可断裂，移位的骨膜完整，能阻止骨骼完全移位，此骨膜在复位时起铰链作用，且有助于复位后的稳定性。

对外展所致的Ⅱ型骨骺，复位方法相对简单，只需将踝关节推向内。对跖屈损伤则要将足跟拉向前，并背屈踝关节，将胫骨骨骺推向前。复位后石膏固定6周，此类损伤，一般不产生畸形。

手法正复固定方法：患者侧卧于透视台上，常规消毒，铺巾，通过按压、端提等手法复位，若不能复位，配合经皮钳复位，钳尖固定于胫骨前侧和后侧骨片上后，助手牵引，手法复位，同时逐渐合紧钳夹，复位折块，克氏针经皮固定，皮外克氏针剪短，包扎，石膏固定（图9-13、图9-14、图9-15）。

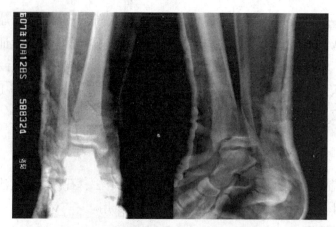

图 9-13　Ⅱ型骨骺损伤整复前 X 片

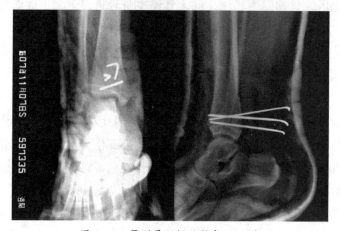

图 9-14　Ⅱ型骨骺损伤整复后 X 片

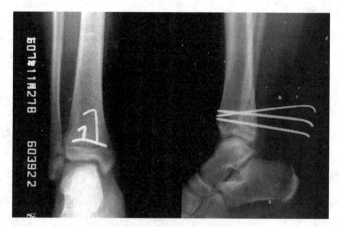

图 9-15　Ⅱ型骨骺损伤整复后 6 周 X 片

3. Ⅲ型骨骺分离

这类损伤不包括腓骨远端骨骺，去除因其遭受垂直剪切伤，主要涉及胫骨远端负重部分骨骺，损伤进入踝关节，伤足出现关节血肿。骨骺由上而下劈裂损伤，骨折线按垂直方向自关节软骨进入软骨板（骺板）然后水平经过钙化区。此类损伤可侵及胫骨远侧骨骺的内侧部分或其外侧部分，而内侧较多见。多数病例的骨骺骨折线在骨骺中部隆起增厚部分的内侧缘。在年长的儿童中，因其中部分内侧骨骺已先期愈合，仅留外侧部分骨骺未融合，使该处成为最脆弱区域。在此年龄的胫骨远端骨骺损伤常涉及前外部分。由于骨骺已临近融合，伤后一般不出现畸形，若前外部骨骺损伤是因遭受外旋暴力引起，复位时应将足内旋后进行石膏固定。

而胫骨远端骨骺内侧部分骨折，常发生于 5～15 岁的少年儿童，当然可以由内收、内翻造成，也可以由外旋伤力引起。内翻伤力产生压缩力，可累及软骨细胞的生长层。外旋损伤为撕脱伤力，软骨细胞生长层未遭受损伤。内翻损伤所造成的胫骨骨骺Ⅲ度损伤，可以伴同外踝撕脱伤。Aitken 指出，此类损伤的 40% 为挤压伤，常伴骨骺生发层细胞损伤。而外展型损伤预后较好。有时在Ⅲ型骨折的干骺端有一小片，与骨骺骨折线未直接连接，不应与Ⅳ型混淆。不论外旋、外展，还是内收损伤，均应进行闭合复位、石膏固定，少数情况复位不满意者，用小松质骨螺丝钉固定。

4. Ⅳ型损伤

此种损伤发生在胫骨远侧骨骺，常涉及骨骺的内侧角，延续到干骺端，也可发生在骨骺的前外角，往往见于骨骺封闭前，此为外旋伤造成，外旋应力撕脱胫骨前外角，包括前结节及干骺端骨片。此型损伤是关节内损伤，使关节内积血。骨折线起自关节面，垂直于骨骺及生长软骨板向上延至干骺端。因此内侧骨折片包括关节软骨、骨骺、生长软骨板（骺板）和干骺后端。此负荷骨片常向近侧移位。移位的骨骺如未复位，可与胫骨的干骺端连接融合而阻止生长，而其他部分骨骺继续生长，使患足出现畸形。整个远端骨骺生长迟缓，胫骨缩短，而内侧更短。胫骨缩短程度与年龄关系密切，年龄越小畸形越显著。

如果胫骨骨骺内侧角生长阻滞，而外侧角继续生长，同时腓骨亦继续生长，踝穴就向内倾斜，足呈内翻，腓骨呈过度生长而隆起。相反如前外角骺板损伤，生长阻滞，则呈现足外翻畸形。

Ⅳ型骨折应完全复位，必要时需手术切开复位。有一点必须指出，在Ⅳ型损伤病例中，其负重之胫骨骨骺板可同时遭受挤压力损伤，当时根据 X 线片并不能辨别，后果是胫骨远端骨骺早期封闭。

5. Ⅴ型骨骺损伤

胫骨远端骨骺单纯损伤，常伴有Ⅲ型或Ⅳ型损伤，此为关节内损伤，骨骺受到小腿纵轴方向挤压，骨骺遭受压榨，由于强大的挤压暴力，使骺板的软骨细胞压缩而被严重破坏，这种损伤临床少见，但是后果非常严重，常导致骨生长畸形。常见骨骺内侧角生长停止，而胫骨远端骨骺外侧部分继续生长，腓骨也继续生长，使足跟呈内翻畸形。由于损伤没有什么移位，X 线很难诊断，常误诊为"扭伤"，直到以后有生长障碍时，回忆既往损伤史，才想到本病，除机械因素外，还可由电击伤和射线辐射造成，前者是热效应，后者是缺血坏死所致。凡小儿肢体坠落性损伤或涉及骨骺附近的损伤，X线拍片无明显异常，但疼痛和肿胀持续一段时间，即应警惕有骺板挤压伤的可能，需向家长说明有发生骨生长障碍可能性。应定期随访，以早期发现畸形。同时，患儿避免负重3周，以免进一步加重损伤。

6. 下胫腓联合分离的骨骺损伤

在7～8岁时，胫骨远端骨骺厚达1cm，骨骺之外侧部分薄弱，而腓骨远端生长板在胫骨关节面以下0.2cm，或在胫骨生长骺板下1.2cm，当胫骨远端骨骺向外移位，压迫外踝，并推向外，会造成腓骨干骺端骨折。但胫骨骨骺与外踝的骨骺，有胫腓联合韧带联结，即胫腓下前、后韧带和骨间韧带都完整，胫腓骨两者的骨骺如同一整体向外移位。仅在腓骨骨折平面以下有骨间膜破裂，而近侧则骨间膜完整，多数为Ⅰ型或Ⅱ型损伤，可以采用闭合复位，石膏固定，一般不会发生畸形。

7. 三平面损伤

三平面损伤又称三平面骨折，由外旋应力所致，并被认为是Salter-HarrisⅡ型和Ⅲ型的复合性损伤，是指骨折线经历三个不同平面，在第一个平面骨折线首先垂直于骨骺，在第2个平面骨折线按生长骺板方向水平向外，最后骨折线又转向胫骨干骺端，成为第三个平面。①两部分骨折块构成三个平面骨折，骨折线多垂直于关节面，以后以水平方向经软骨板，最后至干骺端，第一平面骨片有胫骨远端骨骺外侧部分和胫骨干骺端骨片，第二部分为胫骨骨骺内侧部分和连胫骨干骨折块。②三部分骨块构成的三平面骨折，骨折线类似两部分骨块的三平面骨折，其组成如下：第一部分骨折为胫骨远端骨骺的前外部分连干骺端骨片，侧位片可显示干骺端骨片，此骨片的大小不一。第二部分为胫骨干。第三部分为胫骨远端骨骺的远侧部分。

三平面骨折发生在13岁以上儿童，此时胫骨远端骨骺中部和内侧部分已封闭，仅留外侧部分骨骺成为损伤的薄弱环节，往往仅需闭合复位、石膏固定。如果复位失败则做切开复位，由于骨骺已临近封闭，此种损伤一般不发生畸形。

根据Giegerich的报告，对于三平面骨折手术方法的选择，取决于骨折是两部分还是三部分。多数两个骨片的三平面骨折可通过闭合复位获得成功，因为这是一种Ⅳ型骨折，可能出现关节面不匹配和骺板早闭，所以闭合复位应该做到解剖复位。当为三个部分的骨折时，通常需要切开复位。应用长腿石膏固定。术后8周内不允许负重，术后6周拆除长腿石膏，更换短腿非负重石膏。

【按语】

内踝或外踝骨骺撕脱骨折需与踝下副骨化中心鉴别，后者多为两侧对称出现，骨片比较规则圆滑，骨化早期为圆点状，后期变为三角形，边缘较整齐。撕脱骨折的骨折线只通过化骨核外围的骺软骨，X线片无阳性发现。

第十章　关节脱位外固定法

关节脱位，是指由于外伤（或疾患），使组成关节的各骨的关节面失去正常的对应关系，且关节周围的软组织也有不同程度的损伤。

第一节　颞颌关节脱位

【概述】

颞颌关节，俗称牙关。颞颌关节脱位，亦称下颌关节脱位，又名"掉下巴"。

《医宗金鉴·正骨心法要旨》载："颊车骨，即下牙床也，俗名牙钩，承载诸齿，能咀食物……故名颊车，其骨尾形如钩，上控于曲颊之环，或打扑脱臼，单脱者为错，双脱者为落……"《中国接骨图说》载："颊车骨之尾，其形如钩，上控于曲颊之环，其曲颊名两钩骨，即上颊之合钳。"

唐·孙思邈在《备急千金要方》中称之"失欠颊车"。明·陈实功在《外科正宗》中谓之"落下颏"。清·吴谦在《医宗金鉴·正骨心法要旨》中称"吊下巴"。清·顾世清在《疡医大全》中称"脱颊"。清·胡廷光在《伤科汇纂》中称"颔颏脱下"。

【解剖特点】

颞颌关节，是由下颌骨的下颌头与颞骨的下颌窝、关节结节所构成，是人体头面部唯一的可动关节，其关节面表面覆盖的是纤维软骨，周围有关节囊包绕，囊外有外侧韧带加强，但关节囊的前份较薄弱，下颌关节易向前脱位（图10-1）。

【损伤机理与特点】

颞颌关节脱位，临床上较为常见，多发生于老年体弱者。由于解剖因素多发生前脱位。

1. 损伤机理

（1）张口是下颌体下降并伴有下颌头和关节盘向前的运动，大张口时下颌体降向下后方，而下颌头随同关节盘滑至关节结节下方。过度张口由于下颌关节前侧关节囊和韧带比较薄弱和松弛，下颌头可滑至关节结节前方而不能退回关节窝，造成下颌关节前脱位。此种脱位多为双侧。

（2）暴力打击：侧方暴力打击致整个下颌骨以对侧颞颌关节为支点发生旋转，导致伤侧颞颌关节向外下脱位。《医宗金鉴·正骨心法要旨》所说的"或打扑脱臼"，即指暴力打击引起的下颌关节脱位。下颌部遭受侧方暴力打击，或在单侧臼齿咬食硬物时，关节囊的侧壁韧带不能抗御外来暴力，即可发生下颌关节脱位。此种脱位多为单侧。

2. 损伤特点

颞颌关节脱位主要是下颌骨的髁状突越过颞颌关节结节的最高点，交锁于颧弓下而形成。新鲜脱位复位后，因过早活动致关节囊和韧带未得到很好修复，可导致习惯性脱位，当然与身体的强弱也有一定的关系。

（1）按发病原因分：①外伤性脱位：由于外力作用所致的下颌关节脱位。②习惯性脱位：由于脱位整复后过早活动，关节囊及韧带修复不佳或身体虚弱，筋肉松弛，而致下颌关节多次发生脱位。

（2）按脱位侧别分：①双侧脱位：下颌关节为联动关节，双侧同时发生脱位者，较多见。②单侧脱位：仅一侧发生脱位，较少见。

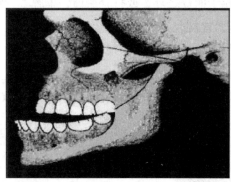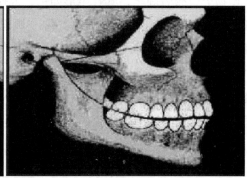

图 10-1　颞颌关节脱位

【平衡辨证】

1. 力学辨证

颞颌关节由下颌骨两髁状突和颞骨的颞颌关节窝所构成，是人体头面唯一的可动关节，周围有关节囊包绕，囊壁由韧带加强，但前壁较薄弱松弛。颞颌关节脱位后，口呈半开合状畸形，弹性固定，不能开合自如，上下齿列不能正常咬合。语言不清，吞咽困难，时而流涎。双侧脱位者，表现为下颌骨下垂前突，咬肌痉挛、隆起，面颊扁平，双侧耳屏前方凹陷，双侧颧弓下，可触及下颌髁状突。单侧脱位者，表现为口歪向健侧，不能闭合，呈半张口状弹性固定，患侧耳屏前凹陷及颧弓下可触及下颌髁状突。伤后应及时手法复位，适当固定，恢复筋骨肌力平衡，防止发生颞颌关节习惯性脱位。

2. 气血脏腑辨证

本病多由肝肾虚亏所致。《伤科汇纂·颊车骨》说："夫颌颊脱下，乃气虚不能收束关窍也。"老年体衰，久病虚弱，气血不足，肝肾亏损，血不荣筋，致韧带松弛，容易发生脱位和形成习惯性脱位。《医辞》说："颌骨卒然下落，此症起于肾肺虚损，元神不足，或谈笑忘倦，元神不能接续所致。"

《伤科补要》说："若脱则饮食言语不便……"

【固定方法】

《医宗金鉴·正骨心法要旨》说："凡治单脱者，用手法摘下不脱者，以两手捧下颌，稍外拽，后向内托之，则双钩皆入上环矣，再以布自地阁缠绕头顶以固之。宜内服正骨紫金丹，外贴万灵膏，待能饮食后去布，只用布兜其下颌系于顶上，二三日可愈。若双脱者，治法同前。若欠而致脱者，乃突滑也，无妨。"《伤科汇纂·颊车骨》说："令患人坐定，用手揉脸百十遍，将患人口张开，医者以两手托住下颌，用左右大指，入患人口内，将大牙揪住，用力往下一揪，复往里送上，即入臼矣。"以上专著所述之对下颌脱位的详细疗法，至今仍为临床所沿用。

1. 手法复位

外伤性颞颌关节脱位，复位较易，不必应用麻醉，一般采用牵拉推提、倒程逆施法复位。

（1）口腔内复位法：唐·孙思邈在《备急千金要方·七窍病》中曾提出："治失欠颊车蹉开张不合方，一人以手牵其颐（下颌骨）以渐推之，则复入矣。推当疾出指，恐误啮伤人指也。"

患者背靠墙坐于低凳上，面向前，双眼平视，一助手站侧方，以两手扶持固定头部，勿使头部俯仰或左右摆动；术者站于患者对面，两手拇指以纱布包裹，伸入患者口腔，按于两侧最后方的大臼齿上，余指托住下颌体，此时两拇指用力向后下方压，余指向前牵，向上提并后推，使下颌骨向后旋转，关节头即滑入臼窝，当听到复位声，两拇指顺势滑向牙齿外侧，以免咬伤，同时使上下齿咬紧，抽出拇指即可。

此法适用于各种颞颌关节脱位。

对老年患者无牙齿者，可按下颌齿龈最后的上方。

对单侧脱位者，压患侧的拇指用力向下按，压健侧的拇指只是加以辅助，方法同上。如不能复位，亦可将健侧人为造成脱位后按双侧脱位进行整复。

（2）口腔外复位法：有两种方法。

①患者体位与助手站位同上法，术者站患者对面，以双手拇指分别置于患者两侧面颊外，两侧下颌体与支交界处的上缘，其余四指托住下颌体，双手拇指由轻而重，向下按压下颌骨的同时，余指托推下颌体向上、后旋转复位，即可听到复位声。

如为单侧脱位，单侧用力，原理、方法同口腔内复位法。

②患者体位与助手站位同上，术者站于患者对面，以双手拇指推按双侧下颌骨髁突的前上方，缓缓用力向下后方推挤，当髁状突顶端被推至关节结节顶部水平位时，仍维持原推挤力，同时令患者缓缓闭口，即可听到复位声。

如为单侧脱位，右侧脱位用左手，左侧脱位用右手，推挤脱出的下颌髁状突，另手扶持头部以固定，方法同上，可以不用助手即可复位。

口腔外复位法多用于老年及习惯性脱位患者。

（3）加垫复位法：患者体位与助手站位同上，唯头略后仰（不用助手亦可）。

预制两个 2cm×2cm（长和直径）圆柱形纱布垫或软木垫，先用止血钳将垫放置于下颌两侧最后的一个臼齿上（尽量向后推）；术者站于患者后方，使患者枕部靠于术者胸部，其两手叠置于下颌前下方，进行托提下颌，使患者同时配合闭口，即可听到复位声，再用止血钳将垫子取出即可。

如为单侧脱位，可只用一个垫子，置于患侧的最后臼齿上，术者站于健侧，一手扶患者枕顶部进行固定，一手置于下颌前下方，稍偏于健侧，推托下颌向上向后及患侧，同时令患者缓缓闭口，即可复位。

此法多用于精神紧张的患者。

颞颌脱位复位的关键：①拇指或垫子放置的部位应于最内侧的臼齿或齿龈上，才易将下颌交锁的关节突松解；②当交锁的下颌髁突有滑动时再托下颌向上、向后；③头不能上仰，置于俯仰的中立位加以固定最好。

颞颌关节复位后的标志：①局部已不痛或基本不痛；②口腔可以自由开合；③上下齿可对合；④耳屏前凹陷消失。

习惯性脱位较多见，因关节囊松弛，筋肉软弱，复位较易，常采用口腔外复位法。

2. 固定

用四头带将下颌兜起，固定 1 周。在固定期间，进流质饮食，半月后进软食，1 个月以内不能吃硬物，并防止做张大口动作，如大笑、哈欠、喷嚏时均需注意。

习惯性脱位应固定 2～3 周。

【按语】

1. 使患者放松肌肉，以便复位能顺利进行。

2. 选用适当手法，注意施力部位及方向，操作应缓、稳，避免粗暴。

3.复位后，禁止张口活动，以防再脱位。

4.注意维持足够时间的制动，避免形成习惯性脱位。

5.复位手法的压、拉、端（托）、推为一连续动作，运用要恰当、得法。

第二节　肩锁关节脱位

【概述】

肩锁关节脱位十分多见，多见于青年。可有局部疼痛、肿胀及压痛，伤肢外展或上举均较困难，前屈和后伸运动亦受限，检查时肩锁关节处可摸到一个凹陷，可摸到肩锁关节松动。

【解剖特点】

肩锁关节由锁骨外端的肩峰关节面与肩峰的锁骨关节面，借着关节囊、肩锁韧带、三角肌、斜方肌肌腱附着部和喙锁韧带（锥状韧带及斜方韧带）等连接组成，其中喙锁韧带为稳定肩锁关节的重要结构，部分关节内有纤维软骨盘，关节面多成垂直方向，关节囊薄弱。

肩锁关节是肩胛骨活动的支点，有两种功能：①能使肩胛骨垂直向上或向下，即耸肩活动；②能使肩胛骨关节盂向前或向后，即肩部前后摆动。

肩锁关节能适应上肢外展、高举活动，当上肢外展时，肩锁关节有20°范围的活动功能，部分活动显示于上臂外展抬高最初的30°范围内，部分活动在上臂外展抬高135°后发生。

【损伤机理与特点】

1.损伤机理

（1）由直接暴力所致者较多见，当肩部受到由上向下冲击时，关节囊及周围韧带断裂而发生脱位。

（2）由间接暴力所致者较少见，如当跌倒时肩部着地，造成肩锁关节处的韧带撕裂而致脱位，或间接外力过度牵拉肩关节向下错动而引起脱位。

2.损伤特点

按损伤程度分为三型：Ⅰ型：损伤最轻，肩锁关节囊、韧带挫伤，尚未断裂；Ⅱ型：关节半脱位，损伤较轻，仅有肩锁关节囊撕裂，部分韧带损伤或断裂，无明显移位或轻度移位；Ⅲ型：关节全脱位，损伤严重，肩锁关节囊、肩锁韧带及喙锁韧带均有撕裂，锁骨外端因斜方肌的作用而向上向内撬起，肩胛骨由于上肢的重垂作用而向下移位（图 10-2）。

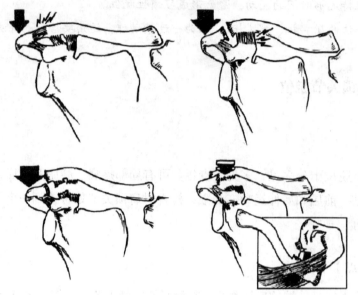

图 10-2　肩锁关节脱位

Ⅰ型：肩部有跌倒或打击外伤史，肩锁关节处疼痛、肿胀，肩活动时疼痛加剧。有明显的局部压痛点，肩锁关节 X 线拍片仅能显示关节囊或局部软组织水肿阴影，而关节对应关系基本正常。

Ⅱ型：关节半脱位者，症状不明显，初期局部压痛，轻度肿胀，畸形不著。触诊时，用手按压锁骨外端有弹性感，肩峰与锁骨外端不在同一平面上，肩锁关节高低不平，有肩关节功能障碍。

Ⅲ型：关节全脱位者：外观畸形明显，双肩对比时可发现患侧明显高起，按压时弹性感更加明显，锁骨外端撬起而高突，肩峰低陷，肩锁关节外观呈阶梯状，肿胀、疼痛、压痛、功能障碍均较严重。

【平衡辨证】

1. 力学辨证

肩锁关节关节面多成垂直方向，关节囊薄弱。暴力是引起肩锁关节脱位的主要原因，以直接暴力更多见。肩峰受到打击时，肩峰与肩胛骨猛然向下，使关节囊及周围韧带断裂而发生脱位。当跌倒时，肩部着地，力传导至肩锁关节而发生关节脱位，为间接暴力所致。伤后应及时进行手法复位，采用胶布或肩胸带外固定，恢复筋骨肌力平衡，早期进行肩关节功能锻炼，防止肩凝症的发生。

2. 气血脏腑辨证

气血损伤，瘀滞经络与脏腑，机体阴阳失衡，正如《证体类要》中说："肢体损于外，则气血伤于内，营卫有所不贯，脏腑由之不和。"人体在瞬间遭受外伤暴力，不论伤及任何部位，均可引起气血损伤。"气血伤，或流失体外，或瘀滞体内，或瘀留脏腑，或阻塞经络"，从而引起机体的一系列症状。古人云："气血损伤，瘀血为患。""损伤一症，专从血论。"

【复位及固定方法】

1. 手法复位

采用提按复位法：患者坐位，肘屈 90°。术者一手置于患肩上方，用力向下按压锁骨外端，另一手握持患肘向上托顶，使肩胛骨向上即可复位。

半脱位者不需整复。

肩锁关节脱位，手法整复容易，但固定保持其很好的对位困难。

2. 固定

（1）胶布粘贴固定法：参见总论中所述。

（2）肩横胸布带固定法同上。

（3）特别不稳定者，可采用经皮穿针固定。

一般固定 3 ~ 4 周，在固定期间，应注意检查及重复加固外固定，以维持和保证对位。

【按语】

根据临床观察，肩锁关节脱位，不论复位与否，只要争取早日进行功能锻炼，不会有后遗症，故一般不需采取特殊的措施。

第三节　胸锁关节脱位

【概述】

胸锁关节比较稳定，故临床上脱位较为少见，向后脱位者尤为少见，而其后方重要器官合并损伤者更为少见。

【解剖特点】

胸锁关节，为上肢骨与躯干骨间连结的唯一关节，是由锁骨的胸骨端与胸骨柄的锁骨切迹和第 1 肋软骨的上面构成，其周围被关节囊和韧带围绕固定。其中以胸锁前、后韧带和锁骨间韧带与对侧锁骨相连，以肋锁韧带与第 1 肋骨相连，因此胸锁关节稳定，不易脱位。

胸锁关节的后方为大血管、气管与食管，还有丰富的静脉网及胸膜顶部，有胸骨甲状肌及胸骨舌骨肌附着于关节囊的后部，对其后的重要器官有保护作用。

胸、锁两骨之间有软骨盘，将关节腔分成上下两部。盘的上部附着于锁骨，下部附着于第 1 肋软骨，周围与关节囊韧带融合，可减少肩肱关节活动时对胸骨的震荡，有制止锁骨向内脱位和调节关节旋转活动的功能。此外胸锁乳突肌位于关节囊前部的上内侧，胸大肌的胸骨头及锁骨头在关节囊的前下部，在各肌的协调作用下以加强关节的稳定。

胸锁关节参与上臂的抬高与外展活动，胸锁关节允许锁骨外侧端向前、向后运动 20°～ 30°角，向上、向下运动约 60°角，绕冠状轴做微小的旋转和环转运动。正常胸锁关节在上臂抬高时有 40°的抬高范围，即上臂每抬高 10°，锁骨可抬高 4°，锁骨抬高在上臂抬高最初 90°范围内完成。

【损伤机理与特点】

1. 损伤机理

引起胸锁关节脱位的原因，大概分为以下几种：

（1）直接暴力暴力直接冲击锁骨内端，使其向后、向下脱出，形成关节后脱位。

（2）间接暴力间接作用于肩部，使肩部急骤向后下方用力，致锁骨内端以第 1 肋骨上缘为支点，在杠杆力的作用下向前、向上脱出，形成胸锁关节前脱位（图 10-3）。

如暴力力量较小，部分韧带和关节囊损伤，可形成半脱位；如暴力较强，可形成全脱位。

（3）持续劳损：在劳动和运动中，经常使肩部外展和背伸，致胸锁韧带受到反复慢性的强力拉伤，胸锁关节可逐渐形成外伤性慢性脱位。

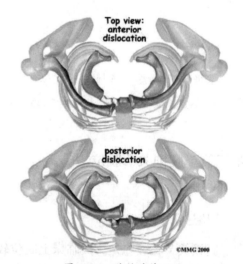

图 10-3　胸锁关节脱位

2. 损伤特点

（1）按损伤的性质分：①急性脱位：即骤然的外来暴力所致的脱位，伤因与症状明显。②慢性脱位：多为长期持续性或多次相同的外力所致，且为逐渐形成，前脱位多见。

（2）按脱位的程度分：①半脱位：部分韧带损伤，而形成的关节轻度脱位，症状较轻，手法复位后较稳定。②全脱位：关节周围韧带和关节囊损伤重且广泛，致胸锁关节完全脱位，复位后不稳定。

（3）按脱位方向分：①前脱位：多为间接暴力，致锁骨近端脱向胸骨前方。②后脱位：多为直接暴力作用于锁骨近段前方造成锁骨近端脱向胸骨的后方。其中以前脱位多见。

（4）按脱位后时间分：①新鲜性脱位：脱位后时间在 3 周以内者。②陈旧性脱位：由于误诊、漏诊、误治、失治等原因致脱位延迟至 3 周以上始来就诊者。

【平衡辨证】

1. 力学辨证

胸锁关节脱位多由暴力所致，而以间接暴力为主。暴力一般从肩部侧方或外展的上臂沿锁骨向内传至胸锁关节，而将锁骨内端推向上方、前方或后方。出现局部肿胀、疼痛、压痛，或有瘀斑，胸锁关节处出现高突或凹陷畸形，头倾向患侧以缓解胸锁乳突肌的牵拉，患侧肩下垂，肩关节功能障碍。半脱位因症状轻微，稍现畸形，容易被忽视。慢性损伤者，原因多不明，起病缓慢，初为局部肿胀，继而锁骨内端逐渐撬起，患者往往不重视。当肿胀逐渐消退，高突畸形反而明显时，才引起注意而来就诊，一般功能无明显障碍。如为后脱位，严重者可压迫其后方的重要器官，出现呼吸和吞咽困难及颈部血管受压等症状，但极为少见。

2. 气血脏腑辨证

早期发生胸锁关节脱位时，轻则震荡经脉，使经气逆乱，气结不散；重则损伤血脉，恶血留滞，壅塞脉道，气血不得畅流。《素问·至真要大论》说"留者攻之""结者散之"，因此，损伤早期的病证治疗以祛瘀为主，在具体应运时，因恶血留内与气结不散各有偏重，分为攻下逐瘀和行气消瘀。

【复位及固定方法】

1. 手法复位

（1）新鲜胸锁关节脱位复位比较容易，但固定困难，易形成再脱位。

①前脱位：采用牵拉按压复位法。

患者坐或仰卧，一助手用一宽布带穿过患侧腋下，向健侧牵拉；另一助手以两手通过患侧腋窝牵拉患肩；术者以手掌按压或推挤锁骨内端向后即可复位。

②后脱位：采用牵拉撬提复位法。

患者仰卧床边，患肢于床缘处向下垂，两肩胛之间垫以纵形枕或沙袋，令助手双手按压两肩，使扩胸，术者提锁骨内端，轻轻晃动，即可复位。

另一方法：患者坐于方凳上，助手在患者后方，一腿屈膝，将足蹬于凳缘，膝部顶于患者两肩胛骨的中部，两手拉双肩向外向后，使患者呈扩胸姿势。术者站于患者前方或侧方，以一手推按胸骨外段向后，另一手持锁骨内端，向前提牵。手法要稳、慢，持续用力，即可将向后脱位的锁骨内端撬起复位。

（2）慢性劳损性脱位多为半脱位，畸形不明显或不严重，一般无功能障碍，无需整复。局部不适或劳动后疼痛者，要注意休息，并配合药物治疗。

（3）陈旧性脱位仅局部略显高突，但无疼痛，功能无障碍，不需整复。

2. 固定

（1）前脱位用前"∝"字绷带固定法。在脱出的锁骨内端的前上方加一棉垫或海绵垫，以胶布固定于局部，然后以前"∝"字绷带固定，使双肩前屈、内收，并压迫锁骨内端向后，与胸锁关节稳定对挤，固定3～4周（见总论）。

或让患者仰卧床上，患肩后方垫枕或沙袋，锁骨内端压以沙袋，勿使再撬起即可。

（2）后脱位以后"∝"字绷带固定，或双圈固定，或锁骨带固定即可，固定3～4周（见总论）。

【按语】

胸锁关节脱位，复位容易而固定困难，易发生再脱位或半脱位，故应注意多检查，及时进行调整与加强固定。根据临床观察，即使复位固定失败，只要能尽早进行功能锻炼，除表面呈高突不美观外，对功能影响不大。

第四节　肩关节脱位

【概述】

肩关节脱位，又称肩肱关节脱位，古称"髃骨骱失""肩胛骨出""肩髆出臼""臑骨突出""肩骨脱臼"等。

《内经》称肩关节为"肩骱"。《医宗金鉴·正骨心法要旨·髃骨》说："其处名肩骱，即肩与臑骨合缝处也。俗名吞口，一名肩头。"《陈氏伤科真传秘抄》说："大臂骨上端是杵，肩胛骨则为臼，杵臼相接，合为紧凑的关节。"

【解剖特点】

肩关节由肱骨头与肩胛骨关节盂构成，也称肩肱关节，是典型的球窝关节。因肱骨头的面积远远大于关节盂的面积，且其周围韧带薄弱，关节囊松弛，故肩肱关节是人体中运动范围最大，而又最灵活的关节（图10-4）。

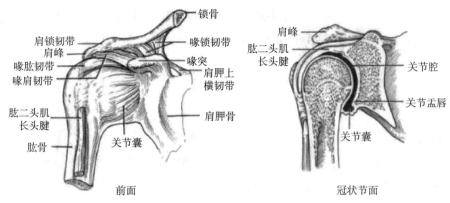

图 10-4　肩关节及其周围结构图

肩关节是由 6 个关节组成，分别为肩肱关节、盂肱关节、肩锁关节、胸锁关节、喙锁关节、肩胛胸壁间关节。因为肱骨头较大，呈球形，关节盂浅而小，仅包绕肱骨头的 1/3，关节囊薄而松弛，所以肩关节是人体运动范围最大而又最灵活的关节，它可做前屈、后伸、内收、外展、内旋、外旋以及环转等运动。但肩关节的这个结构上的特点虽然保证了它的灵活性，但它的牢固稳定性都较其他关节为差，是全身大关节中结构最不稳固的关节。最常见的是向肩关节的前下脱位，因为肩关节的上方有肩峰、喙突及连于其间的喙肩韧带，可以防止肱骨头向上脱位。肩关节的前、后、上部都有肌肉、肌腱与关节囊纤维层愈合，增强了其牢固性。而只有关节囊的前下部没有肌肉、肌腱的增强，这是肩关节的一个薄弱区。因此当上肢外展时，在外力作用下或跌倒时，如上肢外展外旋后伸着地，肱骨头可冲破关节囊前下方的薄弱区，移出到肩胛骨的前方，造成肩关节前脱位。这时患肩塌陷，失去圆形隆起的轮廓，形成所谓的"方肩"。

1. 肩关节的韧带

喙肩韧带为肩关节上部的屏障，盂肱韧带为关节囊前壁的增厚部，分为上、中、下三个韧带，其中以盂肱中韧带最为重要，如果此韧带缺如，则关节囊前壁薄弱，易发生关节前脱位。喙肱韧带为悬吊肱骨头的韧带，肱肌头外旋时，韧带纤维伸展，有约束肱骨外旋的作用。

2. 肩部的肌肉

肌腱袖也叫"肩袖"，是由冈上肌、冈下肌、小圆肌、肩胛下肌所组成、以稳定肩关节的一组肌群。四腱的扁宽腱膜牢固地附着于关节囊的外侧和肱骨外科颈，有悬吊肱骨、稳定肱骨头、协助三角肌、外展肩关节的作用。三角肌为肩关节外层坚强有力的肌肉。此外胸大肌、背阔肌，都有协助和约束肩关节活动的功用。当肩部肌肉损伤、断裂或瘫痪时，可发生肩关节半脱位现象。

3. 肩关节的解剖特点

肩关节的解剖特点是肱骨头大，关节盂小而浅，二者关节面的比约为 3：1，关节囊或韧带薄弱松弛，关节囊前下方缺少韧带和肌肉覆盖，因而肩关节活动具有高度灵活性和不稳定性，故肩关节脱位临床中较为常见，其发生率仅次于肘关节脱位，多发生于 20 ～ 50 岁的男性。

【损伤机理与特点】

1. 损伤机理

（1）暴力所致（30%）：肩关节脱位按肱骨头脱出的位置分为前脱位和后脱位。肩关节前脱位者很多见，常因间接暴力所致，如跌倒时上肢外展外旋，手掌或肘部着地，外力沿肱骨纵轴向上冲击，肱骨头自肩胛下肌和大圆肌之间薄弱部撕脱关节囊，向前下脱出，形成前脱位。肱骨头被推至肩胛骨喙突下，形成喙突下脱位，如暴力较大，肱骨头再向前移至锁骨下，形成锁骨下脱位，后脱位很少见，多由于肩关节受到由前向后的暴力作用或在肩关节内收内旋位跌倒时手部着地引起，后脱位可分为肩胛岗下和肩峰下脱位，肩关节脱位如在初期治疗不当，可发生习惯性脱位。

（2）杠杆作用力（30%）：当上肢高举、外展、外旋时，肱骨大结节与肩峰紧密相接，并形成杠杆力的支点。若手掌撑地暴力上传或暴力使上肢过度外展，肱骨头受力后向前下部滑脱，成为盂下脱位。因胸大肌和肩胛下肌的牵拉，肱骨头又滑至肩前成为喙突下脱位。

（3）外伤（30%）：患者侧向跌倒，患肢手掌或肘后着地，暴力沿着肱骨干传至肱骨头，使肱骨头冲破较薄弱的关节囊前壁，滑至喙突下间隙，形成喙突下脱位，此种脱位较为多见。若暴力过大，则肱骨头可被推至锁骨下部成为锁骨下脱位，但临床上较为少见。

2. 损伤特点

（1）按造成脱位的病因可分为：①创伤性脱位：有明显外伤史。②病理性脱位：无外伤史，由疾病或生理发育异常所致。

（2）按肱骨头脱出方向可分为四种

①肩关节前脱位：其中又分为：喙突下脱位：在外力作用下，肱骨头向前脱出后，停留在喙突下，形成喙突下前脱位。锁骨下脱位：若外力较大，迫使肱骨头继续向内移动至锁骨下，形成锁骨下前脱位。

②肩关节后脱位：指脱出的肱骨头停留在关节盂的后方，较少见。其中又分为：肩关节喙突下脱位；肩关节锁骨下脱位。

③肩关节上脱位：临床罕见，脱位后往往由于上肢本身的重垂作用而致肱骨头自然下落而复位，或转为其他类型的脱位，且往往合并肩胛骨肩峰骨折。

④肩关节下脱位：其中又分为：下垂形脱位：脱出的肱骨头停留在肩关节盂下方；上臂下垂，外展呈翼状，多见。竖直形下脱位：多由于外伤时的姿势和暴力作用的方

向不同，致肱骨头脱出后停留于关节盂下方，大结节同时嵌于关节盂下，上臂呈外展高举，不能放下，少见。

（3）按脱位后的时间长短可分为：①新鲜性脱位：脱位在 3 周以内者。②陈旧性脱位：脱位后超过 3 周以上者。

（4）按脱位的次数可分为初次脱位和习惯性脱位。初次脱位是指由于各种原因导致的首次发病，以前无脱位病史，得到及时、正确地处理后不再复发。习惯性脱位是指既往有脱位病史、由于治疗失当、关节周围组织未得到充分修复、有先天解剖缺陷等因素所致的多次脱位，特点是无明显暴力情况下即可出现脱位，多见于 20 ～ 40 岁青壮年，脱位时肩的前方有疼痛感，有经验的患者常可自行复位。习惯性脱位常需要手术治疗。

3. 并发症

肩关节脱位，主要是关节囊撕裂和肱骨头移位，同时肩关节周围软组织也有不同程度的损伤，有时也可同时合并其周围骨的损伤。

（1）肱骨颈骨折：因暴力过大，在造成肩关节脱位后，应力继续作用，致肱骨颈骨折。

（2）肱骨大结节骨折多为肱骨头脱位，由于冈上肌的牵拉，将肱骨大结节撕脱，形成脱位合并肱骨大结节骨折；或由于大结节与肩峰相撞击而致骨折，形成脱位合并大结节骨折。此类合并症最为多见，占肩关节脱位的 30% ～ 40%。

（3）肩胛骨关节盂缘骨折多为肱骨头脱位时撞击关节盂缘而形成。

（4）肩峰骨折为肱骨头向上冲击所致。

（5）腋神经损伤为牵扯或挤压伤所致，较少见。

【平衡辨证】

1. 力学辨证

肩关节脱位多由间接暴力所致，当上肢处于外展外旋位跌倒或受到撞击时，暴力经过肱骨传导至肩关节，使肱骨头突破关节囊而发生脱位，若上肢处于后伸位跌倒，或肱骨后上方直接撞击在硬物上，也可发生肩关节脱位。

有上肢外展外旋或后伸着地受伤史，肩部疼痛、肿胀，肩关节活动障碍，患者有以健侧手托住患侧前臂，头向患侧倾斜的特殊姿势。

（1）前脱位上臂外展呈翼状，不能贴近胸壁，畸形姿势不能改变，成弹性固定，搭肩试验阳性，喙突下可触及脱位的圆形肱骨头。如为锁骨下脱位，可在锁骨下方触及脱出的圆形肱骨头。

（2）下脱位上臂呈严重外展畸形，不能靠近胸壁，呈翼状，搭肩试验阳性，于腋下可触及脱出的圆形肱骨头。如为竖直形下脱位，则上肢呈外展高举位，弹性固定，腋下可触及圆形的肱骨头。

（3）后脱位上肢内旋、前屈，弹性固定，不能外旋及背伸，搭肩试验可呈阴性，在肩关节后方可触及脱出的肱骨头。

（4）陈旧性脱位肿胀已消退或基本消退，甚或肌肉萎缩，畸形可稍缓解，关节活动度亦可稍有代偿。

（5）习惯性脱位关节周围肌肉消瘦或萎缩松弛，有明显畸形（但稍施手法即可复位，稍一活动即可再脱出，如脱衣穿衣，展臂举臂，牵拉物体等动作均可招致再脱位）。

2. 气血脏腑辨证

清·钱秀昌在《伤科补要·髃骨骱失》中说："其骱若脱，手不能举。"人体一切筋伤病的发生、发展无不与气血有关，气血调和能使阳气温煦，阴精滋养。若气血失和，便会百病丛生。《素问·调经论》中指出："五脏之道，皆出于经隧，以行血气，血气不和，百病乃变化而生，是故守经隧焉。"又如《杂病源流犀烛·跌仆闪挫源流》中所说："跌仆闪挫，卒然身受，由外及内，气血俱伤病也。"损伤后气血的循行不得流畅，则体表的皮肉筋骨与体内的五脏六腑均将失去濡养，以致脏器组织的功能活动发生异常，而产生一系列的病理变化。所以，气血与损伤的关系是筋伤病机的核心内容。

【固定方法】

《仙授理伤续断秘方》中说："……须用舂杵一枚，矮凳一个，令患者立凳上，用杵撑在于出臼之处，或低用物垫起，令一人把住手、拽去凳，一人把住舂杵，令一人助患者放身从上坐落，骨节已归巢矣。"《伤科补要》中说："使患人低坐，一人抱住其身，将手拔直，用推拿法，酌其重轻，待其筋舒，一手捏其肩，抵出骱头，齐力拔出，或内有响声者，乃复位也。"

1. 手法复位

（1）一般性肩关节脱位

①外展牵拉推挤复位法：一般适用于前脱位及下脱位。

患者仰卧，一助手用宽布带穿过患侧腋下，向对侧牵拉；另一助手以双手持患肢腕上方，令手心向上，顺势牵拉使上肢逐渐外展。术者站于患侧，以双手或一手掌置于脱出的肱骨头前下方，其余四指置于肩前上方，在两助手同时用力牵拉的情况下，术者向后上方推挤脱出的肱骨头使复位，牵臂的助手徐徐将上肢内收、内旋、屈肘于胸前。

下脱位者，患者体位与助手操作同上，术者推挤向下脱出的肱骨头向上即可复位。

②旋转撬入复位法：适用于肩关节喙突下前脱位，方法简单易行。

患者坐位或仰卧位，一助手固定患肩，首先向患者解释以消除其恐惧心理或令患者思想转移。术者站于患侧，令患者肌肉放松。以相对之侧的一手握持患肢腕部，另一手握持肘部，先肘屈，继使上臂外旋、内收，缓缓加力，当肘部内收接近胸部的中线时，即可听到复位声，然后令上臂内旋，回复中立位，屈肘于胸前即可

③牵拉足蹬复位法：适用于肩关节下脱位。

《普济方·折伤门·肩胛骨错落法》载："肩胛骨脱落法，令患者服乌头散麻之，仰卧地上，左肩脱落者，用左足蹬定……拿病人手腕近肋，用力倒身扯拽，可再用手按其肩，用力往下推之。如骨入臼，用软绢卷如拳大，垫于腋。"以上对此法描述比较详尽，是至今临床上仍常用的一种方法。

患者仰卧，术者面对患者站于患侧，两手握患肢腕部，用靠近患者之足跟部，抵住脱出的肱骨头下方（即右侧脱者用右足，左侧脱者用左足），令患肢在外旋的情况下进行牵拉，足蹬肱骨头向上，即可复位（图10-5）。

如患者肌力较强，仅术者一人力量不足时，亦可令一助手牵患肢腕上方，将患肢外展外旋牵拉，同时术者站于患侧以同侧足跟部抵住脱

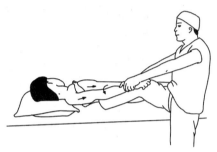

图 10-5　牵拉足蹬复位法

出的肱骨头向上蹬，牵臂的助手在牵拉的情况下将患肢逐渐内收内旋，即可复位。

④牵拉指推返回法：适用于老年人肌力弱者、习惯性脱位、喙突下脱位、盂下脱位。

患者仰卧，先令患者思想转移，肌肉放松。术者站于患侧，一手轻牵患肢，令外展外旋，一手拇指推脱出的肱骨头向上或向外后，其他四指置于肩上偏后方（即肩峰上方）做固定即可复位。

⑤指扣倒行逆施法：适用证同上法。

患者坐位，令患者思想转移，肌肉放松，轻牵患肢外展，将患肢前臂或手部搭于术者肩上，或让一助手牵拉。术者以双手拇指置于肩峰上做固定，其他四指从腋下向上或向后外托顶脱出的肱骨头即可复位。

⑥牵拉端提复位法适用于肩关节后脱位。

患者仰卧，一助手用宽布带穿过患侧腋向下对侧牵拉，一助手顺势牵拉患肢，使逐渐外展。术者站于患侧，以手端提向后脱出的肱骨头向前，同时牵臂的助手背伸外旋患肢即可复位

⑦牵拉推挤复位法：适用证同上。

患者坐位，术者站于患侧背后，以一手轻牵患肢使外展外旋背伸的同时，另手在后方推脱出的肱骨头向前外即可复位

⑧牵拉扳推复位法：适用于肩关节竖直向下脱位。

患者仰卧，一助手用宽布带穿过患侧腋下向对侧牵拉，另一助手顺势牵拉患肢。术者站于患侧，先以两手向外扳肱骨上端，以缓解被嵌顿的肱骨头，然后令牵臂的助手在牵拉的状态下，将患肢由高举逐渐改为外展位，同时术者用两手拇指或手掌推脱出的肱骨头向上即可复位

（2）陈旧性肩关节脱位：因为其时间较久，往往关节周围已形成瘢痕粘连、增生等，致复位较为困难，故在整复前，首先应严格选择适应证，做好术前全面检查和准备，拍摄 X 线正、轴位片。

①适应证的选择

患者身体好，能耐受麻醉与手法整复者。

一般伤后时间不超过 3 个月者。

未经过多次反复整复，关节周围没有明显增生者。

患肩部皮肤完好无损者。

X 线片示：骨质脱钙及骨质疏松或增生不甚者。

没有合并关节其他部位骨折者（肱骨大结节骨折可除外）。

②术前准备

向患者做好思想工作，以消除其恐惧心理，取得配合。必要时给予镇静剂和注射高渗糖。

提前数日先作肩关节的按摩活筋，内服、外洗活血舒筋软坚中药，促进血活筋舒，给手法闭合复位创造有利条件。

应做颈丛神经阻滞麻醉或全麻，在无痛情况下进行手法整复。

整复前，先作肩关节各方向的充分活筋，以剥离关节周围组织的粘连，松解筋肉的痉挛和挛缩，这是脱位能否复位的关键。方法是：施力由轻到重，活动范围由小到大，作肩关节的前屈、背伸、内收、外展、高举、旋转与回旋，循序渐进，并加上揉按、拔伸、摆动、摇晃等手法，直至关节松动，周围筋肉弛缓。当牵拉上肢时，肱骨头可接近肩关节盂时，然后再进行整复。

③手法复位

a. 棒撬复位法：有卧位和坐位两种。

卧位棒撬复位法：按以下四个步骤施术。

第一步：患者仰卧特制的手术床上，一助手用两手按患者双肩以固定，另 1～2 个助手用宽布带穿过患侧腋下，向对侧牵拉；另 1～2 个助手顺势牵拉患臂，使外展外旋，外展至 120°左右。术者站于患侧，将预先制备的木棒（长 1～5m，直径 4cm，在一端 1/3 处以棉花绷带包绕 20cm）裹棉花的一端插入床撑上方，裹棉处置腋下对准脱出的肱骨头。

第二步：准备就绪后，令助手用力牵拉患肢，术者一手扶患肩，一手持木棒上段，

利用床撑为支点，以木棒上段为力臂，以裹棉花部位为力点。

第三步：术者扶肩的手同时照顾稳定木棒不使滑动，持棒之手缓缓向上，或向上外推木棒，迫使脱出的肱骨头向上，或向上外滑动，同时令牵臂的助手在保持牵拉力的情况下，逐步将患臂内收、内旋。此时，术者扶肩的手可触知空虚的肩关节盂处逐渐隆起。否则，是筋肉挛缩未牵开，肱骨头仍和肩关节盂相重叠，应停止强行复位，待进一步加大牵引量后，重复以上动作。

第四步：当肩峰下逐渐隆起，肩关节变为圆形，患臂可靠贴胸壁时，说明脱位已复位，也有仅是半复位者，可先抽出木棒。术者使患肘屈曲，上臂内旋内收，推肘部使肩关节向后上方，使肱骨头对肩关节盂起到挤压、研磨以便复位完全。

坐位棒撬复位法：该法可用于脱位时间不太长或新鲜脱位，肌肉紧张而难以用一般手法复位者。

术前准备同上。

患者坐于靠椅上，面向前方，一助手用宽布带穿过患侧腋下，向健侧牵拉。1～2个助手握持患臂顺势牵拉，并使逐渐外展，一助手站患者背后，术者站于患侧前方，将木棒裹棉花的一端，通过患侧腋下，置于椅背上方，裹棉花部对准脱出的肱骨头，令患者背后的助手把持固定棒端不使移动。术者一手扶持患肩，一手持木棒的另一端，稳缓抬举（原理同卧位棒撬复位法），以推挤脱出的肱骨头向上向后，同时牵臂的助手，在保持用力牵拉的情况下，将患肢内收、内旋，放下即可复位。如一次未成功，再加大力量，重复以上动作。此法不适于全麻患者。

b.牵拉足蹬复位法：术前准备同上。具体操作和步骤同新鲜脱位，不过助手要多，牵拉力量要大。

c.外展牵拉推挤复位法：术前准备同上。具体操作和步骤同新鲜脱位，但力量要大。

有些老年患者，筋肉瘦弱，只要在麻醉无痛情况下，将组织粘连经过活筋分离充分，复位比较容易，只用外展牵拉患肢，用指扣倒程逆法即可复位。

（2）手法复位注意事项

①详细询问治疗经过，对患者做全面检查，严格选择适应证。

②术前要有计划地分工和安排。

③操作稳妥有力，不可猛拉猛扳，避免粗暴急躁而引起新的损伤。

④在牵拉宽布带时，应注意勿使压迫患者胸部，以免致患者出现呼吸障碍。尤其对全麻患者更应注意，防止因呼吸困难发生意外。

⑤一般木棒的支点应高过患侧腋窝。

⑥木棒的力点要准确抵住脱出的肱骨头，不能偏斜和晃动，以免造成肱骨颈骨折或肋骨骨折。

⑦老年患者筋肉松弛、肌力弱，且耐受力差，常合并有心血管疾病，故施术时要慎重，必要时做好抢救准备。

习惯脱位复位容易（有时可自行复位），复位手法同新鲜脱位。

（3）肩关节脱位已复位的标志

①疼痛消失或大减。

②肩关节盂处已不空虚，方形肩变圆形肩。

③脱出部位的肱骨头已摸不到。

④畸形消失，关节活动正常（已不呈弹性固定，仅因疼痛而尚有障碍）。

⑤搭肩试验阴性（前脱位及下脱位）或摸背试验阴性（后脱位）。

⑥X线正、轴位片显示：肩关节关系正常，已回复原位。

2. 固定方法

（1）肩关节前脱位、下脱位复位后以腕颈带悬吊患肢，制动3～4周，肘屈120°，放置胸前。如合并有骨折者（如肱骨大结节及关节盂缘骨折），悬吊制动4～5周（见总论）。

（2）后脱位不能用腕颈带悬吊，悬吊即又脱位。需用外展石膏管型或外展支架，将患肢固定于肩关节外展80°，背伸30°～40°的肘关节屈曲位3～4周。

（3）陈旧性脱位悬吊固定4～6周。

（4）习惯性脱位悬吊固定4～8周。

3. 功能疗法

解除固定后，按肩部功能疗法进行功能锻炼及按摩活筋。

4. 药物治疗

（1）内服药

初期：内服活血消肿止痛中药，方用活血灵。合并有骨折，肿胀较甚者，可服血肿解或活血疏肝汤。

中期：肿消痛减，治以活血舒筋、通经活络之剂，药用养血止痛丸。

后期：肿胀消退，但气血未复，或仍感困疼，治以补气、壮筋骨、通经利节，药用养血止痛丸加加味益气丸。

陈旧性脱位：复位后关节困痛、僵硬、气滞血凝，治以益气养血、理气止疼、通经活络，方用活血通气何首乌散加黄芪、姜黄、葛根。

习惯性脱位：筋肉萎缩，关节松动，治以补气血、益肝肾、壮筋骨，方用补中益气汤加川断、五加皮、骨碎补、淫羊霍、桂枝等，并避免重复可致脱位的动作，配合筋肉锻炼，长期坚持，有些可望治愈。

（2）外用药：脱位复位后，外贴活血接骨止痛膏；解除固定后，外揉展筋丹或外擦展筋酊，并配合苏木煎外洗。

【按语】

1. 肱骨大结节骨折：当肩关节脱位复位时，肱骨大结节骨折片一般多随之复位，不需特殊整复。如复位不佳，可加以手法推挤（方法见单纯肱骨大结节骨折）。

2. 肩关节盂缘骨折小块骨折：不影响关节稳定者，无需特殊处理；如骨折块较大，影响关节复位，或复位后不稳定者，可行手术治疗。

3. 肩峰骨折：多无移位，一般无需处理；若有移位者，以手法推挤复位，外贴接骨止痛膏药。

4. 肩关节脱位合并肱骨外科颈骨折：情况较为复杂，列为专节详述于后。

第五节　肘关节脱位

【概述】

肘关节古称"曲䐐骱"。《伤科补要》说："肘骨者，胳膊中节上、下支骨交接处也，俗名鹅鼻骨，上接臑骨，其骱曰曲䐐。"《伤科大成》称肘关节脱位为"臂骱落出"。《医宗金鉴·正骨心法要旨》称"肘尖向上突出"。《陈氏秘传》称"肘骨出臼"。以上均指肘关节脱位而言。

肘关节脱位是一种常见病与多发病，多发于青壮年。少年及儿童肘关节周围的骨骺多闭合不全，或刚闭合，抗折力量差。老年人活动量小，并常导致骨质坚固度下降，故常见骨折，而少见脱位。

因肘关节是复合多轴关节，且关节囊及侧副韧带多而强，当脱位发生后，常见关节囊或侧副韧带将骨撕脱一小片，此骨折片有时小到几乎看不到（在X线片上往往被忽视），但此骨折片又往往是后期骨质增生的基因。这种现象表明肘关节损伤有其复杂性和严重性，其功能全部恢复不仅慢，而且不易，一旦处理不当，常遗有不影响功能的肘关节伸屈不全。

【解剖特点】

肘关节由肱骨下端和尺骨、桡骨上端构成，包括三个关节，即肱尺关节、肱桡关节和桡尺近侧关节（图10-6）。可做前屈、后伸运动，也参与前臂的旋前和旋后运动。肘关节正常活动范围，以伸为0°，屈曲可达140°～150°，多数女性鹰嘴突短，故肘关节伸直时，可超过0°。

肱尺关节：由肱骨滑车与尺骨半月切迹构成，属于蜗状关节，是肘关节的主体部分。

肱桡关节：由肱骨小头与桡骨小头凹构成，属球窝关节。

桡尺近侧关节：由桡骨头环状关节面与尺骨的桡骨切迹构成，属车轴关节。

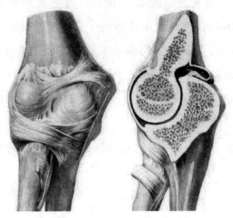

图 10-6　肘关节及其周围结构

　　肘关节只有伸屈功能，没有侧方活动，若强加其以侧方活动，或伸直超过正常范围，均可引起肘关节的各种类型脱位。前臂的旋转是上、下尺桡关节的功能。前臂正常的活动范围，旋前为 90°，旋后为 110°，若外力作用超过这一范围，亦可引起桡骨头的单纯脱位，但极少见。

　　肘后三点的骨突标志，是指肱骨的内、外上髁及尺骨的鹰嘴突。伸肘时此三点连成一直线，屈肘时成一等边三角形，又称"肘三角"（图 10-7）。

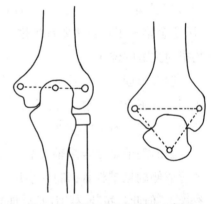

　　另外，尺骨鹰嘴骨骺在 9 ～ 14 岁出现，13 ～ 19 岁接合。桡骨小头骨骺在 5 ～ 14 岁出现，13 ～ 18 岁接合，出现与接合时间皆女早于男。

图 10-7　肘后三点连线呈三角形

【损伤机理与特点】

1. 损伤机理

　　肘关节脱位主要由间接暴力所引起。肘部系前臂和上臂的联结结构，暴力的传导和杠杆作用是引起肘关节脱位的基本外力形式。

　　（1）肘关节后脱位：这是最多见的一种脱位类型，以青少年为主要发生对象。当跌倒时，手掌着地，肘关节完全伸展，前臂旋后位，由于人体重力和地面反作用力引起肘关节过伸，尺骨鹰嘴的顶端猛烈冲击肱骨下端的鹰嘴窝，即形成力的支点。外力继续加强引起附着于喙突的肱前肌和肘关节囊的前侧部分撕裂，造成尺骨鹰嘴向后移位，而肱骨下端向前移位的肘关节后脱位。

由于构成肘关节的肱骨下端内外髁部宽而厚，前后又扁薄，侧方有副韧带加强其稳定，但如发生侧后方脱位，很容易发生内、外髁撕脱骨折。

（2）肘关节前脱位：前脱位者少见，又常合并尺骨鹰嘴骨折。其损伤原因多系直接暴力，如肘后直接遭受外力打击或肘部在屈曲位撞击地面等，可导致尺骨鹰嘴骨折和尺骨近端向前脱位。本病肘部软组织损伤较严重。

（3）肘关节侧方脱位：以青少年为多见。当肘部遭受到传导暴力时，肘关节处于内翻或外翻位，致肘关节的侧副韧带和关节囊撕裂，肱骨的下端可向桡侧或尺侧（即关节囊破裂处）移位。因在强烈内、外翻作用力下，前臂伸肌群或屈肌群猛烈收缩会引起肱骨内、外髁撕脱骨折，尤其是肱骨内上髁更易发生骨折。有时骨折片可嵌夹在关节间隙内。

（4）肘关节分裂脱位：这种类型脱位临床极少见。由于上、下传导暴力集中于肘关节时，前臂呈过度旋前位，环状韧带和尺桡骨近侧骨间膜被劈裂，引起桡骨小头向前方脱位，而尺骨近端向后脱位，肱骨下端便嵌插在二骨端之间。

（5）单纯强烈的旋前或旋后外力，亦可引起单纯的肱桡关节脱位，桡骨头往往脱向前方，向后方脱位者极少见。

新鲜脱位，由于误诊、漏诊、误治、失治等原因而致时间延至3周以上未复位者，称陈旧脱位，受伤机理同新鲜脱位。

2. 损伤特点

（1）按致病原因分

①外伤性脱位：由外在暴力所致。

②病理性脱位：略。

（2）按脱出方向分

①后脱位：尺桡骨远端脱向肱骨远端的后侧，较少见（图10-8）。

②后外侧脱位：尺桡骨远端脱向肱骨远端的后外侧，多合并肱骨内髁撕脱骨折，此型最多见。

③后内侧脱位：尺桡骨脱向肱骨远端后内侧，有时合并肱骨外上髁撕脱骨折，较少见

④前脱位：尺、桡骨脱向肱骨远端的前侧，又可分为：

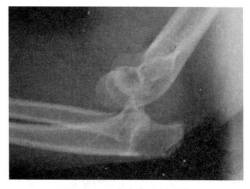

图10-8　肘关节后侧脱位

外展旋转型前脱位：尺、桡骨近端脱向肱骨远端的内前方，肘关节周围软组织多有严重损伤。

内收旋转型前脱位：尺、桡骨近端脱向肱骨远端的前外方，肘关节周围软组织多有严重损伤。

过伸型前脱位：尺、桡骨近端脱向肱骨远端的前方，多合并鹰嘴骨折。

⑤肘关节分离脱位：又分为：

a. 前后分离型脱位：一般桡骨近端脱向肱骨远端的前方，尺骨近端脱向肱骨远端的后方，软组织损伤较为严重。包括肘关节外展旋转型前脱位、肘关节内收旋转型前脱位、肘关节过伸型前脱位。

b. 内外分离型脱位：桡骨近端脱向肱骨远端的外侧，尺骨近端脱向肱骨远端的内侧，软组织损伤严重

（3）按关节脱位数分

①尺、桡骨双脱位：尺、桡骨同时由关节内脱出。

②单纯桡骨脱位：单纯桡骨近端由关节内脱出。

（4）按受伤后的时间分

①新鲜性脱位：伤后 3 周以内者。

②陈旧性脱位：伤后 3 周以上者。

（5）按与外界相通与否分

①闭合性脱位：软组织损伤较轻，皮肉未裂开，关节腔与外界不相通。

②开放性脱位：软组织损伤严重，皮肉破裂，关节腔与外界相通。

3. 合并症

合并症有尺骨鹰嘴骨折、肱骨内上髁撕脱骨折、肱骨外上髁撕脱骨折、尺骨喙突骨折。后三种较多见。

神经损伤、血管损伤较少见。

【平衡辨证】

1. 力学辨证

肘关节脱位主要由间接暴力所引起。肘部系前臂和上臂的连结结构，暴力的传导和杠杆作用是引起肘关节脱位的基本外力形式。当跌倒时用手撑地，关节处于半伸直位，作用力沿尺桡骨长轴向上传导，使尺桡骨上端向近侧冲击，并向上后方移位。当传导暴力使肘关节过度后伸时，尺骨鹰嘴冲击肱骨下端的鹰嘴窝，形成一种有力的杠杆作用，使止于喙突上的肱前肌和肘关节囊前臂撕裂。肱骨下端继续前移，尺骨鹰嘴向后移，形成肘关节后脱位。伤后局部肿胀、疼痛、畸形，弹性固定，有功能障碍。给予早期手法复位固定，恢复筋骨肌力平衡，适当进行功能锻炼，促使功能早日恢复。若损伤严重合并骨折者，应延长固定时间，后期加强功能锻炼，防止关节僵硬的发生。

2. 气血脏腑辨证

人体一切筋伤病的发生、发展无不与气血有关，气血调和能使阳气温煦，阴精滋养。若气血失和，便会百病丛生。《素问·调经论》中指出："五脏之道，皆出于经隧，以行血气，血气不和，百病乃变化而生，是故守经隧焉。"又如《杂病源流犀烛·跌仆闪挫源流》中所说："跌仆闪挫，卒然身受，由外及内，气血俱伤病也。"损伤后气血的循行不流畅，则体表的皮肉筋骨与体内的五脏六腑均失去濡养，以致脏器组织的功能活动发生异常，而产生一系列的病理变化。所以，气血与损伤的关系是筋伤病机的核心内容。

肘关节脱位致使肘关节肿胀，随后逐步减轻或消退，疼痛逐渐减轻，体温正常。脱位后期损伤引起的气滞血瘀逐步消退，但筋骨酸软，时有作痛，脉道还未畅通，气血仍欠旺盛。

【固定方法】

1. 手法复位

（1）肘关节后脱位复位法

①拔伸按压屈肘复位法：患者仰卧位或坐位，一助手固定患肢上臂中段，一助手持腕上方，顺势用力向远端牵拉。术者站于患侧，以双手拇指按压肱骨远端向后，其余四指提拉尺、桡骨近端向前，同时令牵臂的助手，在用力牵拉的情况下屈肘，即可复位（图10-9）。

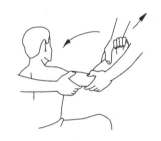

图10-9　肘关节后脱位拔伸按压屈肘复位法

②屈肘牵拉推挤复位法：患者仰卧或坐位，一助手固定上臂，一助手顺势牵拉前臂。术者站于患侧，用双手拇指在肘后推挤尺、桡骨近端向下向前，其余四指环抱肱骨下端向上向后拉扳。同时令牵臂的助手在维持牵拉的情况下屈曲患肘，即可复位。

③注意事项：新鲜脱位不难整复，但应力争早日复位，以缓解血管压迫。

整复前后，应检查是否合并有血管与神经损伤，以便及时加以处理。

在整复时，当肘关节的重叠牵开后，再进行屈肘，否则可造成尺骨喙突骨折或挤压，或尺骨半月切迹挤压。

术者在推挤屈肘的过程中，注意以双手虎口扣住肘关节的内外侧，加以限制，避免尺、桡骨近端向内或外侧滑脱。

（2）肘关节后外侧脱位，采用牵拉推挤提按屈肘复位法治疗。患者体位及助手操作同拔伸按压屈肘法。术者一手推尺、桡骨近端向内，另一手挤肱骨远端向外，先矫正侧方移位，再按肘关节后脱位整复即可

（3）肘关节后内侧脱位，采用牵拉推挤提按屈肘复位法治疗。患者体位及助手操作同上，推挤方向相反即可。

①外展旋转型前脱位：臂丛神经麻醉下采用倒程逆施复位加牵拉推挤提按屈肘复位法。

患者仰卧，一助手固定上臂，术者站于患侧，一手持肱骨下段，一手持尺桡骨上段，使尺桡骨上端向内侧，围绕肱骨下端回旋至肘后然后按肘关节后内侧进行整复

②内收旋转型前脱位复位法：臂丛麻醉下采用倒程逆施法加牵拉推挤提按屈肘复位法。

患者体位及助手操作同上。术者站于患侧，一手持肱骨下段，一手持尺、桡骨上段，使尺、桡骨上端向外侧，围绕肱骨下端回旋至肘后，然后按肘关节后外侧脱位进行整复。

③过伸型肘关节前脱位：采用牵拉按压屈肘复位法。

患者仰卧，一助手固定上臂，一助手顺势牵拉前臂。术者站于患侧，待上下重叠牵开后，以双手拇指按压尺、桡骨近端向后，同时令牵臂的助手在牵拉的情况下屈曲患者肘关节，即可使肱桡关节复位，尺骨近端亦被推到肘后，再按鹰嘴骨折处理两折端。

④注意事项：若为开放性脱位，应在无菌条件下按以下顺序进行清创—整复脱位—缝合伤口；千万不可按整复脱位—清创—缝合伤口或清创—缝合伤口—再整复脱位的顺序。第二种顺序势必将污染带入深部，引起感染化脓；第三种顺序，缝合后再整复脱位，如当即进行，其一可增加伤口的感染，其二不易整复，强行整复，有致伤口再裂开的可能，如果延期整复，则人为造成陈旧性脱位，形成复位的困难。

（4）分离型脱位复位法

①前后分离脱位复位法：臂丛神经麻醉下采用牵拉旋转推挤提按屈肘复位法。

患者仰卧，一助手固定上臂，一助手顺势牵拉前臂。术者站于患侧，待重叠牵开后术者以拇指推桡骨上端向外向后，牵臂的助手同时配合逐渐将患者前臂旋后，先将肱桡关节复位，然后双手拇指按压肱骨远端向后，其余四指于肘后提拉尺骨鹰嘴向下向前复位。在此过程中，术者要以桡侧手之大鱼际处，压于肱桡关节处，以维护其对位，勿使桡骨头再向前脱出。

②内外分离型脱位复位法：臂丛麻醉下采用牵拉推挤按压复位法。

患者体位及助手同上。术者在助手牵拉的同时，先以双手分别于内、外侧推尺、桡骨上端，使之滑向肘后，然后再按肘关节后脱位进行整复。

此型脱位，亦往往合并开放性损伤，伤口按常规顺序处理。

（5）单纯肱桡关节脱位：可采用牵拉按压推挤复位法治疗。患者仰卧或坐位，术

者站于外侧，先以双手环抱肘部，在助手上下牵拉的同时，向外侧提拉肘关节，扩大肘外侧的间隙，再以双手拇指按桡骨小头脱出的方向，推挤或按压桡骨头使其复位。

（6）陈旧性肘关节脱位复位法以后外侧脱位为例，因此型脱位临床上较多见。

①适应证

伤后时间在 40～50 天，身体条件允许，能耐受手法复位者。

未经过反复的整复和活筋治疗者。

关节被动活动尚有 10°以上活动度者。

X 线片示局部增生不明显，特别是桡骨头周围，骨质无明显疏松和脱钙，无合并其他骨折者。

②术前准备

做好患者思想工作，解除其顾虑和恐惧，取得配合。

以活血舒筋利节之中药外洗 1 周，使挛缩之筋肉缓解，以利复位。

臂丛神经麻醉，以便在无痛条件下进行整复，必要时注射高渗糖溶液和镇静剂。

术前应进行充分的活筋，以拔伸、过伸、内收、外展、旋屈等手法以剥离粘连，缓解挛缩。活动范围由小到大，活动强度由轻到重，活筋应稳、缓、循序渐进，不能操之过急，不要猛拉猛扭，以免造成骨折与新的损伤。当活动到牵拉与后推前臂，肘关节有 1cm 以上活动度时，即可开始进行整复。

③手法复位

牵拉推挤提按屈肘复位法：患者仰卧，一助手固定上臂，一助手顺势用力牵拉前臂。术者站于患肢外侧，在上下用力牵拉的情况下，先用双手握持患肘，进行提按、推拉，反复数次，使粘连进一步分离。然后使肘关节过伸，按新鲜脱位复位手法进行整复。一次不成功时，可再重复上法。如牵拉力量不足时，可另增加助手，加大牵拉力，使之复位。

牵拉屈肘推挤复位法：如果以上复位手法失败，可使一助手以宽布带穿过患肢上臂下段，向后牵拉；1～2 个助手站于健侧，将患肢横过胸腹部，顺势向健侧牵拉。术者站于患侧，双手四指环抱肱骨下段向后扳拉，双手拇指推桡骨头向下、内、前，使之复位。同时牵前臂的助手，在牵拉的情况下，配合旋转患者前臂，并逐渐使患者屈肘，即可复位。若复位欠佳，可再重复以上手法。

（7）注意事项

①必须严格选择适应证。

②态度要严肃认真，术前要心中有数，明确分工，避免临时忙乱。

③整复前一定要给患者充分活筋，使粘连充分分离，不可在筋尚未活开时强行整复，急于求成。

④整复过程中，手法要稳缓，避免强屈肘关节，以免造成尺骨鹰嘴撕脱骨折或其他损伤。

⑤整复时，避免直接推挤尺骨鹰嘴，以免尺骨鹰嘴形成压缩骨折，致半月切迹因压缩而变短，造成日后的功能障碍，着力点应放在桡骨小头上。

⑥检查、拍摄 X 线片时，严禁患者伸肘，否则易引起再脱位，可拍肘关节的侧轴位片。

⑦对陈旧性肘关节脱位，手法虽然能使其整复，但复位后，肿痛与瘀滞必然严重。因此，早期要彻底逐瘀，中期要及时活血通利关节，后期要坚持用舒筋利节等内、外用药，一定要环环紧扣，方能取得理想的效果。

（8）肘关节脱位已复位的标志

①畸形消失，肘后三点复常。

②肘窝或肘后已摸不到肱骨下端，关节已平复（以肱桡关节缝平复为准）。

③肘关节可进行被动伸屈活动，特别是可屈曲超过 90°。

④X 线片显示肘关节关系正常，已恢复原位（侧轴位片）。

2. 固定方法

新鲜性脱位复位后，一般仅以腕颈带悬吊胸前，肘屈 120°，外贴活血止疼膏药，固定 3 周（见总论）。

如为肘关节前脱位或分离型脱位者，因筋肉损伤严重，整复后应屈肘悬吊固定 4 周；其中如合并有尺骨鹰嘴骨折者，复位后固定 4～6 周；如为开放性脱位，伤口清创的 1 期愈合者，固定 4～6 周。

陈旧脱位复位后，因肘关节经过反复活筋，筋肉损伤严重，但同时由于肿胀严重，又易形成粘连和机化，应于腕颈带悬吊固定 2 周后，即开始在悬吊范围内做自主肘关节伸屈活动练习，3 周后悬吊改为肘屈 90°，4 周后解除固定。

【按语】

整复固定后，即可开始做手及腕部关节的伸屈活动锻炼。解除固定后，按肘关节功能疗法进行锻炼和按摩活筋，但以自主锻炼为主。

固定后的用药同肩关节脱位。若为开放性脱位，治以清热解毒，活血化瘀，消肿利湿，方用解毒饮加活血灵煎服，1 日 1 剂；或仙复汤煎服，日 1 剂。

解除固定后治以活血止痛，通经利节，药用养血止痛丸，1 日 2 次，每次服一包（6g）。

关节活动受限者，外洗以活血舒筋，通经利节，方用苏木煎，熬水温洗。

第六节　桡骨小头半脱位

【概述】

桡骨小头半脱位又称"牵拉肘""小儿桡骨小头错缝"，多见于 1 ～ 5 岁小儿。本病男孩比女孩多见，左侧比右侧多。当肘关节伸直，前臂旋前位忽然受到纵向牵拉时容易引起桡骨小头半脱位，有时幼儿翻身时上臂被压在躯干下导致受伤引起脱位。常见的是大人领小儿上台阶、牵拉胳膊时出现。

【解剖特点】

肱桡关节由肱骨小头和桡骨小头的关节凹、关节囊构成，桡骨小头被关节囊和环状韧带包绕。5 岁以下小儿肘关节囊及韧带较松弛而薄弱，桡骨头上关节面呈卵圆形，当前臂旋后时，其前后径大于冠状径，此时牵拉肘部，环状韧带可被桡骨头抵住而不致滑落，相反当前臂旋前位牵拉时，桡骨头的前后径最小，环状韧带滑过而嵌入肱桡关节之间，会阻碍桡骨头的复位。

【损伤机理与特点】

1. 损伤机理

在小儿无准备的情况下，猛力牵拉患儿前臂，可造成肱桡关节错位而产生疼痛。小儿因疼痛惧牵患肢，在此情况下使抵止在桡骨粗隆上的肱二头肌突然收缩，把松动的桡骨小头拉向前方，称为前错，约占本病的 90% 以上。

当小儿前臂旋转屈肘跌倒时，可将桡骨头挤向肱桡关节的后方，造成后错。

由于牵拉小儿前臂时，因力量大而猛，引起肱桡关节松动、拉长，致关节囊内形成负压，将部分滑膜吸入关节腔内而阻碍关节的自行复位。也可由于牵拉前臂时，环状韧带紧张锁住了桡骨小头而使其不能自行复位。总之，原因多样，其说不一。多次拉伤，可成为习惯性脱位，但随着年龄的增长，可自行痊愈。如拉伤后，未进行复位，有时可形成发育畸形。

2. 损伤特点

（1）按受伤机制可分为嵌夹型和错移型。

（2）按脱位方向可分为前脱位型和后脱位型。

（3）按嵌夹组织不同可分为滑膜嵌夹型和韧带嵌夹型。

（4）按错位次数可分为新鲜性和习惯性。

【平衡辨证】

1. 力学辨证

桡骨小头半脱位多由暴力牵拉引起，小儿肘关节囊及韧带较松弛而薄弱，桡骨头上关节面呈卵圆形，当前臂旋后时，其前后径大于冠状径，此时猛力牵拉患儿前臂，造成肱桡关节错动而产生疼痛、活动受限。伤后立即牵引旋转前臂复位，症状可立即消失，恢复正常功能。若多次拉伤，可形成习惯性脱位，但随着年龄的增长，可自行痊愈。如拉伤后未进行复位，有时可形成发育畸形。

2. 气血脏腑辨证

关节脱位轻则震荡经脉，使经气逆乱，气结不散；重则损伤血脉，恶血留滞，壅塞脉道，气血不得畅流。《素问·至真要大论》说"留者攻之""结者散之"，桡骨小头半脱位受外来暴力牵拉，首先可引起受伤处局部疼痛。一般来说急性损伤疼痛较剧烈，慢性损伤疼痛较缓和，多为胀痛、酸痛，或与活动牵拉有关。

【固定方法】

1. 手法复位

采用牵拉旋转复位法。不需麻醉行手法复位，家长将患儿抱于膝上，用两手持患儿上臂做固定以反牵拉，术者一手牵引前臂做旋后动作，另手拇指压迫患者桡骨头，屈曲肘关节，即可听到轻微的弹响声或弹跳感觉，这表示已复位，随之疼痛、活动受限可消失，可让患儿用患手取物或上举。复位后不必固定。但应告诉家长今后要避免做牵拉肘部的动作，以防再发。

2. 固定方法

一般不需固定，对超过 24 小时才进行治疗或有反复脱位病史的患儿，因局部有水肿，复位时弹响不明显，复位后疼痛不一定消失，但临床症状多能消失，可用颈腕带固定肘关节 90°数天至 1 周。

【按语】

1. 复位后患儿立即或稍休息后即可抬动患肢，进行屈肘、旋臂、抬举活动，持物自如，不需固定。要避免可致重复受伤的活动，避免牵拉患肢。穿衣、脱衣时注意同肩关节错缝。无需药物治疗。

2. 解除固定后，按肘关节功能疗法进行锻炼和按摩活筋，但以自主锻炼为主。

第七节 腕关节脱位

【概述】

腕关节功能灵活，易受损伤而发生脱位。元·危亦林在《世医得效方》中称"手掌根脱臼"。明·王肯堂在《证治准绳》中说"手掌失落""手腕骨脱"等。

【解剖特点】

腕关节是髁关节，凹面或称承受面，是指桡骨下端及三角软骨，髁则指舟骨、月骨、三角骨，其他腕骨则起滑动作用。

腕部为手与前臂的连接结构，包括8块腕骨及其形成关节的尺、桡骨远端和5个掌骨的近端。也即是说，其中包括桡腕关节、腕骨间关节及腕掌关节（图10-10）。

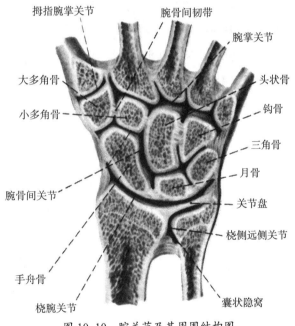

图 10-10 腕关节及其周围结构图

腕骨共8块，分为远近两排，近排有舟骨、月骨、三角骨，由坚强的韧带相连，且与桡骨远端关节面及三角软骨构成关节。豆骨位于近排，但其实际是尺侧屈腕肌的籽骨。远排腕骨有大多角骨、小多角骨、头状骨、钩骨，与第1～5掌骨基底部构成关节。正常腕关节活动，一部分通过桡腕关节，另一部分通过两排腕骨间关节，及第1、2掌骨之间关节完成。

　　近排腕骨的远侧端与远排腕骨的近端组成腕中关节，腕骨之间呈多关节面连接，其结构既稳定，又能随着前臂和手的运动而灵活变化。

　　腕骨间有韧带连接和支持，以防止腕骨无方向性迁移，腕关节韧带有两组，即外在韧带和内在韧带。

　　外在韧带起于桡骨、尺骨和掌骨，止于腕骨；内在韧带起止均在腕骨。最重要的内在韧带是三角韧带，其起于头状骨，分别止于三角骨和舟状骨。一般认为外在韧带比内在韧带坚强。

　　腕骨骨化中心出现时间是比较有规律的。7 岁以前，大致每年出现一个骨化中心，为了便于记忆，其歌曰：出生头骨 2 岁钩，3 三（三角骨）月 4，5 舟露，6 大 7 小多角是，8 至 14 豌豆骨。

【损伤机理与特点】

1. 损伤机理

　　本脱位多为直接暴力所致。跌倒时，腕部极度背伸，而致月骨向前倾斜，被挤出关节缝，向掌侧翻转脱出。个别还可脱得很远，而至尺、桡骨下段。一般脱出于腕掌侧，背侧韧带断裂，致月骨的杯状面与头状骨的关系失常，而位于头状骨之前，杯状面向前翻转，指向前方，称月骨脱位。

　　如腕关节背伸约 45°时，以手按地，则暴力可直接推其余腕骨于月骨之后，形成腕关节月骨周围腕骨背侧脱位。

　　同月骨脱位机制，腕关节极度背伸，且向尺侧倾斜及旋转时，可致腕舟骨和月骨向掌侧脱位。

　　同上机制，如果腕关节背伸 45°左右，且向尺侧倾斜及旋转时，可致腕舟骨骨折和月骨周围其他腕骨被推向背侧形成舟、月骨周围其他腕骨背侧脱位。

　　同上机制，如果腕关节极度背伸且桡倾及旋转，可使腕舟骨撞击于桡骨茎突上致舟骨骨折，同时使舟骨骨折后的近侧一半与月骨被挤出于腕的掌侧，形成经舟骨月骨腕骨脱位。

　　同上机制，如果腕关节背屈 45°左右，且向桡倾及旋转，可使腕舟骨骨折后，舟骨远端块连同月骨的周围其他腕骨被推向背侧，形成经舟骨月骨周围腕骨背侧脱位。

　　以上 6 型临床较为多见，尤以经舟骨月骨周围背侧脱位最为常见。其原因为跌倒时，往往以掌部及掌尺侧按地，致腕背伸及桡倾的机会较多，且月骨、舟骨的背侧受桡骨掌倾角阻挡，易致其骨折后相邻远端骨序列后脱位。

　　同样机制，如果腕关节在掌屈的情况下，暴力来自背侧，也可造成腕骨向掌侧有不同类型的脱位或骨折脱位，但极少见，其类型有：①月骨脱位及月骨周围腕骨脱位；

②经舟骨月骨脱位及经舟骨月骨周围腕骨脱位；③舟骨月骨脱位及舟骨月骨周围腕骨脱位。

同样机制，腕关节在不同的角度下受来自不同方向的暴力作用，可造成不同类型的腕中关节或单一腕骨脱位，或骨折脱位，亦少见。

2. 损伤特点

腕关节脱位，因发病原因机制不同，外力作用方向不同，可致不同腕骨、不同数目、不同类型和不同方向的脱位。其类型之多不可胜数，多见者总的大致可分以下类型：

（1）按脱位的机制可分为：①伸展型：多见。腕关节在背伸位受伤，外力作用于掌侧，将远排腕骨推挤向背侧，或由远排腕骨将近排腕骨挤向掌侧。②屈曲型：极少见。腕关节在掌屈位受伤，外力作用于背侧，将远排腕骨推挤向掌侧。

（2）按脱位的情况可分为：①月骨脱位：单纯月骨向掌侧脱出。②月骨周围腕骨脱位：月桡关节关系正常，其他腕骨向背侧（或掌侧）脱出。③经舟骨月骨脱位：舟骨骨折，舟骨体部及月骨向掌侧脱出，其他腕骨关系正常。④经舟骨月骨周围腕骨脱位：舟骨骨折后，舟骨体和月骨与桡骨所成的关节关系正常，舟骨头部连同其他腕骨向背侧（或掌侧）脱出。⑤舟骨月骨脱位：舟、月骨向掌侧脱出，其他关系正常。⑥舟骨月骨周围腕骨脱位：舟骨、月骨与桡骨所成的关节关系正常，其他腕骨向背侧（或掌侧）脱出。

腕关节情况较为复杂，脱位或骨折脱位的类型繁多，如其他单纯的腕舟骨脱位、豌豆骨脱位、三角骨脱位，或某一腕骨或多个腕骨的脱位或骨折脱位等，都较少见，不做赘述。

（3）按脱位的时间可分为：①新鲜性脱位：脱位后时间在3周以内者。②陈旧性脱位：凡新鲜脱位，由于失诊、误诊、失治、误治等原因未及时得到有效治疗，至3周以上未能复位者。

（4）按皮肤完整与否可分为：①闭合性脱位：皮肉损伤较轻，无破口，关节与外界不相通。②开放性脱位：多为机器扭轧，压砸伤，皮肉损伤较严重，形成破裂或缺失，关节腔与外界相通，形成复杂的开放性脱位或骨折脱位。

【平衡辨证】

1. 力学辨证

腕部为手与前臂的连接结构，包括8块腕骨及其形成关节的尺、桡骨远端和5个掌骨的近端。也即是说，其中包括桡腕关节、腕骨间关节及腕掌关节。手腕在背屈时腕部受重压、高处跌落或摔倒时手掌支撑着地，暴力集中于头月关节，致使头月骨周围的掌背侧韧带发生断裂，使之产生脱位。或者导致经舟骨骨折月骨周围脱位等，伤后腕及手部肿胀、疼痛、压痛明显，腕部前后径增大、畸形，呈弹性固定，有功能障碍。腕关节解剖关系复杂，脱位或骨折脱位的类型繁多，临床必需仔细阅读 X 线片，明确分类诊断，采取相应的手法复位和固定，恢复正常的解剖关系，达到筋骨肌力平衡，促进功能康复。

2. 气血脏腑辨证

因为气血之间有着不可分割的关系，所以在伤科疾患中，气滞血瘀每多同时并见。《素问·阴阳应象大论》说："气伤痛，形伤肿。故先痛而后肿者，气伤形也；先肿而后痛者，形伤气也。"李中梓的注解是："气喜宣通，气伤则壅闭而不通，故痛；形为质象，形伤则稽留而不化，故肿。"在伤科中的形伤肿即指瘀血造成肿胀而言。马莳的注解说："然其为肿为痛，复有相因之机，先有是痛而后发肿者，盖以气先受伤而形亦受伤，谓之气伤形也；先有肿而后为痛者，盖以形先受伤，而气亦受伤，谓之形伤气也。形非气不充，气非形不生，形气相为依附，而病之相因者又如此。"说明伤气者，每多兼有血瘀，而血伤瘀凝，必阻碍气机流通。临床上每多气血两伤，肿痛并见，但有所偏胜，或偏重伤气，或偏重伤血，以及先痛后肿或先肿后痛等不同情况，故在治疗上常须理气活血同时并进。

【固定方法】

1. 手法复位

腕关节脱位整复不困难，即或是陈旧性脱位在 6 周以内者，整复亦不甚困难，而且效果和预后良好。

（1）月骨脱位：采用倒程逆施复位法，患者采取坐位或仰卧位。一助手固定患者前臂，一助手牵拉患手，顺势背伸以扩大畸形，使掌侧关节间隙张开。术者站于患侧，用双手拇指推按脱出的月骨向下向后即复位。同时令牵手的助手将腕关节掌屈，着力点应在月骨的杯状关节面，而非月骨前缘，应先按压杯状面矫正其旋转，然后推月骨前缘向后，同时牵手的助手将其腕掌屈即可复位

一般都认为整复月骨脱位的手法是推挤月骨前缘下方，并被后来学者所沿用。但据我们临床体会，推挤月骨前缘易使月骨沿原旋转轴更增加向前旋转变位，而不易复位。然推按月骨的杯状面向后，矫正其旋转，使月骨的后缘越过头状骨的近端而复位甚易。

（2）月骨周围腕骨背侧脱位：采用倒程逆施复位法，患者采取坐位或仰卧，助手固定前臂，使手心向下。术者站于患侧，双手牵患手，并以拇指扣住脱出的头状骨近端凹陷，其他四指固定腕部，端托腕的前方。先将腕关节顺势背伸牵拉，以扩大畸形，

使重叠和关节间的交锁分离，头骨的近端滑过月骨后缘。同时在牵拉的情况下，使腕关节掌屈，即可复位。

（3）经舟骨月骨脱位：采用倒程逆施加推挤提按复位法，同月骨脱位整复手法，使舟骨体部连同月骨脱位先复位，然后以推挤提按手法于腕关节前后、左右加以推挤和提按，使舟骨骨折对位和促使其他腕骨之间严密对合、平复。

（4）经舟骨月骨周围腕骨背侧脱位：采用倒程逆施加推挤提按复位法，同月骨周围腕骨背侧脱位整复手法，使脱位复位后，再以推挤提按手法使舟骨骨折对位，恢复所有腕骨之间严密对应关系。

（5）舟骨月骨脱位：临床极少见，可采用倒程逆施复位法，方法同月骨脱位，唯牵患手时，令其背伸与尺偏以扩大畸形。

（6）舟骨月骨周围腕骨背侧脱位：采用倒程逆施加推挤提按复位法，方法同经舟骨月骨周围腕骨脱位。

（7）腕关节屈曲型脱位：此种病例极罕见，亦采用倒程逆施复位法或加推挤提按复位法，但复位方向与腕关节背侧脱位相反。

（8）陈旧性腕关节脱位：同各部脱位复位法，首先选择好适应证，臂丛神经麻醉下进行充分活筋，以分离粘连，缓解挛缩，然后按新鲜脱位进行闭合手法复位。

陈旧性腕关节脱位，时间在6周以内者，虽因时间较长，较之新鲜脱位复位困难，但因其关节比较平浅，故与其他陈旧性关节脱位相比，反而较为容易。

（9）开放性脱位：临床较少见，软组织损伤多严重，情况复杂。单纯脱位者少，多与骨折同时存在。按其他部位开放性损伤顺序进行处理。

腕关节脱位已复位的标志：①疼痛减轻，畸形消失；②腕关节可作伸屈活动，正中神经刺激症状消失；③X线片示腕关节结构恢复正常。

2. 固定方法（参见桡骨远端骨折固定法）

（1）腕关节伸展型脱位复位后以腕关节塑形夹板将腕固定于掌屈位2～3周。

（2）腕关节屈曲型脱位复位后以腕关节塑形夹板固定腕于背伸位2～3周。

（3）腕关节脱位合并骨折特别是舟骨骨折，以塑形夹板固定或用管型石膏外固定6～8周。确定骨折已愈合后，解除固定。

（4）陈旧性腕关节脱位固定4周左右。

【按语】

固定一开始，即应进行手指的伸屈活动及肩关节和肘关节的功能活动，解除固定后，做腕关节的功能锻炼及按摩活筋，循序渐进，不能过于求速求快。

第八节　掌指关节与指间关节脱位

一、掌指关节脱位

【概述】

掌指关节脱位多见于拇指和示指，发生于其他手指者少见。且多为掌侧脱位，背侧脱位者罕见。通常是手指于过度伸展位，受到纵向而来的暴力，致使掌指关节的掌侧关节囊破裂，掌侧纤维板从膜部撕裂。掌骨头通过破裂的关节囊，并从屈指肌腱的一侧，脱至手部掌侧皮下，近节指骨基底部则移向掌骨头背侧。

【解剖特点】

掌指关节是由近节指骨基底、掌骨头、掌板、侧副韧带、副侧副韧带及关节囊所组成的双轴关节，具有屈－伸、内收－外展和一定量的环绕回旋运动。其中，屈－伸运动幅度最大。

第1掌骨基底部与大多角骨组成关节，第2～5掌骨基底部与小多角骨、头状骨、钩骨组成关节，其间有短而强韧的掌骨间韧带和腕掌关节掌背侧韧带相连，非常稳定。当外力作用时，所受之力往往被掌、指骨或腕肌所缓冲，故其脱位极少发生。

【损伤机理与特点】

1. 损伤机理

掌指关节脱位主要是由于间接力量导致手指扭伤、戳伤、极度背伸时发生的脱位，以拇指、示指最多。而其中拇掌指关节背侧半脱位通常是由于受到过伸外力的作用造成拇指掌骨过度背伸，常导致近侧掌板撕裂。拇掌指关节背侧半脱位也称单纯型背侧脱位，大部分关节连接仍存在。

2. 损伤特点

（1）按脱出的方向可分为：①背侧脱位：指骨底脱向背侧。②侧方脱位：指骨底脱向掌骨头的侧方。

（2）按脱位的性质可分为：①一般性脱位：指骨底脱向掌骨头的背侧或侧方，掌骨头未被关节囊、籽骨或肌腱嵌卡，复位容易，但较少见。②嵌卡性脱位：指骨底脱向掌骨头的背侧或侧方，掌骨头被关节囊、籽骨或肌腱所嵌卡，往往复位困难。

【平衡辨证】

1. 力学辨证

本病是由于间接力量导致手指扭伤、戳伤、手指极度背伸时发生脱位，本病较多发生在拇指、示指，脱位后指骨向背侧移位，掌骨头突向掌侧，形成关节过伸位畸形。示指尚有尺偏及指间关节半屈曲畸形。表现为局部肿胀、疼痛、功能障碍。伤后应即时给予复位，屈曲位固定，恢复筋骨肌力平衡，促进关节功能恢复。

2. 气血脏腑辨证

因为气血之间有着不可分割的关系，所以在伤科疾患中，气滞血瘀每多同时并见。《素问·阴阳应象大论》说："气伤痛，形伤肿。故先痛而后肿者，气伤形也；先肿而后痛者，形伤气也。"李中梓的注解是："气喜宣通，气伤则壅闭而不通，故痛；形为质象，形伤则稽留而不化，故肿。"在伤科中的形伤肿即指瘀血造成肿胀而言。马莳注解说："然其为肿为痛，复有相因之机，先有是痛而后发肿者，盖以气先受伤而形亦受伤，谓之气伤形也；先有肿而后为痛者，盖以形先受伤，而气亦受伤，谓之形伤气也。形非气不充，气非形不生，形气相为依附，而病之相因者又如此。"说明伤气者，每多兼有血瘀，而血伤瘀凝，必阻碍气机流通。临床上每多气血两伤，肿痛并见，但有所偏胜，或偏重伤气，或偏重伤血，以及先痛后肿或先肿后痛等不同情况，故在治疗上常须理气活血同时并进。

【复位及固定方法】

1. 手法复位

采用倒程逆施复位法。患者坐位，一助手固定前臂。术者一手持牵患指，一手拇指捏持掌骨，先顺势牵拉，扩大畸形，然后在牵拉的情况下，推指骨基底部向掌侧或侧掌侧越过掌骨头，即可复位。

若为嵌卡性脱位，则复位困难，需在臂丛神经麻醉下进行整复，采用嵌入缓解加上法复位。患者坐位或卧位，一助手固定前臂。术者一手持患指，一手持掌骨，使患指顺势背屈（或侧屈），在松弛的情况下，使患指底部顶紧掌骨体，缓缓向掌骨头推移，持掌骨的手，以拇指推压掌骨头。如此可使掌骨头的嵌夹缓解，使之进入关节囊内，指骨基底再越过掌骨头滑向掌侧而复位，屈曲患指即可。

若为籽骨嵌夹于关节间者，应先旋动患指使籽肌缓解出关节间隙后，再以上法复位。

若为肌腱的嵌夹，用上法不能复位者，应采用嵌入缓解法。先在指掌关节松弛的情况下，将肌腱向侧方推挤，必要时结合旋扭患指，先将肌腱的嵌夹缓解，然后再按上法复位。

嵌卡性脱位，在进行整复时，关键不能牵拉患指。因越牵拉，嵌卡越紧，不易复位。

2. 固定方法

以胶布粘贴固定，将掌指关节固定于 90°屈曲位 3 周（见总论）。

【按语】

解除固定后，按手部功能疗法进行处理。

二、指间关节脱位

【概述】

指间关节脱位临床较为常见，各手指的近侧或远侧指间关节均可发生。脱位的方向多为远节指骨向背侧移位或内、外侧移位，前方脱位极为罕见。指间关节脱位常与侧副韧带损伤同时发生。

【解剖特点】

手指间关节由近节指骨滑车与远节指骨基底部构成。分为近侧和远侧指间关节。

【损伤机理与特点】

1. 损伤机理

本病多为间接暴力所致，如蹾、扭致伤脱位。在指间关节极度过伸、扭转或侧方挤压外力作用时可造成指间关节脱位。

2. 损伤特点

本病可分为后方脱位及侧方脱位。

手指肿胀、畸形、疼痛、压痛，手指呈背伸或侧弯，弹性固定，功能丧失。

【平衡辨证】

1. 力学辨证

多为间接暴力所致，如蹾、扭致伤脱位，在指间关节极度过伸、扭转或侧方挤压外力作用时可造成指间关节脱位。有时伴有侧副韧带损伤，严重者可有侧副韧带断裂。关节脱位后，关节呈梭形肿胀、疼痛、局部压痛，自动伸屈活动障碍。指骨间解剖关系异常。应采用手法牵拉推挤复位，适当固定，恢复筋骨肌力平衡，促使关节功能早期康复。

2. 气血脏腑辨证

因为气血之间有着不可分割的关系，所以在伤科疾患中，气滞血瘀每多同时并见。《素问·阴阳应象大论》说："气伤痛，形伤肿。故先痛而后肿者，气伤形也；先肿而后痛者，形伤气也。"李中梓的注解是："气喜宣通，气伤则壅闭而不通，故痛；形为质象，形伤则稽留而不化，故肿。"在伤科中的形伤肿即指瘀血造成肿胀而言。马莳注解说："然其为肿为痛，复有相因之机，先有是痛而后发肿者，盖以气先受伤而形亦受伤，谓之气伤形也；先有肿而后为痛者，盖以形先受伤，而气亦受伤，谓之形伤气也。形非气不充，气非形不生，形气相为依附，而病之相因者又如此。"说明伤气者，每多兼有血瘀，而血伤瘀凝，必阻碍气机流通。临床上每多气血两伤，肿痛并见，但有所偏胜，或偏重伤气，或偏重伤血，以及先痛后肿或先肿后痛等不同情况，故在治疗上常须理气活血同时并进。

【固定方法】

指间关节脱位，复位容易，往往于伤后患者自行拉复，故临床少见。常于就诊时，只遗有关节囊及韧带损伤症状。

1. 手法复位

采用倒程逆施复位法，一助手固定前臂，术者一手拉脱出的患指远端，一手持近端指骨。先顺势牵拉并扩大畸形，继推脱出的指节基底部向掌侧（或侧方）越过近端指骨的头部并屈患指间关节即可复位。

2. 固定方法

以胶布粘贴固定法将指间关节固定在 90°屈曲位 3 周。

【按语】

1. 切忌触摸探捏，扭晃该关节，以免发生增生及粘连，致肿胀长期不消并遗留长期的功能障碍。

2. 早期需要重视患指以外手指的功能锻炼。去除固定后，可做患指的掌指关节和指间关节的主动伸屈活动，活动范围由小到大，逐渐进行。并可配合手法按摩，以理顺筋络，促进功能康复。

第九节　髋关节脱位

【概述】

髋关节是全身最深最大的关节，也是最完善的球窝关节（杵臼关节），髋关节位于全身的中间部分，其主要功能是负重及维持相当大范围的运动，因此髋关节的特点是稳定、有力而灵活。当髋部损伤时，以上功能就会丧失或减弱。本病治疗目的在于恢复其负重和运动能力，两者相比，应着重恢复其负重的稳定性，其次才是运动的灵活性。

【解剖特点】

1. 髋关节由股骨头和髋臼构成。股骨头呈球形，约占圆球的 2/3，股骨头的方向朝向上、内、前方；髋臼是倒杯形的半球凹，其关节面部分是马蹄形，覆被以关节软骨。

2. 髋关节的稳定，除了依靠关节骨形的特点外，关节囊和韧带的附着也起重要作用。关节囊很坚固，起于髋臼边缘及髋臼唇，前面止于粗隆间线，后面止于股骨颈中 1/3 与远侧 1/3 交界处。因此股骨颈前面全部在关节囊内，后面只有内侧 2/3 部分在关节内。关节囊的前后均有韧带加强，这些韧带与关节囊的纤维层紧密交错，以至不能互相分离。但关节囊纤维层的厚度不一致，在髂股韧带之后者，比较坚强，而在髂腰肌腱下者，比较薄弱，甚至部分缺如。髂股韧带位于髋关节囊之前，呈"Y"形，在股直肌的深面，与关节囊前壁纤维层紧密相连，其尖端起于髂前下棘，向下分为两束，分别抵止到粗隆间线的上部及下部，在伸髋及外旋髋时，该韧带特别紧张。当人在直立时，身体重心落于髋关节的后方；髂股韧带有限制髋关节过度后伸的作用，与臀大肌的协同作用，能使身体保持直立的姿势。

3. 在髋关节的各种运动中，除屈曲外，髂股韧带都维持着一定的紧张度。在髋关节脱位时，即以此韧带为支点，而使患肢保持特有的畸形姿势。

4. 除髂股韧带外，还有坐股韧带、耻股韧带和圆韧带。圆韧带为一束三角形略扁的纤维带，起于髋臼切迹及横韧带，止于股骨头凹，上罩以滑膜。圆韧带在关节半屈并内收时，此韧带紧张，外展时韧带松弛。

5. 股骨头、颈的血液供应，主要来自 3 个途径：①来自关节囊的小动脉：经过旋股内、外动脉和闭孔动脉的吻合部，到关节囊附着部，分上下两组进入股骨颈。②来自股骨干滋养动脉。③来自圆韧带的小动脉：由闭孔动脉发出的一小支动脉，叫作内骺动脉，供血量有限，仅供给股骨头内下部分，与外骺动脉有吻合支（圆韧带的血管在儿童期较为重要，至成年后即逐渐闭塞）。

由此可见，股骨头、颈的血液供应，主要依靠来自关节囊和圆韧带的血管，此两组血管之一遭到破坏，可通过另一组血管的吻合代偿，以维持股骨头的血液循环；如果吻合不好，或两组均遭到破坏，致血液供应差或断绝，将使股骨头发生坏死，而形成创伤性关节炎。

【损伤机理与特点】

1. 损伤机理

（1）由于受伤时的体位不同和暴力作用的方向和方式不一，可造成不同类型的脱位：①若髋关节屈曲在小于90°的内收位时，传导暴力或杠杆暴力的作用，均可使股骨头冲破关节囊的后壁，向后上方脱出，形成髋关节后上方脱位，股骨头停留在髋臼的后上方。②若髋关节屈曲在90°的内收位时，同上暴力，或作用于下肢的旋扭暴力，均可使股骨头冲破关节囊的后壁，向后方脱出，形成髋关节后方脱位，股骨头停留于髋臼的后方。其中一部分患者在搬动中，股骨头向后上方滑移而变为后上方脱位，特别是因杠杆暴力和传导暴力所致者。③若髋关节处于屈曲超过90°的内收位时，同上暴力均可使股骨头突破关节囊的后壁，向后方脱出，形成髋关节后下方脱位，股骨头停留在髋臼的后下方，接近坐骨结节部，故又名坐骨结节部脱位。如果脱出的股骨头继续向内滑动，可形成坐骨直肠窝脱位。此种脱位，在搬动中股骨头亦可向后上方滑动，变为髋关节后上方脱位；或向前内滑动，而变为下方脱位。

（2）当髋关节在外展、外旋的屈曲位或过伸位时，暴力作用于大腿下端的内侧，或膝部着地暴力作用于大腿上端的外侧或髋关节或臀部，均可使股骨头冲破关节囊的前壁，而造成髋关节前脱位。但由于受伤时的体位不同和暴力作用的方向方式不同，又可造成不同类型的脱位：①若髋关节于高度外展、外旋的过伸位，暴力作用于大腿下端的内侧，或髋关节或臀部的后侧，均可使股骨头冲破关节囊的前壁而向前方脱出。股骨头脱出后，停留在髋臼的前内上方，形成髋关节前内上方脱位。如股骨头停留在耻骨梳，又称耻骨部脱位。②若髋关节于外旋过伸位，作用于下肢的旋扭暴力，迫使下肢过度外旋；或髋关节于外旋过伸位，暴力作用于髋关节的后方，致股骨大转子顶住髋臼后缘，而使股骨头突破关节囊前壁，而造成髋关节前脱位，股骨头停留在髋臼的前方。③若髋关节于外展外旋屈曲位，暴力作用于大腿下端的内侧，或髋关节后侧，或臀部时，可使股骨头突破关节囊的前下方而脱出，形成髋关节的前下方脱位。股骨头停留在闭孔处，故又称闭孔脱位。以上各种脱位中，以后上方脱位最为多见。

（3）如果髋关节前脱位外旋角度不够，而暴力又过大时，往往股骨头将髋臼前缘撞折，骨折片随脱位的股骨头移位。如果髋关节内收的角度不够，而暴力又过大过猛时，往往股骨头将髋臼后缘撞折。

（4）当髋关节外展，沿下肢向上的冲击暴力，使股骨头撞击髋臼底部，形成髋臼底骨折，致股骨头通过骨折部向盆腔插入，形成髋关节中心型脱位。如由高坠下，一侧下肢外展足跟着地，致股骨头撞击髋臼底，而形成髋臼底部骨折，使股骨头随之内陷。又挤压或冲击暴力，如由高侧身坠下，大转子部着地，股骨头向内上方的冲击力，亦可造成臼底骨折，而形成髋关节中心型脱位。或挤压暴力造成骨盆骨折，折线通过髋臼底，致股骨头连同远端骨盆骨折块，向盆腔内移位，形成髋关节中心型脱位。此型脱位，严格来说，有的只是骨盆骨折，不属脱位。

凡以上各种脱位，因误诊、漏诊、误治、失治等原因而致脱位后时间延至 3 周以上未得到有效治疗者，称陈旧性脱位。其中以后上方脱位者较多见。

2. 损伤特点

（1）按脱位方向分

①髋关节后上方脱位：股骨头脱出后，停留在髂骨部，故又名髂骨部脱位。最多见。

②髋关节后方脱位：股骨头脱出后，停留在髋臼后方。较少见。有时可向上滑移，变为后上方脱位。

③髋关节后下方脱位：股骨头脱出后，停留在髋臼的后下方，近坐骨结节部，故又名坐骨结节部脱位。

④髋关节前上方脱位：股骨头脱出后，停留在髋臼的前上方耻骨梳部，故又名耻骨部脱位。

⑤髋关节前方脱位：股骨头脱出后，停留在髋臼前方。

⑥髋关节前下方脱位：股骨头脱出后，停留在髋臼的前下方闭孔处，故又名闭孔脱位。较多见。

⑦髋关节中心脱位：有两种情况，一为髋关节臼底骨折，股骨头由臼底骨折处向内陷入骨盆腔。一为骨盆骨折所致髋臼骨折，股骨头随同骨盆的骨折块向骨盆内移位。故又分为臼底骨折脱位型和骨盆骨折脱位型。其中前者较为少见，后者较为多见。

中心脱位系因股骨头连同髋臼底骨折片向骨盆腔脱出而命名，不论何种原因引起的何种类型的脱位，均以股骨头向盆腔内错位为特征。

（2）按脱位后的时间分

①新鲜性脱位：脱位后时间在 3 周以内者。

②陈旧性脱位：脱位后时间在 3 周以上者。

此外，还有复合暴力所致的双髋关节同时向后或向前脱位，或一侧向前、另侧向后脱位，或脱位合并其他骨折者。

3. 并发症

（1）合并同侧股骨干骨折，占 3/10000。当暴力造成脱位后，继续作用，或再有直接外力作用于股骨干，致股骨干骨折。

（2）合并同侧股骨颈骨折，极少见，机制同上。

（3）合并同侧股骨转子间骨折，极少见，机制同上。

（4）合并髋臼缘骨折，当髋关节屈曲、内收角度较小，且冲击力过大，股骨头可将髋臼后缘冲击造成臼缘骨折，折片随股骨头向后侧移位；若髋关节外展过伸或外旋角度较小，且暴力过大，可将髋臼前缘冲撞，造成骨折，折片随股骨头向前移位。

（5）合并股骨头劈裂骨折，同上机制，股骨头也可被髋臼缘凿下一块。但极少见。

（6）合并神经损伤，合并不同程度的坐骨神经损伤，约占5%，当股骨头向后脱位时，可顶撞和牵扯或挤夹坐骨神经而致伤。

（7）合并血管损伤，前上方脱位时，股骨头可挤压股动、静脉而致伤，但极少见。

【平衡辨证】

1. 力学辨证

髋关节脱位，多为间接暴力所致，且多为杠杆暴力、传导暴力或旋扭暴力。髋关节在屈曲位时，股骨头的一部分不在髋臼内；若髋关节在屈曲内收位时，则股骨头大部分不在髋臼内，其稳定性较差，主要靠关节囊维持。故在此位置时，暴力作用于大腿远端，沿股骨向上传导；或膝部着地，暴力来自后方，作用于臀后；或暴力作用于大腿远端的外侧，迫使髋关节继续内收；或旋扭暴力作用于下肢都可使股骨头突破后侧关节囊而脱出，形成髋关节后脱位。当髋关节在外展、外旋的屈曲位或过伸位时，暴力作用于大腿下端的内侧，或膝部着地暴力作用于大腿上端的外侧或髋关节或臀部，均可使股骨头冲破关节囊的前壁，而造成髋关节前脱位。当髋关节外展，沿下肢向上的冲击暴力，使股骨头撞击髋臼底部，形成髋臼底骨折，致股骨头通过骨折部向盆腔插入，形成髋关节中心型脱位。伤后局部肿胀、畸形、弹性固定、活动受限，下肢功能丧失，严重者可合并骨折和神经损伤等。必须早期给予手法复位，配合下肢牵引固定，恢复关节结构，筋骨肌力平衡，促进下肢正常负重及活动功能的恢复。

2. 气血脏腑辨证

人体一切筋伤病的发生、发展无不与气血有关，气血调和能使阳气温煦，阴精滋养。若气血失和，便会百病丛生。《素问·调经论》中指出："五脏之道，皆出于经隧，以行血气，血气不和，百病乃变化而生，是故守经隧焉。"又如《杂病源流犀烛·跌仆闪挫源流》中所说："跌仆闪挫，卒然身受，由外及内，气血俱伤病也。"损伤后气血的循行不流畅，则体表的皮肉筋骨与体内的五脏六腑均失去濡养，以致脏器组织的功能活动发生异常，而产生一系列的病理变化。所以，气血与损伤的关系是筋伤病机的核心内容。现将伤气、伤血分述如下：

（1）伤气：气本无形，故郁滞则气聚，气聚则似有形而实无质，气机不通之处，即伤病所在之处，必出现胀闷疼痛。因此，痛是伤气的主要证候，常因损伤严重而骤然导致气血错乱，气为血壅，闭而不宣。其主要见症为一时性的晕厥、昏迷不省人事、窒息、烦躁妄动或昏睡困顿等。《医宗金鉴·正骨心法要旨》有"或昏迷目闭，身软而不能起，声气短少，语言不出，心中忙乱，睡卧喘促，饮食少进"等描述。以上症状常发生于严重损伤的患者。

（2）伤血：血液循行于脉管之中，流布全身，周流不休，运行不息。如全身血流不畅或因血溢脉外，局部有离经之血停滞，便会出现血瘀的病理现象。血瘀可由局部损伤出血以及各种内脏和组织发生病变所致。伤科疾患中的血瘀多属于局部损伤出血所致。血有形，血瘀则肢体肿胀，瘀血阻滞，不通则痛，故血瘀会出现局部肿胀、疼痛。疼痛如针刺刀割，痛点固定不移，是血瘀最突出的一个症状。也就是说，瘀血病与气滞痛的性质有所不同，瘀血痛常随瘀血所在之处而表现有固定部位，不是痛无定处。血瘀时还可在伤处出现肿胀、青紫，同时由于瘀血不去，可使血不循经，出血反复不止。在全身多表现为面色晦暗、皮肤青紫、舌暗或有瘀斑、脉细或涩等证候。

因为气血之间有着不可分割的关系，所以在伤科疾患中，气滞血瘀每多同时并见。《素问·阴阳应象大论》说："气伤痛，形伤肿。故先痛而后肿者，气伤形也；先肿而后痛者，形伤气也。"李中梓的注解是："气喜宣通，气伤则壅闭而不通，故痛；形为质象，形伤则稽留而不化，故肿。"在伤科中的形伤肿即指瘀血造成肿胀而言。马莳注解说："然其为肿为痛，复有相因之机，先有是痛而后发肿者，盖以气先受伤而形亦受伤，谓之气伤形也；先有肿而后为痛者，盖以形先受伤，而气亦受伤，谓之形伤气也。形非气不充，气非形不生，形气相为依附，而病之相因者又如此。"说明伤气者，每多兼有血瘀，而血伤瘀凝，必阻碍气机流通。临床上每多气血两伤，肿痛并见，但有所偏胜，或偏重伤气，或偏重伤血，以及先痛后肿或先肿后痛等不同情况，故在治疗上常须理气活血同时并进。

【复位及固定方法】

1. 手法复位

（1）髋关节后上方脱位

①提牵复位法：患者仰卧，一助手以两手按压两侧髂前上棘处，固定骨盆。术者面对患者站于患侧，一手持足踝，一手持膝部。先使髋关节屈曲90°，然后改为一手持小腿下段，一前臂置患肢腘窝部，将患肢向前上方提牵。同时可配合徐徐摇晃和伸屈髋关节，持小腿的手可同时向下压小腿的下段，以增加提牵力量，使股骨头向前滑动，纳入髋臼内，听到复位响声，逐渐将患肢伸直。

如患者肌肉发达，用此法不易复位时，可增加助手协助。一助手固定骨盆，一助手扶持患肢小腿，将髋膝关节屈曲90°。术者面对患者，两腿分站于患肢两侧，以两手置于患肢腘窝部相对扣向前上提牵，同时持小腿的助手牵压患者小腿下段即可复位。

②木棒抬牵复位法：患者仰卧，一助手固定骨盆，一助手双手分别置于患者两侧腋下，向上牵拉固定，一助手牵患肢小腿下段。术者面对患者，站于患侧，用特备木棒（即整复肩关节陈旧脱位的木棒）置于患肢膝下腘窝处，经健肢膝前，将木棒的一端放于对侧相应高度的支点上（一般用椅背作支点）。在上下助手牵拉同时，术者一手

扶持患膝，避免患肢内收、内旋，一手托提木棒的另一端，将患肢抬起，一般抬高至30～50cm时，可感到患髋弹动，或听到复位响声。

③旋撬复位法：患者仰卧，一助手固定骨盆。术者一手持患肢小腿下段，一手持患膝，顺势（内收内旋的畸形姿势）使髋、膝关节尽量屈至腹壁，然后使患肢逐渐外展及外旋、伸直，当伸直100°左右时，即可听到复位的弹响声，再逐渐伸直患腿即可。

（2）髋关节后方脱位：采用提牵复位法。患者仰卧，一助手固定骨盆，一助手拉患者两侧腋窝向上，一助手拉患肢小腿下段向下。术者面对患者站于患侧，一手按患侧髂前上棘，一手从膝内侧，持膝关节，在上下牵拉的同时提牵膝关节使屈曲髋、膝关节，并将患肢外旋，即可听到复位声。

（3）髋关节后下方脱位：根据患者肌肉的强弱，可选用同髋关节后上脱位的某种手法，进行整复即可，不再赘述。

（4）髋关节前上方脱位：采用牵拉推挤复位法。患者仰卧，一助手固定患者骨盆，一助手牵拉固定患者两侧腋窝，一助手持膝部徐徐用力顺势持续向下牵拉患肢，并将患肢逐步外展至30°左右。术者站于患侧，用两手推脱出的股骨头向外向下，同时令牵膝的助手在保持牵拉力的情况下，将患肢前屈内旋，一般当离床抬高至30°～40°时，即可听到复位的响声。

注意事项：髋关节前上方脱位，股骨头距股动脉、股静脉、股神经等较近，如不小心，可致血管、神经损伤。故在整复时，手法要稳、缓，切忌粗暴。

（5）髋关节前方脱位：采用牵拉推按复位法。患者仰卧，一助手固定患者骨盆，一助手一手持膝关节，另一手持踝关节。在顺势牵拉情况下，术者站于健侧，两手相叠，压于向前脱出的股骨头上，向外后侧推挤，同时令牵患肢的助手内收、内旋患肢即可复位。

（6）髋关节前下方脱位

①旋撬复位法：患者仰卧，一助手固定其骨盆，一助手以宽布带绕过患肢大腿根部。术者一手持患膝，一手持踝，顺原外展、外旋畸形姿势，将髋、膝关节尽量屈曲，当大腿部屈至接近腹壁时，再将患肢内旋、内收至中立位。此时令助手协同将宽布带向后、外、下方牵拉，术者继续将患肢内收、内旋并逐渐伸直。一般伸至髋关节屈曲30°左右位时，即有弹动感或复位声，复位即告成功亦可不用宽布带牵引。

若关节囊损伤严重，在复位过程中，股骨头在髋臼下缘前后滑动，不易复位。此种类型，亦可待股骨头滑至髋臼后方时，按髋关节后方脱位，采用提牵复位法进行复位。具体方法参看髋关节后上方脱位的提牵复位法。

②侧牵复位法：患者仰卧，一助手固定其骨盆，一助手用宽布带绕过患肢大腿上端内侧，向外上方牵拉。术者站于患侧，一手持患膝，一手持踝部，连续伸屈患肢，在伸屈过程中，使患肢徐徐内收内旋，即有弹动感及复位声，畸形姿势随之消失而

复位。

（7）髋关节中心脱位

①牵伸扳拉复位法：适用于脱位较轻者。

患者仰卧，一助手固定骨盆，一助手牵拉两侧腋窝，一助手持患肢小腿下段，向远端牵拉，持续 5～10 分钟。然后术者站于患侧，以两手交叉抱持患肢大腿上段向外扳拉，将内陷的股骨头拉出而复位。亦可用宽布带绕过患肢大腿上段向外牵拉。

②牵引复位法：适用于脱位较严重者。

患者仰卧，可采用股骨髁上骨牵引，使其逐渐将脱入髋臼的股骨头拉出而复位。患肢外展 30°；或双向牵引，即在股骨髁上牵引的同时，另用宽布带绕过大腿根部，向外牵引，加 6～8kg 重量，维持 2～3 天。复位后，减轻重量至 4～6kg，维持 6～8 周。也可于大转子部另打入一前后钢针，向外同时牵引。但大转子为松质骨，牵引重量太小不起作用，太大又容易将骨皮质拉裂。再者前后针的外露端，易绊住床单或其他物品，使用不方便，故不如宽布带方便实用。

（8）陈旧性髋关节脱位：以后上方脱位较为常见，前下方脱位次之，现以后上方脱位为例说明。陈旧性髋关节脱位由于损伤后时间较久，引起了一系列病理变化，如气血凝滞，关节周围的肌肉韧带发生挛缩、粘连，股骨头在异常位置被血肿机化所形成的瘢痕包绕，同时患肢长期活动受限，骨质发生废用性脱钙，这些均给手法整复造成困难。

①适应证的选择

身体条件好，能耐受麻醉及整复刺激者。

外伤性脱位后，时间在 2～3 个月以内者。

筋肉挛缩较轻，关节轮廓尚清晰者。

关节被动活动时，股骨头尚有活动度者。

X 线片示骨质疏松脱钙不明显，不合并骨折、关节周围钙化，增生不严重者。

②术前准备

做好患者的思想工作，取得患者配合。

术前 1 周，将患肢用大重量牵引（成人用 7～10kg），以克服筋肉的挛缩，使上移的股骨头逐渐下降至髋臼水平。

详细观片，进行严密分工，制订出施术方案。

选择适当麻醉方法，以便在筋肉松弛和无痛的情况下进行整复。

整复前，先做髋关节的各方向的充分活筋，以剥离粘连。一助手固定患者骨盆，术者站患侧一手持患膝，一手持踝，先顺其畸形姿势，逐渐适当稳妥地用力，做髋关节的屈、伸、回旋、收、展、摇摆、推拉、拔伸等活动，范围由小到大，力量由轻到重，将股骨头由粘连中解脱出来，使挛缩的筋肉得以充分的松弛，然后再进行手法整复。

活筋是否充分的标准：髋关节可以极度屈曲，股部可接近腹壁，向远端牵拉下肢时，股骨头可下移到髋臼水平，向前提牵股骨头，可有前后活动。

③手法复位：待活筋达到上述标准后，可进行手法整复，其具体整复方法，与新鲜脱位基本相同，唯力量要大，并尽量选用直接作用于股骨头力量的复位法，避免远距离传导的扭曲力，以免造成并发症和新的损伤。可选用下述手法复位：

旋转提牵复位法：患者仰卧位，一助手固定其骨盆。术者站于患侧，一手持小腿下段，一手持膝部，顺畸形姿势，使髋膝关节屈曲至大腿接近腹壁，然后逐渐使髋外旋、外展，当至中立位时，配以向前上提牵，同时缓缓继续外展、外旋患肢，并轻轻伸屈髋关节，使股骨头滑入髋臼。

若外旋超过中立位时，因内收肌紧张、挛缩，而影响髋关节继续外展时，可在保持此位置的情况下，反复按摩推拿紧张的内收肌群，使其松展，便于复位。复位后，再逐渐伸直髋膝关节。

侧卧牵拉摇摆复位法：患者健侧卧位，一助手用宽布带绕过大腿根部向后牵拉，一助手持患肢膝关节，使髋膝关节屈曲90°，向前牵拉，并同时徐缓地做髋关节的伸屈、摇摆活动。术者站于患者背后，一手扳拉髂前上棘部向后，另一手掌推脱出的股骨头向前。这样反复操作，直至股骨头滑入髋臼。

杠抬复位法：亦是根据提牵复位法的原理，不过力量较大。

患者仰卧，1～2名助手固定其骨盆，一助手牵扶小腿下段，一助手站健侧。术者站于患侧，以特备的木棒置于患肢膝下腘窝部，向前抬牵使股骨头复位，具体方法同新鲜脱位的木棒提牵复位法。

④注意事项

适应证的选择要严格认真。

分工明确，配合协调。

手法要稳健有力，避免粗暴，切忌急于求成。

活筋要充分，避免硬扳硬牵、强力旋转，而导致股骨头压缩，或股骨颈骨折。

如手法复位失败，及时改用手术切开复位。

⑤髋关节脱位复位的标志

畸形消失，两下肢等长。

股骨大转子的顶点处于髂前上棘与坐骨结节的连线以下。

X线片示股骨头已纳入髋臼中，小转子清晰，大小正常，股骨颈内缘与闭孔上缘的弧线恢复正常。

2. 固定方法

（1）髋关节后脱位包括后上方、后方、后下方脱位。

①患肢处于外展30°～40°位，足尖向上或稍外旋，以皮牵引维持固定，重量4～5kg，牵引3～6周（见总论）。

②患肢体位同上，两侧置沙袋或挤砖固定3～6周。

（2）髋关节前脱位包括前上方、前方、前下方脱位。

方法同后脱位，但患肢不外展，需固定在内旋伸直位3～6周。

（3）髋关节中心性脱位因合并骨折，故需股骨髁上牵引固定8～10周。

（4）髋关节陈旧性脱位一般采用皮牵引固定，维持4周，每日需推挤大转子数次，目的是使髋臼内的瘢痕组织被挤压研磨，逐步退化吸收，使股骨头与髋臼进一步相吻合，更趋稳定。其余同新鲜脱位。固定3～6周。

【按语】

髋关节脱位以青壮年居多，肌肉丰厚有力，复位难度较大，多需在麻醉下进行复位，若手法复位困难，必要时可行切开复位。部分髋关节脱位合并有股骨干等外骨折及血管、神经损伤时，要注意检查，防止漏诊。固定多用牵引法，跨关节外固定架固定法少见于国外报道，传统的超髋夹板固定临床现已少用。

第十节　膝关节脱位

【概述】

膝关节骨性结构虽不稳定，但关节周围和前节内有较坚强的韧带和肌肉保护，故膝关节脱位较为少见。偶有脱位也是在强大的直接暴力撞击胫骨上端或间接暴力使膝关节受旋转或过伸性损伤，致胫骨上端向后、向前两侧脱位。完全脱位时，不仅关节囊破裂，十字韧带、内外侧副韧带、半月板以及周围肌肉的撕裂；甚至合并胫骨棘、胫骨结节撕脱性骨折和股骨髁骨折。内侧脱位严重者可发生腓总神经牵拉性损伤。严重后脱位者，可致腘动、静脉破裂、栓塞、压迫，引起肢体坏死和缺血性挛缩。

【解剖特点】

膝关节是人体最大的关节，主要功能是负重和伸屈活动。在屈曲位时，有轻度的内外旋及内收外展活动。正常情况下，伸直位最稳定，屈曲位稳定性较差。膝关节的稳定主要靠周围的肌肉韧带维持。膝关节伸直位时，周围的肌肉韧带均保持紧张状态；屈曲时，处于松弛状态。膝关节的稳定主要靠其周围肌肉和韧带的维持。内侧副韧带和股四头肌对稳定膝关节有一定作用，膝交叉韧带对膝关节的稳定作用不大，其主要是起限制胫骨近端前后活动的作用。外侧副韧带对膝关节的稳定，不及内侧副韧带重要，因外侧有股二头肌、髂胫束止于腓骨小头之故。

【损伤机理与特点】

1. 损伤机理

膝关节脱位多为过伸暴力所致，若暴力作用于膝关节前方使膝关节过伸，股骨滑车沿胫骨平台向后急骤旋转移位，突破后侧关节囊，而形成膝关节向前脱位。

若胫骨上端受外力作用，使膝关节过伸，胫骨平台向后脱出，可形成膝关节后脱位。

若暴力作用于膝关节侧方或间接暴力传导至膝关节，使膝关节过度外翻或内翻，可造成膝关节侧方脱位。单纯的侧方脱位少见，多合并脱位侧的胫骨平台骨折，近折端与股骨的关系基本正常。膝关节外侧脱位多合并腓神经损伤。膝关节侧方脱位可致关节囊嵌夹，而造成复位困难。

2. 损伤特点

按脱位的方向，可分为膝关节前脱位、膝关节后脱位、膝关节内脱位、膝关节外脱位。

前脱位多见，后脱位次之，侧方脱位则少见。膝关节后脱位，因胫骨平台后缘锐利，容易引起血管损伤。

【平衡辨证】

1. 力学辨证

膝关节为屈戌关节，由股骨下端及胫骨上端构成，二骨之间有半月软骨衬垫，向外有约 15° 的外翻角。膝关节实际上是由三个关节、六个关节面组成。股骨外髁关节面与胫骨外髁关节面形成一个关节，股骨内髁关节面与胫骨内髁关节面形成一个关节，股骨滑车的前面与髌骨后面的关节面形成一个关节。膝关节缺乏球与窝，仅胫骨内、外髁关节面轻度凹陷，因此缺乏自然稳定性。若暴力作用于膝关节侧方或间接暴力传导至膝关节，使膝关节过度外翻或内翻，可造成膝关节侧方脱位。单纯的侧方脱位少见，多合并脱位侧的胫骨平台骨折，近折端与股骨的关系基本正常。膝关节外侧脱位，多合并腓神经损伤。膝关节侧方脱位，可致关节囊嵌夹，而造成复位困难。伤后局部肿胀、疼痛、畸形明显，有功能障碍，必须及时复位，固定牢固，恢复筋骨肌力平衡，早期配合功能锻炼。若合并严重骨折和韧带损伤及神经损伤者，应及时配合手术治疗，防止后遗症的发生。

2. 气血脏腑辨证

膝为"筋"之府，损伤后必伤及气血经络，造成气血失衡，经络受阻。临床上损伤轻者瘀滞于皮下筋肉之间则出现局部肿胀、疼痛、活动受限。肿胀严重者，可阻断经脉引起骨筋膜室综合征。若失血过多则可造成气随血脱，气血双亡，影响预后。气为血之帅，血为气之母，气血互根同源，互相影响。临床治疗与固定时，均应辨明气血损伤程度与性质，急则治其标——临时固定，先救其气血亡脱，挽救肢体；并根据瘀滞经络之轻重，选择固定物，并适时调节固定物的松紧等。缓则治其本——回复筋骨平衡，同时选择有效方药直达病所，恢复气血平衡，促进患者康复。

　　脏腑是化生气血、通调经络、濡养皮肉筋骨、主持人体生命活动的主要器官。损伤后气滞血瘀，经络阻塞，必累及脏腑，使之不和，尤其是肝脾肾三脏，易造成肝郁气滞，脾胃运化失常，进而导致气血精微化生不足，肾精虚、髓不充、筋骨失养。临床常见患者烦躁易怒，神疲乏力，肢体沉重、肿胀、疼痛，甚至出现脏腑危象。临床治疗与固定时，应辨明脏腑主证，急则治其标，行气祛瘀，消肿止疼，顾护脏腑，并选择适当固定物，调节筋骨平衡，恢复脏腑气血平衡，促进患者康复。

【复位及固定方法】

1. 手法复位

《伤科补要·大腿骨膝盖骨》载："一手按住其膝，一手挽住其膀（小腿），上下拔直，将膝曲转，抵着豚片，其骱有声者上也。"

　　膝关节脱位，整复较易。

　　（1）膝关节前脱位采用牵拉提按复位法：患者仰卧，一助手牵患者两侧腋窝或大腿部，一助手牵患肢踝部。术者站于患侧，在上下牵拉的情况下，一手托股骨下端向前，一手按压胫骨上端向后即可复位。术者或以两手拇指按胫骨近端向后，其余四指托提股骨远端向前即可复位。复位后，助手放松牵拉，术者一手持膝，一手持踝，将膝关节屈曲再伸展至15°左右，使其复位落实。仔细检查关节缝的关节对位是否完全吻合。

　　（2）膝关节后脱位采用牵拉提按复位法：患者体位及助手损伤同前，术者站于患侧，一手托提胫骨上端向前，一手按压股骨下端向后即可复位。或术者两手拇指按压股骨下端向后，其余四指托提胫骨上端向前即可复位。复位后，助手放松牵拉，术者一手持膝，一手持踝，将膝关节屈曲，再伸直至15°左右。仔细检查关节缝的关节对位是否吻合。

　　（3）膝关节侧方脱位采用牵拉推挤复位法：患者仰卧，一助手固定其大腿中段，一助手牵拉踝部。若为膝关节外脱位，术者一手扳挤股骨下端向外，一手推挤胫骨上端向内，并使膝关节呈外翻位，即可复位。若是膝关节内脱位，术者一手推股骨下端向内，一手扳拉胫骨上端向外，并使膝关节呈内翻位，即可复位。

　　膝关节外侧脱位复位时，牵拉力不能过大，避免在复位过程中，内侧韧带嵌夹于膝关节内侧间隙。

2. 固定方法

（1）膝关节前脱位用长连脚夹板或石膏托将患肢固定于膝关节屈曲 15°～ 20°中立位，股骨远端后侧加垫或向前塑形，固定 5 周。定时检查，详细触摸复位情况，必要时拍摄膝关节侧位 X 线片，以确定是否有移位与再脱位，以便及时采取处理措施。

（2）膝关节后脱位同上固定 5 周，不同处是于膝关节脱出方向的胫骨上端后侧加垫，或向前塑形。

（3）膝关节侧方脱位同上固定 5 周，不同处是于膝关节脱出方向的胫骨上端加垫及在股骨下端相对方向处加垫或塑形，以保持对位。外侧脱位，将膝关节固定于膝外翻位。内侧脱位，将膝关节固定在膝内翻位。固定时间均为 6 ～ 8 周。

（4）采取腰麻或腰硬联合麻醉，脱位经手法复位后，应透视下见关节对应关系正常，力线良好。于股骨远端分别打入 2 根外固定针，注意要超过对侧骨皮质。在透视导航下对股骨近端进行精确定位，透视见钢针把持较多骨质后往内进针 2 根。再以上述同法于膝下胫骨近端打入 2 枚钢针，安装横连，使外固定支架形成牢固三角固定。

【按语】

1. 膝关节主要的神经结构包括腓总神经和胫神经，膝关节脱位损伤造成腓总神经损伤的发生率约为 20%，较少病例报道出现胫神经损伤。膝关节脱位并发后交叉韧带损伤时，腓总神经损伤的发生率高达 50%。

2. 膝关节主要血管为腘动脉，血管损伤程度严重可引发急性缺血。膝关节脱位并发血管损伤患者中术后截肢比例高达 10%。

第十一节　髌骨脱位

【概述】

因受到暴力作用或髌骨存在结构上的异常，即可发生髌骨外伤性脱位。外伤主要为直接暴力打击髌骨的前内侧、内侧或外侧；偶尔为间接暴力使股四头肌强力收缩造成髌骨向外脱位。股四头肌腱断裂和扩张部撕裂，可导致髌骨向下脱位。直接暴力所致者常合并其他部位损伤，如股骨和胫骨骨折、关节腔内积血等。外伤性髌骨脱位的方向取决于直接暴力的方向和膝关节的屈伸状态。一般将其分为外侧、内侧、上、下、关节内和髁间脱位 6 种。若暴力来自内侧或前内侧，导致髌骨向外侧脱位，导致髌骨向外侧脱位，临床上最为多见。若暴力来自外侧，造成髌骨向内侧脱位，临床上罕见。股四头肌腱断裂和扩张部撕裂可造成髌骨向内下脱位，而髌腱断裂可导致髌骨向上脱位。当直接暴力造成髌骨脱位，并且脱位的髌骨在膝关节屈伸活动中发生旋转时，可发生髌骨关节内脱位和股骨髁间脱位，临床上极为罕见。先天性髌骨脱位又称先天性髌骨外侧脱位，多为双侧，是出生后即可见到的一种较为罕见的新生儿畸形。

【解剖特点】

髌骨位于膝关节前方，股骨的下端前面，是人体内最大的籽骨，包埋于股四头肌腱内，为三角形的扁平骨。底朝上，尖向下，前面粗糙，后面为光滑的关节面，与股骨的髌面相关节，参与膝关节的构成，可在体表摸到。

【损伤机理与特点】

1. 损伤机理

当膝关节屈曲外展跌倒时，由于膝关节内侧张力增大，将内侧筋膜撕裂，致髌骨向外侧翻转脱位。或在膝关节屈曲位跌倒时，髌骨内侧受到外力的直接撞击，也可造成髌骨向外侧翻转脱位。

当膝关节强力屈曲时，使髌骨上缘卡于股骨髁下，致股四头肌由其上方撕脱，可形成髌骨沿冠状面翻转脱位于胫股关节面之间，髌骨关节面对向胫骨平台，临床极少见。

当膝关节于半屈曲外翻位时，暴力来自内侧，撞击于髌骨内侧，可致内侧筋膜撕裂，髌骨向外翻转，但由于髌骨外缘被股骨外髁卡锁，致使髌骨沿股骨矢状面翻转脱位，呈90°翻转位于股骨两髁之间。髌骨外缘正对髌股关节面，若外力继续作用，可将股骨外髁切折，而使髌骨嵌夹于两髁之间，临床极少见。

当膝关节处于伸直位，暴力来自前方，作用于髌骨下部，可致膝关节过伸，髌骨向上移动。当暴力过后，膝关节又恢复屈曲位时，髌骨下缘被嵌入胫骨平台上方，髌骨不能向下滑动，致成向上移脱。

若股骨外髁发育差，膝关节呈高度外翻，膝关节囊内侧松弛，每当轻微外伤诱因，或无明显外伤史，膝关节屈曲时，髌骨即可向外侧翻转脱位，而当膝关节伸直时，即又自行复位，称先天性脱位或习惯性脱位。

2. 损伤特点

（1）按损伤机制可分为：①外伤性脱位：由于外在暴力所致。②先天性脱位：由于发育异常所致。③习惯性脱位：由于失治、误治而形成髌骨的反复多次脱位。

（2）按其脱位的部位和方向可分为：①外侧脱位：髌骨沿矢状面翻转90°，脱于膝关节外侧，髌骨关节面正对股骨外髁。本型临床最多见，占髌骨脱位的95%以上。②膝关节间脱位：髌骨沿冠状面翻转脱于胫股关节之间，髌骨关节面朝向胫骨平台。临床极少见。③股骨髁间脱位：髌骨沿矢状面翻转90°左右，侧立于股骨两髁间，髌骨关节面朝向内侧。临床极少见。④髌骨上脱位：又名髌骨上移，髌骨下缘与胫骨平台或股骨髁相交锁，髌骨沿冠状面翻转，髌骨关节面朝向股骨髁前下方，或侧指向股骨下端。临床极少见。

髌骨脱位，多脱向外侧，与膝关节的生理结构有关：①膝关节有 10°～ 15°的外翻角；②股骨骰外髁小，内髁大；③股四头肌与髌韧带不在一直线上，力线偏于外侧。

【平衡辨证】

1. 力学辨证

髌骨是人体最大的籽骨，也即是股四头肌腱上的籽骨，髌骨被股四头肌扩张腱膜所包绕，以其腱抵止于胫骨粗隆，是伸膝动力的支力点，其两侧为支持带所附着，能保护膝关节。增强股四头肌的力量，是稳定膝关节的重要因素。当膝关节运动时，髌骨也随之移动。膝关节半屈时，髌骨与股骨之髌股关节面相接；膝关节强度屈曲时，髌骨则下降，正对股骨髁间窝；膝关节伸直时，髌骨上移，仅其下部与股骨的髌面相接；膝关节旋转时，髌骨的位置不动。髌骨在功能上，可协助股四头肌。伸直膝关节最后的 10°～ 15°主要是髌骨的作用，因膝关节有 10°～ 15°的外翻角，股四头肌起止点又不在一条直线上。股四头肌是由上向下向内，而髌韧带则垂直向下，髌骨则位于此两轴心所形成的夹角上。当股四头肌收缩时，髌骨有自然向外脱位的趋向，故一旦脱位，多脱向外侧。同时膝关节内侧支持带和关节囊被撕裂，髌骨旋转 90°，其关节面与股骨外髁相接触。伤后局部肿胀、疼痛、畸形、活动受限。应采取早期手法复位，石膏托外固定，恢复筋骨肌力平衡，早期进行股四头功能锻炼，避免形成性习惯性髌骨脱位和创伤性关节炎的发生。

2. 气血脏腑辨证

膝为"筋"之府，又因髌骨独特的解剖特点，损伤后必伤及气血经络，造成气血失衡，经络受阻。临床上损伤轻者瘀滞于膝关节内则出现局部血肿、疼痛、活动受限。若失血过多则可造成气随血脱，气血双亡，影响预后。气为血之帅，血为气之母，气血互根同源，互相影响。临床治疗时，均应辨明气血损伤程度与性质，急则治其标——临时固定，先救其气血亡脱，挽救肢体；并根据瘀滞经络之轻重，选择固定物，并适时调节固定物的松紧等。缓则治其本——回复筋骨平衡，同时选择有效方药直达病所，恢复气血平衡，促进疾病康复。

【复位及固定方法】

1. 手法复位

髌骨外侧脱位，复位容易，采用屈伸法即可复位。

（1）髌骨外侧脱位采用屈伸复位法或屈伸推挤复位法：患者仰卧，术者站于患侧，一手持患者膝部，一手持踝上方，顺势将膝关节伸直，即可复位。或在伸直的过程中，以持膝手的拇指推髌骨向前即可复位。

若髌骨与股骨外髁相嵌顿，用上法不能复位者，可采用嵌入缓解法加屈伸推挤复位法。患者仰卧，一助手固定股骨部，一助手持踝关节上方，先使膝关节屈曲外翻，使外侧筋肉松弛（有时髌骨的交锁可自行缓解）。术者站于患侧，双手持膝，先以两手四指，拉压脱位的髌骨内缘，使髌骨更向外翻转以扩大畸形，松解嵌顿，后令牵踝的助手将膝关节慢慢伸直，同时术者以两手拇指推挤脱出的髌骨向内前即可复位。

（2）髌骨关节内脱位采用嵌入缓解复位法：在局部麻醉或神经阻滞麻醉下进行。患者仰卧，一助手固定其股部，一助手扶持其踝关节上方。术者站于患侧，先将其膝关节缓缓屈曲60°左右时，术者猛推按胫骨上端向后，并过伸膝关节，使嵌夹于胫股关节之间的髌骨弹出，然后将膝关节伸直即可复位。

如上法失败，可采用钢针撬拨复位法，在局部麻醉或神经阻滞麻醉和X线透视下进行。患者仰卧，常规消毒铺巾，一助手固定患者股骨部，一助手扶持其踝关节上方，将膝关节缓缓屈曲80°～90°，使膝关节前侧间隙增宽。术者站于患侧，由膝关节内侧刺入骨圆针，至髌骨上缘之后，然后向前方推顶髌骨，使滑出关节间隙，再进行推挤、按压使复位落实。

注意进针部位及深度，操作要稳缓，勿刺伤神经及血管。如复位失败，可进行切开复位。

（3）髌骨股骨髁间脱位采用伸屈推挤复位法：患者仰卧，一助手固定其股部，一助手扶持踝关节上方，顺势将膝关节做小幅度缓缓伸屈。术者站于患侧，一手拇指先按推髌骨之外缘向内，以扩大畸形，缓解其与股骨外髁之间的交锁，一手同时持脱出的髌骨内缘向内旋转推挤，令持踝部的助手同时将膝关节伸展，即可复位。

（4）髌骨上脱位采用伸屈复位法或伸屈推按复位法：患者仰卧，一助手固定其股部，一助手扶持踝关节上方。术者站于患侧，双手扶持膝关节，令上下两助手缓缓将膝关节屈曲，即可缓解交锁，然后再缓缓将膝关节伸直即可复位。或当上、下两助手将膝关节缓缓屈曲的过程中，术者在扶持膝关节的同时，以两手拇指推按髌骨的上缘，使其下缘的嵌顿缓解，然后伸直膝关节，脱位的髌骨即复位。

（5）先天性髌骨脱位及习惯性髌骨脱位：复位容易，但常再脱，故需手术处理，不赘述。

（6）髌骨脱位复位的标志：①疼痛立即减轻或基本消失；②畸形消失，弹性固定解除；③膝关节前方可触及正常的髌骨；④X线片显示髌骨已复位。

2. 固定方法

用下肢托板或石膏托将膝关节固定于屈曲10°～15°中立位。不主张用穿针固定法和外固定架固定法。

【按语】

通常急性髌骨脱位采用手法复位、制动、功能锻炼等保守方式治疗，但保守治疗后脱位复发率及膝关节疼痛症状发生率较高。近年来，急性髌骨脱位的治疗方法存在争议。存在下列情形之一的，应考虑手术治疗：①体查或影像学检查结果提示骨软骨骨折；②MRI 发现内侧髌骨复合体损伤；③髌骨轨迹异常；④保守治疗后症状无缓解；⑤复发性脱位。

第十二节　踝关节脱位

【概述】

踝关节是人体负重最大的屈戌关节，由胫腓骨下端的内外踝和距骨组成，距骨由胫骨的内踝、后踝和腓骨的外踝所组成的踝穴所包绕，由韧带牢固地固定在踝穴内。因距骨体处于踝穴中，周围有坚强的韧带包绕，牢固稳定。当踝关节遭受强力损伤时，常常合并踝关节的骨折脱位，而单纯踝关节脱位也极为罕见，多合并有骨折。而以脱位为主，合并有较轻微骨折的踝部损伤，简称为踝关节脱位。踝关节脱位多为间接暴力所致，如蹩、扭而致伤。常见由高处跌下，足部内侧或外侧着地，或行走不平道路，或平地滑跌，使足旋转，内翻或外翻过度而形成脱位，且常合并骨折。按脱位的方向可分为：外脱位、内脱位、前脱位、后脱位。一般内侧脱位较多见，其次是外侧脱位和开放性脱位，后脱位少见，前脱位则极少见。

【解剖特点】

踝关节为屈戌关节。其作用主要有二：一是负重。站立时，负重最大。二是活动，如行走、跳跃等。所以在处理踝部创伤时，必须从这两种功能上考虑，若忽视一方面，都会影响关节功能的恢复。踝关节由胫、腓、距三骨组成，距骨由胫骨的内踝、后踝和腓骨的外踝所组成的踝穴所包绕，由韧带牢固地固定在踝穴内。距骨的鞍状关节面，与胫骨下端的凹面形成关节，腓骨下端的顶点较内踝长 0.5cm，且向后 2cm。

【损伤机理与特点】

1. 损伤机理

多为间接暴力所致，如蹩、扭而致伤，常见由高处跌下，足部内侧或外侧着地，或行走不平道路，或平地滑跌，使足旋转，内翻或外翻过度而形成脱位，且常合并骨折。

若跌下时足的内侧着地，或滑跌时，足呈过度外旋、外翻，可致内侧脱位。多合并外踝骨折，或同时有内踝骨折，亦称外翻脱位。

与外侧脱位机制相反，如由扭、蹾，或由高处跌下，足的外侧着地，或使足过度内旋、内翻而致伤，形成踝关节外脱位，多合并内踝骨折；或同时有外踝骨折，亦称内翻脱位。

若由高处掉下，足呈高度背屈位，跟骨后结节部着地，身体向前倾，而致胫骨下端向后错位，形成关节前脱位，多合并胫骨前缘骨折；或由外力推跟骨向前，胫腓骨向后的对挤暴力，也可形成踝关节前脱位。

若由高处掉下，足高度跖屈，足尖或前足着地，身体向后倾倒，致胫腓骨下端向前，足推向后，形成踝关节后脱位，往往合并后踝骨折。

若暴力过大，在致踝关节脱位过程中，并同时导致皮肉损伤，可形成开放性脱位。此种损伤多见于踝关节外脱位（亦即内翻脱位）。

2. 损伤特点

（1）按脱位的方向可分为：①外脱位：足跗脱向外侧。②内脱位：足跗脱向内侧。③前脱位：足跗脱向前侧。④后脱位：足跗脱向后侧。

（2）按皮肉损伤程度可分为：①闭合性脱位：皮肉损伤轻，无开放性伤口。②开放性脱位：皮肉损伤严重，有开放性伤口与外界相通。

一般内侧脱位较多见，其次是外侧脱位和开放性脱位，后脱位少见，前脱位则极少见。

此外，踝关节在外翻暴力作用下，而外踝未合并骨折，仅内踝有撕脱折或内侧韧带撕裂，可致距骨及其以下各骨向内侧脱位，一般为半脱位；同样在内翻暴力作用下，可致距骨及其以下各骨向外侧半脱位。此类损伤，在踝关节骨折中进行详述。

【平衡辨证】

1. 力学辨证

踝关节是人体负重最大的屈戌关节，由胫腓骨下端的内外踝和距骨组成，距骨由胫骨的内踝、后踝和腓骨的外踝所组成的踝穴所包绕，由韧带牢固地固定在踝穴内。踝关节内侧的三角韧带起于内踝下端，呈扇形展开，附着于跟骨、舟骨等处，主要作用是避免足过度外翻。由于三角韧带坚强有力，常可因足过度外翻时，牵拉内踝而造成内踝骨折。外侧韧带起于外踝尖端，止于距骨和跟骨，分前中后三束，主要作用是避免足过度内翻。此韧带较薄弱，当足过度内翻时，常可导致此韧带损伤或撕裂，亦可造成外踝撕脱骨折。下胫腓韧带紧密连系在胫骨与腓骨下端之间，把距骨牢牢控制在踝穴内，此韧带常在足极度外翻时断裂，造成下胫腓联合分离，致踝距变宽，失去生理的稳定性。该病损伤机制复杂，多合并韧带损伤和骨折，必须早期正确复位，固定稳妥，恢复关节结构，使筋骨肌力平衡，早期进行功能锻炼，以避免创伤性关节炎的发生。

2. 气血脏腑辨证

踝关节因其独特的解剖特点，损伤后必伤及气血经络，造成气血失衡，经络受阻。临床上损伤轻者瘀滞于皮下筋肉之间则出现局部肿胀、疼痛、活动受限。肿胀严重者，可阻断经脉引起患肢远端末梢坏死。若失血过多则可造成气随血脱，气血双亡，影响预后。气为血之帅，血为气之母，气血互根同源，互相影响。临床治疗时，均应辨明气血损伤程度与性质，急则治其标——临时固定，先救其气血亡脱，挽救肢体；并根据瘀滞经络之轻重，选择固定物，并适时调节固定物的松紧等。缓则治其本——回复筋骨平衡，同时选择有效方药达病所，恢复气血平衡，促进患者康复。

【复位及固定方法】

1. 手法复位

（1）踝关节内脱位：采用牵拉推挤复位法。患者患侧卧位，膝关节半屈曲，一助手固定患肢小腿部，将小腿端起。术者一手持患者足蹠，一手持足跟，顺势用力牵拉，并扩大畸形。然后以两手拇指按压内踝下骨突起部向外，其余指握足，在保持牵拉的情况下，使足极度外翻、背伸，即可复位。

（2）踝关节外脱位：手法同上法。患者健侧卧，患肢在上，膝关节屈曲，一助手固定患肢小腿部，将小腿端起。术者一手持足蹠部，一手持足跟，顺势用力牵拉，并扩大畸形。然后以两手拇指按压外踝下方突起部向内，其余指握足，在保持牵拉的情况下，使足极度内翻，即可复位。

（3）踝关节前脱位：采用牵拉提按复位法。患者仰卧，膝关节屈曲，一助手固定患肢小腿部，将小腿端起。术者一手握踝上，一手握足跖部，顺势牵拉的情况下，持踝上之手提胫腓骨下端向前，握足跖的手使足跖屈，向后推按，即可复位。然后跖屈踝关节。

（4）踝关节后脱位：手法同上。患者仰卧，膝关节屈曲，一助手固定患肢小腿部，将小腿端起，一助手一手持足跖，一手持足跟，顺势向远端牵拉，并扩大畸形。术者用力按压胫腓骨下端向后，同时牵足的助手在牵拉的情况下，提足向前，并使之背屈，即可复位。

（5）开放性脱位：抓紧时间彻底清创。先整复脱位并以钢针固定，然后缝合伤口。

2. 固定方法

（1）夹板固定法

①踝关节内脱位复位后，用踝关节塑形夹板，将踝关节固定在外翻位3周；合并骨折者，固定6～8周。

②踝关节外脱位复位后用踝关节塑形夹板，将踝关节固定在内翻位3周；合并骨折者，固定6～8周。

（2）石膏固定法

①踝关节内脱位复位后，用U形石膏托将踝关节固定在外翻位3周；合并骨折者，固定6～8周。

②踝关节外脱位复位后用U形石膏托将踝关节固定在内翻位3周；合并骨折者，固定6～8周。

③踝关节前脱位用石膏托将踝关节固定于背屈或中立位3～5周，注意塑形。踝关节前脱位复位容易，但在固定过程中常发生再脱位。其主要原因是：后侧关节囊撕裂，胫骨前唇又往往合并骨折，复位后，患者仰卧，足跟部着力，小腿下段因重力下垂而逐渐形成再脱位。因此当用石膏托固定时，一定要注意很好地进行塑形，后托要向前顶住小腿下段，以防止继发性再脱位。

④踝关节后脱位用石膏托将踝关节固定于跖屈或中立位3～5周，注意塑形。踝关节后脱位固定期间，由于小腿不自主地向前抬动，足跟易向后下垂，重复了受伤机制，易造成继发性再脱位。因此，石膏托要对踝关节进行很好塑形，避免足向后垂，同时要经常向前方牵提足部，以保证复位良好。

（3）钢针固定法：采取腰麻或腰硬联合麻醉，脱位经手法复位后，透视下见关节对应关系正常，力线良好后，于胫骨远端前内侧分别钻入胫骨至距骨2根克氏针，过三层皮质即可，不必超过距骨对侧骨皮质，对于合并内、外踝骨折者，骨折端复位满意后，内踝部自内踝尖部钻入两枚直径2～2.5mm克氏针固定，外踝骨折可先自外踝尖部钻入一枚直径2.5mm克氏针至近断端髓腔，再从外踝外侧钻入一枚直径2～2.5mm克氏针至胫骨前内侧固定正胫腓。然后用石膏托固定，4周左右去除石膏托及固定踝关节的钢针，开始踝关节功能锻炼，固定内外踝钢针至骨折愈合后拔除。

（4）外固定架固定法：采取腰麻或腰硬联合麻醉，脱位经手法复位后，在透视导航下于胫骨中下段、距骨或跟骨上钻针，安装外固定架固定。外固定架用组合式或环氏均可，多选用组合式固定于下肢内侧部分。

【按语】

1. 踝关节损伤，开始忌以水外洗及按摩、揉搓，以防肿胀加重。因为损伤初期，血离经脉，郁于肌表，若用温水洗，势必促使营血离经，瘀血严重，肿胀愈甚。若用凉水淋洗，轻者虽可暂止其出血，继而寒邪入络，瘀凝更甚；重则寒滞经络，影响损伤修复，延长治疗时间，或遗留后遗症。

2. 复位一定要准确，不能粗心大意。踝关节为负重关节，要求稳定而灵活，如向内或向外有2mm的脱位未复位，可减少胫距关节接触面积的3/4以上，很快可造成踝关节创伤性关节炎。故复位要反复挤压捏正，使其完全平复，并需拍术后 X 线片复查，必要时及时矫正。

3. 固定一定要稳妥，石膏托一定要注意妥善细致对踝关节的塑形。

第十三节　距骨脱位

【概述】

距骨脱位时多合并距骨体骨折，单纯脱位者少见。多由足部跖屈位强力内翻所引起。此外，当足部急剧内翻，踝关节外侧副韧带断裂，内、外踝骨折时，可发生胫距关节暂时性脱位。当足部轻度跖屈位，强力内翻损伤时，距骨下关节的骨间韧带撕裂，跗骨向内脱位，而距骨仍保留在踝穴内时，称为距骨下脱位或距－跟－舟状骨脱位。在距骨下骨间韧带断裂的同时，踝关节外侧副韧带亦同时断裂，距骨体可自踝穴脱出，成为距骨全脱位，亦是踝关节与距跗关节联合损伤的一种严重病变，临床比较少见。距骨全脱位时，局部皮肤往往被撕裂，露出距骨关节面或外踝骨折端。皮肤未撕伤者，距骨突出部的皮肤也很紧张，有压迫坏死的可能。

【解剖特点】

距骨表面大部分被软骨关节面包绕，有 7 个关节面，其体部上面的拱起为鞍状关节面或称滑车关节面，与胫骨下端关节面相接，滑动于踝穴中；内侧的半月状关节面与内踝相接；外侧的三角状关节面与外踝相接；体部下面的前、中、后三个关节面与跟骨的相应关节面相接；头部的凸状关节面与舟骨的凹状关节面相接。下肢的 3 支主要动脉在骨外形成丰富的血管丛，对距骨头、颈、体提供血供，胫后动脉分支主要有跗管动脉、三角动脉，胫前动脉分支为上颈支动脉、跗骨窦动脉，腓动脉分支与胫后动脉分支吻合形成距骨后侧动脉丛，穿支构成跗骨窦动脉，距骨后侧动脉丛对距骨的血供并不重要。距骨颈骨折后，其主要血供中断，故骨折愈合缓慢，甚至会发生距骨体缺血坏死。

【损伤机理与特点】

1. 损伤机理

因外力作用，造成足极度内翻、内旋，可形成距骨外前方脱位。若外力作用使足极度内翻，可形成距骨外脱位。若外力作用使足极度外翻外旋，可形成距骨内前侧脱位，往往合并骨折。若外力作用使足极度外翻背屈时，可形成距骨内后方脱位。距骨全脱位的机理是：在距骨周围脱位的基础上，如果外力继续作用，除造成上述韧带损伤外，因踝关节的内翻又使踝关节外侧韧带和内侧韧带同时断裂，距骨不仅和其他跗骨分离而且还从踝穴中脱出，就造成了距骨全脱位。距骨在脱位过程中，足极度内翻使距骨围绕垂直轴旋转 90°，距骨头朝向内侧，同时距骨还沿足长轴外旋 90°使其跟骨关节面朝向后方，这是一种复合性脱位。

2. 损伤特点

（1）按脱位的方向可分为：①外前方脱位：距骨脱出于踝关节的外前方。②外脱位：距骨脱向踝关节的外侧，多合并有外踝骨折。③内前方脱位：距骨脱出于踝关节的内前方。④内后方脱位：距骨脱出于踝关节的内后方。

（2）按其损伤的程度可分为：①半脱位：往往合并内外踝骨折。②全脱位：距骨完全由踝穴内脱出。③骨折脱位：距骨颈骨折合并距骨体脱位。

（3）按皮肉创伤程度可分为：①闭合性距骨脱位：皮肉损伤较轻，未有开放性伤口。②开放性距骨脱位：皮肉损伤严重，有皮肉破裂伤口，脱位的距骨外露，或与外界相通。

（4）距骨完全性脱位：患足多呈摇摆状而下垂，功能受限。由于暴力很大，这种脱位常为开放性，即使皮肤未破裂，距骨也已脱到皮下，对皮肤产生很大的压力，有引起皮肤坏死的可能。

【平衡辨证】

1. 力学辨证

距骨为踝关节的主要组成部分，由高坠地或扭伤踝关节，身体重力沿胫骨经踝关节向下传导至距骨，而地面反作用力由跟骨着地点上传至距骨，则距骨可被挤压致脱位或骨折。单纯距骨脱位少见。距骨在脱位过程中，足极度内翻使距骨围绕垂直轴旋转 90°，距骨头朝向内侧，同时距骨还沿足长轴外旋 90°使其跟骨关节面朝向后方，这是一种复合性脱位。损伤严重者多合并距骨颈及内外踝骨折和周围软组织重度损伤等。必须早期做好良好复位，牢固外固定，恢复关节筋骨肌力平衡，早期进行功能锻炼，以预防距骨缺血性坏死和创伤性关节炎的发生。

2. 气血脏腑辨证

距骨因其独特的解剖特点，损伤后必伤及气血经络，造成气血失衡，经络受阻。临床上损伤轻者瘀滞于皮下筋肉之间则出现局部肿胀、疼痛、瘀斑和水疱。肿胀严重者，可阻断经脉引起患肢远端末梢坏死或距骨坏死。若失血过多则可造成气随血脱，气血双亡，影响预后。气为血之帅，血为气之母，气血互根同源，互相影响。临床治疗与固定时，均应辨明气血损伤程度与性质，急则治其标——临时固定，先救其气血亡脱，挽救肢体；并根据瘀滞经络之轻重，选择固定物，并适时调节固定物的松紧等。缓则治其本——回复筋骨平衡，同时选择有效方药直达病所，恢复气血平衡，促进患者康复。

【固定原则与机理】

新鲜闭合性距骨脱位者，应及时行闭合复位，以免皮肤坏死，并可解除压迫症状。对开放性脱位或因闭合复位失败以及就诊较迟的病例，需行切开复位。固定一般选用石膏托固定。

【复位及固定方法】

1. 手法复位

此型损伤，复位较为困难，需在麻醉下进行。

（1）距骨外前侧脱位：患者仰卧或健侧卧位，患肢膝关节屈曲。一助手固定小腿部，将小腿抬起；另一助手一手持足跖部，一手持足跟部，顺势牵拉，并尽量扩大畸形。术者以两手拇指，推挤脱出的距骨向内向后。同时牵足的助手，在维持牵拉的情况下，使足外翻外旋，即可复位。

（2）距骨外侧脱位：患者仰卧或健侧卧位，患侧膝关节屈曲。一助手固定患肢小腿，将小腿抬起；另一助手，一手持足跖部，一手持足跟部，在牵拉下，用力将患足极度内旋内翻，以扩大畸形，使脱位的距骨转至前外侧。术者以两手拇指，推挤距骨向内、后，同时牵足的助手，在维持牵拉的情况下，将足外旋、外翻即可复位。

（3）距骨内前侧脱位：患者仰卧或患侧卧位，膝关节屈曲。一助手固定小腿部，将小腿抬起；另一助手，一手握足跖部，一手持足跟部，顺势牵拉，并用力扩大畸形。术者以两手拇指，推挤脱出的距骨向外后方，同时牵足的助手，在牵拉的情况下，内翻内旋患足，即可复位。

（4）距骨内后侧脱位：患者患侧卧位，膝关节屈曲。一助手固定小腿部，将小腿抬起；另一助手一手持足跖部，一手持足跟部，顺势牵拉，扩大畸形。术者以两拇指推挤脱出的距骨向前外方，同时牵足的助手，在牵拉的情况下，使患足内翻，跖屈即可复位。

（5）距骨完全性脱位：取仰卧位，先屈曲膝关节缓解跟腱紧张，一手握足跟（也可用跟骨牵引），跖屈位强力牵引，同时强力内翻，术者用拇指在距骨体后部，向内侧和后侧推挤，也可从足前内侧向外推挤距骨头；同时在足踝内侧向下推压距骨体纠正旋转，希望将距骨重新纳入踝穴。复位成功后必须摄X线正侧位片证实复位结果。若复位良好，可用短腿石膏固定于足背伸90°中立位3个月。3个月后拆除石膏再次摄足踝部X线片，若距骨良好无坏死现象，方可逐渐下地行走。若X线显示距骨密度增高，可能是脱位后严重地损伤了距骨血运，为维护血管再生，防止缺血性坏死，应延长石膏固定时间，直到X线片显示没有缺血坏死征象，方可逐渐负重。

（6）开放性脱位：按清创、整复脱位、钢针固定、缝合伤口的顺序进行处理。

2. 固定方法

复位后，以石膏托将患足固定在 90°中立位。

【按语】

1. 距骨脱位，软组织损伤严重，肿胀较甚，且常伴起水疱。故一开始，即应大剂量内服活血消肿、清热解毒、通经利湿中草药，并应注意防止感染化脓。

2. 应予早期确诊，及时整复。时日延长，则更不易复位，并且此症多有皮肤压迫症状，时久可造成皮肤压迫坏死。

3. 距骨脱位，复位不易，故应在麻醉无痛情况下进行整复。

4. 复位后，应反复挤压，使其平复，并应在术后及时拍 X 线片，证实复位满意后，再予固定。以免复位不佳而造成不应有的严重后果。

5. 合并有骨折者，在脱位整复后按骨折处理。

6. 距骨全脱位常导致距骨周边关节囊韧带广泛撕裂及其皮下软组织挤压坏死甚或造成开放性损伤，本病尚有血管、神经受压的并发症。因而对本病的处理应采取积极措施，早期诊断与及时治疗显得特别重要。对于新鲜闭合性距骨脱位者，应及时行闭合复位，以免皮肤坏死，并可解除压迫症状。对开放性脱位或因闭合复位失败以及就诊较迟的病例，而需行切开复位者，只要条件许可，亦尽可能地将距骨复位，以恢复其正常的解剖结构，为功能重建提供有利条件。如已具有感染征象者，或已证实距骨的血供已完全丧失，可采取距骨切除术，以避免感染或无菌坏死的不良后果，并要及时施以胫跟融合术。该手术虽然会使患肢缩短 2.5cm，但可以避免患足继发内翻或外翻及外旋畸形等，并使患者获得一稳定无痛的关节。若复位后晚期发生退行性骨关节炎，可根据具体病变行踝关节融合术、距下关节融合术以及两个关节融合术或三关节融合术，其结果要比单纯行距骨切除术满意得多。

第十四节　距骨周围跗骨脱位

【概述】

距骨周围跗骨脱位，指胫距关节关系正常，而距跟、距舟关节发生脱位。此种脱位并不少见，但国内报道不多。本病的命名至今国内外仍不统一，如 Judey、Defourest 在 1811 年首次以"距下关节脱位"做了报道，而后 Watson-Jones、Buckingham、Fahey 等也均沿用此命名。而我国学者则沿用 Shephard 命名的距骨周围关节，并将此种脱位称之为"距骨周围脱位"。但通常认为，对疾病的命名，应以能表达损伤机理、解剖功能和病理特征为依据的术语命名为妥。1983 年我们采用了"距骨周围跗骨脱位"

（或称距跗关节脱位）的命名。因为与距骨周围相衔接的跗骨只有距骨与跟骨，因而所谓距骨周围跗骨脱位，即可距跟关节与距跟舟两关节的联合脱位，而又不涉及本为正常的胫距关节，同时亦能与距骨全脱位的定义相区别。

【解剖特点】

距跟关节间有坚强的距跟骨间韧带相连并由内侧三角韧带的浅部（胫跟韧带）和外侧的跟腓韧带所加强，而距舟之间仅有薄弱的关节囊相连，所以上述韧带的断裂也是造成距骨周围跗骨脱位的直接因素。由于暴力作用的方向不同，导致了各种类型的距骨和足的关系失常。

【损伤机理与特点】

1. 损伤机理

当暴力使足强力内翻时，首先发生距舟关节脱位。暴力继续作用，则发生距跟关节脱位，形成距骨周围跗骨内侧脱位。

当暴力使足强力外翻，使距舟关节囊破裂，先致距舟关节脱位，然后跟骨从距骨下脱出而向外，形成距骨周围跗骨外侧脱位，易同时发生跟骨的载距突骨折。

当暴力使足强力背屈，胫骨下端的关节面前缘作用于距骨头部，而推挤距骨向后移位，造成距舟、距跟关节同时脱位，跟骨相对前移，形成前侧脱位。

当暴力使足强力跖屈时，胫骨下端关节面的后缘作用于距骨后部，而推挤距骨向前，跟骨相对后移，而形成后脱位，易并发舟骨骨折。

2. 损伤特点

本病通常致伤暴力强大（如由高坠于不平地面及压砸伤者），这种来自不同方向的暴力作用于距骨周围，则导致不同类型的距骨周围性跗骨脱位。Leitner 及 Haliburton 将本病分为内侧脱位、外侧脱位、前侧脱位和后侧脱位四种类型，但又因部分脱位是发生于两个轴向上，即在内侧或外侧脱位的同时尚兼有向前或向后的移位。因此，本病尚有前内脱位及内后脱位或外前脱位及外后脱位的复杂类型。

本病具有明显的外伤史，伤后踝部肿痛，活动受限，有时并有足部皮肤感觉迟钝或血运欠佳，足部畸形明显，甚或形成开放伤，少数因就诊较迟，致局部皮肤因张力过大，而形成张力性水疱或缺血坏死。

本病足部畸形特点是：内侧脱位型，足多跖屈内收旋后状，在外踝前方皮下可摸到突出的距骨头，而跟骨明显内移，并在内侧可触到舟骨内缘及载距突。外侧脱位型，足多呈外展旋前畸形，足趾向跖侧屈曲，距骨头指向内侧，而跟骨向内侧移位，因而上述两型 Keen 及 Helbing 征常为阳性。前脱位型，患足略呈背伸状，踝关节因后移而前足略显变长。后脱位型，患足略呈跖屈状，踝关节因前移而前足相对变短。

【平衡辨证】

1. 力学辨证

不同方向的强大暴力作用于距下，导致不同类型的距骨周围性跗骨脱位。分为内侧脱位、外侧脱位、前侧脱位和后侧脱位四种类型。当暴力使足强力内翻时，首先发生距舟关节脱位。在暴力继续作用，则发生距跟关节脱位，形成距骨周围跗骨内侧脱位。当暴力使足强力外翻，使距舟关节囊破裂，先致距舟关节脱位，然后跟骨从距骨下脱出而向外，形成距骨周围跗骨外侧脱位，易同时发生跟骨的载距突骨折。当暴力使足强力背屈，胫骨下端的关节面前缘作用于距骨头部，而推挤距骨向后移位，造成距舟、距跟关节同时脱位，跟骨相对前移，形成前侧脱位。当暴力使足强力跖屈时，胫骨下端关节面的后缘作用于距骨后部，而推挤距骨向前，跟骨相对后移，而形成后脱位，易并发舟骨骨折。该病损伤机理复杂，并发损伤较多。手法治疗可根据不同损伤类型，采取相应手法和不同的位置，恢复正常解剖关节，使筋骨肌力平衡，促进功能早期康复，防止创伤性关节炎后遗症的发生。

2. 气血脏腑辨证

足部因其独特的解剖特点，损伤后必伤及气血经络，造成气血失衡，经络受阻。临床上损伤轻者瘀滞于皮下筋肉之间则出现局部肿胀、疼痛、活动受限。肿胀严重者，可阻断经脉引起患肢远端末梢坏死。若失血过多则可造成气随血脱，气血双亡，影响预后。气为血之帅，血为气之母，气血互根同源，互相影响。临床治疗与固定时，均应辨明气血损伤程度与性质，急则治其标——临时固定，先救其气血亡脱，挽救肢体；并根据瘀滞经络之轻重，选择固定物，并适时调节固定物的松紧等。缓则治其本——回复筋骨平衡，同时选择有效方药直达病所，恢复气血平衡，促进患者康复。

【固定原则与机理】

1. 复位方法

（1）闭合复位：适应于伤后两星期以内的新鲜闭合性脱位。

一般可以在坐骨神经阻滞麻醉或腰麻下进行。患者应取仰卧位，并屈曲患侧膝关节于90°位，使小腿三头肌松弛。助手双手握持踝上部固定之，术者双手分别握持足跖于后跟部，先按足的畸形方向做顺势牵引，或酌情扩大畸形以解除某些交锁现象，术者在保持牵引下，再按逆暴力方向对脱位的跗骨进行复位。即内侧脱位者在保持牵引下将患足强力外翻既能复位；外侧脱位者，在保持牵引下将足（脱位的跗骨）内翻既能复位；前脱位者，在保持牵引下将足向后推按，后脱位者将足向前推按一般即可复位（图10-11）。

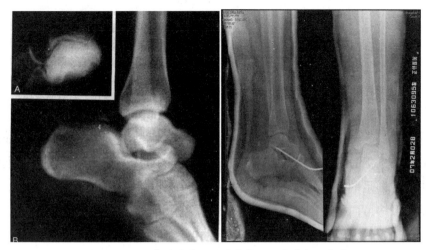

图 10-11 距骨周围性脱位手法复位经皮穿针固定法

Haliburton 指出：闭合复位失败的原因，多因距骨头嵌顿于踝伸侧支持带中。当距跗关节脱位获得复位后，对并发的骨折应同时恰当处理，尤其对跟骨上的载距突或滑车突骨折亦应及时复位。正如 Leitner 所指出：载距突骨折影响复位的稳定性，而需行克氏针内固定。当复位满意以后，即用短腿管型石膏固定踝关节于中立位，维持 5～6 周，而后去除石膏进行锻炼。

（2）手术复位：适用于就诊较迟或经闭合复位失败的病例。

本病能否得到早期诊治，是预后良好与否的关键。此病复位较容易，牵拉扳正即可整复。

2. 固定方法

均以石膏托固定。内脱位将踝关节固定于 90°足稍外翻位；外脱位将踝关节固定于 90°足稍内翻位；前脱位将踝关节固定于极度跖屈中立位；后脱位将踝关节固定于极度背屈中立位。功能疗法及药物治疗同踝关节脱位。

【按语】

距跗关节脱位病变仅涉及距下与距跟舟关节，而踝关节结构基本正常，因而伴随踝关节韧带进入距骨的血供受损不大。正如 Haliburton 所指出，本病虽为距骨窦顶部的前下方进入距骨体的血管发生断裂，但由踝内侧关节面的下方进入距骨体血管仍保持完整，故距骨仍有足够的血液供应。Watson-Jones 认为，距骨的血液供应主要有踝关节前关节囊从距骨颈背侧进入。因此，本病距骨的血供并未中断。Buckingham 也认为，缺血坏死并非是此种脱位的并发症。Kenwright 认为，多数距骨周围脱位预后良好。我们也认为，距跗关节本身活动范围不大，即使后期有点粘连或退变，对足部功能影响亦不甚明显。

第十五节　跖跗关节脱位

【概述】

跖跗关节由 5 个跖骨与相应的楔骨和骰骨构成。跖跗关节常被称为 Lisfranc 关节，该部位的损伤又称为 Lisfranc 损伤。Lisfranc 关节是中足一复杂结构，它在步行时完成重力由中足向前足的传导，并在步态各期中支持体重。跖跗关节是微动关节，主要通过骨性结构及多方向交叉韧带维持稳定。脱位和骨折脱位的发生机制很复杂，常由直接或间接外力致伤。因此，一旦该部位受到损伤结构破坏就会严重影响步行。早期正确诊断和处理尤为重要，否则易遗留病残。

【解剖特点】

1. 跖跗关节是前、中足之间关节，1～3 跖骨和相应楔骨构成关节，4～5 跖骨和骰骨构成关节，组成足的横弓结构。其骨和韧带的结构特点使该关节具有相当的稳定性。

2. 为方便分析和指导治疗，可将整个关节结构划分为三柱：内侧柱由第 1 跖骨和内侧楔骨组成，中柱由第 2、3 跖骨和中、外楔骨组成，外侧柱由第 4、5 跖骨和骰骨组成。

3. 第 2 跖骨基底深入到 3 个楔骨形成的马蹄形凹槽之中，在跖跗关节的稳定中起重要作用。跖骨基底及楔骨、骰骨形成一拱形结构，也有较好的稳定作用。

4. 软组织结构：①跖骨颈部由骨间横韧带将相邻跖骨连接在一起；②跖骨基底除第 1、2 跖骨外亦有骨间横韧带相互连接；③侧副韧带和关节囊；④腓骨长肌腱、胫前肌腱和胫后肌腱提供一动力稳定。

5. 第 1、2 跖骨基底间无韧带相连，使第 1 跖骨具有一定的活动度，也是一应力薄弱部位。

6. 第 2 跖骨基底和内侧楔骨间跖侧有一较强壮韧带，称 Lisfranc 韧带。在稳定内中柱中起重要作用。手术从背侧不能将其修复，只能使用内固定法使其达到稳定。

7. 跖跗关节跖侧有丰富的软组织保护，在结构上较牢固。而背侧仅有关节囊及韧带被覆，在结构上较为薄弱。受到外力时易发生背侧损伤或脱位。另外，由于跖跗关节面排列方式为在冠状面由前内斜向后外，当发生脱位时，远端均向背外侧移位，除第 1 跖骨外，少有向内侧移位者。

8. 由于损伤后产生足肿胀或直接损伤足背动、静脉，可发生足血循环障碍。

【损伤机理与特点】

1. 损伤机理

跖跗关节脱位和骨折脱位的发生机制很复杂。由直接外力致伤者的病史较可靠，损伤机制也较清楚。而对由间接外力致伤的目前了解则较少。在尸体标本上所做的实验虽有助于对损伤机制的了解，但与实际情况并非完全相符。下述的损伤机制是较为通用及合理的。

（1）直接外力：多为重物坠落砸伤及车轮碾轧所致。由于外力作用方式不同，导致不同的骨折、脱位类型。并常合并开放伤口及严重的软组织捻挫伤，重者甚至可影响前足或足趾的存留。

（2）间接外力：间接外力致伤者大多有一定形式的骨关节损伤。跖骨骨折及跖跗关节的表现都显示出产生这一损伤的两种机制。

①前足外展损伤：当后足固定，前足受强力外展应力时其作用点位于第2跖骨基底内侧。外展应力如不能引起第2跖骨基底或骨干骨折，则整个跖跗关节仍可保持完整。在外展应力持续作用并增大时，即可导致第2跖骨基底骨折，随之即发生2～5跖骨的外侧脱位。因此，第2跖骨骨折是外展损伤的病理基础，同时还可发生其他跖骨不同部位及类型的骨折，但多数是跖骨颈或基底部斜形骨折。在尸体标本上，将后足固定而强力外展能产生这种典型骨折的损伤。

②足跖屈损伤：当踝关节及前足强力跖屈时，例如芭蕾舞演员用足尖站立的姿势，此时胫骨、跗骨及跖骨处在一条直线上。因中足及后足有强有力韧带及肌腱保护，而跖跗关节的背侧在结构上是薄弱区，其骨性的稳定作用主要是由第2跖骨来提供，此时如沿纵轴施以压缩外力，就可导致跖跗关节脱位。从高处坠落时，如足尖先着地就可产生典型的跖屈损伤，其他如交通事故，驾车人急刹车时足也可受到沿足纵轴的挤压应力而致伤。

2. 损伤特点

根据跖跗关节损伤后的X线片表现将其分为三型：

A型：同向型脱位，即所有5个跖骨同时向一个方向脱位。通常向背外侧脱位。常伴有第2跖骨基底或骰骨骨折。

B型：单纯型脱位，仅有1个或几个跖骨脱位，常由前足旋转应力引起。可再分为两亚型，B1型：单纯第1跖骨脱位。B2型：外侧数个跖骨脱位并常向背外侧脱位。

C型：分离型脱位，第1跖骨与其他4个跖骨向相反方向移位。外力沿足纵轴传导，但作用点常在第1、2趾之间，造成第1跖骨向内移位，其余跖骨向背外侧移位。第1跖骨脱位部位可在第1跖楔关节或者第1楔骨及舟骨的内侧部一同向内移位。根据波及外侧跖骨多少，可再分为C1型、C2型，C1型只波及部分跖骨，C2型波及全部跖骨（图 10-12）。

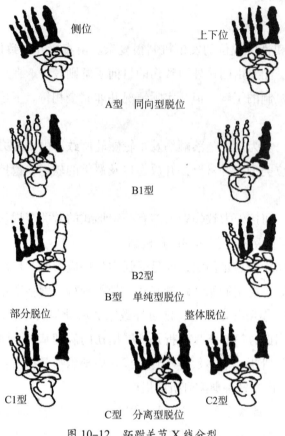

图 10-12　跖跗关节 X 线分型

　　Lisfranc 损伤后，有明显移位时，较易做出诊断。但当无明显移位时或脱位后自行复位者，有时易漏诊。此时可做应力试验以帮助诊断，即后足固定，前足外展、旋前，或前足跖屈、背伸，可引起中足部疼痛加重者，即可确诊。还应注意检查足趾血循环情况及其他合并损伤。

【平衡辨证】

1. 力学辨证

　　跖跗关节脱位和骨折脱位的发生机制很复杂。直接外力和间接外力均可致伤。直接外力多为重物坠落砸伤及车轮碾轧所致。由于外力作用方式不同，可导致不同的骨折、脱位类型。间接外力致伤者可分为前足外展损伤和内收损伤。第 1 与第 5 跖骨头是构成足内外侧纵弓前方的负重点，与后方的足跟形成整个足部的三个负重点。跖跗关节内侧构成足纵弓，跖骨之间又构成足的横弓，跖跗关节脱位后必须恢复上述关系，使筋骨肌力平衡，促使功能早期恢复，以便获得良好的负重功能，以避免创伤性关节炎的发生。

2. 气血脏腑辨证

跗跖关节因其独特的解剖特点，损伤后必伤及气血经络，造成气血失衡，经络受阻。临床上损伤轻者瘀滞于皮下筋肉之间则出现局部肿胀、疼痛、瘀斑和水疱。肿胀严重者，可阻断经脉引起患肢远端末梢坏死。若失血过多则可造成气随血脱，气血双亡，影响预后。气为血之帅，血为气之母，气血互根同源，互相影响。临床治疗与固定时，均应辨明气血损伤程度与性质，急则治其标——临时固定，先救其气血亡脱，挽救肢体；并根据瘀滞经络之轻重，选择固定物，并适时调节固定物的松紧等。缓则治其本——回复筋骨平衡，同时选择有效方药达病所，恢复气血平衡，促进患者康复。

【固定原则与机理】

1. 复位方法

（1）手法复位：如伤后时间较短，肿胀不重及软组织张力不大时，可先试行闭合复位。麻醉后，牵引前足，并向前内及跖侧推压脱位的跖骨基底部位，经透视或拍片证实复位后，用小腿石膏固定。在足背及足外侧缘应仔细塑形加压。1周后需更换石膏，其后如有松动应再次更换石膏以维持复位的稳定。石膏可在 8 ～ 10 周后去除。但多数医生反对单纯用石膏固定，认为石膏不易维持复位的稳定，会导致再移位，影响治疗效果。多数医生主张达到解剖复位后，先用克氏针经皮交叉固定或空心螺钉经皮固定，再用石膏固定。6 ～ 8 周后可拔出克氏针。如果复位后不稳定则松手后即刻脱位，更应该用克氏针固定或空心螺钉固定（图 10-13 、图 10-14 ）。

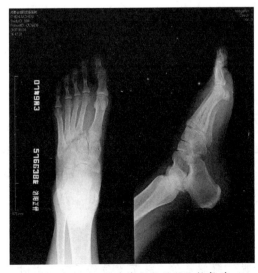 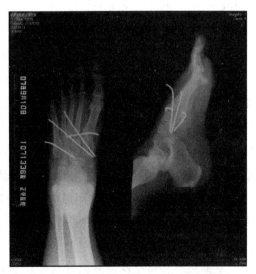

图 10-13　跗跖关节分离型脱位整复前　　　　图 10-14　跗跖关节分离型脱位整复后

（2）经皮钳夹固定：跗跖关节骨折脱位比较少见，疑难问题较多，复位后固定困难是其中之一。为解决这一问题，洛阳正骨医院主任医师孟宪杰对经皮钳外固定治疗跖跗关节骨折脱位的治疗方法进行了临床应用研究，取得了满意的效果。具体方法是：采用坐骨神经、股神经阻滞麻醉，在 C 型臂电视透视机下进行复位和固定。患者仰卧，行消毒铺巾，一助手固定小腿下段，一助手握足趾牵引，术者双手握前足采用推按、扣挤、旋转等手法，使骨折脱位复位，维持牵引进行固定。钳夹外侧齿由足背经皮刺入抵于第 3 跖骨基底部外背侧（第 2 跖骨多有骨折，如无骨折也可抵于第 2 跖骨基底部外背侧），内侧钳齿根据不同脱位类型固定于不同部位。如同侧型及不全型者，钳齿置于第 1 楔骨内侧。如为分散型，第 1 楔骨脱位时钳齿置于第 1 楔骨内侧，第 1 跖跗关节脱位时钳齿置于第 1 跖骨基底部内侧。经皮钳内、外侧齿放置部位选妥后，合紧钳柄，锁固钳齿，去除钳柄。钳齿皮孔处酒精敷料覆盖，外用干纱布保护，膝下后侧用石膏托固定踝、足于中立位。

跖跗关节骨折脱位中单纯脱位极少间，通常伴有第 2 跖骨基底部的粉碎性骨折或撕脱骨折。经过手法整复骨折脱位复位后，第 2 跖骨基底的约束作用没有恢复，经皮钳外固定可以临时替代它们在跖跗关节中的稳定功能。同侧型及不完全脱位型，经皮钳固定在第 3 跖骨基底部背外侧和第 1 楔骨内侧。其夹持力可以使第 2 跖骨基底部靠紧第 1 楔骨和第 1 跖骨。钳齿被锁固后，两齿之间产生持续的夹持力，形成了一个防止跖跗关节向外脱位的骨—钳符合系统，其作用相当于 Lisfanc 韧带的作用，但力量更强大。分散型脱位时，经皮钳固定在第 3 跖基底部和第 1 跖骨部，其夹持力可以使第 1、2 跖骨部充分靠近，其作用相当于在第 1、2 跖骨部之间临时建造了一个坚强的跖骨基底部间横韧带，加上第 1 跖骨基底部内侧胫前肌腱和第 5 跖骨基底部外侧腓骨短肌的附着牵拉，维持了跖跗关节复位后力的平稳与关节稳定。

2. 固定方法

（1）复位后，以连脚托板，将踝关节固定于 90°中立位，足弓下方垫以厚棉垫，维持足弓正常，足背侧跖骨基底部压垫，上面压硬纸壳（大小以能覆盖足背为适度），用绷带将足缠绕固定在足托板上 3 ～ 4 周。

（2）复位后用 2.0mm 的克氏针自第 1 跖骨穿入第 1 楔骨，第 2 跖骨穿入第 1 或第 2 楔骨，第 5 跖骨穿入骰骨等方法，针尾留在皮外。术后常规使用 5 ～ 7 天抗生素。术毕自趾尖开始石膏固定，足趾屈曲，当日即行趾、踝关节主动活动，3 周后换行走管型石膏，6 周后拔去克氏针，8 周后去除行走管型石膏，允许患者负重行走。

【按语】

跖跗关节骨折脱位治疗的目的是给骨折脱位解剖复位，关节复位好后期疗效才能满意。手法复位石膏固定是传统的治疗方法，但近年来越来越多的医生认识到石膏固定肿胀消退后会产生再错位。说明此法不是一种满意的治疗方法。手法复位或切开复位克氏针固定是国内外常用的另一种方法，但效果也不甚满意。克氏针内固定不容易完全抵消肌肉牵拉张力，常发生令人不能接受的再错位。手法整复跖跗关节骨折脱位时，只能使脱位接近解剖复位，很少能使其解剖复位，常在两跖骨基底部的分离处存在较宽的间隙。经皮钳直接作用于骨骼，其夹持力可以有效地矫正残余的错位，而且钳齿之间有持续的夹持力，加上石膏托固定限制了足部的不利活动，所以能有效防止再错位，使用经皮钳外固定均能获得良好的固定效果和满意的远期疗效。另外，由于钳齿不会发生旋转松动，那样不易在针—皮肤界面处发生感染。但因经皮钳外固定只有内、外两个作用点，故不适用于多发跖骨骨折手法不易复位者。

第十六节　跖趾关节脱位

【概述】

因跖骨头与近节趾骨构成的关节发生分离者，称跖趾关节脱位，临床以第 1 跖趾关节脱位为常见；因趾骨与趾骨之间的关节发生分离者，称趾间关节脱位，好发于足踇趾与小趾。行走或跳跃，或因挤压外力，均可使各趾跖关节脱位，一般均脱向背侧，偶然也有脱向侧方者。

【解剖特点】

跖趾关节是由跖骨小头与第 1 节趾骨近端构成的球窝关节。其结构与功能与指掌关节类似，可做屈、伸、收、展等活动。但活动范围较掌指关节小，背伸又比跖屈小，以踇趾为最显著。当全足着地时，跖骨参与形成足弓，跖趾关节处于伸展状态。跖趾关节囊薄弱的两侧有侧韧带加强，在 5 个跖骨小头之间有足底深横韧带相连接。跖趾关节脱位指的是跖骨头与近节趾骨构成的关节发生分离。

【损伤机理与特点】

1. 损伤机理

行走或跳跃，或因挤压外力，有较大的压缩或背伸应力由近节趾骨传导到跖骨头时，就可使跖趾关节跖侧关节囊撕裂而导致近节趾骨向背侧脱位。如果外力作用在足趾之间时也可致侧方脱位。

2. 损伤特点

踇趾跖趾关节脱位临床较多见，其他趾的跖趾关节脱位较踇趾少见。以背侧脱位为主，也可见到跖侧脱位和侧方脱位。踇趾跖趾关节背侧脱位时，跖板从跖骨颈部撕脱并随跖侧籽骨移位到跖骨颈背侧，跖骨头穿出跖侧关节囊，跖板和籽骨卡于关节之中。Jahss 提出籽骨结构在拇趾背侧脱位时有不同改变，从而把踇跖趾关节背侧脱位分为三种类型。

Ⅰ型：籽骨间韧带移位于跖骨颈背侧卡住跖骨头，但仍保持完整。跖骨头内侧有外展肌腱而外侧有内收肌腱，如果纵向牵引，则会拉紧这些结构，使手法复位失败。

Ⅱ型：籽骨间韧带断裂。根据籽骨有无骨折分为ⅡA型、ⅡB型。ⅡA型籽骨没有骨折，但内、外籽骨移位较大。ⅡB型一侧籽骨（通常是内侧）横断骨折，骨折近端保持原位，而远端进入关节。

临床表现：肿胀，疼痛，功能障碍，跖趾关节背伸，趾间关节屈曲，跖骨头向跖侧突出，患趾缩短，畸形，呈弹性固定，姿势不能改变。

【平衡辨证】

1. 力学辨证

当行走、跳跃、遇挤压外力，较大的压缩或背伸应力由近节趾骨传导到跖骨头时，就可使跖趾关节跖侧关节囊撕裂而导致近节趾骨向背侧脱位。如果外力作用在足趾之间时也可致侧方脱位。伤后患趾缩短、畸形，呈弹性固定、活动受限等。应早期进行手法整复，稳妥外固定，恢复骨骼筋腱，使肌力平衡，以防止创伤性关节炎的发生。

2. 气血脏腑辨证

跖趾关节骨因其独特的解剖特点，损伤后必伤及气血经络，造成气血失衡，经络受阻。临床上损伤轻者，瘀滞于皮下筋肉之间则出现局部肿胀、疼痛、活动受限。肿胀严重者，可阻断经脉引起患趾远端末梢坏死。气为血之帅，血为气之母，气血互根同源，互相影响。临床治疗与固定时，均应辨明气血损伤程度与性质，急则治其标——临时固定，先救其气血亡脱，挽救肢体；并根据瘀滞经络之轻重，选择固定物，并适时调节固定物的松紧等。缓则治其本——回复筋骨平衡，同时选择有效方药直达病所，恢复气血平衡，促进患者康复。

【固定原则与机理】

对跖趾关节脱位的治疗，应要求保持跖趾关节活动的灵活性，力求复位满意。达到关节复位稳定，阴阳、气血、肌力的平衡。

【复位方法】

1. 手法复位

一般复位较易，故多伤后患者自己或由他人给予牵拉复位。就诊时，仅遗留关节损伤症状。

采用倒程逆施复位法。助手固定踝关节，术者一手持跖，一手持患趾，或用布带提牵患趾。先将患趾背伸，扩大畸形牵拉，并同时推基节底部向跖骨头远端，持跖部远端的拇指推跖骨头向背侧，当患趾基节的基底部滑到跖骨头远端时，在维持牵拉的情况下，将患趾由跖趾关节背伸位，转向跖屈位，即复位。

第 1 跖趾关节或其他跖趾关节脱位，有时跖骨头可被关节囊或屈趾肌腱嵌夹交锁，不易复位。在整复时，关键在于将拇趾极度背伸，扩大畸形，然后将拇趾指指腹顶紧第 1 跖骨背侧，向远端推到跖骨头部，可使嵌顿缓解，然后脱位才能按上法顺利复位。

第 2 ～ 5 跖趾关节脱位，有时可向侧方脱出，可按前后脱位手法复位，即顺势牵拉，扩大畸形，然后反屈复位。但此种脱位，复位后多不稳定，容易再脱，故复位后，需以胶布将患趾固定于移位侧相邻的健趾上 1 ～ 2 周，然后再进行功能锻炼。其他脱位复位后一般不需固定，只需外贴活血接骨止痛膏即可。

2. 固定方法

如果复位稳定可穿硬底鞋行走或在背侧用一压舌板或轻便金属板等制动以防再脱位，3 ～ 4 周后去除制动。逐渐恢复正常行走。如果复位后关节不稳定，可用一克氏针固定关节，3 ～ 4 周后去除克氏针。趾间关节脱位整复后，可将其与相邻趾用胶布固定，固定时间 3 周左右。

【按语】

新鲜脱位经及时复位，功能均可恢复正常。陈旧损伤未复位者可导致爪形趾畸形、创伤性关节炎、跖骨痛和由于突出的跖骨头引起痛性胼胝。有这种情况时有必要纠正畸形以利于负重及解除症状。

第十七节　趾间关节脱位

【概述】

趾间关节脱位是一种发生在足趾远或近趾间关节皮肤完整的关节脱位。由于足趾间关节正常的对合关系发生紊乱，局部可表现为畸形、肿胀、疼痛和运动障碍。

【解剖特点】

近节趾骨与远节趾骨间关节为滑车关节。可做屈伸而无侧向活动。近侧较远侧活动度大，脱位以趾多见，该脱位指近远节趾骨间关节因外伤所致关节紊乱，临床少见。

【损伤机理与特点】

1. 损伤机理

多由于顶碰趾端，使末节趾骨近端脱于近节趾骨背侧，或近节趾骨间关节形成脱位。

2. 损伤特点

本脱位可分为近端趾间关节脱位和远端趾间关节脱位，又可分为前后脱位和侧方脱位。足趾短缩，脱位的趾间关节前后径或横径增宽，局部微肿，不能活动。

【平衡辨证】

1. 力学辨证

当行走或跳跃、遇挤压外力，较大的压缩或背伸应力由趾骨传导到趾间关节时，就可使趾间关节跖侧关节囊撕裂而导致中远节趾骨向背侧脱位。如果外力作用在足趾之间时也可致侧方脱位。伤后局部可表现为畸形、肿胀、疼痛和运动障碍。应采用手法复位，适当固定，恢复骨骼筋腱平衡，促使功能早日康复，以避免后遗症的发生。

2. 气血脏腑辨证

趾间关节骨因其独特的解剖特点，损伤后必伤及气血经络，造成气血失衡，经络受阻。临床上损伤轻者，瘀滞于皮下筋肉之间则出现局部肿胀、疼痛、活动受限。肿胀严重者，可阻断经脉引起患趾远端末梢坏死。气为血之帅，血为气之母，气血互根同源，互相影响。临床治疗与固定时，均应辨明气血损伤程度与性质，急则治其标——临时固定，先救其气血亡脱，挽救肢体；并根据瘀滞经络之轻重，选择固定物，并适时调节固定物的松紧等。缓则治其本——恢复筋骨平衡，同时选择有效方药直达病所，恢复气血平衡，促进患者康复。

【固定原则与机理】

对趾间关节脱位的治疗，应要求保持趾间关节活动的灵活性。力求复位满意。达到关节复位稳定，阴阳、气血、肌力的平衡。

【复位及固定方法】

此种脱位复位容易，稍一牵拉或推挤即可复位，并用相邻足趾制动。随着肿痛减轻而功能活动亦逐渐恢复，必要时外贴活血接骨止痛膏即可。

如为开放损伤，复位后常不甚稳定，可用经皮斜形用细钢针做内固定或从趾端钻入细钢针做纵形固定，以石膏托固定。